甘肃中医学院中西医临床医学本科中医课程创新教材

中医方药学

ZHONGYI FANGYAO XUE

吴红彦 高慧琴◎主编

甘肃科学技术出版社

图书在版编目(CIP)数据

中医方药学 / 吴红彦,高慧琴主编. -- 兰州 : 甘
肃科学技术出版社, 2014.6 (2021.8重印)
ISBN 978-7-5424-2003-9

Ⅰ.①中… Ⅱ.①吴…②高… Ⅲ.①经方 － 研究
Ⅳ.①R289.2

中国版本图书馆CIP数据核字(2015)第128974号

中医方药学

吴红彦 高慧琴 主编

责任编辑 陈学祥
封面设计 黄 伟

出 版 甘肃科学技术出版社
社 址 兰州市读者大道568号 730030
网 址 www.gskejipress.com
电 话 0931-8125103(编辑部) 0931-8773237(发行部)
京东官方旗舰店 https://mall.jd.com/index-655807.html

发 行 甘肃科学技术出版社 印 刷 三河市华东印刷有限公司
开 本 787毫米×1092毫米 1/16 印 张 29.5 字 数 700千
版 次 2014年6月第1版
印 次 2021年8月第2次印刷
印 数 1001~1750
书 号 ISBN 978-7-5424-2003-9 定 价 138.00元

中医方药学

（供中西医临床医学本科专业使用）

编 委 会

主　编　吴红彦（甘肃中医学院）

　　　　高慧琴（甘肃中医学院）

副主编　李　娟（甘肃中医学院）

　　　　聂　晶（江西中医学院）

　　　　龙一梅（宁夏医科大学）

编　委　（按姓氏笔画排序）

　　　　王虎平（甘肃中医学院）

　　　　宁艳梅（甘肃中医学院）

　　　　张　艳（甘肃中医学院）

　　　　杨志军（甘肃中医学院）

　　　　郝　蕾（河北医科大学）

编写说明

本教材在保持和发扬中医特色的同时，根据中西医结合专业高等教育的专业特点编写的。中西医结合专业是我国医学教育体系中独具特色的专业。由于其尚未形成自己独立的学科与理论体系，围绕中西医结合专业的培养模式、课程体系及课程内容的设置等，一直是在该专业教育培养中争论与探索的问题。目前，中西医结合专业中医课程的教学一直沿用中医学专业教材，但由于其培养目标与模式的不同，所设课程体系、教学内容及课时设置与中医学专业相比也有所不同，课程教材应充分考虑与该专业培养目标及专业特点的适配性。中药与方剂是中医"理、法、方、药"辨证论治体系中的核心元素，二者有着密切的内在关系，中药系方剂的基础，方剂是中药应用的升华。

本教材分为上篇、中篇、下篇及附录四个部分。上篇总论主要介绍了方药学学科的基本知识、基本理论与基本技术要点。中篇为中药各论，收载常用中药300余味，按功效分为解表药、清热药、泻下药等共计19章。每章首先以概述形式介绍该章药的含义、性能特点、功效、适应证、分类、配伍原则及使用注意，然后介绍具体药物，每味中药按来源、性味归经、功效应用、用量用法、使用注意、现代研究逐项说明。为突显重点，各论中将了解药和附药均以简表形式加以归纳，便于记忆。下篇为方剂各论，按"以法统方"原则分为解表、泻下、和解、清热等共18章，每章方剂分概述、正文、小结等部分。收入常用代表方238首，其中正方130首，附方108首。每首正方下列组成、用法、功用、主治、方解、应用、附方及现代研究等项。重点论述了代表方的制方原理、组方技巧及其运用要点。通过中药、方剂现代研究的介绍，希望能为方药学的古今贯通，及今后中西医结合临床遣药组方提供参考。附录包括方剂歌诀及方、药名索引。

药物用量单位均采用国家法定计量单位"克（g）"。对每个中药、方剂的功效、主治、应用等，结合古今应用情况作了综合拟定。方解部分主要对其病因病机、组方配伍结构及全方配伍特点进行论述。应用部分主要介绍了该方的用方指征、加减规律、现代应用及使用注意。附类药物与方剂主要以表格的形式作了对比介绍。为使学生能更好地掌握中医方剂组方配伍的原则与方法，在每章节概述中对本类方剂的组方配伍规律进行了论述。为便于学生区分掌握其组成、功用、主治相类似的方剂，对其类方进行了列表对比分析，做到简洁明确。

本教材上篇总论、下篇解表剂、泻下剂、和解剂、理血剂由吴红彦编写；上篇总论（第三、六章）、中篇解表药、泻下药、平肝息风药由高慧琴编写；中篇祛风湿药、利水渗湿药、补虚药由聂晶编写；中篇化湿药、消食药、驱虫药、止血药、收涩药由杨志军编写；中篇理气药、活血化瘀药、化痰止咳平喘药、开窍药、外用药由宁艳梅编写；中篇清热药、温里药、安神药由郝蕾编写；下篇清热剂、温里剂、理气剂由李娟编写；下篇补益剂、祛痰剂由龙一梅编写；下篇固涩剂、安神剂、开窍剂、治风剂、祛湿剂由张艳编写；下篇治燥剂、消导剂、驱虫剂、涌吐剂及目录与附录由王虎平编写。

本教材遵循传统中药学、方剂学教材编写形式基础上，力求突出重点、难点，深入浅出，文字精练，力求实用。同时理论联系实际，遵古参今，反映现代最新研究进展，注重学生实践技能的培养，为临床应用服务。使之能体现中西医结合专业教育特点的新面貌。但由于水平有限，加之时间仓促，纰缪之处在所难免，真诚希望各医药院校在教学中批评指正，并提出宝贵意见，使之更加完善。

《中医方药学》编委会

2013 年 3 月

前　言

随着《国家中长期教育改革发展纲要（2010—2020）》的颁布和实施，高等教育更加注重教学质量，更加注重学生综合能力的培养，高校办学进入了以人才培养为核心的时代，在高校办学环境进一步优化的大环境下，特色办学和特色专业建设则符合了教育教学理念的进一步发展，为了进一步规范中西医临床特色专业建设工作，我们决定编写中西医临床医学本科特色专业建设中医课程创新教材。

中西医临床医学本科特色专业建设中医课程创新教材编写原则是：以中西医临床医学专业特色班的教学计划为指导，实现教学计划与教材的统一性。紧密结合培养目标和教学培养方案，围绕"中西医并重，突出西医"的培养原则，力争培养学生系统掌握中医学、临床医学基本理论、基本知识、基本技能，初步掌握中西医结合诊疗临床常见病的技能。

通过广泛调研和取证、讨论，中西医结合学术权威与专家一致同意将中医类临床课程和专业基础课程进行整合，编写中西医临床医学特色专业建设特色教材系列丛书。专家组讨论决定编写以下六种教材：

《中医基础学》（整合现行的《中医基础理论》、《中医诊断学》、《内经》）；《中医方药学》（整合现行的《中药学》、《方剂学》）；《中医临床基础学》（整合现行的《伤寒论》、《金匮要略》、《温病学》）；《中医临床学 I》（整合现行的《中医内科学》、《中医儿科学》、《中医妇科学》）；《中医临床学 II》（整合现行的《中医骨伤科学》、《疡科学》、《肛肠》）；《中西医结合导论》。

本系列教材虽然经过整合，但是仍然保留了中医教材传统的内容，中医最基本的理论框架和体系没有改变。同时，将原教材中重复内容全部进行整合，减少内容的重复，优化了教学内容，详略得当，且有一定程度的创新性。此外，该系列教材针对目前中西医临床专业学生毕业后要参加中西医结合执业医师资格的考试，编委会认真研究该专业资格考试大纲和内容，加入与资格考试有关的内容，突出实用性。

综上所述，本系列教材在继承传统中医教材优势的基础上，进行了一定的改革和创新，但在探索改革的过程中，难免有不足之处。敬请各教学单位、教学人员以及广大学子在使用时能及时发现问题并提出整改意见，以便在今后的工作中能予以及时修订，提高系列教材的质量提升。

中西医临床医学本科中医课程创新教材建设委员会

2013 年 3 月

目 录

上篇 总 论

中篇 中药各论

下篇 方剂各论

11

附 录

上篇 总 论

第一章 方药学概论

第一节 方药学的概念及基本任务

"方药"即中药与方剂，是中医"理、法、方、药"这一辨证论治体系中的核心元素。中药是我国古代劳动人民为抵御疾病、维护健康，发现和应用自然界的各种天然物质的产物。不仅历史悠久，而且形成了自己独特的理论体系和应用形式。而方剂又是中药应用经验的不断丰富与升华。

中药主要来源于天然或种植、养殖的植物、动物类，以及矿物类药物及其加工制品。但"中药"的概念与当今通常所说的"天然药物"有所不同。所谓"中药"是以传统中医药理论为指导，进行采集、加工、炮制，或制成制剂，并阐明其性能、功用、主治，来指导临床应用的药物。也可以说是在中医药理论指导下应用的"天然药物"才能称之为中药。而"方剂"则是在辨证、立法的基础上，选择适合的中药，酌定剂量，按照组方原则合理配伍而成的具体治疗方案。可见，方剂是数个中药构成的特定"集合模块"，即"方以药成"。

中药系方剂的基础，但又非药物的简单拼凑，其构成要遵循一定的程序与原则，即所谓"方者法也，剂者齐也"。我们把专门研究中药基本理论和中药来源、产地、采集、炮制、性能、功效及临床应用规律等知识的一门学科称之为中药学。把研究和阐述中医治法、方剂基本理论及其临床应用的学科称之为方剂学。由于历史演变等原因，同一中药存在有多个名称，而在处方时，中药的名称应以《中华人民共和国药典》确定的名称为标准，规范书写，一般不应写异名、别名。

方药学是中医学的主要基础学科与主干学科之一，它与临床各科紧密相连，是联系中医基本理论与临床实践的桥梁与纽带，在中医学中占有十分重要的地位。学习方药学的主要目的，一是指导临床正确地选药、用药，选方、用方，并能通过辨证论治来选药组方；二是通过方药学研究，进一步研究中药的性能、功效，以及方药配伍机制、作用原理，或创立新方。因此，方药学教学的基本任务，是通过学习一定数量的常用中药与方剂，引导学生较好地掌握方药的基本理论、组方配伍方法，培养其辨证立法、正确应用方药以及临证选药组方的能力，为临床实践奠定基础。

学习方药学的基本要求，就是要能系统地掌握常用中药的性能、功效、炮制、应用等基本理论，掌握常用方剂的组成、功效、主治及临床应用，理解和掌握方药的辨证立法、配伍原理以及加减变化规律。同时要注意对其相近方药性能、功效、组成及主治的比较和分析，注重掌握每个方药各自的特点，正确地选择应用。

方药学是以中医基础理论、中医诊断学等学科为基础，这就要求我们能勤于联系和复习这些基础学科知识，相互印证。这不仅有助于本课程的学习与理解，也有助于深化前期基础理论的理解和灵活掌握。这也是学习方药学的基本方法。

第二节　中医方药学发展简史

中药、方剂的形成和发展经历了漫长的历史实践过程，根据其发展的历史演化，大体可分为以下四个阶段。

一、方药学的奠基阶段

这一阶段大致是从先秦到两汉时期。

劳动创造了人类社会与知识财富，医药学也是如此。中医药的发源就是人类长期生活并与疾病做斗争的实践产物。早在原始时代，我们的祖先在寻求生存的过程中，经过无数次口尝身受，反复试验，不仅积累了辨别食物的经验，同时也逐步积累了对一些植物、动物品各种性能特点的认识。发现了它们对人体疾病的纠正、治疗作用，这便是早期药物发现的根源。随着人类社会演变，进入农业、畜牧业时代后，种植、饲养业不断发展，更多的药物被发现，用药知识也不断丰富，从而形成了早期的药物治疗方法。自古"神农尝百草"的传说，就是对劳动人民艰苦实践，不断积累经验，发现药物过程的形象而真实写照。

我国中药的文字记载可追溯到公元前一千多年的西周时代。进入奴隶社会，在夏商周时期，手工业逐步发达，陶制器皿、人工酿酒、汤液相继被发明和应用，对医药学的发展起到了推动作用。随着药物品种及用药经验的逐渐积累，医药知识日益丰富，出现了酒剂、汤剂等用药剂型。如甲骨文中即有"鬯其酒"的记载。《内经》中也记载了四个酒剂类方剂。相传商代伊尹创制了汤液，如晋·皇甫谧《针灸甲乙经》序记有："伊尹以亚圣之才，撰用神农本草，以为汤液。"汤剂的应用，大大提高了药物的疗效，降低了毒副作用，成为中药最常用的剂型并沿用至今。同时，汤剂的应用也促进了其他复方制剂的发展。史书《山海经》就记载了 126 种药物，分为动物药 67 种、植物药 52 种、矿物药 3 种，并注明药物的产地、性能和功用。所治病种包括了内、外、妇、眼、皮肤等科 31 种疾病。剂型有汤服、沐浴、涂抹等。

至春秋战国时期，生产力的发展促进了社会的变革与科学文化的发展。"诸子蜂起，百家争鸣"的局面对中医药理论体系的形成起到了推动作用。其时的医学家，在总结了前人的医学成就基础上，以人和自然的统一观，积极吸收了阴阳、五行、气等哲学学说，创立了较为完整的中医理论体系。《黄帝内经》的问世，对中医药学的形成与发展奠定了基础。1973 年底在长沙马王堆 3 号汉墓中出土的帛书《五十二病方》，从其内容考证，该书应早于《黄帝内经》，是现存医籍中最早记载方药的医书。该书记载方剂共 283 首，用药 242 种，涉及内、外、妇、儿、五官等病证 100 余种。剂型包含丸、汤、饮、散、敷、浴、熨、蒸等，但绝大多数方剂有药物和制法而无方名，立法、配伍也欠严谨，显然萌芽时期的早期方剂。可见，随着载药数目增多，复方药物配伍、剂型制法及临床应用等内容的出现，春秋战国时期中药学、方剂学理论体系的雏形已见端倪。

秦汉时期（公元前 221～公元 220 年），生产力发展迅速，促进了科学文化的发展。尤其是张骞等出使西域，通过对外交流，西域的番红花、葡萄等，少数民族地区的犀角、麝香，南海的荔枝、龙眼等药材不断输入内地，丰富了本草学内容。随着人们对药物的认识和需求的增大，药物的来源也由野生药材逐步开始部分人工栽培和驯养，并由动、植物扩展到天然矿物。用药知识与经验也愈见丰富，记录和传播这些知识的方式、方法也就由最初的"识识相因"、"师学相承"、"口耳相传"发展到文字记载。这一时期已有部分本草、方书专著问世，如淳于意《药论》一书；《汉书·楼护传》谓："护少诵医经、本草、方术数十万言"；《汉书·艺文志》所列"经方十一家"，不仅收录了按病归类方剂的方书，也有描述方剂理论的专著《汤液经法》32卷等。可惜这些文献著作未能遗留下来。

从先秦到两汉，对方药学的形成和发展产生重大影响的著作主要有《黄帝内经》、《神农本草经》和《伤寒杂病论》等。这些巨著的主要贡献是：

（一）《黄帝内经》奠定了方药学的理论基础

《黄帝内经》作为中医基本理论的开创者，首先为方药学四气五味、归经、升降浮沉，以及治法、功效、主治理论学说的形成奠基了基础；如《素问·至真要大论》有："寒者热之，热者寒之"，《素问·藏气法时论》指出："辛散"、"酸收"、"甘缓"、"苦坚"、"咸软"；《素问·宣明五气篇》提出的"五味所入，酸入肝、辛入肺、苦入心、咸入肾、甘入脾，是为五入"为中药归经学说之先导；《素问·六微旨大论》"升降出入，无器不有。"《素问·阴阳应象大论》"味厚者为阴，薄者为阴中之阳；气厚者为阳，薄者为阳中之阴"等，是后世中药升降浮沉学说的理论依据。同时它提出的五脏苦欲补泻，五运六气与用药的关系，对中药的临床应用也产生过较大的影响。其次，它提出了"君、臣、佐、使"以及"大、小、缓、急、奇、偶、重"（即所谓"七方"）等方剂组方、制方的思想，对后来方剂学理论中组方原则体系的形成，以及方剂的制方、分类等产生了重要影响；再者，全书虽然只载方13首，但已有汤、丸、散、丹、酒等多种剂型，对药物的炮制、用法等要求讲究，有示范作用。

（二）《神农本草经》为中药学的形成奠定了基石

《神农本草经》（简称《本经》）系我国现存最早的本草专著，是对汉以前中药学经验和理论的第一次大总结，与《内经》等被奉为四大经典之一。该书一般认为约成书于西汉末年至东汉初年。全书载药365种，按其功效不同分为上、中、下三品。上品120种，无毒或毒性很小，能补益强壮，延年益寿，可以久服；中品120种，有小毒或无毒，补虚、治病兼有，当斟酌使用；下品125种，多有毒性，善祛寒热，破积聚，攻邪气，不宜久服。序论中还简要论述了四气五味、有毒无毒、配伍法度、辨证用药原则、服药方法等中药基本理论，以及中药的产地、采集、加工、贮存、真伪鉴别等，为中药学的发展奠定了理论基础。《本经》原著唐初虽已失传，但其内容仍保留于历代本草中。现存各种版本都是明清以来学者考订、辑佚、整理而成。著名的有孙星衍、孙冯翼同辑本，顾观光辑本和日本森立之辑本。

（三）《伤寒杂病论》奠定了方药学辨证立法、选药组方的理论体系

随着中医基本理论体系的形成，以及临床对疾病诊疗、用药经验的丰富，东汉张仲景"勤求古训，博采众方"，将理论与实践相结合，完成了《伤寒杂病论》一书。后经晋·王叔和、宋·林亿等辑佚、整理编辑成《伤寒论》和《金匮要略》二部，成为经典医著广为流传。该著作对方药学的主要贡献：一是创立了"理、法、方、药"贯串一体的辨证论治体系，使"辨证立法，以法选药，以法组方"成为选药组方、选方用药的基本思路和方法；二是将《内经》、《本经》提出的用药、组方、制方理论付诸实践。所创方剂结构严谨，主次分明，为后人所效法；三是实践和发展了中药配伍理论，为方药学组方配伍体系的形成奠定了基础；四是创立了诸多行之有效的方剂，并较为全面地记载了方剂的用法、使用注意及调护等内容。书中共载方314首，证法合拍，选药精当，配伍严谨，结构分明，疗效卓著，被推崇为"经方"，至今广泛应用。

由此可见，从《五十二病方》到《黄帝内经》、《神农本草经》、《伤寒杂病论》的出现，方药学的发展已初具规模，初步形成了一门理论与实践相结合的学科。

二、方药学的丰富和发展阶段

这一阶段大致是从魏晋南北朝到明清时期。

随着《神农本草经》、《伤寒杂病论》等著作出现，中药性能、功效及辨证论治等理论体系形成之后，中药、方剂学的理论和临床应用进入了快速发展的阶段。各个历史时期对中药、方剂都有不同的补充与发展，涌现出了大批专著，丰富和发展了方药学的内容。总结这一阶段的发展特点，主要有以下几个方面。

（一）中药数量日趋增多，对药物性能、应用的认识日益完善，炮制技术不断提高，本草、方书巨著相继问世，为传承和研究古医方起到重要的作用

自后汉以后，随着经济文化繁荣，临床用药的不断发展，以及交通发达带来的中外通商和文化交流，使西域印度及南海诸国的药物如乳香、苏合香、沉香等药物输入日益增多。同时各代医家、药学家对药物功效不断进行新的阐述，扩大了药物的治疗应用，宋金元以后，炮制技术的改进，临床医学的进步，成药应用的推广，也促进了药物学的发展。主要有影响的药学专著有：

1. 《本草经集注》：梁·陶弘景（公元456～536年）编撰。是陶氏在整理注释经传抄错简《神农本草经》的基础上，增加汉魏以来名医的用药经验（如《名医别录》）而撰成。"以朱书神农，墨书别录"，小字加注的形式，对魏晋以来三百余年间中药学的发展做了全面总结。全书七卷，载药730种，分玉石、草、木、虫兽、果菜、米食、有名未用七类，首创按药物自然属性分类的方法，改变了"三品混糅，冷热舛错，草木不分，虫兽无辨"的现象。对药物的形态、性味、产地、采制、剂量、真伪辨别等都做了较为详尽的论述，强调药物的产地与采制方法和其疗效具有密切的关系。该书还首创"诸病通用药"，分别列举80多种疾病的通用药物，如治风通用药有防风、防己、秦艽、川芎等，治黄疸通用药有茵陈、栀子、紫草等，以便于医生临证处方用药。此外本书还考定了古今用药的度量衡，并规定了汤、酒、膏、丸等剂型的制作规范。本书是继《神农本草经》之后的第二部本草名著，它奠定了我国大型骨干本草编写的雏形，惜流传至北宋初即逐渐亡佚，现仅存敦煌石窟藏本的序录残卷，但其主要内容仍可在《证类本草》和《本草纲目》中窥测。近代有尚志钧重辑本。

2. 《雷公炮炙论》：南朝刘宋·雷敩编撰，是我国第一部炮制专著。书中系统介绍了300种中药的炮制方法，提出药物经过炮制可以提高药效，降低毒性，便于贮存、调剂、制剂等。之后，明·缪希雍所著《炮炙大法》中所述的"雷公炮制十七法"，都对后世中药炮制的发展产生了积极的影响。

3.《新修本草》（又名《唐本草》）：唐显庆四年（公元659年）由政府批准，长孙无忌、李勣领衔编修，苏敬等23人撰写。系在《神农本草经》基础上进行补充、修订而成，是对本草的又一次全面整理、总结。全书共54卷，收药844种，新增药物114种，由药图、图经、本草三部分，分玉石、草、木、兽禽等九类组成。书中收集了安息香、龙脑香、血竭、诃黎勒等外来药，内容丰富，取材精要，既有药物图谱，又附以文字说明，图文并茂，不仅具有高度的科学价值，也开创了世界药学著作撰写体例及大型骨干本草编写的格局。它不仅为国内也对世界医药学发展产生了巨大的影响。公元731年即传入日本，并广为流传，日本律令《延喜式》即有"凡医生皆读苏敬《新修本草》"的记载。《新修本草》是由国家组织修订和推行的，世界上公开颁布的最早的药典，比公元1542年欧洲纽伦堡药典要早800余年。

4.《备急千金要方》、《千金翼方》：唐·孙思邈编撰。系孙氏集唐以前医药文献，结合个人经验编撰而成。分别载方5300余首与2200余首。全书不仅收录了唐代以前的医论、古方，也记载了大量单方、验方，以及有关妇幼疾病防治、食疗、养生、美容等方面的论述及方药，对后世有着重要的启迪作用。

5.《经史证类备急本草》（简称《证类本草》）：宋·唐慎微编撰。唐氏在整理了经史百家246种典籍中有关药学资料，及《嘉祐本草》、《本草图经》的基础上，汲取行医中搜集的大量古今单方、验方，于公元1082年撰成此书。全书33卷，载药1558种，较前增加476种，附方3000余首。每味药附有图谱，方药兼收，图文并重，药还附以制法，较前代本草又有所进步。书中广泛引证历代文献，保存了《开宝本草》、《日华子本草》、《嘉祐本草》等佚书内容，为后世保存了大量古代方药文献，使我国大型骨干本草编写格局臻与完备。《证类本草》沿用500多年，后世出版的《经史证类大观本草》、《政和新修证类备用本草》以及《经史证类大全本草》等，都是在《证类本草》的基础上修订补充而成的官修本草著作。直到现代，它仍然是我们研究中药必备的重要参考书目之一。

6.《太平惠民和剂局方》：为北宋政府机构"太平惠民和剂局"所著，载方788首，详列各方的主治、组成、相关药物的炮制方法及药剂的制法等，为我国历史上第一部由政府编制的成药典，许多方剂至今仍被广泛应用。

7.《本草纲目》：明·李时珍编著。系在《证类本草》的基础上，参考800多部医药著作，同时经过长期的标本采集，调查考证，临床实践，历时27年，三易其稿，于公元1578年完成的200多万字的中医药科学巨著。是对古本草进行的系统而全面的整理总结。全书共52卷，载药1892种，改绘药图1160幅，附方11 096首，新增药物374种。对其每一味药都按释名、集解、修治、气味、主治、发明、附方等项分别叙述。详细地介绍了药物名称的由来和含义、产地、形态、真伪鉴别、采集、栽培、炮制方法、性味功能、主治特点。尤其是发明项下，主要介绍他对药物观察、研究和实际应用的新发现、新经验，丰富了本草学的内容。此外，书中还总结了明以前药性理论，保存了大量医药文献。它以《证类本草》为蓝本，文前序例中介绍历代诸家本草，证经史百家书目、七方、十剂、气味阴阳、升降浮沉、引经报使、配伍、禁忌、治法、治则等内容；二是提出了先进的分类法。书中按自然属性分为水、火、土、金石、草、谷、菜、果、木、器服、虫、鳞、介、禽、兽、人共16部62类，每药标正名为纲，纲之下列目，纲目清晰。这种从无机到有机、从低等到高等、符合进化论的观点，它比植物分类学创始人林奈的《自然系统》一书要早170多年。其百病主治药，既是临床用药经验介绍，也是药物按功效主治病证分类的范例。三是在收集历代本草精华的同时，对其错误进行科学勘正。如对"葳蕤、女葳二物而并入一条"、"南星、虎掌一物而分二种"、"以兰花为兰草"、"以卷丹为百合"等等。并通过自己的临床实践研究，对某些药物的功效作了新的概括，如土茯苓治梅毒、延胡索止痛、银花疗痈等。同时，既收载了半边莲、紫花地丁等民间药物，又吸收了番木鳖、番红花、曼陀罗等外来药物，丰富了本草学的内容。本书不仅总结了我国16世纪以前的药物学知识，还广泛介绍了植物学、动物学、矿物学、冶金学等多学科知识，因而影响远远超出了本草学范围，自1596年在南京印行后，很快风行全国，17世纪流传国外，先后被译成朝、日、拉丁、英、法、德、俄等多种文字，成为不朽的科学巨著，是我国科技史上极其辉煌的硕果。之后清·赵学敏又著有《本草纲目拾遗》一书，共十卷，载药921种，不仅新增药物716种，而且对《本草纲目》所载药物记载治疗不全、根实未详者进行了补充，对其中的错误做了订正，从而完成了我国本草学的第六次大总结。

除以上巨著外，王焘·《外台秘要》载方6800余首，整理保存了诸如《小品方》、《深师方》、《集验方》等许多唐以前方书的内容，是研究唐代以前医方的重要参考文献。宋代官修著作《太平圣惠方》、《圣济总录》等，载方分别从16 000余首到将近2万首，不仅收方多，而且理论体系也较为完整系统。明·朱橚等编著的《普济方》，博引历代医家方书，共收录医方61 739首，涵盖内、外、妇、儿、针灸等临床各科，是现存最大一部古方书。朱橚《救荒本草》，将民间可供食用的救荒草木，实物绘图，标明出产环境、形态特征、性味及食用方法。既扩大了食物资源，又丰富了植物学、本草学内容。李中立·《本草原始》，注重生药学的研究，对本草名实、性味、形态加以考证，绘图逼真。兰茂编著的《滇南本草》，是一部专门记载云南地区药物知识的地方本草。

清代专题类本草门类齐全，其中也不乏佳作。如张仲岩的《修事指南》，它是张仲岩将历代各家有关炮制记载综合归纳而成，该书较为系统地论述了各种炮制方法。又如吴其浚的《植物名实图考》，书中每种植物均详记形态、产地、栽培、用途、药用部位、效用治验等内容，并附有插图，为我们研究药用植物提供了宝贵的文献资料。

（二）注重收集整理民间有效、简廉的单方、验方，倡导临床实践

此以葛洪等医家为代表。其代表著作当首推葛洪所撰《肘后备急方》（简称《肘后方》），共载方1000余首，其用药简捷，简廉实效，还包括了不少临证急救用方，具有较大的影响。今常用的黄连解毒汤等方就首见于此书中，是研究我国古代民间方药的重要著作。

（三）临床各科迅速发展，专科方书大量涌现

齐·龚庆宣所整理《刘涓子鬼遗方》一书，论述、收载了金疮、痈疽等外科方剂140余首，为现存最早的外科学方书。宋·钱乙所著《小儿药证直诀》，陈自明的《妇人大全良方》；明·陈实功《外科正宗》等，均为有价值的方书。

（四）倡导简约，注重临床实践，著书切合实用

如刘若金的《本草述》、汪昂的《本草备要》，均以《本草纲目》为基础，删繁就简，概述性味、功用及临床应用。前者集 32 卷，常用药 691 种，引各家论述，参以己见，切合实用。后者基层 8 卷，载常用药 478 味，附图 400 余幅，阐述个人见解，内容精炼，广为流传。吴仪洛的《本草从新》为补订《本草备要》之作，载药 721 种，除介绍性味、主治外，辨伪、修治，内容完善。严西亭《得配本草》，计 10 卷，选药 647种，除论述药性、主治外，重点阐述药物的配伍应用，是一部探讨中药配伍规律的本草。黄宫绣的《本草求真》，载药 520 种，上篇详述药物形态、性味、功用等，下编阐述脏腑病证主药、六淫病证主药、药物总义等内容，切合临床实际。此外，王子接的《得宜本草》、黄元御的《玉楸药解》都是属于由繁返约的代表。方书方面，宋·陈无择《三因极一病证方论》、严用和《济生方》、危亦林《世医得效方》等著作，均为作者实践经验的验证与总结，对方剂学的发展与完善产生了积极影响。

（五）流派层出，学术争鸣，中医治法与方剂均得到了丰富的发展

首先是金元四大医家的出现。刘完素著《宣明论方》，以火热立论，倡导寒凉；张从正著《儒门事亲》，以邪实立论，主张攻下；李东垣著《脾胃论》与《内外伤辨惑论》，以脾胃立论，擅长补土；朱丹溪著《丹溪心法》和《局方发挥》，以阴虚立论，长于滋阴，均创立了有影响的代表方剂，如防风通圣散、木香槟榔丸、补中益气汤、大补阴丸等至今广为应用。更具影响的要数明、清之时温病学派的诞生，如明·吴又可的《瘟疫论》，叶天士的《温热论》，特别是吴鞠通的《温病条辨》、王孟英的《温热经纬》等，创立了诸多温病论治的治法与方剂。此外，张介宾的《景岳全书》创"新方八略"之方，王肯堂《证治准绳》以及王清任《医林改错》所创活血化瘀方剂等，均大大丰富了方剂学的内容。

三、方药学的理论提高与创新阶段

这一阶段大致是从明清时期起到现阶段，其发展特点主要有以下几个方面。

（一）阐明药性、方论的注释类著作相继涌现，方药学的发展进入了理论提高阶段

首先是以《神农本草经》为基础注释类著作问世，如明末·缪希雍的《神农本草经疏》，全书 30 卷，载药 490 味。以《本经》、《别录》等主要文献为依据，结合临床实际、注释、订正、阐明药性，多有发挥，并附各家主治、配方、禁忌等内容，影响较大。清·邹澍的《本经疏证》、《本经续要》，以《本经》为主，《别录》、《唐本草》和《本草图经》为辅，取《伤寒》、《金匮》、《千金》、《外台》各书古方，交互参考，逐一疏解。他以经方解释《本经》，用《本经》分析古方，注疏中注意理论联系实际，对研究《本经》和汉、唐经方、古方颇有影响。张璐的《本经逢原》（1695 年），载药700 余种，阐述药物的性味、效用、真伪优劣等，论述中选用诸家治法及本人治验心得，是部侧重实用、宜于临床参考的著作。另有张志聪的《本草崇原》、叶天士·《本草经解》等，都是很有影响注疏专著。在药性理论研究方面，寇宗奭的《本草衍义》、王好古的《汤液本草》、张元素的《医学启源》及《珍珠囊》等均有较大贡献。

自金·成无己《伤寒明理论·药方论》首先对《伤寒杂病论》20 首方剂的组方原理及配伍关系进行了剖析，开创了后世方论之先河。明末尤其至清代，众多医家潜心研究制方之理，大量方论著作也相继问世。如明·吴昆《医方考》，对前人代表性的方剂进行释方训义，为第一部有影响的方论专著。清·汪昂《医方集解》采用综合法分类方剂，进一步从证候、病源、药性、治法等方面阐明组方配伍意义，为集大成之作。其所著《汤头歌诀》采用七言歌诀形式，概括方名、组成、功用或主治，朗朗上口，为后学者所传读。后又有吴仪洛《成方切用》、费伯雄《医方论》、吴谦《删补名医方论》、张秉承《成方便读》等，对所列方剂的功效、主治、方义分析及配伍关系等均有了规范而明确地论述，书写格式也逐步规范，这对方剂学理论体系的形成与提高做出了重要贡献。直至新中国成立后，随着1960年由卫生部召集部分专家编写的，供全国中医院校和西学中培训班试用教材《中医方剂学讲义》（即习称的一版教材）的出版，方剂学作为一门具有完整理论体系，其理论性、科学性、系统性和实践性更加加强，形成一门独立的学科。

（二）整理刊行中医药古籍，编撰辞书、药典

新中国成立后，政府高度重视中医药事业的继承和发扬，并制定了一系列相应的政策和措施，大大促进了中医药学的发展。从1954年起，各地出版部门陆续影印、重刊或校点评注了《神农本草经》、《新修本草》（残卷）、《证类本草》、《本草纲目》、《滇南本草》、《备急千金要方》、《太平惠民和剂局方》等大批重要的古代方药专著。对亡佚本草的辑复也取得了突出成绩。

之后又陆续编辑出版了各版《中华人民共和国药典》、《中药大辞典》、《中药志》、《全国中草药汇编》、《原色中国本草图鉴》、《中华本草》、《中医方剂大辞典》等。《中华人民共和国药典·一部》以法典的形式确定了中药的生产、供应、检验和使用的依据，也为中药材及中药制剂质量的提高，标准的确定起了促进作用，在一定程度上反映当代药学水平。1999年出版的《中华本草》，总结两千多年来的中药学成就，载药8980种，几乎涵盖了当今中药学的全部内容，资料收罗宏丰，分类先进，项目齐全，更增加了化学成分、药理制剂、药材鉴定和临床报道等内容，在深度和广度上，超过了以往的本草文献，是一部反映20世纪中药学科发展水平的综合性本草巨著。《中医方剂大辞典》，对我国上自秦、汉，下迄现代（1986年）的所有有方名的方剂进行了一次系统的整理，全书达2032万字，收载方剂96 592首，分装11册。全书汇集古今有方名的医方，按照辞书形式编纂，既有目录，又有索引，检方便捷。对每一首方剂的方源进行认真的考证，而注明其原始出处，澄清方剂的源流。对所有方剂分散在各种文献中的不同主治、方论、验案以及现代实验研究资料分别设项进行整理筛选，汇集于各方之下，为读者全面了解方剂提供了极大的便利。

（三）开展药源普查，开展中药材种质资源、栽培、加工及质量控制等技术的研究

新中国成立以来，政府先后三次组织各方面人员进行了全国性的药源普查。基本上摸清了天然药物的种类、产区分布、生态环境、野生资源、蕴藏量、收购量和社会需要量等。在资源调查的基础上，编著出版了全国性的中药志、药用植物志、药用动物志及地区中药志，蒙、藏、维、傣、苗、彝等少数民族药也得到科学整理。第三次普查结果确认，我国有中药资源12 800多种，野生药材总蕴藏量为850万吨。随着医药保健事业的发展，中药材的应用更加广泛，天然野生药物资源已经远远不能满足社会的需要，中药材的种植、养殖，濒危药用植物的野生变家种等逐步开展，尤其是近年来开展的中药材规范化种植，以及加工、质量控制等技术均取得积极成效。目前，第四次全国中药资源普查工作已于2012年正式启动，将对全面掌握我国中药资源现状，制定中药材资源管理、保护以及合理开发利用的总体规划，建立中药资源动态监测机制，促进中药资源的可持续发展将产生积极作用。

（四）扩大古方应用范围，创立新方

从 20 世纪 50 年代起，随着中西医结合工作的开展，开始借用现代科学、现代医学的思维方法与手段研究中医药，中药、方剂临床研究逐步走入规范化、科学化，大样本，其适应病证也日趋扩大。同时，随着疾病谱的改变，创立了不少新的行之有效的方剂，如"冠心 1、2 号"、"清胰 1、2 号"、阑尾炎系列方等，提高了临床疗效。

（五）中药及其复方现代研究的展开，使中药、方剂学科进入创新时期

随着现代自然科学的迅速发展，中医药现代研究在广度和深度上全面展开，采用现代化学、生物技术、药理学、病理生理学等技术，通过动物或动物实验模型以及临床药理学等方法，开展中药化学、药效学等方面的研究，以阐明中药及其复方药效及作用机制、作用物质基础（有效部位、有效成分）、中药有效成分的代谢及药代动力学等实质内容，使中药、方剂的研究更加深入，步入创新时期。与之相关的学科分支如"中药化学"、"中药药理学"、"实验方剂学"、"复方药理学"等也初见端倪，逐步形成具有新内涵的现代学科。

（六）中药饮片、中成药发展突飞猛进，剂型有了突破性进展

由于现代科技手段尤其是现代制剂工艺技术的不断引入，中药及其复方制剂的加工、炮制及剂型得到了突破性的发展。中药炮制方面，在整理、研究古今炮制文献，继承传统炮制技术、方法的基础上，应用化学分析、药理学等现代科学技术，开展对炮制原理，寻找制定合理的炮制方法，改进炮制工艺，制订饮片质量标准等方面的研究。尤其是应用现代制剂技术对传统中药饮片进行创新，出现了"中药配方颗粒"等新型饮片，方便了临床的应用。在复方制剂方面更是日新月异，出现了诸如胶囊剂、滴丸剂、分散片、控释剂以及注射剂等众多剂型，使方剂的使用更加方便、广泛，中药制剂在工艺、剂型、药理、药效、毒理、质量控制、临床应用等方面都取得了较大的成就。

总之，祖国医药学源远流长，内容浩博。随着现代科学技术的进步和中医药理论与实践的全面发展，我们在古人研究成果的基础上，还积极引入现代科学的技术与方法，会同多学科力量，与时俱进，不断创新，使丰富多彩的中药、方剂学取得更大的成就，使"安全、有效、可控"中药产品早日走向世界，为人类世界的医疗保健事业做出更大的贡献。

第二章　方药与治法

第一节　证法方药的关系

　　证、法、方、药是中医辨证论治体系的重要组成部分，环环相扣，密不可分。从唯物辩证观的角度看，证法和方药的关系即是"理论与实践"的辩证关系。首先，从中医学形成和发展的历史过程来看，药、方使用在前，证法形成在后。证法是在临床不断认识疾病发生发展变化的特点与规律，长期应用方药经验的基础上，经过不断地分析、总结升华而成的一套理论。就是说方药的运用是证法理论形成的基础，即"理论来源于实践"。其次，辨证、治法在从经验上升为理论之后，便成为中医辨证论治、组方用方的指导原则，即"理论又指导实践"。

　　从中医治病的模式看，医生首先在四诊合参，辨明病因、病机及病性（即辨证）后，在治则的指导下立法、组方。可见中医辨证论治是"先有证，再有法，后处方、药"。治法根源于辨证，方药从属于治法，即"方从法出，法随证立，方以药成"。例如，患者症见恶寒发热，头痛身疼，无汗而喘，舌苔薄白，脉浮紧。根据四诊辨证，审证求因，确定为外感风寒表实证。治法应当发汗解表，宣肺平喘，用方当选相应功能的麻黄汤之类，如此证、法一致，方、药合拍，才能取得良好的治疗效果。由此可见：治法是指导临床选用成方或遣药制方的原则和依据；方剂是体现和验证治法的重要手段。在临床应用中，既不能"有法无方"，也不可"有方无法"、"有药无方"。只有方剂而无治法，则治疗失去了方向，方剂就不可能达到预期的疗效；反之，只有治法而无方剂，则治法也不能得到体现，而"有药无方"则只能是药物的任意堆砌。只有三者密切配合，有法有度才能完成辨证论治的全过程。

第二节　常用基本治法

　　如前所述，治法是历代医家长期的临床实践经验的基础上，经过不断地总结、深化而形成的一套理论，是在辨明证候，审明病因、病机之后，有针对性地采取的治疗法则。治则、治法理论的记载起于《黄帝内经》，如在其《素问·阴阳应象大论》中记有："形不足者，温之以气；精不足者，补之以味。其高者，因而越之；其下者，引而竭之；中满者，泻之于内；……其在皮者，汗而发之。"《素问·至真要大论》有："寒者热之，热者寒之，……劳者温之，结者散之，留者攻之，燥者濡之。"为治法理论的形成和发展奠定了基础。张仲景"勤求古训，博采众方"，创造性地将理、法、方、药融为一体，创立了辨证论治的体系，具体发展和实施了常用的基本治法。如汗法——发汗解表法、调和营卫法、温阳解表法，下法——急下存阴法、温阳泻下法、峻下逐水法，温法——回阳救逆法，清法——清热生津法，补法——温补冲任法、温补肾阳法，消法——化气利水法等等，对中医治法做出了创造性的贡献。其后，随着历代医家对中医理论和临床实践的不断丰富和总结，治法理论有了迅速的发展，内容日趋丰富、充实。至清·程钟龄著《医学心悟》一书提出："论病之源，以内伤、外感四字括之。论病之情，则以寒、热、虚、实、表、里、阴、阳八字统之。论治病之方，则以汗和下消吐清温补八法尽之。"将常用治法归纳为八类，后人习称"八法"，提纲挈领，简明扼要，沿用至今。

需要指出的是，治法分为两个层面。一是针对某一类病证病机所确立的共性治法，具有一定概括性，前面所提出的"八法"即为此类，可称之为"治疗大法"。二是针对某一证候所确定的具体治疗方法。每一"大法"包括有若干具体治法，如清法有清热解毒、清热泻火、清热凉血和清热养阴等；而补法又有补气、补血、补阴和补阳之别。可以说每个方剂的"功用"就是体现该方证的具体治法。在临床运用中，只有精确地把握具体治法，才能使治疗有较强的针对性。以下就八法的主要内容作简要介绍。

一、汗法

是通过开宣肺气，调畅营卫，使腠理开泄，渍渍汗出，在表的六淫之邪随汗而解的一种治法。汗法的目的不在于出汗，而是通过发汗发挥其解表透邪、调和营卫、宣通肺气、通畅气血的作用，进而能达到透疹毒、消水肿、疗疮疡、祛风湿、止痹痛的作用。因此，汗法除用于外感表证之外，对邪客肌表或犯肺卫，导致卫表不和，营卫郁滞，肺失宣降的多种病证，如麻疹初期，水肿腰以上肿甚，风湿痹症，下利、疮疡等，均可考虑应用。临床依据病证寒热的不同分为辛温发汗与辛凉发汗法，同时也根据病证虚实、邪气兼夹等不同，可配合其他治法，如有益气解表、温阳解表、滋阴解表、化饮解表等。

二、吐法

是通过涌吐的方法，使停留于咽喉、胸膈、胃脘的痰涎、宿食、毒物等从口中吐出的一种治法。主要用于治疗食积、误食毒物、中风痰厥等，属于病位在上，病情急暴，急需吐出者。由于该治法患者较为痛苦，易伤胃气，近代已较少使用，尤其对年老体弱、孕妇、产后等均要慎用。

三、下法

是通过荡涤、泻下、逐水等作用，使停留于胃肠的燥屎、宿食、热积、冷积、虫积、瘀血、痰饮等从下窍而解的一种治法。下法的目的在于导除实邪，因而主要用于里实证。凡实邪内结，致大便不通、燥屎内结，或冷积内阻，痰饮停留瘀血内蓄等形症具实之证，均可应用本法。临床依据疾病的寒热、虚实，邪气兼夹等不同，分别采用寒下、温下、润下、逐水及攻补兼施等法。

四、和法

是通过和解或调和的方法，使少阳半表半里之邪得以透解，或使脏腑气血、阴阳得以调和，病证得以解除的一种治法。和法的概念目前尚不统一，但基本认为有和解、调和两个方面。和解，即内和正气而外解邪气，常用于邪在少阳的半表半里证；调和，即调理脏腑气血、阴阳，协调脏腑功能，使之平衡和调，疾病得以康复，常用于肝脾不和、肠胃寒热不调、气血营卫失和等病证。如戴天章所言："寒热并用之谓和，补泻合剂之谓和，表里双解之谓和，平其亢厉之谓和。"（《广温疫论》）因此，和法也是一种祛除病邪，恢复正气，调整脏腑功能，解除疾病的一种治法。其特点在于无明显寒热补泻之偏，性质平和，全面兼顾。和法的应用范围较广，分类也多，主要有和解少阳、透达膜原、调和肝脾、疏肝和胃、调和肠胃等。

五、温法

是通过温阳、祛寒以及温通等作用，以治疗里寒证的一种治法。根据里寒证的成因不同（外感与内生），病变部位各异（脏腑或经络），以及病情轻重之别，故温法有温中祛寒，回阳救逆及温经散寒等区别。同时，由于阳气主动而易于耗散，里寒常与阳虚并见，故温法常常与补法配合应用。

六、清法

是通过清热、泻火、凉血、解毒等作用，以清除里热之邪的一种治法。主要适用于里热证。然由于热邪有温热、火毒、暑热之分，病位有气、营、血及脏腑不同，病有虚、实之别，故常用的清法有清气分热，清营凉血、气血两清、清热解毒、清脏腑热、清热祛暑以及清透虚热等区别。用药有辛寒（清透）、甘寒（清热保津）、苦寒（泻火直折）、咸寒（凉血）的不同。由于热邪最于伤阴、耗气，特别是在热病后期，阴液耗伤，则清法又常与滋阴、益气配合应用。

七、消法

是指通过消导、消散的作用，使气、血、痰、食、水、虫等壅结而成的有形之邪得以渐消缓散的一种治法。它是根据"坚者削之"原则制定的，其治法较多，应用范围也较广。消法与下法虽同消内蓄有形实邪，但其适应病证有所不同。下法攻逐力猛，多用于病势急迫，形症俱实，邪在肠胃，需速除者。而且多是从下窍而出；消法相对和缓，主要用于病在脏腑、经络、肌肉之间，多为气、血、痰、湿内积渐积形成的症瘕痞块、痰核瘰疬等，虽邪坚病固，但病势较缓，且多虚实夹杂，不可能迅即消除，必须渐消缓散。消法可分为消食导滞，行气活血，化痰散结、祛湿利水、祛虫等作用，适用于食积、气滞、血瘀、症瘕积聚、瘰疬痰核、痰饮内停、水湿内阻、疳积虫积及痈疮等多种病证。诸如理气、活血、祛湿、利水、祛痰、驱虫等方剂均属于消法范畴。

八、补法

是通过补益人体气、血、阴、阳，以治疗各种虚损病证的一种治法。补法的目的是补充人体正气的不足，使机体气血阴阳及脏腑的虚损失调状态得到纠正，恢复平衡。补法的内容也较丰富，常用的有补气、补血、气血双补、补阴、补阳、阴阳并补，同时也结合脏腑而有分补五脏之侧重。在具体补益方法上，还可以根据"阴阳互根"、"五行相生"等理论，配合各种间接补法应用，如补气生血、阴中求阳、阳中求阴、培土生金、补火生土、滋水涵木、金水相生、补益先天、培补后天等治法。此外，在正虚不能祛邪外出时，也可以补法扶助正气，并配合其他治法，达到扶正祛邪的目的。

程钟龄在《医学心悟》中指出："一法之中，八法备焉，八法之中，百法备焉。"因此，"八法"只是对众多治法理论提纲挈领地概括，虽名八法，实包含许多治法。临床还应根据疾病的复杂变化，灵活配合运用，才能得心应手。

第三章　中药的性能

　　中医学认为任何疾病的发生发展过程都是由于致病因素作用于人体，引起机体阴阳偏盛偏衰，脏腑机能失调的结果。中药治病的基本作用，就是祛除病邪，消除病因，恢复脏腑功能的协调，纠正阴阳偏盛偏衰的病理现象，使之最大程度上恢复到正常状态。药物之所以能针对病情，发挥上述基本作用，是由于各种药物各自具有若干特性和作用，前人将之称为药物的偏性，也可以说用药物的偏性纠正疾病所表现的阴阳偏盛或偏衰。因此，把药物治病的多种多样的特性和作用加以概括，就是中药的性能，又称药性。其内容主要包括四气五味、升降浮沉、归经、毒性等。

　　中药性能是前人在长期实践中逐步探索归纳出来的，并以阴阳、脏腑、经络、治疗法则等中医理论为依据，反复实践，不断深化，逐步发展为中药药性理论。药性理论是中医学理论体系中的一个重要组成部分，是学习、研究、运用中药所必须掌握的基本理论知识。

　　中药的性能与性状是两个不同的概念。中药的性能是对中药作用性质和特征的概括，是依据用药后的机体反应归纳出来的，是以人体为观察对象。中药的性状是指药物的形状、颜色、气味、滋味、质地（包括轻重、疏密、坚软、润燥等），是以药材为观察对象。

第一节　四　气

一、四气的含义

　　四气，又称四性，是指寒、热、温、凉四种不同药性。能够减轻或消除热证的药物，一般属于寒性或凉性；能够减轻或消除寒证的药物，一般属于热性或温性。四气反映了药物对人体阴阳盛衰、寒热变化的作用倾向，为药性理论的重要组成部分，是说明药物作用的主要理论依据之一。

　　在寒、热、温、凉四种药性中，寒与凉、温与热分别是同一类药性，仅有程度上的差异，即凉次于寒，温次于热，故寒凉与温热常并称。此外，尚有平性，是指药性平和，作用缓和，应用广泛，对人体寒热病理变化没有明显影响的一类。实际上，平性也有偏温与偏凉的不同，仍未超出四性的范围，因此一般仍称四气而不称五气。

二、四气的确立

　　药性的寒热温凉，是从药物作用于机体所发生的反应概括出来的，是与所治疾病的寒热性质相对而言的。故可以认为，药性的确定是以用药反应为依据，病证寒热为基础。能够减轻或消除热证的药物，一般属于寒性或凉性，如金银花、黄芩对于发热口渴、咽痛等热证有清热解毒作用，表明这两种药物具有寒凉性；反之，能够减轻或消除

16

寒证的药物，一般属于温性或热性，如干姜、肉桂对于腹中冷痛、四肢厥冷、脉沉无力等寒证具有温中散寒作用，表明这两种药物具有温热性。

三、四气的作用及临床意义

一般而言，寒凉性的药物分别具有清热泻火、凉血解毒、安神、平肝等作用，主要用于阳热病证；温热性的药物分别具有温里散寒、补火助阳、温通经脉等作用，主要用于阴寒病证。

掌握药物的不同属性，是临床辨证用药的重要依据。《神农本草经》提出"疗寒以热药，疗热以寒药"。《素问·至真要大论》谓："寒者热之，热者寒之。"即温热药用治阴寒病证，寒凉药用治阳热病证，这是临床用药必须遵循的基本原则。具体来讲，温热药多用治中寒腹痛、寒疝作痛、阳痿不举、宫冷不孕、阴寒水肿、风寒痹证、血寒经闭、亡阳虚脱等一系列阴寒证；而寒凉药则主要用于实热烦渴、温毒发斑、血热吐衄、热毒疮疡、热结便秘、热淋涩痛、黄疸水肿、痰热喘咳、高热神昏、热极生风等一系列阳热证。对于寒热夹杂的病证，可以根据病情，寒热药物并用。

四、四气的阴阳属性

四气之中，寒凉药属阴，温热药属阳。寒凉与温热是截然不同的两种药性，而寒与凉、温与热之间则是程度上的不同，即凉次于寒，温次于热。

第二节 五 味

一、五味的含义

五味，就是辛、甘、酸、苦、咸五种药味，五味不仅表示味觉所感知的真实滋味，更主要的是反映药物的实际性能，它是药物的作用标志。此外，还有淡味和涩味，由于长期以来将淡附于甘，涩附于酸，故习称五味。

二、五味的确立

五味的产生，首先是通过口尝，即用人的味觉器官直接感知的，它是药物真实滋味的反映，即口尝之味。如口尝乌梅味酸、黄连味苦、生姜味辛等。其次，更重要的是从药物治疗疾病的效果中总结出来的，也就是根据功效来确定的，即功能之味。如石膏能发散，故定为辛味，但口尝不辣（辛）；阿胶能补血，故定为甘味，但口尝不甜（甘）。由此可见，功能之味已远远超出口尝之味的范围，把药物具有的味与功效联系起来，用以归纳药物就形成了五味理论。也就是说，五味既是药物味道的真实反映，又是药物功能的高度概括，而后者构成了五味理论的主要内容，成为药物功能的标志。

三、五味的作用及临床意义

《内经》最早概括了五味的基本作用，即辛散、酸收、甘缓、苦坚、咸软。后世在此基础上对五味的作用作了进一步的补充发挥，综合前人的论述和用药经验，分述如下：

辛：具有发散、行气、行血等作用。一般治疗表证的药物，如麻黄、薄荷，治疗气血瘀滞的药物，如木香、红花等，都具有辛味。

甘：具有补益、和中、缓急止痛、调和药性等作用。一般治疗虚证的滋补类药，如人参、熟地黄，消食和中的神曲、麦芽，缓急止痛的白芍、饴糖，调和药性的甘草等都有甘味。

酸：具有收敛固涩作用。多用于体虚多汗，肺虚久咳，久泻久痢，遗精滑精，尿频遗尿等滑脱证。如五味子固表止汗，乌梅敛肺止咳，五倍子涩肠止泻，山茱萸涩精止遗等，都有酸味。

涩：与酸味作用相似，能收敛固涩。如龙骨、牡蛎涩精，赤石脂涩肠止泻，莲子固精止带等，都有涩味。

苦：具有泄、燥和坚阴的作用。泄的含义较广，有清泄，如栀子清热泻火，用于火热上炎，目赤口苦；有通泄，如大黄泻下通便，用于热结便秘；有降泄，如杏仁降泄肺气，用于肺气上逆的咳喘等证。燥即燥湿，用于湿证。湿证有寒湿、湿热的不同，温性的苦燥药，如苍术用于寒湿证；寒性的苦燥药，如黄连用于湿热证。坚阴即泻火存阴，如黄柏、知母等苦味药用于治疗肾阴亏虚、相火亢盛之证。

咸：具有软坚散结、泻下通便的作用。多用治疗瘰疬、瘿瘤、痰核、大便燥结等病证。如海藻、昆布消散瘰疬，鳖甲软坚消癥，芒硝泻热通便等，都有咸味。

淡：具有渗湿利水作用。多用于治疗水肿、小便不利等证。如猪苓、茯苓利水消肿，都有淡味。

四、五味的阴阳属性

与四气一样，五味也有阴阳属性，《内经》："辛甘发散为阳，酸苦涌泄为阴，咸味涌泄为阴，淡味渗泄为阳。"即辛、甘、淡属阳，酸、苦、咸属阴。

五、性味合参

性和味是中药最基本的特性，是辩识药物功效的重要依据。每一种中药都具有性和味，性与味分别从不同侧面说明药物的性能，只有性味结合，相互参照，才能较为全面地认识药物。药物之间有的性同而味不同，有的味同而性不同，因而其作用也就同中有异。如紫苏与薄荷同为辛味药，具有发汗解表的共性，但紫苏性温，适用于风寒表证；薄荷性凉，适用于风热表证。又如黄连与生地黄同为寒性药，具有清热的共性，但黄连味苦能燥湿，适用于湿热证；而生地黄味甘能养阴生津，适用于阴虚发热等证。由此可见，在认识具体药物时，必须把性味二者合参，才能比较全面地认识药物的性质和作用。

第三节 升降浮沉

一、升降浮沉的含义

升降浮沉是药物在人体的四种不同作用趋向，是与疾病所表现的趋向相对而言的，是药物性能的另一种标志。

具体来讲，升，即上升、提举，表示药物作用趋向于上；降，即下达、降逆，表示药物作用趋向于下；浮，即向外、发散，表示药物作用趋向于外；沉，即向内、收敛，表示药物作用趋向于内。尽管升降浮沉表示药物在人体的四种不同作用趋向，但升与浮、沉与降在作用趋向上各有相似之处，升浮的作用趋向是向上、向外，沉降的作用趋向是向下、向内，因此药物也就相应分为升浮药与沉降药两类。

二、升降浮沉的确立

《内经》云："升降出入，无器不有。"气机的升降出入是人体生命活动的基础，一旦气机升降出入发生异常，机体就会处于疾病状态，从而表现出不同的病势趋向。如向上可表现出呕吐、喘咳等，向下可表现出泄利、脱肛等，向外可表现出自汗、盗汗等，向内可见麻疹内陷等不同的病势趋向。因此，能针对病势，改善或消除这些病证的药物，相对来说也就分别具有升浮或沉降的作用趋向了。也可以说升降浮沉表明了药物的作用定向，是药物作用的理论基础之一。

三、升降浮沉的作用及临床意义

升浮药都能上行、向外，多用治病势下陷，病位在上、在表的病证，中药中一般具有升阳发表、祛风散寒、涌吐、开窍等功效的药物，药性都是升浮的；沉降药则能下行向内，多用治病势上逆，病位在下、在里的病证，一般具有泻下清热、利水渗湿、重镇安神、降逆止呕、止咳平喘等功效的药物，药性都是沉降的。但有些药物升降浮沉的特性不明显，个别药物还存在二向性，如麻黄既能发汗解表，又能利水消肿，前者的作用趋向表现为升浮，后者的作用趋向表现为沉降。

升浮与沉降的作用不同，临床上作为用药原则之一，具有重要意义。利用药物升降浮沉的性能，调整脏腑气机的紊乱，使之恢复正常的生理功能，或作用于机体的不同部位，因势利导，驱邪外出，从而达到治愈疾病的目的。从病势而言，病势下陷者，宜升不宜降；病势上逆者，宜降不宜升。如气虚下陷，久泻脱肛，宜选用黄芪、升麻等升浮药以升阳举陷；而肝阳上亢，头痛眩晕，则选用石决明、代赭石等沉降药以平降肝阳。从病变部位而言，病位在上在表者，宜升不宜降；病位在下在里者，宜降不宜升。如外感风热，发热头痛，宜选薄荷、菊花等升浮药来疏散风热；而肠道积热，大便秘结，则选用大黄、芒硝等沉降药以泻热通便。对于复杂病机，还可采用升降浮沉并举的用药方法。

四、升降浮沉的阴阳属性

用阴阳属性来划分，升浮属阳，沉降属阴。

五、影响升降浮沉的因素

药物升降浮沉的性能与药物本身的性味、质地有关，也受炮制、配伍等因素影响。

1. 性味因素

一般来说，性温、热，味辛、甘的药物，大都有升、浮的趋向；性寒、凉，味酸、苦、咸的药物，大都有沉、降的趋向。

2. 质地因素

大凡花、叶、皮、枝等质轻的药物大多是升浮的，如桑叶、菊花等；而种子、果实、矿石、贝壳等质重者大多是沉降的，如枳实、代赭石、牡蛎等。但某些药也有特殊性，如旋覆花虽然是花，但功能降气消痰、止呕止噫，药性沉降而不升浮；苍耳子虽然是果实，但功能通窍发汗、散风除湿、药性升浮而不沉降，故有"诸花皆升，旋覆独降；诸子皆降，苍耳独升"之说。

3. 炮制因素

炮制方法及辅料能改变药物升降浮沉的性能，如酒炒则性升，姜汁炒则性散，盐水炒则下行，醋炒则能收敛。如大黄，属沉降药，能峻下热结、泻热通便，但经酒炒后，则性偏上行，长于清上焦火热，治疗头痛目赤。

4. 配伍因素

在复方配伍中，性属升浮的药物在同较多沉降药配伍时，其升浮之性可受到一定的制约；反之，性属沉降的药物同较多的升浮药同用，其沉降之性亦能受到一定程度的制约。可见，药物的升降浮沉是受多种因素的影响，它在一定条件下是可以相互转化的。

第四节　归　　经

一、归经的含义

归经是指药物对人体脏腑经络具有特殊选择性作用的性能。归是药物作用部位的归属，经指人体脏腑经络，即某药对某些脏腑经络有特殊的亲和作用，因而对这些部位的病变起着主要或特殊的治疗作用。

药物的归经不同，其治疗作用也不同，归经指明了药物治病的适用范围，说明了药效所在，是经过长期临床实践总结出来的定位理论，也是阐明药物作用机理，指导临床用药的药性理论基本内容之一。

二、归经的确立

归经是以脏腑经络理论为基础，以所治具体病证为依据而确定的。前人在临床实践中观察到，一种药物往往对某一经或某几经发生明显的作用，而对其他经的作用较小，甚至没有作用。例如同属寒性药，虽都具有清热作用，但有的偏于清肝热，有的偏于清肺热；同属补虚药，有的补肺、有的补脾、还有的补肾。因此，将各种药物对各脏腑、经络病变的治疗作用进行归纳，使之系统化，便形成了归经理论。

由于经络能沟通人体内外表里，所以体表病变可通过经络影响在内的脏腑，脏腑病变亦可反映到体表。如心主神志，见有昏迷、癫狂等证，可以推断为心经病变；肺主气，司呼吸，见有气喘咳嗽、胸闷等，可以推断为肺的病变。而能用于治疗神志病变的朱砂、远志就归心经，能治疗喘咳的麻黄、瓜蒌就归肺经。可见归经理论是具体指出药效的所在，它是从药物的临床疗效中总结出来的。

三、归经的临床应用

1. 选择与病情相应的归经药

药物的归经指出了药物作用的具体部位，为临床准确地使用药物提供了重要依据，如肺病选入肺经的药，心病选入心经的药，这是最简单的选择方法。由于药物归经的不同，即使功效相似的药物，治疗效果也不同。如同属脏腑热，有肺热、心火、胃火、肝火的不同，治疗用药就不同。若肺热咳喘，当用桑白皮、地骨皮等肺经药来泻肺平喘；若胃火牙痛当用石膏、黄连等胃经药来清泻胃火；若心火失眠，当用朱砂、丹参等心经药以清心安神；若肝火目赤，当用夏枯草、龙胆草等肝经药以清肝明目。

2. 结合药物的其他性能选药

运用归经理论指导临床用药时，必须与四气、五味、升降浮沉等药性理论结合起来，才能做到全面准确。如黄芩、干姜、阿胶、葶苈子都归肺经，均可治疗咳嗽气喘等肺经病变，但黄芩性寒，偏于清肺热，主治肺热喘咳；干姜性热，能温肺寒，主治肺寒咳嗽；阿胶味甘，善补肺虚，治疗肺虚喘咳；葶苈子善泻肺实，治疗邪实之咳喘痰多。

3. 注意脏腑间的联系

由于人体脏腑经络之间相互联系，一脏有病，常常影响到他脏，因此运用归经理论指导临床用药，还要注意脏腑病变的相互影响，恰当选择用药。如肾阴不足，水不涵木，肝阳上亢见头晕目眩等，治疗时不仅用石决明、牡蛎平降肝阳，还要配伍女贞子、枸杞子以滋补肾阴，滋水涵木；而肺病久咳，痰湿稽留，损伤脾气，脾肺两虚时则要脾肺兼顾，选用党参、白术、陈皮、半夏等肺、脾二经药以补脾益肺，培土生金。

4. 区别功效相似的药物

掌握归经理论有助于区别功效相似的药物。如羌活、柴胡、白芷、吴茱萸同为治头痛之药，但羌活善治太阳经头痛、柴胡善治少阳经头痛、白芷善治阳明经头痛、吴茱萸善治厥阴经头痛。因此，在熟悉药物功效的同时，掌握药物的归经对相似药物的鉴别应用有十分重要的意义。

第五节　毒　　性

一、中药"毒"的含义

中药"毒"有广义、狭义之分。广义的"毒"为药物的总称，也就是说"毒"就是药，药就是"毒"；"毒"同时又指药物的偏性，药物能治病，就在于药的偏性，这种偏性就是毒。狭义的"毒"指药物的实际毒性，若用之不当，可对人体造成伤害，甚至危及生命。

古代药物毒性的含义较广，既认为毒药是药物的总称，毒性是药物的偏性，又认为毒性是药物毒副作用大小的标志。而后世本草书籍在药物性味下标明"有毒"、"大毒"、"小毒"等，则大都是指药物的实际毒性。在中药学中强调狭义之毒，凡标明有毒的药物，均是指狭义的毒性，它反映了药物安全程度的性能。

二、中药"毒"的临床意义

有毒性的药物，大多具有较强的医疗作用。有些药物的毒性，本身就是它的治疗作用所在。因此，只要使用得法，往往可获良效，尤其对某些沉疴痼疾，有时必须用些有毒之品才能奏效。对于一些久治不愈的恶疮肿毒，顽癣等更需"以毒攻毒"。古今医家积累了大量临床经验，可以借鉴，决不能因为某些药物具有毒性而拘泥不用，但也不能盲目使用。应在保证用药安全的前提下，采用某些毒药治疗某些疾病。如用雄黄治疗疔毒恶疮，水银治疗疥癣梅毒，砒霜治疗白血病等，让有毒中药更好地为临床服务。

使用有毒药时要针对患者体质的强弱、疾病部位的深浅，恰当选择药物并确定剂量，中病即止，不可过服，以防止过量和蓄积中毒。同时要注意配伍禁忌，凡两药合用能产生剧烈毒副作用的禁止同用，并严格毒药的炮制工艺，以降低毒性。

中药中毒与药物的贮存、加工炮制、配伍、用量用法及病人的年龄、体质等密切相关，因此，在使用有毒药物时，要特别慎重，从上述各个环节加以控制，以确保用药安全。此外，掌握药物中毒后的临床表现，及时采取合理有效的解毒方法，对于搞好中药中毒抢救工作具有重要意义。

【复习思考题】

1. 什么是中药的性能？中药治病的基本作用是什么？
2. 简述四气的含义及其作用。
3. 简述五味的含义及其作用。
4. 何谓升降浮沉？影响升降浮沉的因素有哪些？
5. 何谓归经？归经学说如何指导临床用药？

第四章　方剂分类

随着方剂的形成与发展，历代医家多种方法进行分类。先后有"七方"、"十剂"以及病证分类法、类方分类法、治法（功用）分类法、综合分类法等等。

一、七方

"七方"之义最早见于《黄帝内经》。是根据病证之病位、轻重缓急的不同以及治疗的需要来制定不同配方，以说明制方的方法。如《素问·至真要大论》中有"君一臣二，制之小也。君一臣三佐五，制之中也。君一臣三佐九，制之大也"。"君一臣二，奇之制也。君二臣四，偶之制也"。"补上治上制以缓，补下治下治以急，急则气味厚，缓则气味薄"。"近而，制小其服；远而奇偶，制大其服。大则数少，小则数多，多则九之，少则二之。奇之不去则偶之，是谓重方"。后金·成无己《伤寒明理论·序》提出："制方之用，大、小、缓、急、奇、偶、复七方是也。"将"七方"概念作为分类方法。但这种分类法缺乏实质性意义，至今为止，尚未见有按此分类的著作。

二、病证分类法

病证分类法是较早采用的一种方法，首推《五十二病方》。之后张仲景《伤寒杂病论》、孙思邈《备急千金要方》、王焘《外台秘要》、王怀隐《太平圣惠方》、朱橚《普济方》、张璐《张氏医通》等方书均遵此方法分类。

三、功能分类法

此分类法首推"十剂"。十剂最初是北齐·徐之才《药对》归类药物功用的方法。唐·陈藏器《本草拾遗》中指出"药有宣、通、补、泄、轻、重、滑、涩、燥、湿十种"，并有"宣可去壅，通可去滞，补可去弱，泄可去闭，轻可去实，重可去怯，滑可去著，涩可去脱，燥可去湿，湿可去枯"之说。后成无己《伤寒明理论》将其称为"十剂"，用于方剂的分类。此后又有十二剂分类、二十四剂分类等方法。今所见到的陈修园《时方歌括》即按此法分为十二类。

明代张介宾在《景岳全书·新方八阵》中提出"八阵"分类法，即"补、和、攻、散、寒、热、固、因八阵"。但由于此分类法不能概括一切方剂，为便于专科临证选方，在其书后又附有妇人、小儿、痘疹、外科四大门方剂。

四、类方分类法

此种分类法是根据方剂的组成结构及其加减衍化情况，以某一方作为基础方（也称"祖方"）来归类其他同类方剂。如明·施沛《祖剂》、清·徐大椿《伤寒论类方》等均按此归类方剂。此种分法便于认识方剂的治法、源流及加减变化规律，对临床有一定的参考意义。

五、综合分类法

清·汪昂鉴于之前分类法都难于全面分类方剂，便在其《医方集解》中提出了综合分类法，将所列方剂分为补养、发表、涌吐、攻里、表里、和解、理气、理血、祛风、祛寒、利湿、消导、痈疡、经产、救急等共22类。这种分类既考虑到方剂的功能（治法）、主治病因，又能照顾到专科，以法统方，切合临床实际需要，全面系统，为后来医家所推崇。吴仪洛《成方切用》、张秉承《成方便读》等，直到现今全国高等中医院校《方剂学》教材等多数方剂学著作均参考此分类方法。

此外，尚有剂型分类法、笔画分类法等，各有特点。由于古今方剂众多，其功效、主治又比较复杂，因而如何更加合理、准确地分类方剂还需作进一步探讨。

第五章　中药配伍与方剂组方原则

第一节　七情配伍与用药禁忌

一、中药配伍与七情

在中医药萌芽的早期，人们治病一般是采用单味药物，随着药物数量的增多，尤其是对药性、疾病的认识逐渐地深入，人们面对许多重症或表里、寒热、虚实错杂的复杂病情时，使用单味药物无法收效，因而开始尝试以多种药物配合应用，逐步积累了配伍用药的经验。通过不断地实践与规律总结，不仅增进了疗效，减少了毒副作用，也逐步深化为理论。所谓"配伍"就是依据病证、治法的需要，依据药物的不同特点，有选择地将两种以上的药物合在一起应用的方法。

药物配合后，必然会相互作用，使其性能发生变化。早在《神农本草经》就已认识到这种配伍变化的规律，总结提出了"有单行者，有相须者，有相使者，有相畏者，有相恶者，有相反者，有相杀者，凡此七情，合和视之"的配伍形式。此后，历代医家对"七情"的认识逐步完善，成为阐述、指导临床配伍用药的主要方法之一。现将其内涵分述如下。

（一）单行

是单用一味药来治疗疾病。常常是对病情（病机）比较单一，或强调要少力专，选择一种针对性强的药物以达到治疗目的。如独参汤，单用人参治疗失血所致元气虚脱的危重病证；清金散是单用黄芩治疗肺热出血等。

（二）相须

是将两种功效类似的药物配合，以增强原有药物的功效。如麻黄配桂枝，能增强发汗解表，祛风散寒的作用；附子配干姜，以增强温阳守中，回阳救逆的功效；知母配贝母，以增强清肺养阴，化痰止咳的功效；全蝎配蜈蚣，能增强平肝息风，止痉定搐的作用。这种同类相须的配伍方法，是复方用药配伍的核心，是中药配伍应用的主要形式之一。

（三）相使

就是以一种药物为主，另一药物为辅，两药配合，相辅相成，以提高主药的功效。此种配伍可以是性味、功效相近的药物相配伍，如黄芪配茯苓治脾虚水肿，黄芪为益气健脾，利尿消肿的主药，茯苓淡渗利湿，能增强黄芪益气利尿之功；又如枸杞子配菊花，枸杞子为补肾益精，养肝明目之主药，菊花清肝明目，可增强枸杞补虚明目之功；也可以是性味、功效不同的配伍，如石膏配牛膝治胃火牙痛，石膏为清胃降火，消肿止痛的主药，牛膝引火下行，可增强石膏降火止痛之功；黄连配木香治湿热泻痢，腹痛里急，黄连为清热燥湿，解毒止痢的主药，木香调中宣滞，行气上痛，可增强黄连清热燥湿，行气化滞的作用。

（四）相畏

是指一种药物的毒副作用能被另一种药物所抑制。如半夏畏生姜，即生姜可以抑制半夏的毒副作用；甘遂畏大枣，大枣可抑制甘遂峻下逐水，耗伤正气的毒副作用；熟地畏砂仁，砂仁可减轻熟地滋腻碍胃的副作用等。

（五）相杀

就是一种药物能够消除另一种药物的毒副作用。如绿豆杀巴豆毒；生白蜜杀乌头毒；金钱草杀雷公藤毒；麝香杀杏仁毒；防风杀砒霜毒等。可见相畏和相杀是同一配伍关系的两种不同提法，没有质的区别。

（六）相恶

就是一种药物能降低另一种药物的功效。如人参恶莱菔子，莱菔子能削弱人参的补气作用；生姜恶黄芩，黄芩能削弱生姜的温胃止呕的作用。

（七）相反

就是两种药物同用能产生剧烈的毒副作用。如甘草反甘遂；贝母反乌头等。详见用药禁忌"十八反"、"十九畏"中若干药物。

李时珍《本草纲目·序例上》中指出："药有七情，独行者，单方不用辅也；相须者，同类不可离也……相使者，我之佐使也；相恶者，夺我之能也；相畏者，受彼之制也；相反者，两不相合也；相杀者，制彼之毒也。"可见，相须、相使可以起到协同，提高药效的作用，即"协同增效"，这是临床组方配伍的主体；相畏、相杀可以减轻或消除药物的毒副作用，即"减毒"以保证用药安全，是临床使用毒副作用较强药物时的配伍方法，也可用于有毒中药的炮制及中毒解救。而相恶是抵消或削弱了另一药物的功能，即"拮抗"作用；相反则是药物相互作用后产生或加重了药物的毒性反应或副作用，因而这两者是临床配伍用药时应禁忌的。

历代医家都十分重视药物配伍的研究，除七情所总结的用药规律外，两药合用，能产生与原有药物均不相同的功效，如桂枝配芍药以调和营卫，解肌发表；柴胡配黄芩以和解少阳，消退寒热；枳实配白术以寓消于补，消补兼施；干姜配五味子以开合并用，宣降肺气；晚蚕沙配皂角子以升清降浊，滑肠通便；黄连配干姜以寒热并调，降阳和阴；肉桂配黄连以交通心肾，水火互济；黄芪配当归以阳生阴长，补气生血；熟地配附子以阴中求阳，阴阳并调等等，都是前人配伍用药的经验总结，是七情用药的发展。人们习惯把两药合用能起到协同作用，增强药效；或消除毒副作用，抑其所短，专取所长；或产生与原药各不相同的新作用等经验配伍，统称为"药对"或"对药"。这些药对往往又构成许多复方的主要组成部分。因此，深入研究药对配伍用药经验，不仅对提高药效，扩大药物应用范围，降低毒副作用，适应复杂病情，不断发展七情配伍用药理论有着重要意义，同时对开展复方研究，解析它的主体结构，掌握遣药组方规律也是十分必要的。

药物的配伍应用是中医用药的主要形式，药物按一定法度加以组合，并确定一定的分量比例，制成适当的剂型，即是方剂。方剂是药物配伍的发展，也是药物配伍应用更为普遍更为高级的形式。

二、用药禁忌

安全、有效是临床用药的基本原则。为确保疗效，避免毒副作用的产生，必须注意用药禁忌。中药的用药禁忌主要包括配伍禁忌、证候禁忌、妊娠禁忌和服药的饮食禁忌等四个方面。

（一）配伍禁忌

所谓配伍禁忌，就是指某些药物合用会产生剧烈的毒副作用或降低和破坏药效，因而应该避免配合应用，也即《神农本草经》所谓："勿用相恶、相反者。"据《蜀本草》谓《本经》载药365种，相反者18种，相恶者60种。《新修本草》承袭了18种反药的数目。《证类本草》载反药24种，金元时期将反药概括为"十八反"、"十九畏"，累计37种反药，并编成歌诀，便于诵读。

张子和《儒门事亲》最早记载了"十八反歌"："本草明言十八反，半蒌贝蔹及攻乌，藻戟遂芫俱战草，诸参辛芍叛藜芦。"即载述相反中药十八种：乌头反贝母、瓜蒌、半夏、白及、白蔹；甘草反甘遂、大戟、海藻、芫花；藜芦反人参、丹参、玄参、沙参、细辛、芍药。

"十九畏"歌诀首见于明·刘纯《医经小学》："硫黄原是火中精，朴硝一见便相争，水银莫与砒霜见，狼毒最怕密陀僧，巴豆性烈最为上，偏与牵牛不顺情，丁香莫与郁金见，牙硝难合京三棱，川乌、草乌不顺犀，人参最怕五灵脂，官桂善能调冷气，若逢石脂便相欺，大凡修合看顺逆，炮爁炙煿莫相依。"指出了共19个相畏（反）的药物：硫黄畏朴硝，狼毒畏密陀僧。巴豆畏牵牛，丁香畏郁金，川乌、草乌畏犀角，牙硝畏三棱，官桂畏赤石脂，人参畏五灵脂。

对于反药能否同用，历代医家众说纷第。一些医家认为反药同用会增强毒性、损害机体，因而强调反药不可同用。除《神农本草经》提出"勿用相恶、相反者"外，《本草经集注》也谓："相反则彼我交仇，必不宜合。"孙思邈则谓："草石相反，使人迷乱，力甚刀剑"等等，均强调了反药不可同用，有的医家如《医说》甚则描述了相反药同用而致的中毒症状及解救方法。现代临床、实验研究也有不少文献报道反药同用（如贝母与乌头同用、巴豆与牵牛同用）引起中毒的例证。因此，《中国药典》1963年版"凡例"中明确规定："注明畏、恶、反，系指一般情况下不宜同用。"然而古代也有不少反药同用的文献记载，认为反药同用可起到相反相成、反抗夺积的效能。如《医学正传》有："外有大毒之疾，必有大毒之药以攻之，又不可以常理论也。如古方感应丸，用巴豆、牵牛同剂，以为攻坚积药；四物汤加人参、五灵脂辈，以治血块；丹溪治尸瘵二十四味莲心散，以甘草、芫花同剂，而妙处在此，是盖贤者真知灼见，方可用之，昧者不可妄试以杀人也。"《本草纲目》也说："相恶、相反同用者，霸道也，有经有权，在用者识悟尔。"古今反药同用的方剂也是屡见不鲜，如《金匮要略》甘遂半夏汤中甘遂、甘草同用治留饮；赤丸以乌头、半夏合用治寒气厥逆；《儒门事亲》通气丸中海藻、甘草同用；《景岳全书》的通气散则以藜芦配玄参治时毒肿盛、咽喉不利。现代也有文献报道用甘遂、甘草配伍治肝硬化及肾炎水肿；人参、五灵脂同用活血化瘀治冠心病；芫花、大戟、甘遂与甘草合用治结核性胸膜炎，取得了较好的效果，从而肯定了反药可以同用的观点。

可见，无论文献资料、临床观察及实验研究目前均无统一的结论，说明对十八反、十九畏的科学性还有待深入研究，以得出准确的结论。在目前尚不清楚的情况下，临床还应慎重从事，若无充分把握，最好不要配伍使用，以免发生意外。

（二）妊娠用药禁忌

是指妇女妊娠期内用药的禁忌。主要是这些药物会有损胎元，导致堕胎，因此在妊娠时应当慎用或禁用。根据药物对于胎元损害程度的不同，有些药物当慎用，有些则应禁用。前者多为通经去瘀，行气破滞及辛热滑利的药物，如桃仁、红花、牛膝、大黄、枳实、附子、肉桂、木通、冬葵子、瞿麦等；后者是指毒性较强或药性猛烈之品，如巴豆、牵牛、大戟、商陆、麝香、三棱、莪术、水蛭、雄黄等。《内经》曾有"有故无殒，亦无殒也"之说，因此对于慎用的药物可根据病情的需要，斟酌使用。如《金匮要略》以桂枝茯苓丸治妊娠瘀病；吴又可用承气汤治孕妇时疫见阳明腑实证即时范例。但除非必要，一般情况下应尽量避免使用。

（三）服药饮食禁忌

是指服药期间对某些食物的禁忌，又简称食忌、忌口。一般在服药期间，应忌食生冷、油腻、腥膻、有刺激性的食物。同时，病症不同，饮食禁忌也有别。如热性病，应忌食辛辣、煎炸食物；寒性病，忌食生冷食物；胸痹应忌食肥肉、动物脂肪、内脏及烟、酒等；肝阳上亢者应忌食胡椒、辣椒、白酒等助阳之品；黄疸者应忌食动物脂肪及辛辣烟酒刺激之品；脾胃虚弱者应忌食油炸、寒冷固硬、滋腻难于消化的食物；肾病水肿应忌食盐、碱过多，酸辣太过刺激性食物；疮疡、皮肤病，应忌食鱼、虾、蟹等腥膻发物及辛辣刺激性食品。此外，有些药物也与某些食物相忌反，如甘草、黄连、桔梗、乌梅忌猪肉；地黄、何首乌忌葱、蒜、萝卜；丹参、茯苓、茯神忌醋；鳖甲忌苋菜；土茯苓、使君子忌茶；薄荷忌蟹肉、常山忌葱以及蜜反生葱、柿反蟹等等，可作为服药禁忌的参考。

第二节　组方原则

方剂是临床用药经验不断丰富和发展的结晶。方剂的构成不是简单的药物堆砌，而是要遵循一定的方法与原则，明确并掌握这些原则和技巧，对指导临床选药组方具有重要作用。

一、配伍组方的目的

实践证明，通过合理配伍组成的方剂，能起到弊害就利，协调配合，或产生单味药所无法相比的效应。正所谓"药有个性之专长，方有合群之妙用"。概括地说，通过"配伍"组成方剂，可以达到以下目的。

（一）协同增效

将性味、功效相似，或虽不尽相同而在某方面相近的药物配伍，可增强药效，或弥补某一方的不足，起到协同增效的作用。也就是"七情"配伍中的"相须"、"相使"。前者如荆芥与防风、人参与黄芪相配；后者如大黄配芒硝，大黄苦寒荡涤肠胃，芒硝咸寒软坚润燥，泻下之力峻猛。又如附子配干姜，附子温壮肾阳，走而不守，干姜温补脾阳，守而不走，两药相配，回阳救逆，药力宏壮。现代药理也证实了附子与干姜在强心、升压等方面的协同作用。药物相伍后的协同增效作用不是简单的数学相加，药物的选择也要符合病证、治法及药物配伍的理论。

（二）扩大药效，适应复杂病情

临床疾病是千变万化的，而任何单味中药，其功效、主治都有其一定的范围，因而将不同药物合理配伍，使之相使互补，或产生新作用，以扩大药物的功效，适应复杂疾病需要。例如桂枝发汗解肌，温经通阳，与白芍相配，则能调和营卫（方如桂枝汤）；与茯苓、白术相伍能温阳化饮（方如苓桂术甘汤）；与细辛、五味子、生（干）姜相伍能温肺化饮（方如苓甘五味姜辛汤散）等。

（三）监制药物的毒、副作用

古人将中药统称为"毒药"，说明药物在发挥治疗作用的同时，不可避免地带来一定的副作用，有些甚至会产生毒性。因此，历代医药学家在长期的临床实践中不断寻求制约或消除药物毒副作用的方法。除采用中药炮制的方法外，通过药物的合理配伍也是一个重要的途径。中药"七情"中的"相杀"、"相畏"即属于此。如四逆汤中生附子配伍干姜、甘草，既增强了附子温阳逐寒、回阳救逆的作用，又制约了附子的毒性和烈性。现代药理研究证实：四逆汤有升压和强心作用，其中附子能加强心肌收缩并能升高血压，而干姜无明显作用，甘草有升压作用，但无强心作用。全方配伍后使心肌收缩在强度和持续时间上超过单味附子，升压效应大于各单味药，而且能减缓附子引起的异位心率失常的毒副作用。因此，通过"配伍"既可监制药物的毒副性，减缓或消除药物对人体的毒害，同时又能增强药物的疗效，从而达到"减毒增效"的目的。从这个概念上讲，已不是单纯的"相杀"与"相畏"配伍意义了。

（四）影响或改变药性或药效

每味药物都有着自己的药性特点（偏性），其功用也有多个方面。临证时，往往会因病证需要取其某一种功用，或要改变其药性，以控制其作用方向，适应病证需要。这就需要通过药物的配伍来实现。如大黄苦寒，具有泻下攻积，清热泻火，活血祛瘀等多种作用。以其急下热结，则以大黄与芒硝相须配伍，然要攻下冷积，则以大黄与附子、干姜为伍，以附、姜之温热，制约大黄之寒凉，只取其泻下攻积之用，此所谓"制性存用"之法；若要取其活血逐瘀，则以大黄与桃仁、丹皮相配，以入血分。由此可见，通过合理的配伍，可以更好地发挥药物的某些特性，控制其作用趋向（靶向性），适应病证需要。正如《医学源流论》所说："方之既成，能使药各全其性，亦能使药各失其性，操纵之法，有大权焉，此方之妙也。"

（五）防止产生耐药性

耐药性本为现代药理学的概念。同样，长期使用某一种中药（或复方）也会出现耐药性问题，而通过合理的药物配伍变化则能有效地解决这一问题。如有体外抑菌实验证实，单独采用黄芩、黄连、黄柏、山栀子进行实验，起初有良好的抑菌作用，而长期反复实验便产生了耐药性，而将其组合成复方（黄连解毒汤）后则避免了它的发生。

总之，通过合理配伍将药物组合成方，要比单味药具有更多的优势，这就要求我们学习和掌握组方配伍的原则，研究和掌握古今用药、配伍的知识与规律，提高用方组方的技能。正如古人所说："药有个性之特长，方有合群之妙用。"

二、组方原则

如前所述，方剂的构成要遵循一定的原则，将这个原则通常称之为"组方原则"或"组方结构"，古代医家将古代礼制"君主、臣僚（文武官员）、僚佐（辅助别人的人）、使者"引入方剂理论中，形象地用"君、臣、佐、使"四个方面来阐述方剂的组成方法与结构。

"君、臣、佐、使"的描述最早见于《黄帝内经》，《素问·至真要大论》中有："主病之谓君，佐君之谓臣，应臣之谓使。"之后，历代医家对这一原则做了不同的补充和发微。如李东垣首先把《黄帝内经》提出的"君、臣、使"三者补充为"君、臣、佐、使"四方面，提出："主病之谓君，……兼见何病，则以佐使药分治之，此制方之要也。"在其关系上提出"君药分量最多，臣药次之，佐使药又次之，不可令臣过于君。君臣有序，相与宣摄，则可以御邪除病矣。"（《脾胃论》）明代何柏斋进一步提出"与君药相反而相助者，佐也。"补充扩大了"佐药"的含义。经过历代医家的实践应用与发展，时至今日，君、臣、佐、使的内涵逐步完善，尽管还存在着某些不够具体和规范的地方，但多数医家还是认为这种组方原则是基本明确可行的，目前仍应遵守执行。现根据历代医家的论述，对君、臣、佐、使的含义分析如下。

（一）君药

指针对主要病因或主证，起主要治疗作用的药物。一般情况下，一首方剂的君药药味较少，一般为1~2味，其用量宜大，药力较强。

（二）臣药

其含义有二：一是辅助君药以加强治疗主要病因或主证的药物；二是针对兼病或兼证起主要治疗作用的药物。臣药与君药通常是相须、相使的配伍；其药量（药力）仅次于君药。

（三）佐药

其含义有三：一是佐助药，即协助君、臣药以加强其治疗作用，或者是直接治疗次要症状的药物；二是佐制药，即消除或减弱君、臣药之毒性或猛烈性的药物；三是反佐药，即病重邪甚，出现拒药时，配伍与君性能相反而又能在治疗中起相成作用的药物。一般佐药的剂量不宜高于君、臣药，药力也小于臣药；方中的佐制药、反佐药药味数宜少，一般1~2味，反佐药的剂量更宜轻。

（四）使药

其含义有二：一是引经药，即引方中诸药到达病所的药物；二是调和药，即具有调和方中诸药作用的药物。通常使药的药味也不宜多，一般1~2味，其剂量也更少。

综上所言，方剂中君、臣、佐、使的判定，是依据药物在方中的所起的作用而决定的。任何一首方剂，其君药是不可缺无的。没有君药就没有抓住主证或主要病机，就失去了主治的方向，必然是无效的。臣、佐、使药可多可少，可有可无，可一药多职，应根据具体病情、治法需要，以及所选药物的功效而定。一般君药味少而剂量比臣、佐、使药都大。在某些情况下，如病情简单或邪浅病轻时，或要求功效快捷而且药力专一（即药少力专）时，或君药药效较强、作用全面时，此时臣、佐药可以少用或者不用。

第三节 组方变化

方剂的组成既要遵循一定的原则，但临床运用时又要根据病人的体质、年龄、地域的不同，以及病情的变化而灵活加减，以取得更好的疗效，所谓"师其法而不泥其方"、"师其方而不泥其药"。同时，在方剂的形成、发展过程中，不少方剂的创立常常是以前人基础方尤其是祖方为背景演化而来的，因此掌握这些演化、变化的规律对于我们认识与灵活运用方剂十分必要。概括起来，方剂的变化形式主要有以下几类。

一、药味增减的变化

药味增减变化，通常是在方剂的主证、君药不变的情况下，随着次要症状或兼证的不同，增减方中的其他药物（佐、臣药），适应新的病情需要。也就是常说的"随证加减"。如麻黄汤以麻黄为君药，能发汗解表，宣肺平喘，主治风寒表实证，若兼湿、身疼痛为重者，加白术，名麻黄加术汤；若表寒不甚而咳喘较重者，则减去助阳发表的桂枝，名三拗汤；若素体痰多者，则更加苏子、桑白皮、陈皮、赤茯苓以加强降气祛痰之力，名华盖散。

当然，有些情况下，当增加或减少方中的某些药味时，常常会改变药物间的配伍关系，使方中的君药、功效及主证发生改变。如桂枝汤以桂枝为君药，发表解肌，调和营卫，主治风寒表虚证，见头痛发热、汗出恶风、脉浮缓等。若去生姜，加当归、通草、细辛，名为当归四逆汤，君药则变为桂枝、当归二味，功效成为温经散寒，养血通脉，主治血虚寒厥证，见手足厥寒、肢体疼痛、脉沉细欲绝等。有时即使君药未发生改变，但因其配伍关系发生了变化，也会导致其功效及主证发生改变。这些情况不属于随证加减变化的范畴，实为另行组方。初学者临证时应多加注意思考，以免方证相悖，事与愿违。

二、药量增减的变化

一般情况下，药量的多少主要决定药物作用的强弱。临证时应根据病证轻重，患者年龄、体质，地域、气候等来调整药物的剂量，这是临床常见的做法。如四逆汤主治少阴四逆证，若见"身反不恶寒，其人面色赤"等阴盛格阳、真阳欲脱者，则将附子一枚变为"大者一枚"，干姜由一两半加至三两，即为通脉四逆汤，主治少阴四逆的重证。其君药、主证并无改变，只是依病情加重了附、姜的用量。

应注意的是，有时加减方中某些药物的剂量，也会改变原方的配伍关系，从而使其功效、主证发生变化。例如，由大黄四两、枳实三枚、厚朴二两组成的小承气汤，以大黄泻热通便为君，枳实为臣，厚朴为佐，能轻下热结，主治阳明腑实轻证。若将厚朴增至八两，枳实增至五枚，则变为以厚朴行气除满为君，枳实为臣，大黄为佐，名为厚朴三物汤，功在下气通便，主治气闭不调的便秘。两方虽组成相同，但剂量不同，功效、主治发生变化。此也当属另行组方的范畴。此外，由于中药的多成分、多功效的特点，药物的剂量也常常与其某种功能的发挥相关，临证增减剂量时更应注意。

三、剂型更换变化

从古至今，为适应临床治疗的需要，医药学家发明了多种剂型。同一方剂，由于剂型不同，制作工艺不一，其作用也有所差异。这就要求医者掌握各种剂型的特点，根据治疗需要合理选择。例如丸剂的特点是作用缓慢而药效持久，适于病势缓慢的慢性疾病，需要较长时间服药，缓慢消除的病证；汤剂的特点则是作用快而力猛，适于较急重的病证（故有"丸者缓也"、"汤者荡也"之说）。因此，张仲景治疗慢性疾患中焦虚寒证的脘腹绵绵作痛，选用理中丸，而针对胸阳不振的胸痹急证，则改丸剂为汤剂，称"人参汤"。张仲景在理中丸方后也有"然不及汤"之说，其意也在于此。今天，现代制剂技术的引入使得中药剂型更加丰富，如急救用的"参麦注射液"与补益口服用的"参麦口服液"和参麦颗粒，"双黄连冻干粉"与"双黄连口服液"、"双黄连含片"等等，在给药途径、药物分布、代谢以致作用等方面均有不同，为临床应用带来了更大的选择空间。

总之，方剂的"组方原则"体现了方药组方配伍的原则性；而"组成变化"则又体现了临床实际运用方剂的灵活性。我们既要遵循"原则"来合理选药用方，配伍组方，又要因人、因时、因地、因证制宜，灵活化裁，取得更好的疗效。同时，临床选用成方时，一定要注意所选方剂应尽可能与所主治病证的病机基本相符，所谓"方证相应"，加减变化时，君药一般不能改变，其他药物的增减也不宜过多，更不能使之面目全非。药量的增减不宜过大，尤其要注意不能改变方中君药的配伍关系，否则可能导致该方功效、主治的改变，使其药证不符。

第六章　中药的产地、采集与炮制

中药除部分使用加工制品外，主要来自天然的植物、动物和矿物。中药的产地、采集与炮制，是影响药物质量和疗效的重要因素，如《神农本草经》曰："阴干曝干，采造时月，生熟土地所出，真伪陈新，并各有法。"《用药法象》也谓："凡诸草木昆虫，产之有地；根叶花实，采之有时。失其地则性味少异，失其时则性味不全。"强调药物的产地、采集和炮制各有法度。因此，熟悉药物的产地，正确掌握中药的采集规律和炮制方法，对于保证和提高中药材的质量和保护药源都有十分重要的意义。

第一节　产　　地

天然药材的分布和生产，离不开一定的自然条件。我国幅员辽阔，地貌复杂，各地气候、水土、日照、生物分布等生态环境不尽相同，甚至差异很大，因此各种药材的生产，在品种、产量、质量和药效方面，都有很大的差异，存在一定的地域性。古代医药学家经过长期使用和观察，认识到即使是分布较广的药材，也由于各地自然条件的不同，质量优劣不一，因而逐步形成了"道地药材"的概念。

道地药材，是指具有地区特色，品质优良，临床疗效卓著的优质纯真药材。如东北的人参、鹿茸，甘肃的当归、黄芪，四川的黄连、川芎，广东的砂仁、陈皮，云南的茯苓、三七，河南的地黄、山药，宁夏的枸杞，青海的大黄，山东的阿胶，江苏的薄荷等，自古以来都是著名的道地药材，沿用至今。大凡道地药材，一般在其药名前冠以产地名表示，如吉林人参、川黄连、苏薄荷等。

长期的临床实践证明，重视中药产地与质量的关系，强调道地药材的开发和应用，对于保证中药疗效，起着十分重要的作用。然而，各种道地药材的产量毕竟有限，难以满足日益增长的需求，为解决道地药材的不足，一方面进行药材的引种栽培及药用动物的驯养，另一方面在不影响疗效的前提下，不可过于拘泥道地的地域限制。衡量一个药材的标准，应以是否能确保临床疗效为依据。

第二节　采　　集

中药的采集时节和方法，直接影响到中药的质量和疗效。由于动植物在其生长发育的不同时期，药用部分所含有效及有害成分各不相同，其临床疗效和毒副作用也往往有较大的差异，故药材必须在适当的时节采集。孙思邈《千金要方》云："早则药势未成，晚则盛时已歇。"强调了药物适时采收的重要性。因此，中药材的采集应在有效成分含量最高时进行，一般以入药部位的成熟程度为依据。

一、植物类药材的采集

中药大多数是植物药，各种植物在其生长发育的各个不同时期，根、茎、叶、花、果实的各个部分，其有效成分含量不尽相同。根据前人长期的实践经验，其采集的时节和方法通常以入药部位的生长特性为依据。采集原则大致可按药用部位归纳为以下几个方面。

（一）全草类

多在植物充分生长，枝叶茂盛的花前期或刚开花时采集。此时植物生长最旺盛，茎叶最繁茂，不仅质量好，而且产量高。有的割取植物的地上部分，如益母草、薄荷等；有的以带根全草入药的，则连根拔起全株，如车前草、蒲公英、紫花地丁等。

（二）叶类

通常在花蕾将开或正盛开时采集。此时叶片茂盛，性味充实，药力雄厚，应及时采集，如大青叶、艾叶、枇杷叶等。有些特定的药材，如桑叶需在深秋经霜后采集，故有霜桑叶、冬桑叶之称。

（三）花类

一般在含苞欲放时采摘花蕾，以免香味散失、花瓣散落而影响质量，如金银花、槐花等。对花期短的要及时采摘，花朵次第开放者应分次采摘。至于蒲黄等以花粉入药者，则需在花盛开时采收花粉。

（四）果实、种子类

果实类药材一般在果实成熟时采集，如瓜蒌、槟榔等；少数药材要在果实未成熟时采集果皮或果实，如青皮、枳实、乌梅等。种子类药材通常在完全成熟后采集，如莲子、银杏等。有些既用全草又用种子的植物，可在种子成熟后割取全草，将种子打下后分别晒干贮存，如车前子、紫苏子等。有些种子成熟时易脱落，或果壳易裂开使种子散失，如牵牛子、茴香等，则应在刚成熟时采集。容易变质的浆果，如枸杞子、女贞子等，最好在略熟时于清晨或傍晚时分采集，并及时晒干。

（五）根、根茎类

一般以秋末或早春，即二、八月采集为佳。因为早春，枝叶尚未充壮，深秋枝叶已干枯，此时根或根茎中有效成分含量较高，质量最好，如天麻、大黄、桔梗等。但也有少数例外，如半夏、延胡索等则要在夏季采收。

（六）树皮、根皮类

树皮一般在春、夏时节剥取，此时植物生长旺盛，体内浆液充沛，药性较强，并容易剥离，如黄柏、杜仲、厚朴等。根皮类药材，与根和根茎相似，多在秋后苗枯，或早春萌发前采集，如牡丹皮、地骨皮等。

二、动物类药材的采集

动物类药材的采集，不具有明显的规律性，以既能保证药效，又容易捕获为原则。大多根据动物生长活动季节采集，如鹿茸应在清明节前后雄鹿所生幼角尚未骨化时采集质量最好，过时则角化；阿胶所用驴皮应在冬至后剥取，此时皮厚质佳；一般潜藏在地下的小动物，如全蝎、土鳖虫、地龙等虫类药材，大都在夏末秋初捕捉，此时气温高，湿度大，宜于生长，是采收的最好季节；其他如桑螵蛸为螳螂的卵鞘，露蜂房为黄蜂的蜂巢，这类药材多在秋季卵鞘、蜂巢形成后采集，并用开水煮烫以杀死虫卵，以免来年春天孵化成虫；蝉蜕为黑蝉羽化时蜕的皮壳，多于夏秋季采收；蛇蜕为锦蛇、乌梢蛇等多种蛇类蜕下的皮膜，因其反复蜕皮，故全年均可采收；石决明、牡蛎、瓦楞子等海生贝壳类药材，多在夏秋季捕采，此时生长旺盛，钙质充足，药效最佳；大动物类药材，虽然四季皆可捕捉，但一般多在秋季猎取。

三、矿物类药材的采集

矿物药材成分较为稳定，故全年皆可采集，但多结合开矿进行。

第三节 炮 制

炮制是指药物在应用或制成各种剂型前，根据医疗、调剂和制剂的需要，所进行的加工处理过程，它是我国所特有的、传统的制药技术，包括对原药材进行一般修治整理和部分药材的特殊处理。古代称为"炮炙"、"修事"、"修治"等。

由于中药材大都是生药，其中不少药材必须经过一定的炮制处理，才能符合治疗的需要，以充分发挥药效。尤其有毒之品更必须经过炮制后使用才能确保用药安全。按照不同的药性及治疗要求有多种炮制方法，有些药材的炮制还要加用适当的辅料，并注意操作技术和讲究火候，正如《本草蒙筌》所言："凡药制造，贵在适中，不及则功效难求，太过则气味反失。"可见炮制是否得当对保障药效，安全用药，便于调剂和制剂都是非常重要的。

一、炮制的目

中药炮制目的是为了临床用药更加安全有效，大致可归纳为以下几方面：

（一）降低或消除药物的毒性、烈性或副作用，确保用药安全

某些具有毒性、副作用以及药性峻猛的药物，经过加工炮制能消除或减轻药物的毒副作用，缓和其药性，确保用药安全。如：生半夏、生天南星有毒，但用生姜汁、明矾腌制后，可解除其毒性；川乌、草乌生用，内服极易中毒，因为其含有具有毒性的生物碱——乌头碱，但乌头碱的特点是易溶解于水，而且不耐热，因此经过胆巴水煮蒸等炮制过程，乌头碱大多丧失，毒性也大大地降低；巴豆泻下作用剧烈，去油制霜用可缓和泻下作用等。

（二）增强药物功能，提高临床疗效

中药在炮制过程中，常加入适宜的辅料来增强药物疗效。如款冬花、紫菀蜜炙后能增强润肺止咳的作用；川芎、当归用酒炒后可增强活血的作用，醋炙延胡索行气止痛作用明显增强。也有的药不加辅料直接进行炮制，如炒槐花可增强止血作用，煅明矾可增强收敛、燥湿作用等。

（三）改变药物性能，使之更适合病情需要

某些药物经过炮制处理后，能在一定程度上改变药物的性能，增强疗效，以适应不同的病情和体质需要。如：生地黄药性寒凉，长于清热凉血，主治血热证；但经黄酒、黑豆反复蒸晒后为熟地黄，其药性微温而以补血见长，适宜于血虚证。又如天南星药性辛温燥烈，为温化寒痰的代表药；但经牛胆汁制后称胆南星，药性凉润，为清化热痰、息风定惊之佳品。何首乌生用能截疟解毒，泻下通便；制熟后则滋补肝肾，补益精血。

（四）便于制剂和贮存

一般植物类药材，需经清洗、粉碎或切制后方可配方或制剂；矿石、介壳类药材经过煅烧、醋淬等处理，使之酥脆，易于煎出有效成分。有些药材在贮存前要进行晒干、烘干、炒制等干燥处理，并使所含酶类失去活性，防止霉变，便于长久保存。特别是一些具有活性的药材，如种子药材白扁豆、赤小豆等，必须加热干燥，才能防止萌动变质。再如桑螵蛸、露蜂房、刺猬皮等动物药，不经炮制就更难保存了。药材的酒制品、醋制品均有一定的防腐作用。

（五）使药材洁净，便于称量和服用

一般中药原药材多附着泥土、夹带沙石及非药用部分，必须经过挑拣修治，水洗清洁，才能使药物纯净，保证质量，提供药用。如枇杷叶刷去毛、石膏挑出沙石、茯苓去净泥土、黄柏刮净粗皮、鳖甲除去残肉、远志抽心等等。一些动物药及具有特殊气味的药物，经过麸炒、酒制、醋制后，能起到矫味和矫臭的作用，如酒制乌梢蛇、醋炒五灵脂、麸炒白僵蚕、水漂海藻、麸炒斑蝥等，以便临床服用。

二、炮制方法

中药炮制的方法种类繁多，其分类也各不相同。根据现代实际炮制经验，炮制方法一般可分为以下五类：

（一）修治

修治是炮制方法中最简单的一类，也可以说是药材进行炮制的准备阶段，具体可分为纯净、粉碎、切制三道工序。

1. 纯净药材

采用挑、拣、簸、筛、刮、刷等方法，去掉泥土和杂质，除去非药用部分，使药材清洁纯净。如拣去合欢花中的枝、叶，刷去枇杷叶背面的绒毛，刮去厚朴的粗皮等。

2. 粉碎药材

采用捣、碾、镑、锉等方法，使药物粉碎，以符合制剂和其他炮制方法的要求。如石决明、龙骨捣碎便于煎煮；川贝母捣碎便于吞服；羚羊角锉成粉末，便于制剂或服用。

3. 切制药材

采用切、铡等方法，把药物切制成一定规格的片、段、丝、块等，使药物有效成分易于煎出，并便于进行其他炮制，也利于干燥、贮藏和称量。如槟榔宜切薄片，泽泻宜切厚片，白芍宜切圆片，鸡血藤宜切斜片，枇杷叶宜切丝，麻黄宜切段，茯苓宜切块等。

（二）水制

用水或其他液体辅料处理药材的方法称为水制。在炮制过程中常加入一些辅助药料拌和，这些拌和的药料叫辅料。常用液体辅料有蜂蜜、酒、姜汁、醋、盐水、甘草汁等。

水制的目的主要是清洁药材，软化药材，以便于切制或除去药材中的杂质、盐分、气味，使药材纯净。水制常用的方法有洗、淋、闷、泡、润、漂、水飞等。

1. 洗

一般用清水快速洗涤，除去药物表面的泥土、杂质。

2. 淋

将不宜浸泡的药材，用少量清水浇洒喷淋，使药材软化，清洁而不丢失有效成分。

3. 泡

将质地坚硬的药材，在保证其药效的原则下，放入水中浸泡较长时间，使药材软化。

4. 润

根据药材质地的软硬，用淋润、洗润、泡润、浸润等多种方法，使水或其他液体辅料缓慢地渗透到药材内部，在不损失或少损失药效的前提下，使药材软化，便于切制。如淋润荆芥，酒洗润当归，姜汁浸润厚朴等。

5. 漂

将药物置于宽水或长流水中浸渍一段时间，并反复换水，漂去腥味、盐分及毒性成分，便于制剂和服用。如海藻、昆布漂去盐分，紫河车漂去腥味等。

6. 水飞

将不溶于水的矿物或贝壳类药材置于水中，经反复研磨而分离制备极细粉末的方法。如水飞朱砂、水飞滑石等。

（三）火制

用火加热处理药材的方法称为火制。火制法是使用最广泛的炮制方法，常用的方法有炒、炙、煅、煨四种。

1. 炒

是将药物置炒制容器内，用不同火力加热，并不断翻炒的方法。

炒有加辅料和不加辅料的两种炒法。

不加辅料炒叫清炒。清炒时，根据"火候"大小可分为炒黄、炒焦、炒炭三种情况。①炒黄。用文火将药物炒至表面微黄。如炒牛蒡子、炒紫苏子等。②炒焦。将药物炒至表面焦黄或焦褐色，内部淡黄，并有焦香气为度。如焦山楂、焦麦芽等。③炒炭。用武火将药物炒至表面焦黑，内部焦黄，但仍保留药材固有的气味（即存性），如艾叶炭、炮姜炭等。炒黄、炒焦使药材宜于粉碎加工，并缓和药性。种子类药材炒后煎煮时有效成分易于溶出。炒炭能缓和药物的烈性或副作用，或增强收敛止血等功效。

加辅料炒，即将药物同固体辅料（如米、麸皮、滑石粉等）拌炒。根据所加辅料不同可分为米炒、麸炒、滑石粉炒、土炒、砂炒、蛤粉炒等。加辅料炒能减少药物的刺激性，增强疗效，如土炒白术、麸炒枳壳等。其中用砂、滑石、蛤粉拌炒药物习称"烫"，烫能使药物受热均匀，膨胀酥脆，有效成分易于煎出，如砂炒穿山甲、蛤粉炒阿胶等。

2. 炙

用液体辅料拌炒药物，使辅料渗透到药物内部的一种炮制方法。

炙法的目的是改变药性，增强疗效或减少副作用。如蜜炙黄芪能增强补中益气的作

37

用，蜜炙百部能增强润肺止咳作用，盐水炙杜仲能增强补肾阳作用，酒炙常山可减轻催吐的副作用，醋炙甘遂能降低毒性。

3. 煅

是将药物用猛火直接或间接煅烧的炮制方法。

煅法的目的是使药材松脆，易于粉碎，便于有效成分的煎出。煅法可分为两种：①直接煅。即用火直接煅烧药材，以煅至红透为度，又称明煅。坚硬的矿石、贝壳类药材多直接煅，如煅石膏、煅牡蛎等。②间接煅。即置药物于耐火容器中密闭煅烧，至容器底部红透为度，又称焖煅。一些质地疏松、可以炭化的药材多用闷煅法，如血余炭、棕榈炭等。

4. 煨

将药物用湿面或湿纸包裹，加热至面或纸焦黑，或用吸油纸与药物隔层分放进行加热的炮制方法。

煨法的目的是缓和药性，除去药物油分及刺激性。如煨肉豆蔻、煨木香等。

（四）水火共制

既用水（包括液体辅料），又用火，共同加工处理药材的方法叫水火共制。包括煮、蒸、淬、焯等法。

1. 煮

是将药物与清水或液体辅料置锅中同煮的方法。它可以消除或降低药物的毒副作用，增强疗效。如醋煮芫花可减低毒性，酒煮黄芩可增强清肺之功等。

2. 蒸

是利用水蒸气蒸制药物的方法。可分为清蒸和加辅料蒸两种。具有改变药性，提高疗效或降低烈性的作用。如何首乌经反复蒸晒，不再有泻下作用，而长于补肝肾、益精血；酒蒸大黄可缓和泻下作用等。

3. 淬

是将药物煅烧红透后，迅速投入冷水或液体辅料中，使其松脆的一种方法。淬后使药物易于粉碎，且辅料易被吸收，更好的发挥预期疗效。如醋淬自然铜、醋淬磁石等。

4. 焯

又称水烫。是将药物快速放入沸水中，经短暂加热，立即取出的方法。常用于种子类药物的去皮和肉质多汁类药物的干燥处理，如焯杏仁、桃仁以去皮，焯天门冬以便于晒干贮存。

（五）其他制法

除上述 4 类炮制方法外，还有发芽、发酵、制霜等其他制法。目的在于改变药物原有性能，增加新的疗效，减少毒副作用。

1. 发芽

将具有发芽能力的种子药材用水浸泡后，保持一定的温度和湿度，使其萌发幼芽。如麦芽、谷芽。

2. 发酵

将药材与辅料拌和，置于一定温度和湿度下，使药物发泡、生衣的方法。如神曲、淡豆豉等。

3．制霜

将药材压榨去油制成松软粉末或矿物药材重结晶后的制品，称为霜。如将巴豆仁碾碎，用多层吸油纸包裹，加热微烘，压榨去油后，碾细，即巴豆霜；芒硝放入西瓜中，从西瓜外皮上析出的白霜就是西瓜霜；鹿角经熬膏处理后剩余的残渣研细，即鹿角霜。

第七章 方药的应用

第一节 中药剂量

中药剂量即临床用药的分量。它主要是指每味药的成人一日用量；其次是指方剂中每味药之间的比较分量，也即相对剂量。从古至今，中药的计量单位比较复杂，如重量单位就有市制：斤、两、钱、分、厘；公制：千克、克、毫克；数量如生姜三片、蜈蚣二条、大枣七枚、芦根一支、荷叶一角、葱白两只等。自明清以来，我国普遍采用16进位制的"市制"计量方法，即1市斤＝16两＝160钱。1979年，我国规定了中药生产计量统一采用公制，即1公斤＝1000克＝1 000 000毫克。为了处方和调剂计算方便，目前均以以下近似值进行换算：1市两（16进位制）＝30克；1钱＝3克；1分＝0.3克；1厘＝0.03克。

如前所述，中药用量的大小与起作用的强弱，在方剂中所处的地位与作用，以及其特定药效的发挥具有密切的关系，尽管不像化学药品那么严格，但也是直接影响临床效果的重要因素之一。药量过小，起不到治疗作用而贻误病情；药量过大则戕伤正气，或出现毒副反应。因此，中药剂量的选择应采取科学、谨慎的态度，一般来讲，可从以下几方面考虑。

1. 依病证轻重缓急而定

病情轻重缓急不同，病程长短不一，其药物用量也各异。一般病情轻、病势缓、病程长者用量宜小；病情重、病势急、病程短者用量宜大。景岳言："若安危在举动之间，即用药虽善，若无胆量勇敢，而药不及病，亦犹杯水车薪。"（《景岳全书·论治篇》）

2. 依药物性质而定

一般剧毒药或作用峻烈的药物，要严格控制剂量，开始时用量宜轻，逐渐加量，病情好转后，应即可减量或停服，中病即止，防止过量或蓄积中毒。花叶皮枝等量轻质松但性味浓厚，作用较强的药物用量宜小；矿物介壳质重沉坠但性味淡薄，作用温和的药物用量可大；干品药材用量当小；鲜品药材含水分较多用量可大（一般为干品的4倍）；过于苦寒的药物也不要久服过量，免伤脾胃。一些贵重药材犀角、羚羊角、麝香、牛黄、猴枣、鹿茸、珍珠等，在保证药效的前提下应尽量减少用量。

3. 依剂型、配伍而定

一般情况下，入汤剂药物比入丸、散剂的用量要大；单味药使用比复方中应用剂量要大；在复方配伍时，君臣药物比佐使药物要大。

4. 因人制宜

年龄、体质不同，对药物耐受程度不同，药物用量也有差别。一般老年、小儿、妇女产后及体质虚弱者，用量宜少；成人、体质壮实患者用量宜重。一般5岁以下的小儿用成人药量的 1/4；5 岁以上儿童按成人用量减半服用。

5. 因时制宜

一般夏季辛温大热、发汗解表力俊的药不宜重用；相反在冬季可以多用；夏季苦寒降火药用量可重；而在冬季则宜轻量。

除剧毒药、峻烈药、精制药及某些贵重药外，一般中药常用内服剂量为 5～10g；部分常用量较大剂量为 15～30g；新鲜药物常用量 30～60g。本书每味药物标明的用量，除特别注明以外，都是指药物干燥后的生药饮片在汤剂中成人一日内的用量。

第二节　方药的用法

除药量外，药物的用法也十分重要。本节就汤剂等主要剂型的服用方法作一介绍。

一、汤剂煎煮法

如前所述，汤剂是中药最为常用的剂型之一，自商代伊尹创制汤液以来沿用至今，经久不衰。掌握汤剂的煎煮法，是方剂煎制方法的基础，诸如冲剂、浓缩丸、糖浆剂、口服液等多种剂型，都是将药物经过煎煮去滓取汁后，在进一步制成的。就汤剂本身而言，多数情况下是由患方自己完成的。因此煎法是否适当，对疗效有着一定的影响。现就有关汤剂煎煮的主要事宜介绍如下。

1. 煎药用具

一般以砂锅、瓦罐为好，耐火搪瓷罐也可，不主张使用铁器、铜器等金属器具，以免发生化学变化，影响疗效。如李时珍早就有"人参忌铁器"之说，系因人参含未饱和之脂肪酸，遇铁可形成脂肪酸铁沉淀。另外，所用煎具的容量宜大，以利于添加足够的溶剂，使药物充分沸腾，也可避免药液外溢。同时，煎煮时需加盖，以防水分过快蒸发，也可防止挥发性成方的散失。

2. 煎药用水

古有上池之水、劳水、长流水、米泔水等。现用自来水、井水、蒸馏水等洁净饮用水即可。有些情况也会用酒或酒水煎煮。用水量常要根据药量、药味数、药物的质地（吸水量）及煎煮时间而定，一般以水浸过药物 3～5cm 为宜。每剂药一般煎煮 2 次，二煎可适当减少加水量。每次煎取药量 150ml 左右。

3. 煎药方法

其一，煎药前宜先将药物浸泡 30～60 分钟，使药材得到充分湿润，植物细胞膨胀，从而有利于药效成分的浸出。否则，不仅药材饮片得不到充分浸润，而且直接加热后，会使药材组织表面蛋白凝固，淀粉糊化，均不利于有效成分的溶出，从而影响疗效。

其二，煎药火候上，一般先用武火（即大火、急火），煮沸后改用文火（即小火、慢火），减少蒸发量，避免药液的沸出，同时防止药物挥发性成分的损耗以及高温导致的某些有效成分的破坏。煎煮时间，一般要根据方药性质而定。多数药物一般一煎从沸腾开始煮 20～25 分钟，二煎 15～20 分钟；而解表类、气味薄的药物，宜急火快煎，一般需 15～20 分钟，加水量宜少；补益类、味厚之剂，宜文火久煎，需煮 30～40 分钟，加水量宜多。煎成后应尽快滤出药汁。有些植物叶、花类如桑叶、菊花等药材，吸水性强，药液不易倾出，必要时可对药滓进行压榨，以免影响疗效。两次煎液去渣滤净混合后分 2～3 次服用。

其三，有些药物要用特殊的煎煮方法：

（1）先煎。介壳类、矿物类药物，质地坚实而难于煎出有效成分者，宜打碎先煎，煮沸 10～20 分钟后，再加入其他药物煎煮。有些如附子、乌头等毒副作用较强的药物，宜先煎 30～60 分钟后再下他药，久煎可以降低毒性，安全用药。此外，一些质地轻用量大的（如芦根、夏枯草等），以及泥沙多的药物（如灶心土、糯稻根等），也要先煎取汁澄清，再以其药汁代水煎煮其他药物。

（2）后下。一些气薄芳香的药物，如薄荷、青蒿、砂仁等挥发油类的药物，有些药物如钩藤、大黄、番泻叶等，虽不属芳香药，但久煎可能破坏其有效成分，要充分浸泡，待其他药物煎煮至最后 10 分钟左右加入即可。

（3）包煎。有些黏性强、粉末状及带有绒毛的药物，宜先用纱布袋装好，再与其他药物同煎，以防止药液混浊或刺激咽喉引起咳嗽及沉于锅底，加热时引起焦化或糊化。如蛤粉、滑石、青黛、旋覆花、车前子、蒲黄等。

（4）另煎（另炖）。一些贵重药物，如人参、高丽参、西洋参、鹿茸等，为了避免其有效成分被其他药物吸附，可单独煎或隔水炖煮。

（5）溶化（烊化）。某些胶质、黏性大而且容易溶解的药物，如阿胶、龟胶、饴糖、蜂蜜、鹿胶等，由于混合煎煮时容易粘锅烧焦，或会与其他药物黏附，使有效成分不易析出，因而常将其单独加热溶化，与煎好的药汁混合后服用。

（6）冲服。某些芳香类，如麝香、冰片、苏合香等，或贵重药物如三七、西洋参、牛黄等，或不宜煎煮的如朱砂等，常常研末冲服，或与煎好的药汁混匀服用。

（7）泡服（焗服）。主要是指某些有效成分易溶于水或久煎容易破坏药效的药物，可以用少量开水或复方中其他药物滚烫的煎出液趁热浸泡，加盖闷润，减少挥发，半小时后去渣即可服用，如藏红花、番泻叶、胖大海等。

二、服药法

1. 服药时间

汤剂一般每日 1 剂，分 2～3 次服，两次间隔时间为 4～6 小时。多数药物宜在饭前服 1 小时服，以利于药物的充分吸收。尤其是补益类（宜空腹服）、和胃制酸类方剂以及下焦病变（如肠燥便秘、膀胱湿热等）均应饭前服。而消导类方剂、对肠胃有较强刺激的药物等宜饭后服，以减轻药物对胃的刺激。安神类方药宜睡前服用。此外，若病情急重者可不拘时服；若慢性疾病长期服药者应定时服用，使之能持续发挥药性。急性病、呕吐、惊厥及石淋、咽喉病须煎汤代茶饮者，均可不定时服。

2. 服药方法

汤剂通常是一日 1 剂，将二次煎液兑合后，分 2～3 次温服。病情危重时，也可一日连服 2 剂。中成药的服法常依照产品说明书或医嘱服用，一般也为一日 2～3 次，直接用温开水送服。

在具体服药的方法及调护方面，古人总结出一些具体经验。如服用解表药，宜温服，药后须避风寒，温覆取微汗为佳；热证用寒药可采取冷服以助其清，寒证用热药可采用温服以助其热；当寒热盛极，阴阳格拒，出现寒热真假证候，服药即吐时，则又宜采用热药冷服，或寒药热服的反佐服药法。即所谓"治热以寒，温而行之；治寒以热，凉而行之；治温以清，冷而行之；治清以温，热而行之。"（《素问、五常政大论》）对出现的药后呕吐现象，古人常采用先服少许姜汁，或用鲜生姜擦舌，或嚼少许陈皮，然后再服汤药；或采用冷服、少量频饮的方法。对某些毒性药或峻烈性药物，《神农本草经·序列》中有"若用毒药疗病，先起如黍粟，病去即止，不去倍之，不去十之，取去为度"的方法，即根据病情，服量由小逐渐增大，以免产生毒副作用。对吞咽困难的昏迷患者，可采用鼻饲给药等等。总之，应根据药物的性能以及病情需要来决定服药的方法。

此外，在应用发汗、泻下、清热药时，若药力较强，要注意患者个体差异，一般得汗、泻下、热降即可停药，不必尽剂，以免汗、下、清热太过，损伤人体的正气。清·徐灵胎在《医学源流论》中指出的："病之愈不愈，不但方必中病；方虽中病，而服之不得法，则非特无效，而反有害，此不可不知也。"可见，服法是否恰当，对方剂疗效有着直接的影响，应引起重视。

第三节　剂　　型

剂型，是指根据临床治疗的需要，以及药物的特性，将组合成方的药物加工制成一定形态的制剂。选择合理的剂型是方剂取得临床疗效的重要条件。方剂的剂型发展有着悠久的历史，形成了丰富的理论与实践经验。传统的剂型如有汤剂、丸剂、散剂、膏剂等，其中的汤剂是应用最早、最为普遍的剂型之一。据皇甫谧《甲乙经》载："伊尹以亚圣之才撰用神农本草，以为《汤液》。"说明汤剂于商代即已创用。到了春秋战国时期，《黄帝内经》已有丸、散、膏、丹、酒等剂型，之后历代医家又有很多发展，如明·李时珍《本草纲目》中剂型已达40余种。近几十年，随着现代制剂技术的发展，尤其在制备工艺、控制标准及给药途径上有了重大发展，研制出许多新的制剂，为临床提供了强有力的治疗武器。现将常用剂型的制作方法及其主要特点简述如下。

1. 汤剂

古称"汤液"，是将药物饮片加适量水或酒浸泡后，再煎煮一定时间，去滓取汁制成的液体剂型。主要供内服，也可作含漱、外洗、熏蒸应用，如白斑外洗方等。汤剂的优点是吸收快，药效发挥迅速，特别是能根据病情的变化而随证加减，体现中医辨证论治的灵活性及个性化特点。其次制作容易，不需要特殊设备，患方可自己实施。因此，至今仍被大量采用。它的缺点是服用量大，口感差，不便于储藏、携带而使得患者治疗的顺应性差；药材用量大，某些药物有效成分不易煎出或易挥发散失，造成资源浪费。

2. 散剂

是将药物粉碎、过筛、混合均匀，制成粉末状的一种剂型，分为内服与外用两类。内服散剂一般是研成细末，以温水冲服或吞服，如人参蛤蚧散、十灰散、七厘散等。亦有制成粗末，再以水煎汤内服者，称为"煮散"，如银翘散等。外用散剂一般作为外敷、外洗之用，如金黄散、双柏散等。亦有作为喷鼻、吹喉、吹耳之用，如通关散、冰硼散、耳灵散等。散剂的优点是制作简便，内服吸收较快，节省药材，便于携带。其不足在于不能随证加减，易吸潮，不便长期保存。

3. 丸剂

是将药物粉碎成细粉或将药材提取、浓缩、干燥后，添加适宜的辅料制成的球形固体剂型。如九味羌活丸、六味地黄丸等。丸剂的优缺点与散剂相似，与汤剂相比，它易于服用，吸收较慢，药效持久，节省药材，携带方便。适于慢性、虚损性疾病。正如李杲所言："丸者缓也，舒缓而治之也。"但也有部分丸剂含有芳香走窜类药物（如麝香、冰片等）或毒性药物（如雄黄、大戟等），如安宫牛黄丸、舟车丸等，药效峻猛快捷，适用于急证、重证疾患。根据所用辅料及制作工艺的不同，常用丸剂可分为蜜丸、水泛丸、糊丸、浓缩丸以及近年研制的滴丸、微丸等。此外，根据治疗需要，还可将丸剂包衣，有普通糖包衣，口感好，便于服用，还有肠溶包衣，使之进入肠道后崩解，减少对胃的刺激或易于吸收，发挥更好的疗效。

4. 膏剂

是将药物用水煎煮或用植物油煎炸后，除去药渣而制成的一种剂型。有内服和外用两种，内服有流浸膏、浸膏、煎膏三种，其中流浸膏、浸膏多用于调配其他制剂，如合剂、糖浆剂、冲剂等。外用有软膏、硬膏两种。

（1）煎膏（膏滋）。是将药物用水煎煮、去渣、浓缩后，加炼蜜或炼糖制成的半液体状制剂。其特点是口感好，便于服用，含量高，具有滋补作用，一般用于慢性及虚损性疾病。如蜜炼川贝枇杷膏、八珍益母膏等。

（2）软膏（药膏）。是将药物、药材提取物细粉与适宜基质制成具有适当稠度的半固体状外用制剂。其中用乳剂型基质的软膏称为乳膏剂，适用于皮肤、黏膜及创面。软膏具有一定的黏稠性，具有保护、滋润和治疗的作用，外涂后药物缓慢吸收，发挥持久的疗效，适用于外科疮疡、烧烫伤等病症。

（3）硬膏（膏药）。系指将药物用植物油煎炸至一定程度，去渣，煎熬至滴水成珠，加入黄丹等搅匀、冷却制成的硬膏状制剂。用时加温软化后摊涂于纸、布上，贴于患处。硬膏多用于治疗局部疾病，如跌打损伤、风湿痹症、腰腿痛及疮疡肿毒等，常用的有狗皮膏、暖脐膏等。

5. 酒剂

又称"药酒"。是将药物用白酒或黄酒浸泡后制成的一种液体制剂。酒剂的特点是制作简易，服用方便，吸收较快。既可内服，也可外用。内服多用于补益补养类或祛风通络类。如五加皮酒、虎骨木瓜酒等。外用常用于跌打损伤类，可活血消肿止痛。

6. 茶剂

是将药物粉碎加工成粗末状，或与黏合剂混合制成方块状的一种制剂。服用时常以沸水浸泡或煎煮，取汁代茶饮用。茶剂具有服用方便，疗效可靠，易于接受的特点，近年发展也较多。大多用于治疗感冒、咽痛等病症，以及用于保健产品等，如午时茶、减肥茶等。

7. 栓剂

古称塞药，是将药物、药材提取物细粉与基质混合，制成一定形状的固体制剂。主要用于肛门、阴道等腔道，使其溶化后释放药物，从而发挥治疗作用。早在《伤寒杂病论》中就有蛇床子散坐药及蜜煎导方。此类剂型的特点是，直接作用于病变部位，或经直肠黏膜吸收，有50%～70%的药物不通过肝脏代谢，从而减少药物在肝脏中的"首过效应"，以及药物对肝脏的毒、副作用，因而起效快、疗效高，减少药物对胃黏膜的刺激。目前主要有阴道及肛门栓剂，如治糜灵栓、消痔栓、小儿解热栓等。

8. 片剂

是将药材细粉或用药材提取物，与辅料混合压制而成的片状固体制剂。片剂的特点是，含量准确，质量较稳定，体积小，服用方便。根据需要可在压片后进行包衣。如对味苦或气味不良的包成糖衣片（如牛黄解毒片等）；需要在肠道中崩解的包成肠衣片。此外，近年又有口含片、咀嚼片、泡腾片、控释片等。

9. 冲剂

又称"颗粒剂"。是将药材提取物加适当赋形剂而制成的干燥颗粒状或块状制剂，用时以温开水溶解冲服。其特点是，吸收快，口感好，体积较小，服用方便。如三九感冒灵颗粒、小儿喘咳冲剂等。

10. 糖浆剂

是将药物煎煮、取汁、浓缩后，加入适当蔗糖制成的液体制剂。糖浆剂的特点与冲剂相似，具有吸收快，口感好，体积较小，服用方便等。特别适用于儿童用药，如止咳糖浆、急支糖浆等。

11. 口服液

是将药物用水或其他溶剂经提取、浓缩，精制而成的液体制剂。口服液具有汤剂、糖浆剂的优点，20世纪80年代以来发展较快。多用于保健品或补益类药物，如蜂王浆口服液、六味地黄口服液等。

12. 注射剂

亦称"针剂"。是将药物经过提取、精制、配制等工艺制成的灭菌溶液、无菌混悬液或无菌粉末，供皮下、肌内、静脉等注射使用的一种剂型。针剂的特点是，剂量准确，起效迅速，生物利用度高等。适于急救，尤其适宜于神志昏迷，难于口服用药的病人，如清开灵注射液、参麦注射液等。

以上诸多剂型，各有其特点，临证应根据病情及方剂药物特点来选用。此外，尚有丹剂、露剂、锭剂、线剂以及胶囊剂、气雾剂等其他传统剂型或新的剂型不断出现，在此不一一详述。

附：古方药量考证

由于各个历史朝代所采用的度量衡制度不同，给古方药物用量的换算带来了困难。在古方衡器上，唐代以前古称以黍、铢、两、斤计量。及至宋代，递立两、钱、分、厘、毫之目，即十毫为一厘、十厘为一分、十分为一钱、十钱为一两，以十累计，积十六两为一斤。到了近代，则以十黍为一铢、六铢为一分、四分为一两、十六两为一斤（即以铢、分、两、斤计量）。

在古方容器上，有斛、斗、升、合、勺。均以十制进位。

此外，古方中还有刀圭、方寸匕、钱匕，一字等名称。所谓方寸匕者，作匕正方一寸，抄散取不落为度；钱匕者，是以汉五铢钱抄取药末，亦以不落为度；半钱匕者，则为抄取一半；一字者，即以开元通宝钱币（币上有"开元通宝"四字）抄取药末，填去一字之量；至于刀圭者，乃十分方寸匕之一。其中一方寸匕药散约合五分，一钱匕药散约合三分，一字药散约合一分（草本药散要轻些）。另外，有以类比法作药用量的，如一鸡子黄＝一弹丸＝40桐子＝80粒大豆＝480粒大麻子＝1440粒小麻子。

总之，从古至今，许多医家对古代方剂用量，作了很多考证，但均有差异，如李时珍认为"古之一两今用一钱，古之一升即今之二两半。"而张景岳却认为"古之一两为今之六钱，古之一升为今之三合三勺"。目前各教材均参照《药剂学》（南京药学院编，1960年版）中的历代衡量与秤的对照表进行换算。

历代衡量与秤的对照表

时代	古代用量	折合市制	古代容量	折合市制
秦代	一两	0.5165 市两	一升	0.34 市升
西汉	一两	0.5165 市两	一升	0.34 市升
新莽	一两	0.4455 市两	一升	0.20 市升
东汉	一两	0.4455 市两	一升	0.20 市升
魏晋	一两	0.4455 市两	一升	0.21 市升
北周	一两	0.5011 市两	一升	0.21 市升
隋唐	一两	1.0075 市两	一升	0.58 市升
宋代	一两	1.1936 市两	一升	0.66 市升
明代	一两	1.1936 市两	一升	1.07 市升
清代	一两（库平）	1.194 市两	一升（营造）	1.0355 市升

附注：上表古今衡量和度量的比较，仅系近似值。

根据我国国务院决定，自1979年1月1日起，全国中医处方用药的计量单位均采用以"g"为单位的国家标准。现就十六进制与国家标准计量单位换算率如下：

1 斤（16 两）＝0.5kg＝500g

1 市两 ＝31.25g

1 市钱 ＝3.125g

1 市分 ＝0.3125g

1 市厘 ＝0.03125g

中篇　中药各论

第一章 解 表 药

凡以发散表邪为主要作用，用于治疗外感表证的药物，称为解表药。

解表药多具辛味，轻扬发散，主入肺、膀胱经，偏行肌表，善于透达，可使表邪外散或从汗而解，以发散表邪为主要作用，部分药兼有利水消肿、止咳平喘、胜湿止痛、透疹止痒、消散疮疡等功效。

解表药主要用于外感表证，症见恶寒发热、头身疼痛、无汗或汗出不畅、脉浮等。部分药还可用治水肿、咳喘、风湿痹痛、麻疹、风疹、疮疡初起等兼有表证者。

依解表药的药性和功效主治的不同，可分为发散风寒药和发散风热药两类。

使用解表药时，首先应针对外感风寒或风热的不同，分别选用发散风寒药和发散风热药。其次，应根据四时气候变化的不同进行恰当的配伍，如夏多暑湿，常配伍祛暑药和化湿药；秋多兼燥，常配伍润燥药同用等。若素体虚弱之人外感，则应根据气血阴阳亏虚的不同，分别与补气药、养血药、滋阴药、助阳药相配伍，以扶正解表。温病初起，邪在卫分，除选用发散风热药物外，还应配伍清热解毒药同用。

使用发汗力较强的解表药时，用量不宜过大，避免发汗太过，耗伤阳气，损及津液，导致亡阴或亡阳。因津血同源，汗为津液，故表虚自汗、阴虚盗汗、疮疡日久、淋证、失血等患者，虽有表证，也应慎用。此外，本类药入汤剂不宜久煎，以免有效成分挥发而降低药效。

第一节 发散风寒药

本类药物性味多属辛温，辛以发散，温能散寒，故以发散风寒为主要功效，适用于外感风寒表证，症见恶寒发热，无汗或汗出不畅，头身疼痛，鼻塞流涕，口不渴，舌苔薄白，脉浮紧等。部分药因兼有宣肺平喘、利水消肿、胜湿止痛等功效，还可用治咳喘、水肿、风湿痹痛等兼有表证者。

由于本类药物大多发汗作用较强，故虚人当慎用。

麻 黄 Máhuáng

为麻黄科植物草麻黄 *Ephedra sinica* Stapf、中麻黄 *Ephedra intermedia* Schrenk et C. A. Mey. 或木贼麻黄 *Ephedra equisetina* Bge. 的草质茎。主产于河北、山西、内蒙古等地。秋季采割绿色的草质茎。生用、蜜炙或捣绒用。

【性味归经】辛、微苦，温。归肺、膀胱经。

【功效应用】

1. 发汗解表——风寒表证。本品味辛发散，性温散寒，主入肺与膀胱经。善达肌表、开腠理、透毛窍而发汗解表，发汗力强，故多用于外感风寒表实证，症见恶寒发热、无汗、头痛、脉浮而紧。常与桂枝相须为用，如麻黄汤。

2. 宣肺平喘——咳嗽气喘。本品辛散苦泄，温通宣畅，主入肺经，具有良好的平喘作用，为治疗肺气壅遏所致喘咳的要药，尤宜于风寒外束，肺气内壅之喘咳。常配伍杏仁、甘草加强宣肺止咳之功，如三拗汤。治疗寒饮咳喘，痰多清稀，常配伍细辛、干姜、半夏等，如小青龙汤。治疗肺热咳喘，可配伍石膏、杏仁、甘草，如麻杏甘石汤。

3. 利水消肿——水肿兼有表证者。本品既能上宣肺气，发汗解表，使肌肤之水湿从毛窍外散，又能通调水道，下输膀胱而利尿消肿，故可用于水肿初起兼有表证者，常配伍生姜、白术等利水消肿之品。

【用法用量】水煎服，2～9g。发汗解表宜生用，止咳平喘多蜜炙用。

【使用注意】本品发汗力较强，故表虚自汗、阴虚盗汗及虚喘均须慎用。

【现代研究】本品含麻黄碱等多种生物碱和挥发油。有发汗、解热、抑制流感病毒、缓解支气管平滑肌痉挛、抗炎等作用。对中枢神经系统有明显的兴奋作用，能收缩血管，升高血压。

桂　枝　Guìzhī

为樟科植物肉桂 *Cinnamomum cassia* Presl 的干燥嫩枝。主产于广东、广西及云南省。春、夏二季采收。生用。

【性味归经】辛、甘，温。归心、肺、膀胱经。

【功效应用】

1. 发汗解肌——风寒表证。本品味辛性温，善于宣阳气于卫分，畅营血于肌表，有助卫实表，发汗解肌之功。虽发汗之力较麻黄缓和，但透达营卫之力为麻黄所不及，故外感风寒，不论表实、表虚皆可使用。治外感风寒，表虚有汗而表证不解，恶风、发热者，配白芍以调和营卫，发表解肌，如桂枝汤；治表实无汗，恶寒、发热者，可与麻黄相须为用，以开宣肺气，发散风寒，如麻黄汤。

2. 温通经脉——寒凝血滞诸痛证。本品辛甘温煦，能温通经脉而缓解疼痛，凡寒邪凝滞经脉所致的多种疼痛皆可运用。治疗风寒湿痹，肩背肢节酸痛，常配附子以温经散寒止痛，如桂枝附子汤。治中焦虚寒，脘腹冷痛，配白芍、饴糖等，以和中缓急止痛，如小建中汤。治血寒经闭、痛经、癥瘕痞块，配牡丹皮、桃仁等，如桂枝茯苓丸。

3. 助阳化气——①胸痹疼痛或心悸、脉结代。本品能温通胸中阳气，治胸阳不振，胸痹疼痛，多配枳实、薤白同用，如枳实薤白桂枝汤。味甘入心经又能助心阳，治心阳不振，心悸、脉结代，配炙甘草、人参等助阳复脉，如炙甘草汤。②痰饮、水肿、小便不利。本品温阳化气以行水湿之邪，治脾阳不运，痰饮眩晕，配茯苓、白术，如苓桂术甘汤。治肾阳不足，膀胱气化失司的水肿、小便不利，配茯苓、猪苓以利水渗湿，如五苓散。

【用法用量】水煎服，3～10g。

【使用注意】凡外感热病、阴虚火旺、血热妄行等证，均当忌用。孕妇及月经过多者慎用。

【现代研究】本品主含挥发油，其主要成分为桂皮醛等。另外尚含有酚类、有机酸、多糖、苷类、香豆精及鞣质等。有降温、解热、镇痛、镇静、抗惊厥作用。对金黄色葡萄球菌、白色葡萄球菌、伤寒杆菌、常见致病皮肤真菌、痢疾杆菌、肠炎沙门氏菌、霍乱弧菌、流感病毒、结核杆菌等均有抑制作用。另有健胃、缓解胃肠道痉挛、利尿、强心等作用。

紫 苏 Zǐsū

为唇形科植物紫苏 *Perilla frutescens* (L.) Britt. 的茎、叶，其叶称紫苏叶，其茎称紫苏梗。我国南北均产。夏季枝叶茂盛时采收。阴干、生用。

【性味归经】辛，温。归肺、脾经。

【功效应用】

1. 解表散寒——风寒表证。本品辛散性温，发汗解表散寒之力较为缓和，风寒表证之轻证者，单用即可，重者须与其他发散风寒药配伍。因其又能行气宽中，且略兼化痰止咳之功，故对于风寒表证，兼见气滞胸脘满闷、恶心呕逆，或咳喘痰多者尤为适宜，可配香附、陈皮、杏仁等同用。

2. 行气宽中——脾胃气滞，胸闷呕吐。本品味辛能行，又入脾经，为行气宽中，和胃止呕之良药。治疗脾胃气滞，胸闷呕吐，偏寒者，配藿香、生姜同用；偏热者，配黄连、竹茹同用；偏气滞痰结者，配半夏、厚朴同用。此外，还兼能理气安胎，可治妊娠呕吐，不思饮食或胎动不安等，多配伍陈皮、砂仁同用。

3. 解鱼蟹毒——鱼蟹中毒，腹痛吐泻。本品能解鱼蟹毒，对于进食鱼蟹中毒引起的腹痛吐泻，可单用煎汤服，或配伍生姜同用。

【用法用量】水煎服，5～10g，治鱼蟹中毒，可单用至30g。不宜久煎。发汗解表多用紫苏叶，理气安胎多用紫苏梗。

【现代研究】本品主含挥发油，其中主要为紫苏醛、左旋柠檬烯及少量 α-蒎烯等。有解热作用。可促进消化液分泌，增进胃肠蠕动。能减少支气管分泌物，缓解支气管痉挛。对大肠杆菌、痢疾杆菌、葡萄球菌均有抑制作用。能缩短血凝时间、血浆复钙时间和凝血活酶时间。

生 姜 Shēngjiāng

为姜科植物姜 *Zingiber officinale* Rosc. 的新鲜根茎。全国各地均产。秋、冬二季采挖。除去须根，生用。

【性味归经】辛，温。归肺、脾、胃经。

【功效应用】

1. 解表散寒——风寒表证。本品辛散温通，能解表散寒，可治疗风寒表证。但发汗力较弱，故多用于风寒表证之轻症，可单煎或配红糖、葱白煎服。亦多配入其他发散风寒药中作辅助品，增强发汗解表之功。

2. 温中止呕——胃寒呕吐。本品入脾胃经，能温中散寒，和胃降逆，止呕力佳，素有"呕家圣药"之称，可治疗多种呕吐。因其性温，故多用于胃寒呕吐，常配半夏用，如小半夏汤。治疗胃热呕吐，可配黄连、竹茹同用。

3. 温肺止咳——肺寒咳嗽。本品辛温发散，入肺经，能温肺散寒、化痰止咳，治疗风寒客肺，痰多咳嗽，可配伍麻黄、杏仁同用，如三拗汤。

此外，本品还能开胃，增加食欲。配伍紫苏，还能解鱼蟹中毒。捣汁内服，能解生半夏，生南星中毒。

【用法用量】水煎服，3～10g，或捣汁服。

【使用注意】本品伤阴助火，热盛及阴虚内热者忌服。

【现代研究】本品主含挥发油，油中主要为姜醇、α-姜烯、β-水芹烯、柠檬醛、芳香醇、甲基庚烯酮、壬醛、α-龙脑等，尚含辣味成分姜辣素。能促进消化液分泌，保护胃黏膜。具有抗溃疡、保肝、利胆、抗炎、解热、抗菌、镇痛、镇吐作用。能兴奋血管运动中枢、呼吸中枢和心脏。对伤寒杆菌、霍乱弧菌、堇色毛癣菌、阴道滴虫均有不同程度的抑杀作用，并能杀灭血吸虫。

荆 芥 Jīngjiè

为唇形科植物荆芥 *Schizonepeta tenuifolia* Briq. 的干燥地上部分。主产于江苏、浙江、河南等地。夏、秋二季采割，阴干切段。生用或炒炭用。

【性味归经】辛，微温。归肺、肝经。

【功效应用】

1. 祛风解表——外感表证。本品辛散气香，辛而不烈，微温而不燥，药性和缓，长于疏散在表之风邪，对于外感表证，无论风寒、风热均可选用。风寒表证，恶寒发热，头痛无汗，配防风、羌活等，如荆防败毒散；风热表证，发热头痛，咽痛，配银花、连翘等，如银翘散。

2. 透疹——麻疹不透，风疹瘙痒。本品轻扬透散，既能宣散透疹，又能祛风止痒。治麻疹透发不畅，配薄荷、蝉蜕、牛蒡子同用。治风疹瘙痒，配防风、苦参同用，或单味研细粉后，局部反复揉搓。

3. 消疮——疮疡初起兼有表证。本品能祛风解表，透散邪气，宣通壅结而达消疮之功，可用于疮疡初起兼有表证者，多配金银花、连翘等同用。

4. 止血——出血证。本品炒炭后，偏走血分，长于收敛止血，可用于吐血、衄血、便血、崩漏等多种出血证，常配伍其他止血药同用。

【用法用量】水煎服，5～10g，不宜久煎。解表、透疹、消疮多生用，止血宜炒炭用。

【现代研究】本品主含挥发油，主要成分为右旋薄荷酮、消旋薄荷酮、胡椒酮及少量右旋柠檬烯。另含荆芥苷、荆芥醇、黄酮类化合物等。其水煎剂可增强皮肤血液循环，增加汗腺分泌，有微弱解热作用。对金黄色葡萄球菌、白喉杆菌有较强的抑制作用，对伤寒杆菌、痢疾杆菌、绿脓杆菌和人型结核杆菌均有一定抑制作用。荆芥炭能缩短出血时间而有止血作用。此外，还具有镇痛、抗炎作用。

防 风 Fángfēng

为伞形科植物防风 *Saposhnikovia divaricata* (Turcz.) Schischk. 的干燥根。主产于黑龙江、吉林、辽宁等地。春、秋二季采挖，晒干切片，生用或炒用。

【性味归经】辛、甘，微温。归膀胱、肝、脾经。

【功效应用】

1. 祛风解表——①外感表证。本品药性微温而不燥，甘缓而不峻，有"风药中之润剂"之称。不论风寒或风热表证，皆可使用。风寒表证，常与荆芥相须为用，如荆防败毒散；风热表证，可配薄荷、牛蒡子等同用。②风疹瘙痒。本品辛温发散，善能祛风止痒，可治疗多种皮肤病，尤以风邪所致瘾疹瘙痒较为常用，可配伍荆芥、白蒺藜、蝉蜕等。

2. 胜湿止痛——风湿痹痛。本品既能祛风散寒，又能胜湿止痛，为治疗证常用之品。治疗风寒湿痹，关节疼痛，四肢拘挛，常配羌活、当归等同用。

3. 止痉——破伤风。本品能祛风止痉，治风毒内侵，引动肝风之破伤风，角弓反张，痉挛抽搐等证，配天南星、白附子、天麻同用，如玉真散。

此外，本品炒用，又能治疗肝郁侮脾，腹痛泄泻，可配陈皮、白芍、白术同用，如痛泻要方。

【用法用量】水煎服，5～10g。止泻炒用，余生用。

【使用注意】阴血亏虚、热病动风者不宜使用。

【现代研究】本品主含挥发油、β-谷甾醇、甘露醇、苦味苷、多糖类、酚类及有机酸等。有解热、抗炎、镇静、镇痛、抗惊厥、抗过敏作用。对绿脓杆菌、金黄色葡萄球菌、痢疾杆菌、溶血性链球菌等有不同程度的抑制作用。并有增强小鼠腹腔巨噬细胞吞噬功能的作用。

羌 活 Qiānghuó

为伞形科植物羌活 *Notopterygium incisum* Ting ex H. T. Chang 或宽叶羌活 *Notopterygium franchetii* H. de Boiss. 的干燥根和根茎。羌活主产于四川、云南、青海等省，宽叶羌活主产于四川、青海、陕西等省。春、秋二季采挖，晒干。切片。生用。

【性味归经】辛、苦，温。归膀胱、肾经。

【功效应用】

1. 散寒解表——外感风寒，头身疼痛。本品辛温发散，气味雄烈，发表力强，主散太阳经之风寒湿邪，故对外感风寒夹湿所致恶寒发热、无汗、头身疼痛之重症尤为适宜，常配防风、白芷、细辛等同用，如九味羌活汤。

2. 祛风胜湿，止痛——风湿痹痛。本品辛散祛风，味苦燥湿，性温散寒，有较强的祛风湿，止痹痛作用，可用于风寒湿痹，尤以上半身之风湿痹痛为宜，多配伍防风、当归、姜黄同用，如蠲痹汤。

【用法用量】水煎服，3～10g。

【使用注意】本品气味浓烈，用量过多，易致呕吐，故脾胃虚弱者不宜服用。阴血亏虚者慎用。

【现代研究】本品主含挥发油、β-谷甾醇、酚类化合物、香豆素类化合物、胡萝卜苷、欧芹属素乙、有机酸及生物碱等。有镇痛、解热、抗炎作用。对皮肤真菌、布氏杆菌有抑制作用。有抗实验性心律失常作用，能对抗心肌缺血，增加心肌营养性血流量。对迟发性过敏反应有抑制作用。

白 芷 Báizhǐ

为伞形科植物白芷 *Angelica dahurica* (Fisch. ex Hoffm.) Benth. et Hook. f. 或杭白

芷 *Angelica dahurica* (Fisch. ex Hoffm.) Benth. et Hook. f. var. *formosana* (Boiss.) Shan et Yuan. 的干燥根。主产于浙江、四川、河南等地。秋季采挖，晒干。切片生用。

【性味归经】辛，温。归肺、胃、大肠经。

【功效应用】

1. 解表散寒——外感风寒，头痛鼻塞。本品辛散升浮，芳香走窜，能外散风寒，上通鼻窍，治疗风寒头痛，鼻塞流涕等证，配防风、羌活等同用，如九味羌活汤。

2. 祛风止痛——头痛、牙痛及风湿痹痛。本品辛散温通，芳香上达，主入足阳明胃经，长于止痛，尤善治疗阳明经前额头痛、眉棱骨痛，证属风寒者，可单用，即都梁丸；或配荆芥、防风、川芎等同用，如川芎茶调散；属风热者，可配薄荷、菊花、黄芩等。治疗牙龈肿痛，可配石膏、升麻等。治疗风寒湿痹，可配伍防风、苍术等。

3. 宣通鼻窍——鼻渊。本品气香味辛，能宣利肺气，升阳明清气，通鼻窍而止疼痛，为治鼻渊，鼻塞不通，浊涕不止，前额疼痛的常用药，多配伍苍耳子、辛夷等散风寒、通鼻窍之品同用，如苍耳子散。

4. 燥湿止带——带下证。本品能燥湿止带，主治寒湿带下，多配白术、茯苓同用；若湿热带下，配黄柏，车前子等。

5. 消肿排脓——疮痈肿毒。本品能消肿排脓，疮痈初起能消散，溃后能排脓，为外科常用之品。如乳痈初起，配蒲公英、瓜蒌同用；溃后脓出不畅，配穿山甲、皂角刺同用。

此外，本品还能解蛇毒，治疗毒蛇咬伤，可单味煎汤内服，药渣外敷。

【用法用量】水煎服，3~10g。外用适量。

【使用注意】本品辛温香燥，阴虚血热者忌服。

【现代研究】本品主含挥发油及欧前胡素、白当归素等多种香豆素类化合物，另含白芷毒素、花椒毒素、甾醇、硬脂酸等。有解热、抗炎、镇痛、解痉、抗癌作用。小量白芷毒素有兴奋中枢神经、升高血压作用，大量能引起强直性痉挛，继以全身麻痹。能对抗蛇毒所致的中枢神经系统抑制。水煎剂对大肠杆菌、痢疾杆菌、伤寒杆菌、绿脓杆菌、变形杆菌有一定抑制作用。还具有降血压作用。

细 辛 Xìxīn

为马兜铃科植物北细辛 *Asarum heterotropoides* Fr. Schmidt var. *mandshuricum* (Maxim.) Kitag. 、汉城细辛 *Asarum sieboldii* Miq. var. *seoulense* Nakai 或华细辛 *Asarum sieboldii* Miq. 的干燥根和根茎。前两种习称"辽细辛"，主产于辽宁、吉林等地；华细辛主产于陕西、河南、山东等省。夏季采收。阴干生用。

【性味归经】辛，温。有小毒。归肺、肾、心经。

【功效应用】

1. 解表散寒——风寒表证。本品辛温发散，芳香透达，长于解表散寒，祛风止痛，对于外感风寒，头身疼痛较甚者尤为适宜，常配羌活、防风等，如九味羌活汤。此外，本品既入肺经能散在表之风寒，又入肾经能除在里之寒邪，治阳虚外感，恶寒发热、无汗、脉反沉者，配附子、麻黄以助阳解表，如麻黄附子细辛汤。

2. 祛风止痛——头痛、牙痛及风湿痹痛。本品芳香气浓，性善走窜，有较好的祛风、散寒、止痛功效。治外感风寒，偏正头痛，配川芎、白芷等同用，如川芎茶调散。治风冷牙痛，可单用或配白芷煎汤含漱。若胃火牙痛，配石膏、黄连等清胃泻火之品。治风湿痹痛，配独活，羌活等同用。

3. 宣通鼻窍——鼻渊。本品走窜，能宣通鼻窍，治鼻塞头痛、时流清涕，多配白芷、辛夷等同用。

4. 温肺化饮——寒饮咳喘。本品能温肺化饮，治寒邪犯肺，内有停饮而见咳嗽气喘，痰多清稀等症，常配伍干姜、五味子等，如小青龙汤。

【用法用量】水煎服，1～3g；散剂每次服0.5～1g。外用适量。

【使用注意】阴虚阳亢头痛，肺燥伤阴干咳者忌用。不宜与藜芦同用。

【现代研究】本品主含挥发油，其主要成分为甲基丁香油酚、细辛醚、黄樟醚等多种成分。另含 N－异丁基十二碳四烯胺、消旋去甲乌药碱、谷甾醇、豆甾醇等。有解热、抗炎、镇静、抗惊厥及局麻作用。大剂量挥发油可使中枢神经系统先兴奋后抑制，显示一定毒副作用。其醇浸液及挥发油体外实验有抑菌作用；所含消旋去甲乌药碱有强心，扩张血管，松弛平滑肌，增强脂代谢及升高血糖等作用。

第二节　发散风热药

本类药物性味多属辛凉，辛能发散，凉可散热，以发散风热为主要功效。适用于外感风热表证及温病初起邪在卫分，症见发热、微恶风寒、咽干口渴、头痛目赤、舌苔薄黄、脉浮数等。部分药因兼有清头目，利咽喉，宣肺止咳和透疹等作用，故也可用治风热目赤，咽喉肿痛，风热咳嗽及麻疹不透，风疹瘙痒等证。

本类药用治温热病初起，宜配伍清热解毒药同用，以加强清泄热毒作用。

薄 荷　Bòhe

为唇形科植物薄荷 *Mentha haplocalyx* Briq. 的干燥地上部分。我国南北均产，尤以江苏产者为佳。收获期因地而异，一般每年可采割2～3次。鲜用或阴干切段生用。

【性味归经】辛，凉。归肺、肝经。

【功效应用】

1. 疏散风热——风热表证，温病初起。本品辛以发散，凉可清热，芳香轻浮，清轻凉散，为疏散风热常用之品，因兼有发汗作用，辛散外邪力强，服之能透发凉汗，为温病宜汗解者之要药。治疗风热表证或温病初起，邪在卫分，发热、微恶风寒、头痛、无汗等，常配金银花、连翘、牛蒡子同用，如银翘散。

2. 清头目、利咽喉——头痛目赤，咽喉肿痛。本品轻扬升浮，芳香通窍，功善疏散上焦风热，清头目、利咽喉。治风热上攻，头痛目赤，配桑叶、菊花、蔓荆子等同用；治风热壅盛，咽喉肿痛，常配桔梗、甘草、僵蚕同用。

3. 透疹——麻疹不透，风疹瘙痒。本品质轻宣散，芳香透达，有疏散风热，宣毒透疹之功，治风热束表，麻疹不透，配蝉蜕、牛蒡子同用。治风疹瘙痒，配苦参、白鲜皮等同用。

4. 疏肝行气——肝郁气滞，胸闷胁痛。本品辛香走窜，入肝经，能疏肝行气，可用治肝郁气滞，胸闷，胁肋胀痛，月经不调等，可配柴胡、白芍等疏肝解郁之品同用，如逍遥散。

【用法用量】水煎服，3～6g，宜后下；薄荷叶长于发汗解表，薄荷梗偏于行气和中。

【使用注意】本品芳香辛散，发汗耗气，体虚多汗者不宜用。

【现代研究】本品主含挥发油，油中主要成分有薄荷醇、薄荷酮、异薄荷酮、薄荷脑、薄荷酯类等，另含异端叶灵、薄荷糖苷、多种游离氨基酸、迷迭香酸、树脂、鞣质等。薄荷油内服通过兴奋中枢神经系统，使皮肤毛细血管扩张，促进汗腺分泌，增加散热而起到发汗解热作用。薄荷油能抑制胃肠平滑肌收缩，对抗乙酰胆碱而呈现解痉作用。薄荷油能促进呼吸道腺体分泌而对呼吸道炎症有治疗作用。体外试验薄荷煎剂对金黄色葡萄球菌、白色葡萄球菌、甲型链球菌、乙型链球菌、卡他球菌、肠炎球菌、福氏痢疾杆菌、炭疽杆菌、白喉杆菌、伤寒杆菌、绿脓杆菌、大肠杆菌等有抑菌作用；对单纯性疱疹病毒、流行性腮腺炎病毒均有抑制作用。薄荷油外用能消炎、止痛、止痒和局部麻醉。

牛蒡子 Niúbàngzǐ

为菊科植物牛蒡 *Arctium lappa* L. 的干燥成熟果实。主产于东北三省及浙江。秋季果实成熟时采收果序，晒干，打下果实。生用或炒用，用时捣碎。

【性味归经】辛、苦，寒。归肺、胃经。

【功效应用】

1. 疏散风热、清肺利咽——风热表证，温病初起，咽喉肿痛。本品辛散苦泄，性寒清热，既能疏散风热，又能清肺利咽，多用于风热表证或温病初起而见咽喉红肿疼痛或咳嗽，咯痰不爽等，常配薄荷、桔梗等，如银翘散、牛蒡汤等。

2. 透疹——麻疹不透，风疹瘙痒。本品既能疏散风热，又能透泄热毒而促使邪出疹透，麻疹初期，透发不畅，配金银花、荆芥等轻清疏散之品；若热毒壅盛，疹色紫黑，配大青叶、紫草等清热解毒之品。风疹瘙痒，可配伍荆芥、蝉蜕等祛风止痒药同用。

3. 解毒消肿——热毒疮疡、丹毒、痄腮等。本品苦泄热毒，消肿利咽，治热毒疮疡、咽喉肿痛、颜面丹毒及痄腮等，常配野菊花、板蓝根、连翘同用。因其性寒滑利，又能滑肠通便，故兼有大便秘结者最为适宜。

【用法用量】水煎服，6～12g。炒用苦寒滑肠之性略减。

【使用注意】本品滑肠通便，气虚便溏者慎用。

【现代研究】本品主含牛蒡子苷、脂肪油、牛蒡甾醇、萜类、胡萝卜苷及维生素等。对肺炎双球菌有显著抗菌作用；水浸剂对多种致病性皮肤真菌有抑制作用；还能解热、利尿、抗肿瘤、降血糖、抗流感病毒。

蝉 蜕 Chántuì

为蝉科昆虫黑蚱 *Cryptotympana pustulata* Fabricius 的若虫羽化时脱落的皮壳。全国大部分地区均产。夏、秋二季采收。生用。

【性味归经】甘，寒。归肺、肝经。

【功效应用】

1. 疏散风热，利咽开音——风热表证，温病初起，咽痛音哑。本品甘寒，质轻上浮，入肺经，长于疏散肺经风热以宣肺、利咽、开音，故风热表证，温病初起，症见声音嘶哑或咽喉肿痛者，尤为适宜，常与薄荷、牛蒡子、桔梗等药同用。

2. 透疹止痒——麻疹不透，风疹瘙痒。本品宣散透发，能疏风透疹，祛风止痒，治风热外束，麻疹透发不畅，配薄荷、牛蒡子同用，如透疹汤；治风疹瘙痒，多配荆芥、防风、苦参等同用，如消风散。

3. 明目退翳——目赤翳障。本品性寒，入肝经，能凉散肝经风热而明目退翳，可用于肝经风热引起的目赤肿痛，翳膜遮睛。多配伍菊花、决明子、白蒺藜等同用，如蝉花散。

4. 息风止痉——急慢惊风，破伤风。本品甘寒，既能疏散风热以祛外风，又能凉肝定惊以息内风，为儿科常用之品。治疗小儿急惊风，可与天竺黄、栀子、僵蚕等药配伍，如天竺黄散。治疗小儿慢惊风，多配伍全蝎、天南星等，如蝉蝎散。治疗破伤风，可配天麻、蜈蚣等同用。

此外，本品还常用治小儿夜啼不安。

【用法用量】水煎服，3~10g。

【现代研究】本品主含甲壳质及异黄质蝶呤、赤蝶呤、氨基酸、蛋白质、有机酸、酚类化合物等。有抗惊厥、镇静、解热作用。还有止咳、抗过敏及免疫抑制作用。

桑　叶　Sāngyè

为桑科植物桑树 *Morus alba* L. 的干燥叶。我国南北各省均有分布。秋冬经霜后采收。生用或蜜炙用。

【性味归经】甘、苦，寒。归肺、肝经。

【功效应用】

1. 疏散风热——风热表证，温病初起。本品甘寒质轻，轻清凉散，既能凉散肌表之风热，又能清肺止咳，常用于风热表证或温病初起，发热、头痛、咽痒、咳嗽等证，可配菊花、连翘等同用，如桑菊饮。

2. 清肺润燥——肺热咳嗽、燥热咳嗽。本品苦寒清泄肺热，甘寒益阴，可清肺热，润肺燥，用于燥热伤肺，干咳少痰，鼻咽干燥等证，常配伍杏仁、沙参等同用，如桑杏汤。

3. 平抑肝阳——肝阳上亢，头晕目眩。本品性寒入肝经，有平抑肝阳之功，可用于肝阳上亢，头晕目眩，常与菊花、石决明、白芍等平抑肝阳药同用。

4. 清肝明目——目赤肿痛，眼目昏花。本品既能疏散风热，又能清肝明目，治风热或肝火上攻所致目赤肿痛，多配菊花、车前子、决明子同用；也可单用水煎后洗眼。治肝阴不足，眼目昏花，可配黑芝麻同用，即桑麻丸。

【用法用量】水煎服，5~10g；清肺润燥多蜜炙用，余生用。

【现代研究】本品主含脱皮固酮、芸香苷、桑苷、槲皮素及多种氨基酸和维生素。对金黄色葡萄球菌、乙型溶血性链球菌、白喉杆菌、大肠杆菌、痢疾杆菌等均有抗菌作用。还有降血糖、降血脂作用。

菊 花 Júhuā

为菊科植物菊 *Chrysanthemum morifolium* Ramat. 的干燥头状花序。主产于浙江、安徽、河南等地。花期采收。生用。本品以产地分，有杭菊花、滁菊花、亳菊花、怀菊花的不同。以花色分，有白菊花、黄菊花的不同。

【性味归经】辛、甘、苦，微寒。归肺、肝经。

【功效应用】

1. 疏散风热——风热表证，温病初起。本品轻清凉散，善能疏散上焦风热，清利头目，用于外感风热表证或温病初起，发热头痛等证，常与桑叶相须为用，如桑菊饮。

2. 平抑肝阳——肝阳上亢，头晕目眩。本品苦寒清泄，入肝经，能平抑肝阳，治肝阳上亢，头晕目眩，配石决明、珍珠母等平肝潜阳药同用。此外，配羚羊角、钩藤还可治肝风内动，惊痫抽搐等证，如羚角钩藤汤。

3. 清肝明目——目赤肿痛，眼目昏花。本品辛散苦泄，微寒清热，入肝经，能清肝火，散风热而明目，常用于肝火上炎或肝经风热所致目赤肿痛，多配桑叶、蝉蜕等同用。若治肝肾阴虚，眼目昏花，则配枸杞子、熟地黄等滋补肝肾之品同用，如杞菊地黄丸。

4. 清热解毒——疮痈肿毒。本品苦寒，能清热解毒，治疗疮痈肿毒，可配金银花、蒲公英、紫花地丁等同用。

【用法用量】水煎服，5～10g；疏散风热多用黄菊花；清肝明目，平抑肝阳多用白菊花。

【现代研究】本品主含挥发油，尚含有菊苷、腺嘌呤、胆碱、黄酮、水苏碱、维生素 A、维生素 B_1、氨基酸等。对金黄色葡萄球菌、多种致病性杆菌及皮肤真菌、流感病毒有抑制作用；还有扩张冠状动脉、增加冠脉血流量、降压、抗炎、解热、镇静等作用。

柴 胡 Cháihú

为伞形科植物柴胡（北柴胡）*Bupleurum chinense* DC. 或狭叶柴胡（南柴胡）*Bupleurum scorzonerifolium* Willd. 的干燥根。前者主产于辽宁、甘肃、河北等地；后者主产于湖北、四川、江苏等地。春秋两季采挖。生用或醋炙用。

【性味归经】辛、苦，微寒。归肝、胆经。

【功效应用】

1. 解表退热——①外感发热。本品辛散升浮，药性微寒，具有良好的透表泄热之功，治外感表证发热，无论风寒、风热均可。风寒表证，恶寒发热、头身疼痛，常与防风、生姜等药配伍，如正柴胡饮；若表寒入里化热，恶寒渐轻、身热增盛者，多与葛根、羌活、黄芩、石膏等同用，以解表清里，如柴葛解肌汤；风热表证，发热、头痛，可配伍菊花、薄荷、升麻等发散风热药。现临床多用复方柴胡注射液治疗感冒发热，疗效较好。②少阳证。本品又善疏散少阳半表半里之邪，为治少阳证之要药。治伤寒邪在少阳，寒热往来、胸胁苦满、口苦咽干等，常与黄芩配伍，以清半表半里之热，共收和解少阳之功，如小柴胡汤。

2. 疏肝解郁——肝郁气滞，胁肋胀痛或月经不调。本品味辛，入肝经，善能行散气滞，条达肝气而疏肝解郁，治肝郁气滞，胸腹胁肋胀痛，配香附、川芎等同用，如柴胡疏肝散；治肝郁血虚之月经不调，痛经，乳房胀痛等，配当归、白芍等同用，如逍遥散。

3. 升举阳气——气虚下陷，脏器脱垂。本品药性升浮，能升清阳之气而举陷，治疗中气不足，气虚下陷所致脘腹重坠作胀，食少倦怠，久泻脱肛，子宫脱垂，胃下垂等脏器脱垂病症，常配黄芪、党参、升麻等同用，如补中益气汤。

【用法用量】水煎服，3～9g。解表退热多生用，疏肝解郁宜醋炙用。

【使用注意】本品性能升发，故阴虚火旺，肝阳上亢及气机上逆之证忌用。

【现代研究】本品主含柴胡皂苷、挥发油、甾醇、黄酮类和有机酸等。有明显的镇静、镇痛、解热、镇咳、抗炎作用。并能利胆、降低转氨酶、抗脂肪肝、抗肝损伤、兴奋肠平滑肌、抑制胃酸分泌、抗溃疡、抑制胰蛋白酶。此外，还有降低胆固醇、抗脂质过氧化、抗肿瘤、抗辐射及增强免疫功能等作用。柴胡煎剂对结核杆菌有抑制作用，柴胡挥发油有抗感冒病毒作用。

升 麻 Shēngmá

为毛茛科植物大三叶升麻 *Cimicifuga heracleifolia* Kom.、兴安升麻 *Cimicifuga dahurica* (Turcz.) Maxim. 或升麻 *Cimicifuga foetida* L. 的干燥根茎。主产于辽宁、吉林、黑龙江等地。秋季采挖。生用或蜜炙用。

【性味归经】辛、微甘，微寒。归肺、脾、胃、大肠经。

【功效应用】

1. 解表——风热表证。本品味辛能散，微寒清热，有散热解表之功，适用于风热表证，发热头痛等。因其发表力较弱，故治风热表证少用，或作辅助药用。

2. 透疹——麻疹不透。本品既能透发麻疹，又善清解热毒，宣毒透疹力佳。用治麻疹初起，透发不畅，常与葛根、白芍、甘草等同用，如升麻葛根汤；故热毒较盛，疹色紫黑，可配紫草、大青叶等凉血解毒之品同用。

3. 清热解毒——齿痛口疮，咽喉肿痛，温毒发斑。本品为清热解毒之良药，可用于热毒所致的多种病证。因其主入胃经，尤善清解阳明热毒，故常用于阳明热盛，胃火上攻所导致的牙龈肿痛、口舌生疮，可配石膏、黄连同用，如清胃散；治风热上壅，咽喉肿痛，多配牛蒡子、玄参等同用，如牛蒡子汤；用治温毒发斑，常与生石膏、大青叶、紫草等解毒化斑之品同用。

4. 升举阳气——气虚下陷，脏器脱垂，崩漏下血。本品入脾胃经，善引脾胃清阳之气上升，而为升阳举陷之要药。治气虚下陷，久泻脱肛，内脏下垂，多配柴胡、黄芪等同用，如补中益气汤；治疗气虚崩漏下血，可配人参、黄芪、白术同用，如举元煎。

【用法用量】水煎服，3～9g。发表透疹、清热解毒多生用，升阳举陷宜炙用。

【使用注意】本品具升浮之性，故阴虚火旺，麻疹已透者，均当忌用。

【现代研究】本品主含升麻碱、水杨酸、咖啡酸、阿魏酸、鞣质等。兴安升麻含升麻苦味素、升麻素、皂苷、升麻醇、升麻醇木糖苷、异阿魏酸等。有解热抗炎、镇痛、抗惊厥作用。对结核杆菌、金黄色葡萄球菌、绿脓杆菌等有不同程度的抗菌作用；对多种癣菌有抑制作用。此外，还有抑制心脏、减慢心率、降低血压及保肝、利胆、抑制肠管和妊娠子宫痉挛等作用。

葛 根 Gěgēn

为豆科植物野葛 *Pueraria lobata*（Willd.）Ohwi 的干燥根。主产于湖南、河南、广东等省。秋、冬二季采挖。生用或煨用。

【性味归经】甘、辛，凉。归脾、胃经。

【功效应用】

1. 解肌退热——表证发热，项背强痛。本品轻扬升散，既能辛散发表以退热，又长于缓解外邪郁阻、经气不利、筋脉失养所致的项背强痛，功善发表解肌而退热，故外感表证发热，项背强痛，无论风寒、风热，均为首选之品。若属风寒所致者，配麻黄、桂枝等同用，如葛根汤；属风热者，可配柴胡、黄芩等，如柴葛解肌汤。

2. 透发麻疹——麻疹不透。本品味辛性凉，有发散表邪，解肌退热，透发麻疹之功，可用于麻疹初起，表邪外束，疹出不畅，常与升麻、芍药、甘草等同用，如升麻葛根汤。

3. 生津止渴——热病口渴，消渴证。本品甘凉，于清热之中又能鼓舞脾胃清阳之气上升，而有生津止渴之功。用治热病津伤口渴，常与芦根、天花粉、知母等同用。治内热消渴，口渴多饮，体瘦乏力，多配伍麦冬、五味子、乌梅等同用，如玉泉丸。

4. 升阳止泻——湿热泻痢及脾虚泄泻。本品入脾胃经，能升发清阳，鼓舞脾胃清阳之气上行而奏止泻止痢之效。治湿热泻痢，多配黄芩、黄连等同用，如葛根芩连汤；治脾虚腹泻，配党参、白术、木香等同用，如七味白术散。

【用法用量】水煎服，9～15g。解肌退热、透疹、生津止渴多生用；升阳止泻宜煨用。

【现代研究】本品主含黄酮类物质，还有葛根素、葛根醇、淀粉等。能对抗急性心肌缺血，抗心律失常，扩张冠脉和脑血管，增加冠脉血流量和脑血流量，降低心肌耗氧量，改善微循环，提高局部微血流量，抑制血小板凝集。并能强心、降血压、抗氧化、解热、解痉、降血糖。对食道和胃黏膜还有保护作用。

其他解表药简表

分类	药名	药用部位	性味归经	功效应用	用法用量
发散风寒药	香薷	地上部分	辛，微温。归肺、脾、胃经	发汗解表，化湿和中——夏季外感风寒表证 利水消肿——水肿脚气	3~10g
	藁本	根茎及根	辛，温。归膀胱经	祛风散寒——风寒表证，巅顶疼痛 除湿止痛——风寒湿痹	3~10g
	苍耳子	果实	辛、苦，温；有毒。归肺经	散风寒——风寒表证 通鼻窍——鼻渊头痛 祛风湿——风湿痹痛	3~10g
	辛夷	花蕾	辛，温。归肺、胃经	散风寒——风寒表证 通鼻窍——鼻渊头痛	3~10g（包煎）
发散风热药	蔓荆子	果实	辛、苦，微寒。归膀胱、肝、胃经	疏散风热——风热表证 清利头目——目赤肿痛，目昏多泪	5~10g
	淡豆豉	大豆种子的发酵加工品	苦、辛，凉。归肺、胃经	解表——外感表证 除烦——热病烦闷	6~12g
	浮萍	全草	辛，寒。归肺、膀胱经	发汗解表——风热表证 透疹止痒——麻疹不透，风疹瘙痒 利尿消肿——水肿少尿	3~10g
	木贼	地上部分	甘、苦，平。归肺、肝经	疏散风热——风热目赤，多泪，目生翳膜 止血——出血证	3~10g

备注：表中凡未标注用法者，均为水煎服。下同。

【复习思考题】

1. 何谓解表药？每类药物的性能特点及主治病证是什么？
2. 简述桂枝的功效及主治病证。
3. 比较荆芥、防风功效应用的异同点。
4. 简述薄荷的功效及适应证。
5. 简述柴胡的功效及适应证。
6. 比较桑叶、菊花功效应用的异同点。

第二章 清 热 药

凡以清解里热为主要作用，用于治疗里热证为主的药物，称为清热药。

清热药药性寒凉，沉降入里，通过清热泻火、解毒、凉血及退虚热等不同作用，使里热得以清解。

清热药主要用于各种里热证，如温热病高热烦渴、湿热泄痢、温毒发斑、痈肿疮毒、咽喉肿痛及阴虚发热等。

根据清热药在功效和主治病证方面的差异，一般分为清热泻火药、清热燥湿药、清热解毒药、清热凉血药和清虚热药五类。

使用清热药时，首先要辨别热证的虚实，实热证有清热泻火、清营凉血、气血两清的用药不同；虚热证则有滋阴清热、凉血除蒸及养阴透热之别。其次注意有无兼证，如兼有表证者，当先解表后清里，或配伍解表药，以表里双解；若兼里热积滞者，则应配泻下药。

清热药药性寒凉，易伤脾胃，凡脾胃虚弱，食少便溏者应慎用。热证易伤津液，苦寒药物又易化燥伤阴，故阴虚患者亦当慎用。阴盛格阳、真寒假热之证，禁用清热药。

第一节　清热泻火药

本类药物多苦寒或甘寒，主要归肺、胃二经，部分药物又归心经或肝经，以清泄脏腑气分热邪为主要功效，主治温热病气分实热证及脏腑实热证。温热病热入气分，症见高热、汗出、烦渴，甚至神昏谵语、脉象洪大有力等。对于脏腑而言，清热泻火药又包括清肺热、清胃热、清心热及清肝热等功效，还可主治不同的脏腑气分实热证。

石 膏 Shígāo

为硫酸盐类矿物硬石膏族石膏，主含含水硫酸钙（$CaSO_4 \cdot 2H_2O$）。主产于湖北、甘肃、四川等地。全年可采。研细生用或煅用。

【性味归经】辛、甘，大寒。归肺、胃经。

【功效应用】

1. 清热泻火，除烦止渴——温热病气分实热证，肺热咳喘证，胃火牙痛及消渴证。本品辛甘性寒，辛寒外解肌肤之热，甘寒内清肺胃之火，尤善于除烦止渴，为清泻肺胃气分实热之要药。治疗温热病气分实热，症见壮热、烦渴、汗出、脉洪大者，常与知母相须为用，如白虎汤。若邪热深入，气血两燔，高热不退、发斑者，宜配伍水牛角、丹皮、玄参等清热凉血药，如清瘟败毒饮。治疗肺热咳喘，常配伍麻黄、杏仁等，以清泻肺热，平喘止咳，如麻杏石甘汤。治疗胃火上攻之牙龈肿痛，常与黄连、升麻等药配伍，如清胃散。治疗胃热上蒸、耗伤津液之消渴证，多与知母、麦冬等药同用，如玉女煎。

2. 收湿敛疮——疮疡不敛，湿疹浸淫，水火烫伤。本品煅后研末外用，有收湿、敛疮生肌之功，用治疮疡溃而不敛、湿疹、水火烫伤等，可单用或配伍青黛、黄柏等研粉外用。

【用法用量】水煎服，15~60g，宜打碎先煎。内服宜生用；外用多火煅研末。

【使用注意】脾胃虚寒及阴虚内热者忌用。

【现代研究】本品的主要成分为含水硫酸钙（$CaSO_4 \cdot 2H_2O$），含量不少于95.0%。本品对内毒素发热有明显的解热效果；能增强巨噬细胞对白色葡萄球菌及胶体金的吞噬能力，促进吞噬细胞的成熟。此外，还能缩短血凝时间，提高肌肉和外周神经的兴奋性、促进胆汁排泄，并有利尿作用。

知 母 Zhīmǔ

为百合科植物知母 *Anemarrhena asphodeloides* Bge. 的根茎。主产于河北、山西等地。春、秋二季采挖，习称"毛知母"。生用，或盐水炙用。

【性味归经】苦、甘，寒。归肺、胃、肾经。

【功效应用】

1. 清热泻火——温热病气分实热证，肺热咳嗽。本品苦寒清热，甘寒滋润，善入肺、胃经以能清肺胃气分火热。治温热病气分热邪亢盛，高热不退、汗出、心烦、口渴、脉洪大有力等，常与石膏相须为用，如白虎汤。治肺热咳嗽，痰黄黏稠，可与桑白皮、地骨皮等同用。对于胃热所致的头痛、咽肿及牙龈肿痛，亦可使用本品。

2. 滋阴润燥——阴虚燥咳，胃热口渴，消渴证，骨蒸潮热，肠燥便秘。本品苦寒能清热泻火，甘寒质润能生津润燥，入肺、胃、肾经，能清肺热，滋肺阴；泻胃火，滋胃阴；泻肾火，滋肾阴。治肺阴不足，燥热内生，干咳少痰者，多配伍贝母、麦冬等，如二冬二母汤。治阴虚胃火之烦渴，宜配伍石膏、熟地、麦冬等，如玉女煎。治阴虚内热之消渴，常与天花粉、葛根等同用，如玉液汤。用于阴虚火旺所致的骨蒸潮热、盗汗、心烦等，常配伍黄柏、生地黄等，如知柏地黄丸。治肠燥便秘，可与生地黄、麦冬等同用。

【用法用量】水煎服，6~12g。

【使用注意】本品性寒质润，有滑肠作用，故脾虚便溏者不宜用。

【现代研究】本品主含知母皂苷等多种甾体皂苷，并含芒果苷、异芒果苷等黄酮类、知母多糖A~D及有机酸、黏液质、生物碱等。本品具有抗菌、抗炎、解热、祛痰作用。并能抑制血小板聚集、降低血糖、利尿、抗肿瘤等。

芦 根 Lúgēn

为禾本科植物芦苇 *Phragmites communis* Trin. 的地下茎。全国各地均产。全年均可采挖。鲜用，或切后晒干用。

【性味归经】甘，寒。归肺、胃经。

【功效应用】

1. 清热生津，除烦止渴——热病伤津，烦热口渴及肺热咳嗽，肺痈吐脓。本品甘寒，既能清透肺胃气分实热，又能生津、止渴、除烦，故可用治热病伤津，烦热口渴，可与天花粉、麦冬等同用。治肺热咳嗽，可配伍黄芩、浙贝母、瓜蒌等。治肺痈吐脓，多与薏苡仁、冬瓜仁等配伍，如苇茎汤。

2. 止呕——胃热呕哕。本品能清胃热，止呕逆，可用鲜品配伍竹茹、生姜等煎服，或单用煎浓汁频饮。

3. 利尿——湿热淋证，水肿。本品略有利尿作用，用治湿热淋证及水肿，常与白茅根、车前子等同用。

【用法用量】水煎服，15~30g。鲜品加倍，或捣汁用。

【使用注意】脾胃虚寒者忌用。

【现代研究】本品主含碳水化合物，多聚醇，甜菜碱，游离脯氨基酸等，具有镇静、镇吐及解热作用。所含的聚糖类化合物具有免疫增强作用。所含的天门冬酰胺具有镇咳作用。

天花粉　Tiānhuāfěn

为葫芦科植物栝楼 Trichosanthes kirilowii Maxim. 或双边栝楼 Trichosanthes rosthornii Herms 的块根。主产于河南、山东、江苏等地。秋、冬二季采挖。鲜用或切成段、块、片，晒干用。

【性味归经】甘、微苦，微寒。归肺、胃经。

【功效应用】

1. 清热泻火，生津止渴——热病津伤口渴，消渴证。本品甘寒，清泻气分实热之力较弱，但较长于生津止渴。故宜用于温热病热盛津伤口渴者，常配伍石膏、知母、麦冬等。若治表热证口渴者，宜配金银花、连翘等。治胃中积热而口渴者，可与麦冬、芦根、白茅根等同用。治阴虚内热，消渴多饮，常配伍葛根、山药等，如玉液汤。

2. 清肺润燥——肺热燥咳。本品能清肺热，润肺燥，治疗燥热伤肺，干咳、痰少而黏或痰中带血等证，常配伍麦冬、沙参等，如沙参麦冬汤。

3. 消肿排脓——疮疡肿毒。本品既能清热泻火而解毒，又能消肿排脓以疗疮，用治疮疡肿毒，多与金银花、贝母、皂角刺等配伍，如内消散。

【用法用量】水煎服，10~15g。外用适量。

【使用注意】孕妇慎用。不宜与乌头类药材同用。

【现代研究】本品主含淀粉、皂苷、多糖类、氨基酸类、酶类和天花粉蛋白等，具有致流产和抗早孕作用。天花粉蛋白具有免疫刺激和免疫抑制两种作用。对艾滋病病毒（HIV）有抑制作用。对溶血性链球菌、肺炎双球菌、白喉杆菌有较强的抑制作用。对四氧嘧啶诱导的高血糖小鼠有明显的降血糖作用。

栀　子　Zhīzǐ

为茜草科植物栀子 Gardenia jasminoides Ellis 的成熟果实。主产于长江以南各地。9~11月采收成熟果实。生用或炒焦用。

【性味归经】苦，寒。归心、肝、肺、胃、三焦经。

【功效应用】

1. 泻火除烦——热病心烦，心、肝、胃热证。本品苦寒清降，能清泻三焦之火，尤长于清泄心经火热而除烦，为治疗热病心烦、躁扰不宁之要药。轻者可与淡豆豉同用，如栀子豉汤；重者可配石膏、黄连、连翘等，如清瘟败毒饮。若热郁心胸，心烦不安，常配黄连、连翘等。治肝热目赤肿痛，烦躁易怒，或小儿肝热惊风，常与龙胆草、大黄等同用，如泻青丸。治胃火上炎所致的口疮，或咽喉、牙龈肿痛，可与黄连、石膏等同用。

2. 凉血止血——血热出血证。本品既能清解血分之热，又有制止出血之功，故可用治血热妄行所致的多种出血证，如吐血、咯血、衄血、尿血等，常与侧柏叶、茜草等同用，如十灰散。

3. 清热解毒——热毒疮痈。本品长于清热解毒，用治热毒疮痈，红肿热痛者，常配金银花、连翘、蒲公英等。

4. 清热利湿——湿热黄疸，淋证涩痛。本品善清利下焦肝胆及膀胱湿热，治肝胆湿热郁结所致的黄疸，常配茵陈、大黄等药用，如茵陈蒿汤。治淋证涩痛，多与车前子、滑石等药配伍，如八正散。

【用法用量】水煎服，5~10g。外用生品适量，研末调敷。焦栀子多用于止血。

【使用注意】本品苦寒性较强，易伤脾胃，脾虚便溏者忌用。

【现代研究】本品主含异栀子苷、去羟栀子苷、山栀子苷、京尼平苷酸及黄酮类栀子素、三萜类化合物藏红花素和藏红花酸、熊果酸等。本品对金黄色葡萄球菌、溶血性链球菌、卡他球菌、霍乱杆菌等具有中等强度抗菌作用；对结扎总胆管动物的 GOT 升高有明显的降低作用；有收缩胆囊和解热、镇静作用。

夏枯草 Xiàkūcǎo

为唇形科植物夏枯草 *Prunella vulgaris* L. 的果穗。全国各地均产。主产于江苏、浙江、安徽等地。夏季果穗呈棕红色时采收。生用。

【性味归经】辛、苦，寒。归肝、胆经。

【功效应用】

1. 清肝泻火，明目——肝火上炎，头痛目赤。本品苦寒入肝，其性清降，长于清泻肝火，用治肝火上炎，头痛眩晕，目赤肿痛，常配菊花、决明子等。若治肝虚目珠疼痛，入夜加剧者，则宜配当归、枸杞子等滋补肝肾阴血之品。

2. 散结消肿——瘰疬、瘿瘤及乳痈，乳房胀痛。本品辛以散结，苦以泄热，有良好的清肝泻火，散结消肿之功。用治肝郁化火，痰火凝聚，结于颈项而致的瘰疬、瘿瘤等，常与海藻、贝母、玄参等同用，如内消瘰疬丸。用治乳痈、乳房胀痛，多配伍蒲公英、连翘等。

【用法用量】水煎服，9~15g。

【使用注意】脾胃虚寒者慎用。

【现代研究】本品果穗含夏枯草苷、齐墩果酸、熊果酸、胡萝卜苷、乌索酸、矢车菊素、黄酮类、香豆素类、挥发油、花色苷、鞣质等；种子含脂肪油及解脂酶。本品具有明显的降压、抗炎作用；对痢疾杆菌、伤寒杆菌、副伤寒杆菌、霍乱弧菌、大肠杆菌、绿脓杆菌、变形杆菌、葡萄球菌、α 或 β 溶血性链球菌、白喉菌、肺炎双球菌、人型结核菌等有较强的抑制作用。

竹 叶 Zhúyè

为禾本科植物淡竹 *Phullostachys nigra*（Lodd.）Munro var. *henonis*（Mitf.）Stapf ex Rendle 的叶。产于长江流域各省。随时可采，宜用鲜品。

【性味归经】甘、辛、淡，寒。归心、胃、小肠经。

【功效应用】

1. 清热泻火，除烦，生津——温热病气分热证，表热证烦渴。本品甘寒入心经，长于清心泻火以除烦，并能清胃生津以止渴。用治温热病气分热证，其作用较缓和，常作为石膏、知母等药之辅佐。治热病伤津，烦热口渴，可配知母、玄参等，如清瘟败毒饮。治热病后期，余热未清，气津两伤之证，宜与人参、麦冬等同用，如竹叶石膏汤。

2. 利尿——口疮尿赤。本品上清心火，下利小便，用治心火亢盛，心胸烦热，舌尖红赤，口舌生疮；或心热下移小肠，小便赤涩，尿道灼痛，常与木通、生地黄等药同用，如导赤散。

【用法用量】水煎服，6～15g。

【使用注意】脾胃虚寒者慎用。

【现代研究】本品含氨基酸、涩味质、酸性成分等，对金黄色葡萄球菌、绿脓杆菌有抑制作用。

第二节　清热燥湿药

本类药物性味苦寒，苦能燥湿，寒能清热，均有清热燥湿功效，主治湿热证。湿热病证的表现比较复杂，因湿热所侵机体部位不同，临床表现各异。如湿温或暑湿，湿热蕴结，气机不利，则症见身热不扬，胸脘痞闷，小便短赤等；湿热困阻脾胃，升降失常，症见脘腹胀满，恶心呕吐，纳食不佳；湿热壅滞大肠，传导失职，则见泄泻、痢疾；湿热蕴蒸肝胆可见胁肋胀痛、黄疸、口苦，耳肿流脓；湿热下注，则为淋证、带下；湿热留注关节，则见关节红肿热痛；湿热浸淫肌肤则为湿疹、湿疮等。

本类药物常兼有清热泻火和清热解毒的功效，又可主治不同的脏腑火热证和疮痈肿痛等热毒证。

本类药苦寒多能伐胃，性燥多能伤阴，故一般用量不宜过大。凡脾胃虚寒、津伤阴亏者当慎用。如需用时，可与养胃健脾及养阴生津药同用。

黄 芩 Huángqín

为唇形科植物黄芩 *Scutellaria baicalensis* Georgi 的根。主产于河北、山西、内蒙古等地。春、秋两季采挖。生用、酒炒或炒炭用。

【性味归经】苦，寒。归肺、胆、脾、大肠、小肠经。

【功效应用】

1. 清热燥湿——湿温，暑湿，胸闷呕恶，湿热痞满，泻痢，黄疸。本品苦寒，功能清热燥湿，善清肺胃胆及大肠之湿热，尤善清中上焦湿热，广泛用于湿温、暑湿、泻痢、黄疸等多种湿热病证。治湿温、暑湿证，湿热郁阻，胸脘痞闷，恶心呕吐，身热不扬，舌苔黄腻，常与滑石、通草、白豆蔻等同用，如黄芩滑石汤。若湿热中阻，痞满呕吐，常与黄连、干姜、半夏等配伍，以辛开苦降，如半夏泻心汤。治大肠湿热，泄泻、痢疾，则与黄连、葛根同用，如葛根芩连汤。治湿热黄疸，则与茵陈、栀子同用。

2. 泻火解毒——肺热咳嗽，高热烦渴，痈肿疮毒。本品主入肺经，善清泻肺火及上焦实热。治肺热咳嗽，单用即效，如清金丸。亦常配桑白皮、知母、杏仁等，以增强清肺止咳之功。兼入少阳胆经，亦长于清半表半里之热，治伤寒邪入少阳，寒热往来，常配伍柴胡以疏散少阳之邪，共收和解少阳之功，如小柴胡汤。治温热病气分热盛，壮热不退，可与栀子、连翘、竹叶等清热泻火药同用。治火毒炽盛的疮疡肿毒、咽喉肿痛，多与黄连、黄柏、栀子等药配伍，如黄连解毒汤。

3. 止血——血热吐衄。本品既能凉血，又能止血，治疗血热妄行所致的吐血、衄血、便血、尿血及崩漏等，常配伍生地黄、白茅根等凉血止血之品。

4. 安胎——胎动不安。本品有清热安胎之效，治妊娠热盛，下扰血海，迫血妄行或热伤胎气而胎漏下血，胎动不安者，常与白术、当归等配伍，如当归散。

【用法用量】水煎服，3～9g。清热多生用，安胎多炒用，清上焦热可酒炙用，止血可炒炭用。

【使用注意】脾胃虚寒者忌用。

【现代研究】本品含黄酮类化合物，有黄芩苷、黄芩素、汉黄芩苷、汉黄芩素等，其中黄芩苷为主要有效成分。尚含有黄芩酶和丰富的微量元素等。对痢疾杆菌、白喉杆菌、绿脓杆菌、伤寒杆菌、副伤寒杆菌、金黄色葡萄球菌、溶血性链球菌、肺炎双球菌、脑膜炎球菌等均有不同程度的抗菌作用；对流感病毒、乙型肝炎病毒及多种皮肤真菌有一定的抑制作用；对子宫的自发收缩及催产素引起的强直性收缩均有不同程度的抑制作用。此外，尚有镇静、降压、降血脂、抗肿瘤、保肝、利胆、抗血栓等作用。

黄 连 Huánglián

为毛茛科植物黄连 *Coptis chinensis* Franch.、三角叶黄连 *Coptis deltoidea* C. Y. Cheng et Hsiao 或云连 *Coptis teeta* Wall. 的根茎。主产于四川、云南、湖北等地。秋季采挖。生用或姜炙、酒炙后用。

【性味归经】苦，寒。归心、脾、胃、肝、胆、大肠经。

【功效应用】

1. 清热燥湿——湿热痞满，呕吐吞酸，泻痢，黄疸。本品大苦大寒，清热燥湿之力强于黄芩，尤长于清泻中焦、大肠的湿热，古今临床均视为治痢要药。治湿热阻滞中焦，气机不畅，脘腹痞满、恶心呕吐，常与黄芩、干姜、半夏等配伍，如半夏泻心汤。治肝火犯胃，胁肋胀痛、呕吐吞酸，多与吴茱萸配伍，如左金丸。治疗湿热泻痢，轻者单用即效；若泻痢腹痛，里急后重者，多与木香同用，如香连丸；若泻痢兼有身热者，常配伍葛根、黄芩等，如葛根芩连汤。对湿热所致黄疸、淋证、湿疹湿疮等亦可使用。

2. 泻火解毒——高热神昏，烦躁不宁，血热吐衄及热毒疮疡。本品清脏腑实热作用广泛，尤以清泻心、胃二经实热见长，可用治心火亢盛所致神昏、烦躁之证。若三焦热盛，高热烦躁，可与黄芩、黄柏、栀子同用，如黄连解毒汤。若高热神昏，多配石膏、知母、玄参等，如清瘟败毒饮。若热盛伤阴，心烦不寐，宜与黄芩、白芍、阿胶等配伍，如黄连阿胶汤。若心火亢盛，心肾不交之怔忡不寐，常配肉桂，如交泰丸。若心火亢旺，迫血妄行之吐血、衄血，可与黄芩、大黄等同用，如泻心汤。用于胃火炽盛所致牙龈红肿疼痛、出血等，多与石膏、升麻等药同用，如清胃散。

此外，本品还有良好的清热解毒作用，其功力胜于黄芩、黄柏，为治皮肤疮痈等外科热毒证的常用之品，尤善治疗疔毒。

【用法用量】水煎服，2~5g。外用适量。

【使用注意】脾胃虚寒以及阴虚津伤者忌用。

【现代研究】本品主含小檗碱又名黄连素，为黄连的主要成分。尚含黄连碱、甲基黄连碱、掌叶防己碱等多种生物碱。另含黄柏酮、黄柏内酯等。对除宋内氏以外的痢疾杆菌、大肠杆菌、金黄色葡萄球菌、白色葡萄球菌、变形杆菌、炭疽杆菌均有较强的抑菌作用；对多种流感病毒有直接的抑制作用。所含小檗碱能抗心律失常，增强心肌收缩力，增加冠状动脉血流量，抑制血小板聚集、抑制胃液分泌、抗腹泻。黄连碱对胃黏膜具有明显的保护作用，黄连及其提取成分有抗溃疡作用。此外，还有降压、降血糖、利胆、抗肿瘤等作用。

黄　柏　Huángbò

为芸香科植物黄皮树 *Phellodendron chinense* Schneid. 或黄檗 *Phellodendron amurense* Rupr. 的树皮。前者称川黄柏，主产于四川、贵州等地；后者称关黄柏，主产于辽宁、吉林等地。清明之后剥取树皮入药。生用或盐水炙、炒炭用。

【性味归经】苦，寒。归心、脾、胃、肝、胆、大肠经。

【功效应用】

1. 清热燥湿——湿热泻痢、黄疸、带下、热淋及脚气肿痛。本品苦寒沉降，长于清泻下焦湿热。治湿热泻痢，常配白头翁、黄连、秦皮等，如白头翁汤。治湿热黄疸，可与栀子同用，如栀子柏皮汤。治湿热下注，妇女带下黄浊臭秽、阴痒、阴肿，常与山药、芡实、车前子等药配伍，如易黄汤。治膀胱湿热，小便短赤涩痛，则配车前子、萆薢等，如萆薢分清饮。治湿热下注所致的脚气肿痛，常配苍术、牛膝，如三妙丸。

2. 泻火解毒——疮疡肿毒，湿疹湿疮。本品清热解毒功效与黄芩、黄连相似，主要用于皮肤及五官的疮痈疔疖、红肿疼痛。治疗疮疡肿毒，常配黄芩、黄连、栀子等，内服外用均可，如黄连解毒汤。治湿疹瘙痒，可配煅石膏，外撒或油调搽患处。

3. 退虚热、泻相火——阴虚火旺，骨蒸潮热，盗汗遗精。本品入肾经，长于退虚热、泻相火，降火以坚阴，用治阴虚火旺，潮热盗汗、腰酸遗精等，常与熟地黄、知母、龟甲等同用，如知柏地黄丸、大补阴丸。

【用法用量】水煎服，3~12g。外用适量。

【使用注意】脾胃虚寒者忌用。

【现代研究】本品主含有小檗碱、黄柏碱、木兰花碱、掌叶防己碱等生物碱，还含有黄柏内酯、黄柏酮、黄柏酮酸及甾醇类等。对金黄色葡萄球菌、溶血性链球菌、肺炎双球菌、结核杆菌、大肠杆菌、伤寒杆菌等多种致病菌均有不同程度的抑制作用；对多种皮肤真菌有抑杀作用。此外，还有利胆、利尿、解热、降压、降血糖、镇咳、祛痰等作用。

龙 胆 Lóngdǎn

为龙胆科植物龙胆 *Gentiana scabra* Bge.、条叶龙胆 *G. manshurica* Kitag.、三花龙胆 *G. triflora* Pall. 的根及根茎。全国各地均产,以东北产量较大。秋季采挖。生用。

【性味归经】苦,寒。归肝、胆经。

【功效应用】

1. 清热燥湿——湿热黄疸,阴肿阴痒,带下,湿疹瘙痒。本品长于清下焦湿热,常用治下焦湿热所致诸证。治湿热黄疸,常与栀子、大黄等药同用。治湿热下注,阴肿阴痒、妇女带下黄臭、男子阴囊湿痒肿痛及湿疹瘙痒,常配伍泽泻、木通、车前子等,如龙胆泻肝汤。

2. 泻肝胆火——肝火目赤,耳鸣耳聋,胁痛口苦,惊风抽搐。本品苦寒沉降,善泻肝胆实火,治肝火上炎的头痛、头晕、目赤、耳肿,或肝火内盛的胁痛、口苦等症,常与柴胡、黄芩、栀子等药配伍,如龙胆泻肝汤。治肝经热盛,热极生风所致之高热惊风抽搐,可配伍牛黄、钩藤等,如凉惊丸。

【用法用量】水煎服,3~6g。

【使用注意】脾胃虚寒者忌用。

【现代研究】本品含龙胆苦苷、獐牙菜苦苷、三叶苷、龙胆黄碱、龙胆碱、龙胆三糖等。具有保肝利胆、刺激胃液和胃酸分泌的作用。对绿脓杆菌、变形杆菌、伤寒杆菌、金黄色葡萄球菌等有不同程度的抑制作用。此外,还有镇静、松弛肌肉、降血压等作用。

第三节 清热解毒药

本类药物多为苦寒之品,以清解热毒或火毒为主要功效,主要适用于热毒所致的疮痈疔疖,温热病,痢疾,咽喉肿痛等病证;有的药物还可用治水火烫伤,虫蛇咬伤及癌肿等。

金银花 Jīnyínhuā

为忍冬科植物忍冬 *Lonicera japonica* Thunb.、红腺忍冬 *L. hypoglauca* Miq.、山银花 *L. confusa* DC. 或毛花柱忍冬 *L. dasystyla* Rehd. 的花蕾或带初开的花。主产于河南、山东等地。夏初花开放前采摘。生用、炒用或制成露剂使用。

【性味归经】甘,寒。归肺、心、胃经。

【功效应用】

1. 清热解毒——痈肿疔疮,热毒血痢。本品甘寒,清热解毒,消痈散肿,为治一切痈肿疔疮阳证之要药。治疮痈初起,红肿热痛者,常配皂角刺、穿山甲、白芷等,如仙方活命饮。治疔疮肿毒,坚硬根深者,常与紫花地丁、蒲公英、野菊花等清热解毒药配伍,如五味消毒饮。治肠痈腹痛者,多与当归、地榆等药配伍。治肺痈咳吐脓血者,可与鱼腥草、芦根、桔梗等药同用。治热毒痢疾,下利脓血者,可单用本品浓煎频服,或配黄芩、黄连、白头翁等以增强作用。

2. 疏散风热——外感风热，温病初起。本品气味芳香，具轻宣疏散之性，既善清肺经之邪以疏风透热，又能泄心胃之热以清热解毒，是治疗外感风热表证的常用药，也可用于外感温热病的各个阶段。治疗风热表证或温病初起，常与连翘相须为用，如银翘散。治疗温热病热入气分，多与石膏、知母等清热泻火之品同用；若热入营血，本品兼能清泻肺胃热毒，有透营转气之功，可配伍生地黄、玄参等药，如清营汤。

本品经蒸馏制成金银花露，有清解暑热作用，用于暑热烦渴，以及小儿热疖、痱子等病证。

【用法用量】水煎服，6～15g。疏散风热、清泄里热以生品为佳；炒炭宜用于热毒血痢；露剂多用于暑热烦渴。

【使用注意】脾胃虚寒及气虚疮疡脓清者忌用。

【现代研究】本品含挥发油、木犀草素、黄酮类、皂苷、肌醇、鞣质等。分离出的绿原酸和异绿原酸是本品抗菌的主要成分。其具有光谱抗菌作用，对金黄色葡萄球菌、痢疾杆菌等致病菌有较强的抑制作用，对肺炎链球菌、脑膜炎双球菌等有抑制作用；对钩端螺旋体、流感病毒及致病真菌等多种病原微生物亦有抑制作用；还能抑制多种皮肤真菌。有明显的抗炎、解热和抗内毒素作用；能促进白细胞吞噬能力，提高淋巴细胞转化率。此外，还有降血脂、抗早孕、抑制肿瘤细胞等作用。

连 翘 Liánqiào

为木犀科植物连翘 Forsythia suspensa（Thunb.）Vahl 的果实。主产于东北、华北、长江流域等地。秋季果实初熟尚带绿色时采收，蒸熟，晒干，习称"青翘"；果实熟透时采收，晒干，除去种子及杂质，习称"黄翘"或"老翘"。青翘采得后即蒸熟晒干，筛取籽实做"连翘心"用。生用。

【性味归经】苦，微寒。归肺、心、小肠经。

【功效应用】

1. 清热解毒，消肿散结——痈肿疮毒，瘰疬痰核。本品苦寒，主归心经，长于清心火、解热毒，并有消肿散结之效，故有"疮家圣药"之称。治痈肿疮毒初起，红肿热痛，常与清热解毒之品，如蒲公英、金银花、野菊花等同用。若疮疡红肿未溃，多与穿山甲、皂角刺等药同用。若疮疡脓出，红肿溃烂，常与牡丹皮、天花粉同用，如连翘解毒汤。治痰火郁结，瘰疬痰核，常配海藻、昆布、浙贝母等，如海藻玉壶汤。

2. 疏散风热——外感风热，温病初起。本品此方面功用与金银花相似，亦有外散风热、内解热毒之效，故常用于外感风热表证以及温热病卫、气、营、血阶段的多种证候。治外感风热或温病初起，发热头痛，咽痛口渴，常配伍金银花、薄荷、牛蒡子等，如银翘散。治疗温热病热入心包，高热神昏，多与麦冬、莲子心等同用，如清宫汤。治热入营血之神昏舌绛，烦热斑疹，可与金银花、生地黄等配伍，有透热转气之功，如清营汤。

本品苦寒通降，善清泻心与小肠之火，兼有利尿作用，治热淋涩痛，多与车前子、白茅根、竹叶等药配伍。

【用法用量】水煎服，6～15g。

【使用注意】脾胃虚寒及气虚疮疡脓清者不宜用。

【现代研究】本品含三萜皂苷，果皮含甾醇、连翘酚、生物碱、皂苷、齐墩果酸、香豆精类，尚含丰富的维生素 P 及少量挥发油。具有广谱抗菌、抗病毒、抗炎、解热、镇吐、保肝、抗肿瘤等作用。维生素 P 等成分能降低血管通透性及脆性，防止出血。齐墩果酸有强心、利尿、降压作用。

大青叶　Dàqīngyè

为十字花科植物菘蓝 *Isatis indigotica* Fort. 的叶片。主产于河北、江苏等地。夏、秋二季分 2~3 次采收。鲜用，或晒干生用。

【性味归经】苦，寒。归心、胃经。

【功效应用】

1. 清热解毒——喉痹口疮，痄腮丹毒。本品苦寒，既清心胃二经实火，又善解瘟疫时毒，有解毒利咽之效。用治心胃火盛，瘟毒上攻，发热头痛，痄腮喉痹，咽喉肿痛，口舌生疮诸证，常以鲜品捣汁内服，或配伍玄参、山豆根、黄连等复方使用；用治丹毒痈肿等证，可用鲜品捣烂外敷，或与蒲公英、紫花地丁、蚤休等药同煎内服。

2. 凉血消斑——热入营血，温毒发斑。本品苦寒，善解心胃二经实火热毒，入血分，又能凉血消斑，气血两清，故可用治热入营血，心胃毒盛，气血两燔，高热神昏，发斑发疹，常与水牛角、玄参、栀子等同用。本品亦可用治风热表证及温病初起，发热头痛，口渴咽痛等，可与葛根、连翘等同用，如清瘟解毒丸。

【用法用量】水煎服，9~15g，鲜品 30~60g。外用适量。

【使用注意】脾胃虚寒者忌用。

【现代研究】本品含靛蓝、靛玉红 B、葡萄糖芸苔素、新葡萄糖芸苔素等成分。具有广谱抗菌、抗病毒、抗炎、解热、增强免疫、抗内毒素、保肝等作用。靛玉红及其衍生物有广泛的抗肿瘤作用。

板蓝根　Bǎnlángēn

为十字花科植物菘蓝 *Isatis indigodica* Fort. 的根。主产于河北、江苏等地。秋季采挖。生用。

【性味归经】苦，寒。归心、胃经。

【功效应用】

1. 清热解毒——外感发热，温病初起，温毒发斑。本品性能、功用与大青叶相似，但大青叶长于凉血消斑，本品功善解毒利咽散结。随证配伍，可广泛用于温热病的各个阶段以及风热表证。治外感风热或温病初起，发热、头痛、咽痛等，可单用，或配金银花、荆芥等。治温热病气血两燔，或热入营血，高热、发斑者，常与黄芩、紫草、生地黄等配伍，如神犀丹。

2. 凉血，利咽——咽喉肿痛，大头瘟，痄腮，丹毒。本品苦寒，有清热解毒，凉血消肿之功。治风热上攻，咽喉肿痛，常与玄参、马勃、牛蒡子等同用。治丹毒、痄腮、大头瘟，头面红肿，咽喉不利者，常配伍玄参、连翘、牛蒡子等，如普济消毒饮。

【用法用量】水煎服，9~15g。

【使用注意】体虚而无实火热毒者忌服，脾胃虚寒者慎用。

【现代研究】本品含靛蓝，靛玉红，板蓝根乙、丙、丁素等。尚含β-谷甾醇、棕榈酸、尿苷、次黄嘌呤、青黛酮等。具有广谱抗菌、抗病毒、解热、抗炎、抗肿瘤、抗内毒素、增强免疫等作用。

蒲公英　Púgōngyīng

为菊科植物蒲公英 *Taraxacum mongolicum* Hand. - Mazz.、碱地蒲公英 *Taraxacum sinicum* Kitag. 或同属数种植物的全草。全国各地均有分布。夏至秋季花初开时采收。鲜用或生用。

【性味归经】苦、甘，寒。归肝、胃经。

【功效应用】

1. 清热解毒，消肿散结——痈肿疔毒，乳痈，内痈。本品苦寒，为清热解毒，消肿散结之佳品，凡热毒壅盛所致之疮痈肿毒，不论内痈外痈，均为常用药。因本品入肝、胃二经，兼能疏郁通乳，故为治乳痈要药。治乳痈，可单用本品浓煎内服，或以鲜品捣汁内服，渣敷患处，也可配全瓜蒌、金银花、牛蒡子等同用。治疗毒肿痛，常配伍野菊花、紫花地丁等，如五味消毒饮。治肠痈腹痛，常与大黄、牡丹皮、桃仁等同用。治肺痈吐脓，常与鱼腥草、冬瓜仁、芦根等同用。

2. 利尿通淋——热淋涩痛，湿热黄疸。本品苦寒，能清热利湿、利尿通淋。用治热淋涩痛，常配伍白茅根、车前子、金钱草等利水通淋药。用治湿热黄疸，可配茵陈蒿、栀子、大黄等利湿退黄药。

【用法用量】水煎服，9~15g。外用鲜品适量，捣敷或煎汤熏洗患处。

【使用注意】用量过大可致缓泻。

【现代研究】本品含蒲公英甾醇、蒲公英素、蒲公英苦素、胆碱、菊糖、果胶等。本品抗菌谱较广，并能抗炎、抗肿瘤、调节血脂、降糖、保肝、利胆、健胃、利尿、提高免疫力等。

紫花地丁　Zǐhuādìdīng

为堇菜科植物紫花地丁 *Viola ysdoensis* Makino 的全草。产于长江下游至南部各地。春、秋二季采收。鲜用或晒干生用。

【性味归经】苦、辛，寒。归心、肝经。

【功效应用】

清热解毒，凉血消肿——疔疮肿毒，乳痈肠痈，毒蛇咬伤。本品苦泄辛散，寒能清热，入心肝血分，能清热解毒，凉血消肿，消痈散结，为治血热壅滞，痈肿疮毒，红肿热痛的常用药，尤以治疔毒为其特长。用治疔疮初起肿痛，可单用鲜品捣汁内服，以渣外敷，也可配连翘、栀子等解毒消肿药同用。用治热毒疮痈，常配伍金银花、野菊花等，如五味消毒饮。用治乳痈，多配蒲公英煎汤内服，并以药渣外敷，或熬膏贴患处，均可取效。用治肠痈，可配伍大黄、红藤等。用治毒蛇咬伤，可用鲜品捣汁内服，亦可配雄黄少许，捣烂外敷。

【用法用量】水煎服，15~30g。外用鲜品适量，捣烂敷患处。

【使用注意】体质虚寒者忌服。

【现代研究】本品含苷类、黄酮类，尚含棕榈酸、反式对羟基桂皮酸、丁二醇、山奈酚 - 3 - O - 鼠李吡喃苷和蜡等。有明显抗菌作用，对结核杆菌、痢疾杆菌、金黄色葡萄球菌、肺炎链球菌、皮肤真菌及钩端螺旋体均有抑制作用。此外，还有抗病毒、解热、抗内毒素、消炎、消肿等作用。

白头翁　Báitóuwēng

为毛茛科草本植物白头翁 *Pulsatilla chinensis*（Bge.）Regel 的根。主产于东北、华北、华东等地。春、秋二季采挖。生用。

【性味归经】苦，寒。归胃、大肠经。

【功效应用】

清热解毒，凉血止痢——热毒血痢，疮痈肿毒。本品苦寒降泄，专入大肠经，能清热解毒、凉血止痢，尤善于清胃肠湿热及血分热毒，为治热毒血痢之良药。治热毒痢疾，里急后重，下痢脓血，可单用，或配伍黄连、黄柏、秦皮等，如白头翁汤。治赤痢下血，日久不愈，腹中冷痛，可与干姜、赤石脂等温中散寒、收涩止痢之品同用。

此外，本品能解毒凉血消肿，治疗疮痈肿毒、疖腮、瘰疬等证，常与蒲公英、连翘等清热解毒、消痈散结药同用。

【用法用量】水煎服，9～15g。外用适量。

【使用注意】虚寒泻痢者忌服。

【现代研究】本品含三萜皂苷、木脂素、白头翁素、原白头翁素、白头翁灵、白头翁英、胡萝卜苷以及糖蛋白等成分。具有抗菌、抗阿米巴原虫作用。尚有杀灭滴虫、抗病毒、抗肿瘤、抗炎、保护肠黏膜、保肝等作用。

马齿苋　Mǎchǐxiàn

为马齿苋科植物马齿苋 *Portolaca oleracea* L. 的地上部分。全国大部分地区均产。夏、秋二季采收。鲜用，或晒干，切段入药。

【性味归经】酸，寒。归肝、大肠经。

【功效应用】

1. 清热解毒——热毒疮疡。本品具有清热解毒、凉血消肿之功。治血热毒盛，痈肿疮疡，丹毒肿痛，可单用煎汤内服并外洗，再以鲜品捣烂外敷，如马齿苋膏，也可与其他的解毒消痈药同用。

2. 凉血止血——崩漏，便血。本品酸寒，入肝经血分，有凉血止血之效，适用于血热妄行之出血证。治疗血热崩漏下血，可用鲜品捣汁内服，或配茜草炭、苎麻根等同用。治大肠湿热，便血痔血，可单用，或与地榆、槐花等同用。

3. 止痢——热毒血痢。本品性寒质滑，味酸收敛，入大肠经，具有清热解毒、凉血止痢之功，为治痢疾的常用药物，单用水煎服即有效，亦可以鲜品捣汁加蜜调服，或与粳米煮粥服。

【用法用量】水煎服，9～15g。鲜品 30～60g。外用适量，捣敷患处。

【使用注意】脾胃虚寒者及孕妇慎用。

【现代研究】本品含三萜醇类、黄酮类、氨基酸类、有机酸及其盐，还有铁、硒、钙、磷、硝酸钾、硫酸钾等微量元素及无机盐。具有抗菌、调整菌群失调、调节胃肠功能、抗病毒、抗炎、镇痛、抗肿瘤、延缓衰老、降血糖、调节血脂、抗动脉硬化形成等作用。并对子宫有兴奋、收缩作用。

鸦胆子　Yādǎnzǐ

为苦木科植物鸦胆子 *Brucea javanica*（L.）Merr. 的成熟果实。主产于广西、广东等地。秋季果实成熟时采收。生用。

【性味归经】苦，寒。有小毒。归大肠、肝经。

【功效应用】

1. 清热解毒，止痢——热毒血痢，冷积久痢。本品苦寒，能清热解毒，尤善清大肠蕴热，凉血止痢。治热毒血痢，便下脓血，里急后重，可单用本品去皮 25～50 粒，白糖水送服。若治冷积久痢，可采取口服与灌肠并用的方法。若治久痢久泻，迁延不愈者，可配诃子肉、乌梅肉、木香等同用。

2. 截疟——疟疾。本品苦寒，入肝经，有杀虫截疟之功，对各种类型的疟疾均可应用，尤以间日疟及三日疟效果较好，对恶性疟疾也有效。

3. 外用腐蚀赘疣——鸡眼，赘疣。本品外用有腐蚀作用。治鸡眼、寻常疣等，可取鸦胆子仁捣烂涂敷患处，或用鸦胆子油局部涂敷。

【用法用量】内服，0.5～2g，用龙眼肉包裹或装入胶囊吞服。亦可压去油制成丸剂、片剂服用，不宜入煎剂。外用适量。

【使用注意】本品有毒，对胃肠道及肝肾均有损害，内服需严格控制剂量，不宜多用、久服。外用注意用胶布保护好周围正常皮肤，以防止对正常皮肤的刺激。孕妇、小儿慎用。胃肠出血及肝肾病患者，应慎用或忌用。

【现代研究】本品主要含苦木苦味素类、生物碱（鸦胆子碱、鸦胆宁等）、苷类（鸦胆灵、鸦胆子苷等）、酚性成分、黄酮类、香草酸、鸦胆子甲素以及鸦胆子油等。对阿米巴原虫有杀灭作用；对其他寄生虫如鞭虫、蛔虫、绦虫及阴道滴虫等也有驱杀作用；有显著的抗疟作用；对赘疣细胞可使细胞核固缩、细胞坏死、脱落。此外，还有抗肿瘤，抗流感病毒等作用。

土茯苓　Tǔfúlíng

为百合科植物光叶菝葜 *Smilax glabra* Roxb. 的块茎。长江流域及南部各地均有分布。夏、秋二季采收。生用。

【性味归经】甘、淡，平。归肝、胃经。

【功效应用】

1. 解毒，通利关节——梅毒，肢体拘挛，痈肿疮毒。本品甘淡，解毒利湿，通利关节，又兼解汞毒，对梅毒或因梅毒服汞剂中毒而致肢体拘挛、筋骨疼痛者功效尤佳，故为治梅毒要药。可单味大剂量水煎服，也可配伍金银花、白鲜皮、威灵仙等。若因服汞剂中毒而致肢体拘挛者，常与薏苡仁、防风、木瓜等同用。本品有清热解毒之功，兼能消肿散结，亦可用于疮痈疔毒、咽痛等证。如治疮痈红肿溃烂，可将本品研为细末，好醋调敷。

2. 除湿——湿热淋浊，带下，湿疹瘙痒。本品甘淡渗利，解毒利湿，适用于湿热所致的淋证、妇人带下、湿疹等病证。用治热淋，常配伍木通、车前子等。用治湿热带下，则与黄柏、苦参等同用。治湿疹瘙痒，常与地肤子、白鲜皮等同用。

【用法用量】水煎服，15~60g。外用适量。

【使用注意】肝肾阴虚者慎用。服药时忌茶。

【现代研究】本品含落新妇苷、异黄杞苷、胡萝卜苷、生物碱、挥发油、鞣质、树脂、淀粉、甾醇等成分。具有利尿、抑菌、抗炎、镇痛、缓解汞中毒、拮抗棉酚中毒、抗肿瘤等作用。

鱼腥草　Yúxīngcǎo

为三白草科植物蕺菜 *Houttuynia cordata* Thunb. 的地上部分。主产于长江以南各地。夏季茎叶茂盛花穗多时采收。生用。

【性味归经】辛，微寒。归肺经。

【功效应用】

1. 清热解毒——肺痈吐脓，肺热咳嗽。本品寒能清泄，主入肺经，以清解肺热见长，又具有消痈排脓之功，故为治肺痈之要药。治疗肺痈咳吐脓血，胸痛，常配桔梗、芦根、薏苡仁等清热排脓药。治疗肺热咳嗽，痰黄黏稠，多与黄芩、桑白皮、瓜蒌等清热化痰药同用。

2. 消痈排脓——热毒疮痈。本品辛寒，既能清热解毒，又能消痈排脓，为外痈疮毒常用之品。治疗热毒疮痈，红肿热痛或热盛脓成，可单用本品内服，或与蒲公英、野菊花、连翘等清热解毒药同用，亦可用鲜品捣烂外敷。

3. 利尿通淋——湿热淋证。本品有清热除湿，利尿通淋之功。治疗热淋小便涩痛，可与车前子、金钱草等利水通淋药配伍。

【用法用量】水煎服，15~25g，不宜久煎；鲜品用量加倍，水煎或捣汁服。外用适量，捣敷或煎汤熏洗患处。

【使用注意】本品含挥发油，不宜久煎。虚寒证及阴证疮疡忌服。

【现代研究】本品主要含鱼腥草素、蕺菜碱、槲皮苷、氯化钾等成分。可增强白细胞的吞噬能力，提高血清备解素和机体免疫力，并具有广谱抗菌、抗病毒、镇咳、平喘作用。此外，还有抗炎、利尿、抗肿瘤、镇静、抗辐射等作用。

大血藤　DàXuèténg

为木通科植物大血藤 *Sargentodoxa cuneata*（Oliv.）Rehd. et wils. 的藤茎。主产于江西、湖北、江苏等地。秋、冬二季采收。生用。

【性味归经】苦，平。归大肠、肝经。

【功效应用】

1. 清热解毒——肠痈腹痛，热毒疮疡。本品苦降开泄，主入大肠经，善散肠中热毒，行肠中瘀滞，为治肠痈之要药。治肠痈初起，热毒瘀滞，腹痛胀满者，常与败酱草、桃仁、牡丹皮等清热解毒、凉血活血之品同用。治热毒疮疡，多与金银花、连翘、贝母等同用。

2. 活血止痛——跌打损伤，经闭痛经，风湿痹痛。本品有活血祛瘀、消肿止痛之功，可广泛用于瘀血阻滞所致的多种疼痛。治跌打损伤，瘀肿疼痛，常配赤芍、牛膝、续断等活血化瘀药。治经闭痛经，可配香附、当归、丹参等活血调经、理气止痛之品。治风湿痹痛，腰腿疼痛、关节不利者，多与独活、络石藤、威灵仙等祛风湿药同用。

【用法用量】水煎服，9~15g。外用适量。

【使用注意】孕妇慎用。

【现代研究】本品含大黄素、大黄素甲醚、β-谷甾醇、胡萝卜苷、硬脂酸、毛柳苷、右旋丁香酚二葡萄糖苷、右旋二氢愈创木脂酸、大黄酚、香草酸以及对香豆酸-对羟基苯乙醇酯、红藤多糖、鞣质等成分。本品具有抑菌、抑制血小板聚集和血栓形成、扩张冠脉、增加冠脉流量、缩小心肌梗死范围、抑制小鼠肠蠕动和抗癌等作用。

败酱草　Bàijiàngcǎo

为败酱科植物黄花败酱 *Patrinia scabiosaefolia* Fisch. ex Link.、白花败酱 *P. villose* Juss. 的全草。主产于四川、河北等地。夏、秋二季采收。生用。

【性味归经】辛、苦，微寒。归大肠、胃、肝经。

【功效应用】

1. 清热解毒，消痈排脓——肠痈、肺痈及皮肤疮痈。本品苦泄辛散，寒凉清热，主入大肠经，功善清热解毒，消痈排脓，且能活血止痛，为治肠痈的要药，兼治肺痈和皮肤疮痈。治肠痈初起，腹痛便秘、未化脓者，常与金银花、蒲公英、牡丹皮等同用；若治肠痈脓已成者，常与薏苡仁、附子等同用，如薏苡附子败酱散。治肺痈咳吐脓血，常与鱼腥草、芦根、桔梗等同用。治痈肿疮毒，无论已溃未溃皆可用之，常与金银花、连翘等配伍，并可以鲜品捣烂外敷。

2. 祛瘀止痛——产后瘀阻腹痛。本品辛散行滞，有祛瘀通经止痛之功，可用于瘀血阻滞所致的妇女月经不调、痛经、产后腹痛等证。可单用本品煎服，或与红花、川芎、当归等活血止痛药配伍。

【用法用量】水煎服，9~15g。外用适量，捣烂敷患处。

【使用注意】脾胃虚弱，食少泄泻者忌服。

【现代研究】黄花败酱根及根茎含齐墩果酸、常春藤皂苷元、黄花龙芽苷、败酱皂苷、胡萝卜苷等多种皂苷，败酱烯和异败酱烯等挥发油，尚含生物碱、鞣质等。白花败酱中含有挥发油，根和根茎含白花败酱醇苷、番木鳖苷、莫诺苷等。对金黄色葡萄球菌、痢疾杆菌、伤寒杆菌、绿脓杆菌、大肠杆菌有抑制作用，并有抗病毒、抑制艾滋病病毒、保肝、利胆、促进肝细胞再生、防止肝细胞变性等作用。

射　干　Shègān

为鸢尾科植物射干 *Belamcanda chinensis* (L.) DC. 的根茎。主产于湖北、河南、江苏等地。切片，生用。

【性味归经】苦，寒。归肺经。

【功效应用】

1. 清热解毒，利咽——咽喉肿痛。本品苦寒降泄，清热解毒，主入肺经，有清肺泻火，利咽消肿之功，为治咽喉肿痛常用之品。主治热毒痰火郁结，咽喉肿痛，可单用，或与黄芩、桔梗、甘草等同用。若治外感风热，咽痛音哑，常与牛蒡子、蝉蜕等药物同用。

2. 祛痰——痰盛咳喘。本品有清肺火，降气祛痰之功。治肺热咳喘，痰多而黄，常与桑白皮、马兜铃、桔梗等清肺化痰药同用。若治寒痰咳喘，痰多清稀，可与麻黄、细辛、生姜等药配伍，如射干麻黄汤。

【用法用量】水煎服，3~9g。

【使用注意】本品苦寒，脾虚便溏者不宜使用。孕妇忌用或慎用。

【现代研究】本品含鸢尾苷、鸢尾黄酮、鸢尾黄酮苷、射干定、草夹竹桃苷、多种二环三萜及其衍生物、苯酚类化合物等成分。对常见致病性真菌有较强的抑制作用；对外感及咽喉疾患中的某些病毒（腺病毒、ECHO11）有抑制和延缓作用；并有抗炎、解热、止痛、利尿作用。

第四节　清热凉血药

本类药物多为甘苦咸寒之品，多归心、肝二经，具有清解营分、血分热邪的作用，主要用于营分、血分实热证。如温热病热入营血，症见身热夜甚、心烦不寐、斑疹隐现、舌红绛、脉细数，甚则神昏谵语、吐衄便血、发斑、舌质深绛等。也可用于内科杂病中的各种血热妄行之证。此外，本类药物常分别兼有止血、养阴、解毒、活血等不同功效，还可主治其他热毒证、阴虚证或瘀血证。

生地黄　Shēngdìhuáng

为玄参科多年生草本植物地黄 *Rehmannia glutinosa* Libosch. 的块根。主产于河南、河北、内蒙古等地，以河南出产的品质最佳。秋季采挖。鲜用者习称"鲜地黄"，干燥生用习称"生地黄"。

【性味归经】甘、苦，寒。归心、肝、肾经。

【功效应用】

1. 清热凉血——温热病热入营血证，血热出血证。本品甘润苦泄寒清，入心肝血分，为清热凉血、止血之要药。用治温热病热入营分，身热夜甚、口干、舌红无苔，多配玄参、金银花、竹叶等同用，如清营汤。若温热病热入血分，神昏舌绛、吐衄便血、斑疹紫暗，常与水牛角、赤芍、丹皮等配伍，如犀角地黄汤。治血热吐衄，便血尿血，崩漏等，可配白茅根、地榆、侧柏叶等凉血止血药。

2. 养阴生津——阴虚内热，骨蒸劳热，津伤口渴，内热消渴，肠燥便秘。本品甘寒质润，有养阴清热、生津止渴之功，可用于多脏腑的阴虚津亏证。治阴虚内热，潮热骨蒸，常与知母、地骨皮等同用。治热病后期，余热未清，阴分已伤，夜热早凉，可配青蒿、知母、鳖甲等，如青蒿鳖甲汤。治热病伤阴，烦渴多饮，常配麦冬、沙参、玉竹等药，如益胃汤。治阴虚内热之消渴证，可配山药、黄芪、山茱萸等，如滋膵饮。治温病津伤，肠燥便秘，常与玄参、麦冬同用，如增液汤。

【用法用量】水煎服，10~15g。鲜品用量加倍，或以鲜品捣汁入药。

【使用注意】脾虚湿滞，腹满便溏者不宜用。

【现代研究】本品主要成分为苷类、糖类及氨基酸，以苷类为主，在苷类中又以环烯醚萜苷为主。本品有缩短凝血、抗炎作用；能对抗地塞米松对垂体—肾上腺皮质系统的抑制作用，促进肾上腺皮质激素的合成；可使外周血液 T 淋巴细胞显著增加，提高网状内皮系统的吞噬能力。此外，还有强心、利尿、镇静、降压、抗过敏等作用。

玄 参 Xuánshēn

为玄参科植物玄参 Scrophularia ningpoensis Hemsl. 的根。主产于我国长江流域及陕西、福建等地。冬季茎叶枯萎时采挖。生用。

【性味归经】甘、苦、咸，微寒。归肺、胃、肾经。

【功效应用】

1. 清热凉血——温热病热入营血证，温毒发斑。本品苦咸而寒，入血分，能清热凉血。治温病热入营分，身热夜甚、心烦口渴、舌绛脉数者，常配生地黄、丹参、连翘等，如清营汤。治温病邪陷心包，神昏谵语，可与麦冬、连翘心等同用，如清宫汤。治温热病，气血两燔，发斑发疹，可与石膏、知母等同用。

2. 滋阴——热病伤阴，津伤便秘，骨蒸劳嗽。本品甘寒质润，能清热生津，滋阴润燥。治热病伤阴，津伤便秘，常与生地黄、麦冬同用，如增液汤。治肺肾阴虚，骨蒸劳嗽，常配百合、生地黄、贝母等，如百合固金汤。

3. 泻火解毒——目赤咽痛，白喉，瘰疬，痈肿疮毒。本品性味苦咸寒，既能清热凉血，又能泻火解毒。用治肝经热盛，目赤肿痛，可配栀子、大黄等。若治瘟毒热盛，咽喉肿痛、白喉，多与黄芩、连翘、板蓝根等同用，如普济消毒饮。若治痰火郁结之瘰疬，常与浙贝母、牡蛎等同用，如消瘰丸。若治痈肿疮毒，可配金银花、连翘、蒲公英等清热解毒药同用。

【用法用量】水煎服，10～15g。

【使用注意】脾胃虚寒，食少便溏者不宜用。反藜芦。

【现代研究】本品主要含哈帕苷、浙玄参苷甲等环烯醚萜类化合物及生物碱、植物甾醇、油酸、硬脂酸、葡萄糖、天冬酰胺、微量挥发油等成分。本品对金黄色葡萄球菌、伤寒杆菌、绿脓杆菌、大肠杆菌等多种细菌有抑制作用；对多种皮肤真菌有抑制作用。有降压、增加冠脉血流量、抗炎、镇静、抗惊厥等作用。

牡丹皮 Mǔdānpí

为毛茛科植物牡丹 Paeonia suffruticosa Andr. 的根皮。主产于安徽、河南、山东等地。秋季采挖。生用或酒炙用。

【性味归经】苦、辛，微寒。归心、肝、肾经。

【功效应用】

1. 清热凉血——温热病热入营血证，温毒发斑，血热吐衄。本品苦泄清热，辛散透发，入心、肝、肾经，既能清热凉血，又善活血祛瘀，有凉血不留瘀、活血而不妄行之特点，为治温热病热入营血证的常用药。治温热病热入营血，迫血妄行所致发斑、吐血、衄血，常配栀子、大黄、黄芩等同用，如牡丹汤。治血热吐衄，可配大黄、大蓟、茜草等药物，如十灰散。治阴虚血热吐衄，多配生地黄、栀子，如滋水清肝饮。

2. 活血散瘀——血滞经闭、痛经，跌打损伤，痈肿疮毒。本品辛行苦泄，有活血祛瘀之功。治血滞经闭、痛经，常配桃仁、川芎、桂枝等，如桂枝茯苓丸。治跌打伤痛，可配红花、乳香、没药等同用，如牡丹皮散。

本品既能清热凉血，又能散瘀消痈。治火毒炽盛，痈肿疮毒，可与金银花、连翘、蒲公英等同用。治肠痈初起，多与大黄、桃仁、芒硝等配伍，如大黄牡丹皮汤。

3. 清虚热——温病伤阴，阴虚发热，无汗骨蒸。本品性味苦辛寒，入血分，善于清透阴分伏热。治温热病后期，余热未尽，阴液已伤，夜热早凉，骨蒸无汗或低热不退，常与鳖甲、青蒿等药配伍，如青蒿鳖甲汤。若治阴虚内热，骨蒸潮热，盗汗等，可与知母、黄柏等药同用。

【用法用量】水煎服，6～12g。清热凉血宜生用，活血散瘀宜酒炙用。

【使用注意】血虚有寒、月经过多及孕妇不宜用。

【现代研究】本品含牡丹酚、牡丹酚苷、牡丹酚原苷、牡丹酚新苷等。尚含芍药苷、氧化芍药苷、苯甲酰芍药苷、苯甲酸、没食子酸及挥发油、蔗糖等。能显著降低心输出量，增加冠脉血流量；有抗血小板凝聚、镇痛、镇静、解痉、降压、解热、抗动脉粥样硬化、抗溃疡、利尿、抗自由基等作用；对痢疾杆菌、大肠杆菌、伤寒杆菌等多种致病菌有较强的抑制作用。

赤 芍 Chìsháo

为毛茛科多年生草本植物芍药 Paeonia lactiflora Pall. 或川赤芍 P. veitchii Lynch 的根。芍药主产于内蒙古、河北、东北等地；川赤芍主产于四川、甘肃、陕西等地。春、秋二季采挖。生用或炒用。

【性味归经】苦，微寒。归肝经。

【功效应用】

1. 清热凉血——温热病热入营血证，温毒发斑，血热吐衄。本品苦寒，专入肝经，善走血分，其清热凉血、活血祛瘀之功与牡丹皮相似，常相须为用。治温毒发斑，可配水牛角、牡丹皮、生地黄等。治血热吐衄，常与生地黄、大黄、白茅根等药同用。

2. 散瘀止痛——肝郁胁痛，经闭痛经，癥瘕腹痛，跌打损伤，痈肿疮毒。本品苦寒入肝经血分，与牡丹皮相似，有活血散瘀之功，且长于散瘀止痛，凡血瘀所致诸证，均可使用。治肝郁血滞之胁痛，常配柴胡、牡丹皮等。治血滞经闭、痛经、癥瘕腹痛，多与当归、川芎、延胡索等同用，如少腹逐瘀汤。治跌打损伤，瘀肿疼痛，可与乳香、没药等同用。治热毒疮痈，常配伍金银花、天花粉、乳香等，如仙方活命饮。

3. 清泻肝火——目赤肿痛。本品苦寒入肝经，有清泻肝火之效。治肝热目赤肿痛，羞明多眵，或目生翳障，常与菊花、夏枯草等同用。

【用法用量】水煎服，6～12g。

【使用注意】血寒经闭者不宜用。反藜芦。

【现代研究】本品含有芍药苷、芍药内酯苷、氧化芍药苷、苯甲酰芍药苷、芍药新苷、没食子酸、脂肪油、树脂、挥发油等成分。能够扩张冠状动脉、增加冠脉血流量、抑制血小板聚集、延长体外血栓形成时间；对肝细胞 DNA 的合成有明显增强作用，能显著促进3H-胸腺嘧啶核苷掺入肝细胞内，促进肝细胞再生；具有解热、抗惊厥、镇静、镇痛、抗溃疡及降压等作用。

第五节　清虚热药

本类药物多为苦寒或甘寒之品，主要归肝、肾经，以清虚热、退骨蒸为主要作用，主要适用于肝肾阴虚，虚火内扰所致的骨蒸潮热、手足心热、心胸烦热、盗汗、遗精、舌红少津、脉细数等。亦可用于温热病后期，余热未清，伤阴劫液，而致夜热早凉、热退无汗、舌质红绛等。使用本类药物时，常与滋阴药配伍，方能标本兼治。对于热病后期，虽阴液已伤，而邪热尚存，还应注意配伍凉血、解毒药，以针对未尽之热邪。

青　蒿　Qīnghāo

为菊科植物黄花蒿 *Artemisia annua* L. 的地上部分。全国大部地区均有分布。夏、秋季节花将开时采割。鲜用，或生用。

【性味归经】苦、辛，寒。归肝、胆经。

【功效应用】

1. 清虚热，退骨蒸——温邪伤阴，夜热早凉，阴虚发热，劳热骨蒸。本品辛香透散，苦寒清热，长于清透阴分伏热，凉血除蒸。治温病后期，余热未清，邪伏阴分，伤阴劫液，夜热早凉，热退无汗，或热病后低热不退者，常配伍鳖甲、知母、丹皮等，如青蒿鳖甲汤。若治阴虚发热，骨蒸劳热，潮热盗汗，五心烦热，舌红少苔，可与银柴胡、胡黄连、知母等同用，如清骨散。

2. 解暑——暑热外感，发热口渴。本品芳香而散，善解暑热，治疗外感暑热，头昏头痛，发热口渴，常与连翘、滑石、西瓜翠衣等配伍。

3. 截疟——疟疾寒热。本品辛寒芳香，主入肝胆，截疟之功甚强，尤善除疟疾寒热，为治疗疟疾之良药。可用大量鲜青蒿绞汁服用，或与草果、柴胡等药同用。

【用法用量】水煎服，6~12g。后下，或鲜用绞汁服。

【使用注意】脾胃虚弱，肠滑泄泻者忌服。

【现代研究】本品含有倍半萜类、黄酮类、香豆素类和挥发性成分。倍半萜类成分有青蒿素、青蒿甲素、青蒿乙素、青蒿酸、青蒿醇等。黄酮类成分有猫眼草黄素、猫眼草酚等。香豆素类成分有香豆素、6-甲氧基-7-羟基香豆素，东莨菪内酯等。挥发性成分以茨烯、β-茨烯、异蒿酮、左旋樟脑、β-丁香烯为主。具有显著抗疟作用；对表皮葡萄球菌、卡他球菌、炭疽杆菌、白喉杆菌有较强的抑菌作用，对金黄色葡萄球菌、绿脓杆菌、痢疾杆菌、结核杆菌等也有一定的抑菌作用；能提高淋巴细胞的转化率，促进机体细胞免疫。此外，还有解热、镇痛、镇咳、祛痰、平喘等作用。

地骨皮　Dìgǔpí

为茄科植物枸杞 *Lycium chinensis* Mill. 或宁夏枸杞 L. *barbarum* L. 的根皮。南北各地均产。初春或秋后采挖。生用。

【性味归经】甘，寒。归肺、肝、肾经。

【功效应用】

1. 凉血除蒸——阴虚发热，盗汗骨蒸，血热出血证。本品甘寒清润，善清肝肾虚热，除有汗之骨蒸，为退虚热、疗骨蒸之佳品。治阴虚发热，常配知母、鳖甲、银柴胡等。治盗汗骨蒸、肌瘦潮热，常与秦艽、鳖甲等药同用，如秦艽鳖甲汤。

本品甘寒入血分，能清热凉血、止血，治血热妄行所致的吐血、衄血、尿血诸证，可单味煎服，或配伍侧柏叶、白茅根等凉血止血药同用。

2. 清肺降火——肺热咳嗽。本品甘寒，善清泄肺热，除肺中伏火。治肺火郁结，气逆不降，咳嗽气喘，皮肤蒸热等，常与桑白皮、甘草同用，如泻白散。

此外，本品还能泄热而生津止渴，治内热消渴，可与生地黄、天花粉、五味子等药同用。

【用法用量】水煎服，9～15g。

【使用注意】外感风寒发热及脾虚便溏者不宜用。

【现代研究】本品含桂皮酸和多样酚类物质、甜菜碱，并分离得 β-谷甾醇、亚油酸、亚麻酸等成分。有较强且药效持久的解热作用和降压、降血脂、降血糖及兴奋子宫等作用；对伤寒杆菌、甲型副伤寒杆菌与弗氏痢疾杆菌有较强的抑制作用。

银柴胡 Yíncháihú

为石竹科植物银柴胡 *Stellaria dichotoma* L. var. *Lanceolata* Bge. 的根。主产于我国西北部及内蒙古等地。春、夏间植株萌发或秋后茎叶枯萎时采挖。生用。

【性味归经】甘，微寒。归肝、胃经。

【功效应用】

1. 清虚热——阴虚发热。本品性味甘寒，有退热除蒸之效。治肝肾阴虚，骨蒸劳热，潮热盗汗，常配胡黄连、地骨皮、青蒿等，如清骨散。

2. 除疳热——疳积发热。本品有清虚热、除疳热之效，治小儿疳积发热，腹大消瘦、毛发焦枯，常与党参、鸡内金、使君子等健脾消食药及驱虫药同用，共奏消积杀虫、健脾疗疳之效。

【用法用量】水煎服，3～10g。

【使用注意】外感风寒，血虚无热者忌用。

【现代研究】本品主要含甾体类、黄酮类、环肽类以及挥发性成分。能够降低血清胆固醇，降低主动脉类脂质含量，具有抗动脉粥样硬化作用；并具有解热和杀精子作用。

胡黄连 Húhuánglián

为玄参科植物胡黄连 *Picrorhiza scrophulariiflora* Pennell. 的根茎。主产于西藏、云南。秋季采挖。生用。

【性味归经】苦，寒。归肝、胃、大肠经。

【功效应用】

1. 退虚热——骨蒸潮热。本品苦寒，入肝经血分，有退虚热、除骨蒸之效。治阴虚发热，骨蒸潮热，常与银柴胡、地骨皮等药同用，如清骨散。

2. 除疳热——疳积发热。本品有清虚热、除疳热之效，治小儿疳积，消瘦腹胀，低热不退，常配党参、白术、山楂等，如肥儿丸。

3. 清湿热——湿热泻痢。本品苦寒沉降，能清热燥湿，尤善除胃肠湿热。治湿热泻痢，常与黄连、黄芩、白头翁等清热燥湿止痢药同用。

【用法用量】水煎服，3～10g。

【使用注意】脾胃虚寒者慎用。

【现代研究】本品主要有环烯醚萜苷及少量生物碱，酚酸及其糖苷，少量甾醇等。具有保肝、利胆作用；对各种痉挛剂引起的平滑肌痉挛有拮抗作用；对多种皮肤真菌有不同程度的抑制作用；对酵母多糖引起的 PMN 白细胞的化学发生和自由基的产生有抑制作用；对平滑肌有收缩作用。

其他清热药简表

分类	药名	药用部位	性味归经	功效应用	用法用量
清热泻火药	决明子	种子	甘、苦、咸，微寒。归肝、大肠经	清热明目——目赤涩痛，羞明多泪，头痛眩晕，目暗不明 润肠通便——大便秘结	9～15g
	谷精草	头状花序	辛、甘，平。归肝、肺经	疏散风热——风热头痛 明目退翳——风热目赤，肿痛羞明，眼生翳膜	5～10g
	密蒙花	花蕾及花序	甘，微寒。归肝经	清热泻火——目赤肿痛，多泪羞明 养肝明目——肝虚目暗，视物昏花 退翳——目生翳膜	3～9g
	青葙子	种子	苦，微寒。归肝经	清肝泻火——肝火眩晕 明目退翳——肝热目赤，目生翳膜，视物昏花	9～15g
清热燥湿药	秦皮	枝皮或干皮	苦、涩，寒。归肝、胆、大肠经	清热燥湿，收涩止痢，止带——湿热泻痢，赤白带下 明目——目赤肿痛，目生翳膜	6～12g。外用适量，煎洗患处
	苦参	根	苦，寒。归心、肝、胃、大肠、膀胱经	清热燥湿——湿热泻痢，便血，黄疸 利尿——淋证涩痛，小便不利 杀虫——赤白带下，阴肿阴痒，湿疹湿疮，皮肤瘙痒，疥癣麻风 宁心止悸——心悸不宁	5～10g。外用适量，煎洗患处
	白鲜皮	根皮	苦，寒。归脾、胃、膀胱经	清热燥湿——湿热疮毒，湿疹，风疹，疥癣 祛风解毒——风湿热痹，黄疸	5～10g。外用适量，煎汤洗或研粉敷

分类	药名	药用部位	性味归经	功效应用	用法用量
清热解毒药	青黛	茎叶加工品	咸，寒。归肝经	清热解毒，凉血消斑——温毒发斑，血热吐衄，口疮，痄腮 泻火定惊——胸痛咳血，小儿肝热惊痫	1.5～3g，宜入丸散用。外用适量
	贯众	根茎	苦，微寒。有小毒。归肝、胃经	清热解毒——时疫感冒，风热头痛，温毒发斑，疮疡肿毒 止血——崩漏下血 杀虫——虫积腹痛	5～9g
	野菊花	头状花序	苦、辛，微寒。归肝、心经	清热解毒——疔疮痈肿 泻火平肝——目赤肿痛，头痛眩晕	9～15g。外用适量
	重楼	根茎	苦，微寒。有小毒。归肝经	清热解毒，消肿止痛——疔疮痈肿，咽喉肿痛，蛇虫咬伤，跌扑伤痛 凉肝定惊——惊风抽搐	3～9g。外用适量，捣敷或研末调涂患处
	拳参	根茎	苦、涩，微寒。归肺、肝、大肠经	清热解毒，消肿——痈肿瘰疬，蛇虫咬伤，赤痢热泻 止血——血热吐衄，痔疮出血 镇惊息风——热病神昏，惊痫抽搐	5～9g。外用适量
	山豆根	根及根茎	苦，寒。有毒。归肺、胃经	清热解毒，利咽消肿——乳蛾喉痹，咽喉肿痛，牙龈肿痛，口舌生疮	3～6g
	马勃	子实体	辛，平。归肺经	清肺利咽——咽喉肿痛，音哑，咳嗽，失音 止血——吐血衄血，外伤出血	2～6g。布包煎；或入丸、散。外用适量，敷患处
	半边莲	全草	辛，平。归心、小肠、肺经	清热解毒——痈肿疔疮，蛇虫咬伤 利尿消肿——臌胀水肿，湿热黄疸，湿疹湿疮	9～15g
	白花蛇舌草	全草	微苦、甘，寒。归胃、大肠、小肠经	清热解毒，散结消肿——痈肿疮毒，肠痈腹痛，癥积痞块，蛇虫咬伤 利湿通淋——热淋涩痛，湿热黄疸	6～30g。外用鲜品适量，捣烂敷患处

分类	药名	药用部位	性味归经	功效应用	用法用量
清热凉血药	紫草	根	甘、咸，寒。归心、肝经	清热凉血，透疹消斑——血热毒盛，斑疹紫黑，麻疹不透 活血解毒——疮疡，湿疹，水火烫伤	5～10g。外用适量，熬膏或用植物油浸泡涂擦
	水牛角	角	苦，寒。归心、肝经	清热凉血，解毒——温病高热，神昏谵语，发斑发疹，吐血衄血，痈肿疮毒，咽喉肿痛 定惊——惊风，癫狂	15～30g，宜先煎3小时以上
清虚热药	白薇	根及根茎	苦、咸，寒。归胃、肝、肾经	清热凉血——温邪伤营发热，阴虚发热，骨蒸劳热，产后血虚发热 利尿通淋——热淋，血淋 解毒疗疮——痈疽肿毒	5～10g

【复习思考题】

1. 清热药分几类？每类药物的性能特点、适应证是什么？
2. 简述栀子的功效和使用注意？
3. 比较石膏、知母功效应用的异同。
4. 黄连与胡黄连的来源及功效有什么不同。
5. 比较银花、连翘功效应用的异同。
6. 比较黄芩、黄连、黄柏功效应用的异同。
7. 比较生地、玄参功效应用的异同。

第三章 泻 下 药

凡以泻下通便为主要作用，用于治疗里实积滞，大便秘结为主的药物，称为泻下药。

泻下药多为苦寒沉降之品，主归大肠经，以泻下通便为主要作用，部分药具有清热泻火、逐水退肿等功效，服用后能引起腹泻，或滑利大肠，使肠中宿食积滞、燥屎、体内热毒火毒、水湿停饮及其他有害物质从大小便中排出，从而达到排除积滞，祛除停饮，消退水肿的目的。

泻下药主要用于大便秘结，肠胃积滞，实热内结及水肿停饮，胸腹积水等里实证。

根据泻下药作用强弱及主治病证的不同，可分为攻下药、润下药和峻下逐水药三类。

使用泻下药时，常需与行气药配伍，以增强疗效。若里实兼有表邪者，当先解表后攻里，或配伍解表药，表里双解，以免表邪内陷；若里实兼正虚者，应与补虚药同用，攻补兼施，使邪祛而正复；热结便秘者，应配伍清热药；寒积便秘者，应配伍温里药。

使用作用较强的泻下药时，应中病即止，切勿过量，以免损伤正气；年老体弱，脾胃虚弱者应慎用；妇女胎前产后及月经期当忌用。对作用峻猛并有毒性的泻下药，要严格炮制，控制用量，注意用法及禁忌证，避免中毒现象发生，确保用药安全。

第一节 攻 下 药

本类药物多苦寒沉降，主入胃、大肠经，具有较强的泻下通便作用，主治实热积滞，大便秘结。其中部分药物兼有较强的清热泻火功效，故又可用于热病高热神昏，谵语发狂；火邪上炎的头痛目赤、咽喉肿痛、牙龈肿痛及火热炽盛，迫血妄行的吐血衄血等上部出血证。以上病证无论有无便秘，均可用本类药攻下里实，起到"釜底抽薪"的作用。此外，还可用于痢疾初起，肠道寄生虫病等。

根据"六腑以通为用"、"通则不痛"的理论，现代临床以攻下药为主，配伍清热解毒药、活血化瘀药等，治疗肠梗阻、急性胰腺炎、胆囊炎、胆石症、胆道蛔虫症等急腹症，取得了较好效果。

大 黄 Dàhuáng

为蓼科植物掌叶大黄 *Rheum palmatum* L.、唐古特大黄 *Rheum tanguticum* Maxim. ex Balf. 或药用大黄 *Rheum officinale* Baill. 的根和根茎。掌叶大黄和唐古特大黄药材称北大黄，主产于青海、甘肃等地。药用大黄药材称南大黄，主产于四川。于秋末茎叶枯萎或次春发芽前采挖，切块或段干燥。切片或块，生用，或酒炙，或酒蒸，或炒炭用。

【性味归经】苦，寒。归脾、胃、大肠、肝、心包经。

【功效应用】

1. 泻下攻积——肠胃积滞，大便秘结。本品苦寒，苦能降泄，寒能清热，具有较强的泻下攻积作用，为治疗积滞便秘之要药，尤善治热结便秘。常与芒硝、枳实、厚朴配伍，以增强峻下热结的作用，如大承气汤。若便秘兼有气血亏虚之证，当与人参、当归等补虚药同用，益气补血，扶正祛邪，如黄龙汤；若属热结津亏便秘，则与生地、玄参、麦冬等合用，以养阴增液，如增液承气汤；若属脾阳不足，冷积便秘，则须与附子、干姜等温里药配伍，如温脾汤。

2. 清热泻火——火热上炎之目赤、咽肿、口疮及牙龈肿痛。本品清热泻火，又具苦降之性，能使上炎之火得以下泄，常用治目赤肿痛、咽喉肿痛、口舌生疮及牙龈肿痛等上部火热之证，可配伍黄芩、栀子等清热泻火药，如凉膈散。

3. 凉血止血——血热妄行之吐衄出血。本品苦降，善泻血分实热，有凉血止血之功，治疗血热妄行之吐血、衄血、咯血等上部出血证，常与黄芩、黄连等同用，如泻心汤。

4. 解毒——热毒疮疡，烧伤烫伤。本品能清热解毒，借其泻下通便之功，又能使热毒得以下泄。治热毒疮疡，红肿热痛，常配伍金银花、蒲公英、连翘等。治肠痈腹痛，常与牡丹皮、桃仁、芒硝等同用，如大黄牡丹汤。治烧伤烫伤，可单用粉，或配地榆粉，麻油调敷患处。

5. 活血祛瘀——瘀血证。本品有较好的活血祛瘀作用，为治瘀血证的常用药。治疗妇女产后恶露不尽，瘀滞腹痛，常与桃仁、土鳖虫等同用，如下瘀血汤。治瘀血经闭、痛经，可配伍桃仁、桂枝等，如桃核承气汤。治跌打损伤，瘀血肿痛，常配伍当归、红花、穿山甲等，如复元活血汤。

6. 清泄湿热——湿热痢疾、黄疸、淋证。本品能清泄湿热，利胆退黄，可用于痢疾、黄疸、淋证等多种湿热蕴结之证。治疗肠胃湿热，痢疾初起，可与黄连、木香、白芍等同用，如芍药汤。治湿热黄疸，可配茵陈、栀子，如茵陈蒿汤。治湿热淋证，可配木通、车前子、滑石等，如八正散。

【用法用量】水煎服，3～15g。外用适量。大黄生用泻下力强，久煎则泻下力减弱，故欲攻下者宜生用或开水泡服；酒制大黄活血作用较好，宜于瘀血证；大黄炭偏于止血，多用于出血证。

【使用注意】脾胃虚弱者慎用；妇女妊娠期、月经期、哺乳期忌用。

【现代研究】本品主含蒽醌衍生物，主要包括蒽醌苷和双蒽醌苷。双蒽醌苷中有番泻苷A、B、C、D、E、F；游离型的苷元有大黄酸、大黄酚、大黄素、芦荟大黄素、大黄素甲醚等。又含大黄鞣质及其相关物质没食子酸、儿茶素等。能增加肠蠕动，抑制肠内水分吸收，促进排便；有抗感染作用，对多种革兰氏阳性和阴性细菌均有抑制作用；对流感病毒也有抑制作用；有利胆和健胃作用；此外，还有止血、保肝、降压、降低血清胆固醇等作用。

芒　硝　Mángxiāo

为硫酸盐类矿物芒硝族芒硝，经加工精制而成的结晶体，主含含水硫酸钠（$Na_2SO_4 \cdot 10H_2O$）。主产于河北、河南、山东等地。全年均可采集提炼。将天然产品用热水溶解后过滤，冷却析出的结晶，称朴硝或皮硝；皮硝与萝卜片加水共煮，取上层液，冷却，析出的结晶，称芒硝；芒硝经风化失去结晶水而成的白色粉末称玄明粉，又叫元明粉。生用。

【性味归经】咸、苦，寒。归胃、大肠经。

【功效应用】

1. 泻下攻积，润燥软坚——实热积滞，大便燥结。本品咸以软坚，苦以降泄，寒以清热，有泻热通便，润燥软坚之功，为治实热积滞，大便燥结之要药。常与大黄相须为用，以增强泻热通便之力，如大承气汤、调胃承气汤。

2. 清热消肿——目赤、口疮、咽痛及疮痈肿痛。本品外用有清热消肿之功。治目赤肿痛，可用玄明粉制成眼药水，外用滴眼。治咽喉肿痛、口舌生疮，常以玄明粉配硼砂、冰片等研末吹患处，如冰硼散；或以芒硝置西瓜中制取西瓜霜外用。治乳痈初起、肠痈、丹毒等，可用本品配冰片外敷。

【用法用量】内服，6～12g，冲入药汁内或开水溶化后服。外用适量。

【使用注意】孕妇及哺乳期妇女忌用或慎用。不宜与硫黄、三棱同用。

【现代研究】本品主含硫酸钠，尚含少量氯化钠、硫酸镁、硫酸钙等无机盐。其所含硫酸根离子不易被肠壁吸收，存留肠内形成高渗溶液，阻止肠内水分的吸收，使肠内容积增大，引起机械刺激，促进肠蠕动而致泻。此外，尚有抗炎、利尿及组织脱水作用。

番泻叶 Fānxièyè

为豆科植物狭叶番泻 *Cassia angustifolia* Vahl 或尖叶番泻 *Cassia acutifolia* Delile 的小叶。前者主产于印度、埃及和苏丹，后者主产于埃及。我国广东、广西及云南亦有栽培。通常于9月采收，晒干。生用。

【性味归经】甘、苦，寒。归大肠经。

【功效应用】

1. 泻下通便——热结便秘。本品长于泻热通便。治热结便秘，多单味开水泡服，安全有效，使用方便。亦可用于习惯性便秘及老年便秘。

2. 利水消胀——腹水肿胀。本品能利水消胀，可用治腹水肿胀，常与牵牛子、大腹皮等同用。

【用法用量】温开水泡服，1.5～3g。水煎服，2～6g，宜后下。

【使用注意】妇女孕期、月经期、哺乳期忌用。剂量过大可致恶心、呕吐、腹痛等不良反应。

【现代研究】本品主含番泻苷、芦荟大黄素葡萄糖苷、大黄酸葡萄糖苷及芦荟大黄素、大黄酸、山奈酚、植物甾醇及其苷等。其有效成分经胃肠吸收后，经血液循环达大肠，引起大肠推进性运动而致泻。对大肠杆菌、痢疾杆菌等多种细菌及皮肤真菌有抑制作用。

第二节 润 下 药

本类药物多为植物种子或种仁，富含油脂，味甘质润，药性平和，主入脾、大肠经，能润滑大肠，发挥缓泻作用，个别药物兼能滋养补虚。适用于年老津枯、产后血虚、热病伤津及失血等所致的肠燥津枯便秘。

火麻仁 Huǒmárén

为桑科植物大麻 *Cannabis sativa* L. 的成熟种子。全国各地均有栽培。主产于山东、河北、黑龙江等地。秋季果实成熟时采收，晒干。生用或炒用。

【性味归经】甘，平。归脾、胃、大肠经。

【功效应用】

润肠通便——肠燥便秘。本品甘平，质润多脂，能润肠通便，且略兼滋养之功，故适用于老人、产妇及病后体虚，津血不足之肠燥便秘。可单味煮粥服，亦可与郁李仁、瓜蒌仁、杏仁等润肠通便药同用，或与大黄、厚朴等配伍，如麻子仁丸。

【用法用量】水煎服，10~15g，打碎入煎。

【现代研究】本品主含脂肪油。有润滑肠道作用，同时在肠中遇碱性肠液后产生脂肪酸，刺激肠壁，使肠蠕动增强，从而达到通便作用。此外，尚有降脂、抗动脉粥样硬化、抗氧化、延缓衰老、增强免疫、抗炎、镇痛等作用。

郁李仁 Yùlǐrén

为蔷薇科植物欧李 *Prunus humilis* Bge. 、郁李 *Prunus japonica* Thunb. 或长柄扁桃 *Prunus pedunculata* Maxim. 的成熟种子。前二种习称"小李仁"，后一种习称"大李仁"。主产于内蒙古、河北、辽宁等地。夏、秋二季采收成熟果实，取出种子，干燥。生用，用时捣碎。

【性味归经】辛、苦、甘，平。归脾、大肠、小肠经。

【功效应用】

1. 润肠通便——肠燥便秘。本品质润多脂，润肠作用较火麻仁强，又能下气导滞。故多用于大肠气滞，肠燥便秘之证。常与柏子仁、杏仁、桃仁等同用，如五仁丸。

2. 利水消肿——水肿胀满，脚气浮肿。本品能利水消肿。治水肿胀满、脚气浮肿，常与桑白皮、赤小豆等同用，如郁李仁汤。

【用法用量】水煎服，6~10g，打碎入煎。

【使用注意】孕妇慎用。

【现代研究】本品主含苦杏仁苷、郁李仁苷、香草酸、熊果酸，尚含脂肪油、皂苷、纤维素等。能促进肠蠕动，具有润滑性缓泻作用。并有抗炎、镇痛等作用。

第三节 峻下逐水药

本类药物大多苦寒有毒，药力峻猛，服药后能引起剧烈腹泻，部分药物兼能利尿，从而使体内潴留的水液通过二便排出体外。适用于全身水肿，大腹胀满，胸胁停饮等正气未衰之证。

本类药物力猛有毒，易伤正气，临床应用当"中病即止"，不可久服。使用时常配伍补虚药以保护正气。体虚者慎用，孕妇忌用。此外，对其炮制、剂量、用法及禁忌等要严格掌握，以确保用药安全。

甘 遂 Gānsuí

为大戟科植物甘遂 *Euphorbia kansui* T. N. Liou ex T. P. Wang 的块根。春季开花前或秋末茎叶枯萎后采挖，晒干。切片，生用或醋制用。

【性味归经】苦，寒。有毒。归肺、肾、大肠经。

【功效应用】

1. 泻水逐饮——水肿，臌胀，胸胁停饮。本品苦寒泄降，泻下逐饮之力峻猛，服药后可致连续泻下，使体内潴留水饮排出体外。凡水肿、大腹臌胀、胸胁停饮而正气未衰者，均可用之。可单用，或与大戟、芫花等同用，如十枣汤。

2. 荡涤痰涎——风痰癫痫。本品能荡涤痰涎。治风痰癫痫，可以甘遂为末，入猪心煨后，与朱砂共研细末，为丸服用，如遂心丹。

3. 消肿散结——疮痈肿毒。本品研末，水调外敷，能消肿散结，治疗疮痈肿毒。

【用法用量】入丸、散服，每次 0.5～1g。外用适量，生用。内服醋制，以降低毒性。

【使用注意】虚弱者及孕妇忌用。不宜与甘草同用。

【现代研究】本品主含四环三萜类化合物 α 和 γ - 大戟醇、甘遂醇、大戟二烯醇，尚含棕榈酸、柠檬酸、鞣质等。能刺激肠管，增加肠蠕动，造成峻泻。尚有利尿、抗炎、抗病毒、抗生育、抗肿瘤等作用。

京大戟 Jīngdàjǐ

为大戟科植物大戟 *Euphorbia pekinensis* Rupr. 的根。主产于江苏、四川、广西等地。秋、冬二季采挖，晒干。切片，生用或醋制用。

【性味归经】苦，寒。有毒。归肺、脾、肾经。

【功效应用】

1. 泻水逐饮——水肿，臌胀，胸胁停饮。本品苦寒有毒，泻水逐饮作用类似甘遂而稍逊。治疗上述诸证而正气未衰者，常与甘遂、芫花等同用，如十枣汤。

2. 消肿散结——热毒疮痈，瘰疬痰核。本品能消肿散结。治热毒疮痈，可以鲜品捣烂外敷。治瘰疬痰核，可与鸡蛋同煮，食鸡蛋。

【用法用量】水煎服，1.5～3g；入丸散服，每次 1g。外用适量，生用。内服醋制，以降低毒性。

【使用注意】正气不足者及孕妇忌用。不宜与甘草同用。

【现代研究】本品主含大戟苷、生物碱、树胶、树脂等。能刺激肠管而导泻，尚有一定的镇痛、镇静、抗肿瘤等作用。

芫　花　Yuánhuā

为瑞香科植物芫花 Daphne genkwa Sieb. et Zucc. 的花蕾。主产于安徽、江苏、浙江等地。春季花未开放前采摘，干燥。生用或醋制用。

【性味归经】苦、辛，温。有毒。归肺、脾、肾经。

【功效应用】

1. 泻水逐饮——胸胁停饮，水肿，臌胀。本品泻水逐饮作用与甘遂、京大戟相似而力稍逊，尤以泻胸胁水饮见长，适用于胸胁停饮所致的喘咳，胸胁引痛及水肿胀满等证，常与甘遂、京大戟等同用，如十枣汤、舟车丸等。

2. 祛痰止咳——咳嗽痰喘。本品能祛痰止咳，与大枣同煮，单吃大枣，可治咳嗽痰喘之证。近代临床用以防治慢性支气管炎属于寒湿型者有效。

3. 杀虫疗疮——头疮、白秃、顽癣。本品外用能杀虫疗疮，治疗上述病症，可单用研末，或配雄黄用猪脂调膏，外敷患处。

【用法用量】水煎服，1.5～3g；入丸散服，每次 0.6g。外用适量。内服醋炙，以降低毒性。

【使用注意】正气不足者及孕妇忌用。不宜与甘草同用。

【现代研究】本品主含芫花素，芫花苷，芹菜素，木犀草素，芫花酯甲、乙、丙、丁、戊，尚含挥发油、脂肪酸等。能刺激肠黏膜引起剧烈的水泻和腹痛。对肺炎杆菌、溶血性链球菌及多种皮肤真菌有抑制作用。此外，还有镇静、镇咳、祛痰作用。

牵牛子　Qiānniúzǐ

为旋花科植物裂叶牵牛 Pharbitis nil（L.）Choisy 或圆叶牵牛 Pharbitis purpurea（L.）Voigt 的成熟种子。全国大部分地区均产。秋末果实成熟、果壳未开裂时采割植株，晒干，打下种子。生用或炒用，用时捣碎。

【性味归经】苦，寒。有毒。归肺、肾、大肠经。

【功效应用】

1. 泻下逐水——水肿，臌胀。本品苦寒降泄，能泻下逐水，通利二便，其逐水之力较甘遂、京大戟弱。治水肿、臌胀而正气未衰者，可单用研末服用，或与甘遂、京大戟等同用，如舟车丸。

2. 消痰涤饮——痰饮喘咳。本品能泻肺气，逐痰饮。治肺气壅滞，痰饮喘咳，面目浮肿，可与葶苈子、杏仁等同用，如牵牛子散。

3. 杀虫攻积——虫积腹痛。本品既能杀虫攻积，又具泻下作用以排除虫体。治蛔虫、绦虫及虫积腹痛者，可与槟榔、使君子等同用。

【用法用量】水煎服，3～6g。入丸散服，每次 1.5～3g。炒用药性减缓。

【使用注意】孕妇忌用。不宜与巴豆同用。

【现代研究】本品主含牵牛子苷、麦角碱、裸麦角碱、脂肪油及其他糖类。能刺激肠道，增进肠蠕动，从而导致强烈的泻下作用。

巴 豆 Bādòu

为大戟科植物巴豆 *Croton tiglium* L. 的成熟果实。主产于四川、广西、云南等省。秋季果实成熟时采收，堆置 2～3 天，摊开，干燥。取仁生用或制霜用。

【性味归经】辛，热。有大毒。归胃、大肠经。

【功效应用】

1. 峻下冷积——寒积便秘。本品辛热，能荡涤肠胃之沉寒痼冷，宿食积滞，开通闭塞，有"斩关夺门"之功。适用于寒邪食积，阻结肠道，大便不通，腹痛胀满，病起急骤，正气未衰者。可单用巴豆霜装入胶囊服用，或配大黄、干姜为丸服，如三物备急丸。

2. 逐水退肿——腹水臌胀。本品有强烈的泻下逐水退肿作用。治疗腹水臌胀，可配杏仁为丸服。近代用本品配绛矾、神曲为丸，即含巴绛矾丸，治晚期血吸虫病肝硬化腹水有一定效果。

3. 祛痰利咽——喉痹痰阻、寒实结胸。本品能祛痰涎，利咽喉以使呼吸通畅。治喉痹痰涎壅塞气道，呼吸困难，甚则窒息欲死者，可将巴豆霜吹入喉部，引起呕吐，排出痰涎。近代用此法治疗白喉及喉炎引起的喉梗阻，能有效缓解梗阻症状。治痰涎壅塞、胸膈窒闷、肢冷汗出之寒实结胸，常与贝母、桔梗同用，如三物小白散。此外，小儿乳食停积，痰壅惊悸，可用本品峻药轻投，以达祛痰、消积、调中之功，常配伍胆南星、朱砂、六神曲等，如保赤散。

4. 蚀疮——痈肿脓成未溃、疥癣恶疮。本品外用有蚀腐肉、疗疮毒作用。治痈疽脓成未溃者，常与乳香、没药、木鳖子等熬膏外敷。治疥癣，可用巴豆仁捣泥加雄黄适量，捣匀外搽。治恶疮，可单用本品炸油，以油调雄黄、轻粉末，外涂疮面。

【用法用量】入丸散服，每次 0.1～0.3g。内服宜用巴豆霜，以减低毒性。外用适量。

【使用注意】孕妇及体弱者忌用。不宜与牵牛子同用。外用巴豆霜可产生接触性皮炎，局部烧灼或起脓疱状红疹、水疱等，故皮肤过敏者不宜用。

【现代研究】本品主含巴豆油，油中主要成分为巴豆油酸和甘油酯，尚含巴豆毒素、巴豆苷、生物碱、β-谷甾醇等。具有泻下、促进平滑肌运动、抗肿瘤、抗菌、抗炎等作用。巴豆油毒性较大，口服半滴至 1 滴，即能产生口腔、咽及胃黏膜的烧灼感及呕吐，短期内可产生大量多次水泻，并伴有剧烈腹痛和里急后重。巴豆油外用，对皮肤有强烈刺激作用。巴豆油、巴豆树脂和巴豆醇脂类有弱性致癌活性。

其他泻下药简表

分类	药名	药用部位	性味归经	功效应用	用法用量
攻下药	芦荟	叶汁的浓缩干燥物	苦，寒。归肝、胃、大肠经	泻下通便——热结便秘 清肝泻火——肝经实火证 杀虫疗疳——小儿疳积	入丸剂服，每次 1～2g，外用适量

分类	药名	药用部位	性味归经	功效应用	用法用量
润下药	松子仁	种子	甘，温。归肺、肝、大肠经	润肠通便——肠燥便秘 润肺止咳——肺燥咳嗽	5～10g
峻下逐水药	商陆	根	苦，寒。有毒。归肺、脾、肾、大肠经	泻下逐水——水肿、臌胀 消肿散结——疮痈肿毒	5～10g
	千金子	种子	辛，温。有毒。归肝、肾、大肠经	泻下逐水——水肿、臌胀 破血消癥——经闭、癥瘕	制霜入丸散内服，每次0.5～1g。外用适量，捣烂敷患处

【复习思考题】

1. 泻下药分几类？每类药物的性能特点、功效及适应证是什么？
2. 峻下逐水药的定义及使用注意是什么？
3. 试述大黄的性能、功效、适应证及用法。

第四章 祛风湿药

凡以祛除风湿，解除痹痛为主要作用，用于治疗风湿痹证的药物，称为祛风湿药。

祛风湿药或温或凉，多具辛、苦味，主入肝、肾或脾经，"辛能散"、"苦能燥"，故此类药物善于祛除经络、肌肉、筋骨、关节的风湿邪气，以减轻或消除风湿痹证。部分药兼有舒筋、通络止痛、强筋健骨等功效。

祛风湿药主要用于风湿痹证，症见肌肉、筋骨、关节等部位酸痛或麻木、重着、屈伸不利，甚或关节肿大、灼热等。部分药物还可用治筋脉拘急、麻木不仁、半身不遂、腰膝酸痛、下肢痿弱等症。

根据祛风湿药的药性和功用特点，可分为祛风寒湿药、祛风湿热药和祛风湿强筋骨药三类。

使用祛风湿药时，应针对邪气的偏盛及病程新久等，作相应的选择与适当的配伍。风寒湿痹，宜选择祛风湿散寒药，其中风邪偏盛者，宜配伍祛风通络药；寒邪偏盛者，配伍温经散寒药；湿邪偏盛者，配伍燥湿健脾或利湿之品。风湿热痹，宜选择祛风湿清热药，适当配伍清热燥湿之品。痹证日久损及肝肾或耗伤气血者，宜选择祛风湿强筋骨药，适当配伍补益肝肾或益气养血之品。痹痛每因气血闭阻而为病，应适当配伍活血通络药，以增强疗效。

祛风湿药中部分药物辛香苦燥，易伤阴血，阴血亏虚者慎用；痹证多属慢性疾患，为便于服用，可制成酒剂或丸散剂。

第一节　祛风寒湿药

本类药物性味多辛、苦而温，辛散苦燥温通，以祛风除湿，散寒止痛为主要作用，主要适用于风寒湿痹证，症见筋脉拘挛，关节疼痛，痛有定处，得热痛减，遇寒加重等。部分药物兼有舒筋、通络之功，可用治中风半身不遂、跌打损伤、瘀肿疼痛等证。

独　活　Dúhuó

为伞形科植物重齿毛当归 *Angelica pubescens* Maxim. f. *biserrata* Shan et Yuan 的根。主产于四川、湖北、安徽等地。春秋二季采挖。生用。

【性味归经】辛、苦，微温。归肾、膀胱经。

【功效应用】

1. 祛风除湿，通痹止痛——风寒湿痹证。本品辛散苦燥，性温通行，有较强的祛风胜湿、散寒止痛之力。为治风湿痹痛主药，凡风寒湿邪所致之痹证，无论新久，均可应用；因其主入肾经，性善下行，故尤以痹痛而见于腰膝、腿足关节疼痛属寒湿者为宜，每用为要药。可与其他祛风湿药同用以增其效。若痹证日久，肝肾不足，气血亏虚，腰膝酸软，关节屈伸不利者，常与桑寄生、人参、当归等药配伍，如独活寄生汤。

2. 散寒解表——风寒表证。本品辛散温通苦燥，能散风寒湿邪而解表，用治风寒表证，常与荆芥、防风配伍，如荆防败毒散；治外感风寒挟湿所致的头痛头重，一身尽痛，可与羌活、藁本、防风等伍用，如羌活胜湿汤。

此外，本品有祛风止痛之功，可用治头风痛、牙痛等痛证。其祛风湿功效尚可用于皮肤瘙痒，内服或外洗皆可。

【用法用量】水煎服，煎服，3~10g。外用适量。

【使用注意】性偏温燥，阴虚血燥者慎用。

【现代研究】本品含多种香豆素类化合物及少量挥发油、γ-氨基丁酸等。有抗炎、镇痛、镇静及抑菌作用；对血小板聚集有抑制作用；所含香柑内酯、花椒毒素等有光敏及抗肿瘤作用。

威灵仙 Wēilíngxiān

为毛茛科植物威灵仙 *Clematis chinensis* Osbeck、棉团铁线莲 *Clematis hexapetala* Pall. 或东北铁线莲 *Clematis manshurica* Rupr. 的根及根茎。前一种主产于江苏、安徽、浙江等地，应用较广。后两种主产于东北、华北等地，仅部分地区应用。秋季采挖。生用。

【性味归经】辛、咸，温。归膀胱经。

【功效应用】

1. 祛风除湿，通络止痛——风湿痹证。本品辛散温通，力猛善行，既能祛风湿，又善通络止痛，为治风湿痹痛之要药。凡风湿痹痛，肢体麻木，筋脉拘挛，屈伸不利者，均可应用。可单用，亦可随证配伍。如风寒湿痹，可与独活、防风、川芎等同用，以祛风湿、散寒止痛；风湿热痹，可与防己、秦艽等祛风湿清热药相伍。

2. 软化骨鲠——骨鲠咽喉。本品辛能行，咸能软坚，有软化骨鲠之效，用于小骨、软骨鲠咽，可单用煎汤，缓缓咽下，或与砂糖、米醋等同用，有一定疗效。

本品有通络止痛之功，可治跌打伤痛、头痛、牙痛等。此外，尚能消痰逐饮，用于痰饮、噎膈、痞积。

【用法用量】水煎服，煎服，6~10g。治骨鲠可用30~50g。

【现代研究】本品含原白头翁素，白头翁内酯，甾醇，糖类，皂苷等。有镇痛、抗利尿、抗疟、降血糖、降血压、利胆、抑菌等作用；醋浸液对鱼骨刺有一定软化作用，并使咽及食道平滑肌松弛，增强蠕动，促使骨刺松脱；其醇提取物有引产作用。

川 乌 Chuānwū

为毛茛科植物乌头 *Aconitum carmichaeli* Debx. 的母根。主产于四川、云南、陕西等地。6月下旬至8月上旬采挖。制用。

【性味归经】辛、苦，热。有大毒。归心、肝、肾、脾经。

【功效应用】

1. 祛风除湿——风寒湿痹证。本品辛散苦燥，性热通行。长于祛风除湿、温经散寒，尤善止痛，为治风寒湿痹证之佳品，尤宜于寒邪偏盛之痛痹。治寒湿侵袭，历节疼痛，不可屈伸者，常与麻黄、芍药、甘草等配伍，如乌头汤；若遇寒湿瘀血留滞经络，肢体筋脉挛痛，关节屈伸不利，日久不愈者，可与草乌、地龙、乳香等同用，如活络丹。

2. 散寒止痛——寒凝诸痛。本品辛散温通，散寒止痛力强，常用于寒凝诸痛症。如治阴寒内盛，心痛彻背，背痛彻心者，常配附子、干姜、蜀椒等，如乌头赤石脂丸；用治寒疝，绕脐腹痛，手足厥冷者，每与蜂蜜同煎，如大乌头煎。

此外，本品止痛之功，可用于跌打损伤，瘀肿疼痛；古方还常以本品作为麻醉止痛药。

【用法用量】水煎服，1.5~3g。应先煎0.5~1小时。外用适量。

【使用注意】本品大毒，孕妇忌用；不宜与贝母类、半夏、白及、白蔹、天花粉、瓜蒌同用；内服一般应炮制后用。

【现代研究】本品含乌头碱，次乌头碱，中乌头碱，等多种生物碱和乌头多糖。有明显的抗炎、镇痛作用，有强心作用，但剂量加大则引起心律失常，终致心脏抑制；有明显的局部麻醉作用；乌头多糖有显著降低正常血糖作用；注射液对胃癌细胞有抑制作用。

蕲 蛇 Qíshé

为蝰科动物五步蛇 *Agkistrodon acutus*（Güenther）的干燥体。主产于湖北、江西、浙江等地。多于夏、秋二季捕捉。切段用。

【性味归经】甘、咸，温。有毒。归肝经。

【功效应用】

1. 祛风通络——①风湿顽痹，半身不遂。本品性温通行，性善走窜，有较强的祛风通络之功，其内走脏腑，外达皮肤，有"透骨搜风"之能，为治风要药。凡风湿痹证无不宜之，尤善治风湿顽痹，麻木拘挛，以及中风口眼㖞斜，半身不遂者，常与防风、羌活、当归等配伍，如白花蛇酒。②麻风，疥癣，皮肤瘙痒。本品外走皮肤而祛风止痒，兼以毒攻毒，故风毒壅于肌肤之皮肤病常用。治麻风，每与大黄、蝉蜕、皂角刺等相伍，如追风散。治疥癣，可与荆芥、薄荷、天麻同用，如驱风膏。治皮肤瘙痒，常与刺蒺藜、蝉蜕、地肤子等配伍，以增祛风止痒之功。

2. 定惊止痉——小儿惊风，破伤风。本品入肝，既祛外风，又息内风，功长祛风定惊止痉，为治惊风抽搐之常用药。治小儿急慢惊风、破伤风之抽搐痉挛，多与乌梢蛇、蜈蚣等同用，如定命散。

【用法用量】水煎服，3~9g；研末吞服，一次1~1.5g，一日2~3次。或酒浸、熬膏、入丸、散服。

【现代研究】本品含毒蛋白，脂肪，氨基酸。并含透明质酸酶，出血毒素等。有镇静、催眠及镇痛作用；注射液有显著降压作用；水提物能激活纤溶系统；醇提物可增强巨噬细胞吞噬能力，显著增加炭粒廓清率。

乌梢蛇 Wūshāoshé

为游蛇科动物乌梢蛇 *Zaocys dhumnades*（Cantor）的干燥体。全国大部分地区有分布。多于夏、秋二季捕捉。切段用，或酒炙后用。

【性味归经】甘，平。归肝经。

【功效应用】祛风通络，定惊止痉。

1. 祛风通络——①风湿顽痹，半身不遂。本品性善走窜，有搜风通络之功，善治风湿顽痹，麻木拘挛，以及中风口眼㖞斜，半身不遂者，常与防风、全蝎、天南星等配伍，如乌蛇丸。②麻风，疥癣，皮肤瘙痒。本品外走皮肤而祛风止痒，可用治风毒壅于肌肤之麻风、疥癣、皮肤瘙痒等。常与苦参、白癣皮、地肤子等配位，以增祛风止痒之功。

2. 定惊止痉——小儿惊风，破伤风。本品入肝，功能祛风定惊止痉，为治惊风抽搐之常用药。治小儿急慢惊风、破伤风之抽搐痉挛，多与蕲蛇、蜈蚣等同用，如定命散。

【用法用量】水煎服，6～12g；研末，每次2～3g；或入丸剂、浸酒服。

【现代研究】本品含氨基酸，果糖－1，6－二磷酸酶，原肌球蛋白等。有抗炎、镇静、镇痛作用。其血清有对抗五步蛇毒作用。

木 瓜 Mùguā

为蔷薇科植物贴梗海棠 *Chaenomeles speciosa*（Sweet）Nakai 的干燥近成熟果实。习称"皱皮木瓜"。主产于安徽、四川、湖北等地。安徽宣城产者称"宣木瓜"，质量较好。夏、秋果实绿黄时采收。生用。

【性味归经】酸，温。归肝、脾、胃经。

【功效应用】

1. 舒筋活络——①风湿痹证。本品味酸入肝，善舒筋活络，且能去湿除痹，尤为风湿痹证见筋脉拘挛者之要药。治筋急项强，不可转侧，常与乳香、没药、生地等同用，如木瓜煎。而对于风湿寒痹或风湿热痹，可随证分别与祛风湿散寒药或祛风湿清热药配伍。②脚气肿痛。本品功能除湿舒筋，可用治脚气肿痛，与吴茱萸、槟榔、苏叶等配伍，如鸡鸣散。

2. 化湿和胃——吐泻转筋。本品既能化湿和胃，又善舒筋活络。故为治湿阻中焦，吐泻转筋之要药。偏寒者，常配吴茱萸、小茴香、紫苏等，如木瓜汤；偏热者，多配蚕沙、薏苡仁、黄连等，如蚕矢汤。

此外，本品尚有消食之功，可用于食积不化；并能生津止渴，可治津伤口渴。

【用法用量】水煎服，6～12g。

【使用注意】胃痛泛酸者慎用。

【现代研究】本品含齐墩果酸，苹果酸，枸橼酸，酒石酸以及皂苷等。有保肝作用；新鲜木瓜汁和木瓜煎剂对肠道菌和葡萄球菌有明显的抑菌作用；其提取物对小鼠艾氏腹水癌及腹腔巨噬细胞吞噬功能有抑制作用。

蚕 沙 Cánshā

为蚕蛾科昆虫家蚕 *Bombyx mori* L. 幼虫的粪便。育蚕地区皆产。以江苏、浙江、四川等地产量最多。6～8月收集，以二眠到三眠时的粪便为主。生用。

【性味归经】甘、辛，温。归肝、脾、胃经。

【功效应用】

1. 祛风除湿，舒筋活络——风湿痹证，肢体不遂。本品辛散温通甘缓，善祛风湿，舒筋活络，且作用和缓，凡风湿痹痛，筋脉拘挛，肢体不遂者，均可应用。可单用蒸热，更熨患处，以治风湿痹痛，肢体不遂者；若治风湿寒痹，可与羌活、独活、威灵仙等祛风湿散寒药同用；治风湿热痹，则与防己、薏苡仁、栀子等祛风湿清热药配伍，如宣痹汤

2. 化湿和胃——吐泻转筋。本品入脾胃，能和胃化湿以止吐泻，又善舒筋以缓筋挛拘急。用治湿浊中阻之吐泻转筋，常配木瓜、吴茱萸、薏苡仁等舒筋化湿药，如蚕矢汤。

此外，本品祛风除湿，兼能止痒，适用于风疹湿疹瘙痒。可单用煎汤外洗，或与白鲜皮、地肤子、蝉蜕等同用。

【用法用量】水煎服，5~15g；宜布包入煎。外用适量。

【现代研究】本品含叶绿素，植物醇，β-谷甾醇，胆甾醇，麦角甾醇，蛇麻脂醇，氨基酸，胡萝卜素，维生素 B、C 等。有抗炎、促生长作用，叶绿素衍生物对体外肝癌细胞有抑制作用。

第二节　祛风湿热药

本类药物味多辛苦，性寒或凉，辛散、苦燥、寒清，以祛风除湿、清热消肿为主要功效，适用于风湿热痹证，症见关节疼痛、局部灼热红肿或痛不可触、屈伸不利、筋脉拘挛等。经配伍也可用于风寒湿痹证。部分药物因兼有清湿热、利水消肿、通络止痛等功效，尚可用治湿热证、水肿、中风后遗症等。

秦　艽　Qínjiāo

为龙胆科植物秦艽 *Gentiana macrophylla* Pall.、麻花秦艽 *Gentiana straminea* Maxim.、粗茎秦艽 *Gentiana crassicaulis* Duthie ex Burk. 或小秦艽 *Gentiana dahurica* Fisch. 的根。前三种按性状不同分别习称"秦艽"和"麻花艽"，后一种习称"小秦艽"。主产于甘肃、四川、内蒙古等地。春、秋二季采挖，生用。

【性味归经】辛、苦，平。归胃、肝、胆经。

【功效应用】

1. 祛风湿，舒筋络——①风湿痹证。本品辛散质润，性质平和，为风药中之润剂，凡风湿痹证，筋脉拘挛、关节酸痛，无论寒热新久均可配伍应用。其性偏寒，尤宜于热痹，常与防己、络石藤、忍冬藤等同用。治风寒湿痹，常配伍天麻、羌活、当归等。治痹证日久，腰膝酸痛，常与独活、杜仲、桑寄生等同用，如独活寄生汤。②中风半身不遂。本品有祛风舒筋活络之功，用治中风半身不遂、口眼㖞斜、手足拘挛、舌强不语，可单用大剂量水煎服。或与防风、天麻、地龙等祛风通络药配伍。

2. 清湿热——湿热黄疸。本品苦泄寒清，入肝胆经，能清肝胆湿热以退黄疸。可单用；亦可配伍茵陈、栀子、大黄等，如山茵陈丸。

3. 退虚热——骨蒸潮热，疳积发热。本品善退虚热、除骨蒸，为治虚热要药。治

阴虚内热，骨蒸潮热者，常与青蒿、地骨皮、鳖甲等同用，如秦艽鳖甲散。治小儿疳积发热，多与炙甘草、薄荷配伍，如秦艽散。

【用法用量】水煎服，3~10g。

【现代研究】本品含秦艽碱甲、乙、丙，龙胆苦苷，当药苦苷，褐煤酸，褐煤酸甲酯，栎瘿酸，α-香树脂醇，β-谷甾醇等。有镇静、镇痛、解热、抗炎作用；能抑制反射性肠液的分泌；能明显降低胸腺指数，有抗组胺作用；对病毒、细菌、真菌皆有一定的抑制作用。能降低血压；能抑制 CCl_4 所致转氨酶升高，具有抗肝炎作用。

防 己 Fángjǐ

为防己科植物粉防己 *Stephania tetrandra* S. Moore 的根，又称"汉防己"。主产于安徽、浙江、江西等地。秋季采挖。切片，生用。

【性味归经】苦，寒。归膀胱、肺经。

【功效应用】

1. 祛风除湿，止痛——风湿痹证。本品苦泄寒清，善祛风除湿、清热止痛。尤宜于风湿热痹，关节红肿疼痛、屈伸不利者，常与滑石、薏苡仁、蚕沙等同用，如宣痹汤。若治风寒湿痹，关节冷痛，常配伍乌头、肉桂、白术等，如防己汤。

2. 利水消肿——水肿，小便不利，脚气肿痛。本品苦寒降泄，入膀胱经，善清湿热，利水道。尤宜于下焦湿热壅盛之水肿、小便不利，常与椒目、葶苈子、大黄等同用，如己椒苈黄丸。治风湿水肿，头面身肿，汗出恶风者，常与黄芪、白术、甘草等同用，如防己黄芪汤。治脚气肿痛，常与槟榔、木瓜、薏苡仁等同用。

此外，本品清利湿热的作用，尚可用于湿疹、疮毒，常与金银花、土茯苓、白鲜皮等同用。

【用法用量】水煎服，5~10g。

【使用注意】本品苦寒伤胃，胃纳不佳者慎用。

【现代研究】本品含多种异喹啉类生物碱以及酚类、有机酸、挥发油、糖类等。明显增加排尿量，镇痛，抗炎，扩张冠状血管，增加冠脉流量，降压，抗心律失常，抑制血小板聚集，还能促进纤维蛋白溶解，抑制凝血酶引起的血液凝固过程，松弛横纹肌，抗肿瘤，抗过敏等作用。

桑 枝 Sāngzhī

为桑科植物桑 *Morus alba* L. 的嫩枝。全国各地均有分布，主产于浙江、江苏、湖南等地。春末夏初采收。切片，生用或炒用。

【性味归经】微苦，平。归肝经。

【功效应用】

1. 祛风除湿，通利关节——风湿痹证。本品药性平和，善能祛风湿，通经络，利关节，凡风湿痹痛，不论新久寒热均可应用，尤以肩臂酸痛、肢麻者为宜。可单用，更常随证配伍其他药物。偏寒者，常与威灵仙、桂枝等同用；偏热者，常配伍络石藤、忍冬藤等；偏气血虚者，常配黄芪、当归等同用。

2. 利水消肿——水肿，脚气。本品功能利水。用治水肿，常与茯苓、猪苓、大腹皮等同用。治脚气浮肿，常配伍木瓜、蚕沙等。

【用法用量】水煎服，9～15g。外用适量。

【现代研究】本品含鞣质，蔗糖，果糖，葡萄糖，麦芽糖，木糖及生物碱等。有较强的抗炎活性，可提高人体淋巴细胞转化率，具有增强免疫的作用。

豨莶草　Xīxiāncǎo

为菊科植物豨莶 *Siegesbeckia orientalis* L.、腺梗豨莶 *Siegesbeckia pubescens* Makino 或毛梗豨莶 *Siegesbeckia glabrescens* Makino 的地上部分。我国大部分地区均有分布，主产于安徽、湖南、江苏等地。夏、秋二季花开前及花期均可采割。切段，生用或黄酒炙用。

【性味归经】辛、苦，寒。归肝、肾经。

【功效应用】

1. 祛风除湿，通利关节——风湿痹证，中风半身不遂。本品辛散苦燥，能祛风湿，通经络，利关节。生用性寒，适用于风湿热痹；酒炙制其寒性，用于风湿痹痛，筋骨无力，腰膝酸软，四肢麻痹。可单用，如豨莶丸；或与臭梧桐合用，如豨桐丸。用治中风半身不遂，口眼㖞斜，每与黄芪、当归、防风等同用，如豨莶散。

2. 清热解毒——痈肿疮疡，湿疹瘙痒。本品生用能清热解毒，祛风除湿。治疮痈红肿热痛，常与野菊花、蒲公英、大青叶等同用。治湿疹瘙痒，可单用，煎汤内服或外洗；或与白鲜皮、苦参、刺蒺藜等同用。

此外，本品有一定的降压作用，可用治高血压病。

【用法用量】水煎服，9～12g。外用适量。治风湿痹痛、半身不遂多制用；治疮疡、湿疹瘙痒宜生用。

【现代研究】本品含生物碱，酚性成分，豨莶苷，豨莶苷元，氨基酸，有机酸，糖类，苦味质，微量元素等。有抗炎，镇痛，降压作用，免疫抑制，扩张血管，抑菌等作用。

第三节　祛风湿强筋骨药

本类药物味多辛甘苦，性温或平，辛散，苦燥，甘补，以祛风湿，补肝肾、强筋骨为主要功效，适用于风湿痹证日久，肝肾虚损，腰膝酸软，筋骨无力等，亦可用治肾虚腰痛，筋骨痿弱者。

五加皮　Wǔjiāpí

为五加科植物细柱五加 *Acanthopanax gracilistylus* W. W. Smith 的根皮。习称"南五加皮"。主产于湖北、河南、安徽等地。夏、秋二季采挖根部。生用。

【性味归经】辛、苦，温。归肝、肾经。

【功效应用】

1. 祛风除湿——风湿痹证。本品辛散苦燥甘补温通，既能祛风湿，又能补肝肾、强筋骨，尤适宜于风湿日久，肝肾不足，腰膝酸痛，筋脉拘挛者，可单用或配伍当归、牛膝等浸酒服，如五加皮酒。

2. 补益肝肾，强筋健骨——筋骨痿软，小儿行迟。本品功长补肝肾，强筋骨。常用于肝肾不足，筋骨痿软，小儿行迟等证，常与补肝肾之牛膝、杜仲、龟甲等配伍。

3. 利水消肿——水肿，脚气浮肿。本品有除湿利水之功。用治水肿，小便不利，常与陈皮、茯苓皮、大腹皮等同用，如五皮饮。治脚气浮肿，常与木瓜、远志等同用，如五加皮丸。

【用法用量】水煎服，5～10g。或浸酒、入丸散服。

【现代研究】本品含丁香苷，刺五加苷 B1，右旋芝麻素，左旋对映贝壳松烯酸，β-谷甾醇，β-谷甾醇葡萄糖苷，硬脂酸、棕榈酸、亚麻酸，维生素，挥发油等。有抗炎、镇痛、镇静，抗疲劳，延缓衰老，降低血糖，抗肿瘤、抗诱变、抗溃疡等作用。

桑寄生　Sāngjìshēng

为桑寄生科植物桑寄生 *Taxillus chinensis*（DC.）Danser 的带叶茎枝。主产于广西、广东、福建等地。冬季至次春采割。切片或段，生用。

【性味归经】苦、甘，平。归肝、肾经。

【功效应用】

1. 祛风除湿，补益肝肾，强筋健骨——风湿痹证，筋骨痿软。本品苦燥甘补，既能祛风湿，又善补肝肾、强筋骨，尤适用于痹证日久，累及肝肾，腰膝酸软、筋骨无力者，常与独活、牛膝、杜仲等同用，如独活寄生汤。

2. 安胎——崩漏经多，妊娠漏血，胎动不安。本品能补肝肾以固冲任、安胎。用于肝肾亏虚，崩漏，月经过多，胎漏下血，胎动不安，常与阿胶、菟丝子、续断等同用，如寿胎丸。

本品尚能降血压，尤宜于老年高血压病见肝肾不足者。

【用法用量】水煎服，9～15g。

【现代研究】本品含槲皮素、槲皮苷、萹蓄苷及少量的右旋儿茶酚。有降压，利尿，扩张冠状血管，减慢心率，抑菌，抗病毒等作用。

狗　脊　Gǒujǐ

为蚌壳蕨科植物金毛狗脊 *Cibotium barometz*（L.）J. Sm. 的根茎。主产于云南、福建、四川等地。秋、冬二季采挖。生用或砂烫用。

【性味归经】苦、甘，温。归肝、肾经。

【功效应用】

1. 祛风湿——风湿痹证。本品既善祛风湿，又善补肝肾、强腰膝。治风湿痹证兼肝肾亏虚，腰痛脊强、不能俯仰者，常配伍桑寄生、杜仲、续断等，如狗脊丸。

2. 补肝肾，强腰膝——①肝肾不足，筋骨痿软。本品具补肝肾、强筋骨之功。可用于肝肾虚损，腰膝酸软、下肢无力，常与牛膝、菟丝子、熟地黄等同用。②尿频，遗尿，白带过多。本品温补固摄。用治肾虚不固之尿频、遗尿，常与益智仁、补骨脂、杜仲等同用。治冲任虚寒，带下量多，色白清稀，常配伍鹿茸、艾叶、白蔹等，如白蔹丸。

【用法用量】水煎服，6～12g。

【使用注意】肾虚有热之小便不利或短涩黄赤者应慎用。

【现代研究】本品含蕨素，金粉蕨素，金粉蕨素－2'－O－葡萄糖苷，金粉蕨素－2'－O－阿洛糖苷，欧蕨伊鲁苷，原儿茶酸，β－谷甾醇，胡萝卜素等。有增加心肌营养与血流量作用，其绒毛有较好的止血作用。

其他祛风湿药简表

分类	药名	药用部位	性味归经	功效应用	用法用量
祛风寒湿药	伸筋草	全草	微苦、辛，温。归肝经	祛风除湿——风寒湿痹证；舒筋活络——肢体麻木，跌打损伤	3～12g
	寻骨风	根茎或全草	辛、苦，平。归肝经	祛风除湿——风湿痹证；通络止痛——跌打损伤，胃痛，牙痛等	10～15g
	松节	枝干结节	苦、辛，温。归肝、肾经	祛风除湿——风寒湿痹证；通络止痛——跌打损伤	10～15g
	海风藤	藤茎	辛、苦，微温。归肝经	祛风除湿——风寒湿痹证；通络止痛——跌打损伤	6～12g
	青风藤	藤茎	苦、辛，平。归肝、脾经	祛风湿，通经络——风湿痹证，肢体麻木；利小便——水肿，脚气	6～12g
	丁公藤	藤茎	辛，温。有小毒。归肝、脾、胃经	祛风除湿——风湿痹证，中风半身不遂；消肿止痛——跌打损伤	3～6g
	昆明山海棠	根或全株	苦、辛，温。有大毒。归肝、脾、肾经	祛风除湿——风湿痹证；祛瘀通络，续筋接骨——跌打损伤，骨折肿痛	根6～15g；茎枝20～30g。宜先煎
	路路通	成熟果序	苦，平。归肝、肾经	祛风活络——风湿痹证，麻木拘挛；利水——水肿；通经下乳——经闭，乳少	5～10g
祛风湿热药	臭梧桐	嫩枝和叶	辛、苦，凉。归肝经	祛风除湿——风湿痹证；通络止痛——肢体麻木，半身不遂	5～15g
	海桐皮	干皮或根皮	苦、辛，平。归肝经	祛风除湿，通络止痛——风湿痹证，肢体麻木；杀虫止痒——疥癣，湿疹	5～15g
	络石藤	带叶藤茎	苦，微寒。归心、肝、肾经	祛风通络——风湿热痹证，筋脉拘挛，跌打损伤；凉血消肿——喉痹，痈肿	6～12g

分类	药名	药用部位	性味归经	功效应用	用法用量
祛风湿热药	雷公藤	根或根的木质部	苦、辛，寒。有大毒。归肝、肾经	祛风除湿，通络止痛，活血消肿——风湿顽痹； 杀虫解毒——麻风，顽癣，湿疹，疥疮，疔疮肿毒	10~25g
祛风湿强筋骨药	千年健	根茎	苦、辛，温。归肝、肾经	祛风湿，强筋骨——风寒湿痹证	5~9g
	雪莲花	带花全株	甘、微苦，温。归肝、肾经	祛风湿，强筋骨——风湿痹证兼肝肾亏损者； 补肾阳——肾虚阳痿； 调经止血——月经不调，经闭痛经，崩漏带下	6~12g

【复习思考题】

1. 简述祛风湿药的概念、作用、适应证及使用注意。
2. 独活与羌活在功效及应用方面有何异同？
3. 试述独活、威灵仙、蕲蛇、木瓜、秦艽在治疗风湿痹痛方面的不同点。

102

第五章 化 湿 药

凡气味芳香，性偏温燥，以化湿运脾为主要作用的药物，称为化湿药，又称芳香化湿药。

脾恶湿而喜燥，湿浊内阻中焦，则脾胃运化失常。本类药物辛香温燥，主入脾、胃经，能消除湿浊，健脾醒胃。同时，辛能行气，香能通气，能行中焦之气机，以解除因湿浊引起的脾胃气滞之症状。此外，部分药还兼有解暑、辟秽、开窍等作用。

化湿药主要适用于湿阻中焦所致的脘腹痞满、呕吐泛酸、大便溏薄、食少体倦、口甘多涎、苔腻等证。此外，因部分药物有芳香解暑之功，故湿温、暑湿等证，亦可选用。

使用化湿药，应根据湿困的不同情况及兼证而进行适当的配伍。湿有寒湿、湿热之分，如寒湿中阻，脘腹冷痛者，可配伍温中散寒药；如湿热及湿温、暑湿，常与清热燥湿、解暑药同用。湿性黏滞，湿阻则气滞，故使用化湿药时，常与行气药配伍。如脾虚湿阻，脘痞纳呆，神疲乏力者，须配伍补气健脾药，以培其本。

化湿药气味芳香，多含挥发油，一般作为散剂服用疗效较好；如入汤剂宜后下，且不宜久煎，以免降低疗效。本类药物多属辛温香燥之品，易于耗气伤阴，故阴虚血燥及气虚者宜慎用。

藿 香 Huòxiāng

为唇形科植物广藿香 *Pogstemon cablin*（Blanco）Benth. 的地上部分。主产于广东、海南等地。夏秋季枝叶茂盛时采割。切段生用

【性味归经】辛，微温。归脾、胃、肺经。

【功效应用】

1. 化湿——湿阻中焦。本品气味芳香，为芳香化湿要药，又因其性微温，尤宜于寒湿困脾的脘腹痞闷、食少呕恶、神疲体倦等症，常与苍术、厚朴、橘皮等配伍，以化湿行气，如不换金正气散。

2. 止呕——呕吐。本品既能化湿，又能和中止呕，尤善治湿阻中焦所致之呕吐。常与半夏、丁香等同用，如藿香半夏汤。治湿热所致呕吐，常配黄连、竹茹等同用，以清热燥湿、降逆止呕；治脾胃虚弱症见呕吐者，与党参、白术、茯苓等益气健脾之品同用。

3. 解暑——暑湿或湿温初起。本品既能化湿，又可解暑。治暑月外感风寒，内伤生冷所致的恶寒发热、头痛脘闷、呕恶吐泻者，常与紫苏、厚朴、半夏等同用，以解表化湿，如藿香正气散；若湿温病初起，湿热并重者，多与黄芩、滑石、茵陈等清利湿热药配伍，如甘露消毒丹。

【用法用量】水煎服，3～10g。鲜品加倍。

【使用注意】阴虚血燥者不宜用。

【现代研究】本品主含挥发油，油中主要成分为广藿香醇，其他成分有苯甲醛香油酚、桂皮醛等。能促进胃液分泌，增强消化力，对胃肠有解痉作用。此外，还有防腐、抗菌、收敛止泻、扩张微血管而略有发汗等作用。

佩　兰　Pèilán

为菊科植物佩兰 *Eupatorium fortunei* Turcz. 的干燥地上部分。主产于江苏、浙江、河北等地。夏、秋二季分两次采割。切段生用，或鲜用。

【性味归经】辛，平。归脾、胃、肺经。

【功效应用】

1. 化湿——湿阻中焦。本品气味芳香，其化湿和中之功与藿香相似。治湿阻中焦之证，常与藿香相须为用，并配苍术、厚朴、蔻仁等，以增强芳香化湿之功。又因其能化湿，且性平而不温燥，故用于治疗脾经湿热，口中甜腻、多涎、口臭的脾瘅症，可单用煎汤服，如兰草汤。

2. 解暑——暑湿，湿温初起。本品化湿又能解暑。治暑湿证，常与青蒿、藿香、荷叶等芳香解暑之品同用；治湿温初起，可配伍滑石、薏苡仁、藿香等，以清利湿热、化湿解表。

【用法用量】水煎服，3~10g。鲜品加倍。

【现代研究】本品主含挥发油，油中含聚伞花素、乙酸橙花醇酯。叶含香豆精、邻香豆酸、麝香草氢醌等，尚含有三萜类化合物。对流感病毒有直接抑制作用；有明显祛痰作用。

苍　术　Cāngzhú

为菊科多年生草本植物茅苍术 *Atractylodes lancea* (Thunb.) DC. 或北苍术 *Atractylodes chinensis* (DC.) Koidz. 的干燥根茎。前者主产于江苏、河南、湖北等地，以产于江苏茅山一带者质量最好，故名茅苍术。后者主产于内蒙古、山西、辽宁等地。春、秋二季采挖，晒干。切片，生用、麸炒或米泔水炒用。

【性味归经】辛，苦，温。归脾、胃、肝经。

【功效应用】

1. 燥湿健脾——湿阻中焦证。本品苦温燥湿，兼能健脾。对湿阻中焦，脾失健运而致脘腹胀闷、食欲不振、恶心呕吐、倦怠乏力、苔腻等症，最为适宜，常与厚朴、陈皮等燥湿行气药配伍，如平胃散；治疗脾虚湿聚的痰饮或水肿，则配伍茯苓、猪苓、泽泻等利水渗湿药，如胃苓汤；治湿热或暑湿证，则可与清热燥湿药同用。

2. 祛风湿——风湿痹证，湿热痿证。本品辛散苦燥，长于祛风除湿，尤宜于寒湿偏胜之痹证，可与薏苡仁、独活、秦艽等祛风湿药同用。治湿热痹痛，可配石膏、知母等清热泻火药，如白虎加苍术汤。治湿热痿证，与黄柏、薏苡仁、牛膝配伍，即四妙散。治下部湿浊带下、湿疮、湿疹，常与龙胆草、黄柏、苦参等清热燥湿药同用。

3. 解表——风寒挟湿表证。本品辛香燥烈，能开肌腠而发汗，祛肌表之风寒表邪，又因其长于胜湿，故以风寒挟湿表证最为适宜。常与羌活、白芷、防风等解表药配伍。

此外，本品尚能明目，用于夜盲症及眼目昏涩。可单用，或与羊肝、猪肝蒸煮同食。

【用法用量】水煎服，3～9g。

【使用注意】阴虚内热，气虚多汗者忌用。

【现代研究】本品主含挥发油，油中主含苍术醇（系 β－桉油醇和茅术醇的混合结晶物）。其他尚含少量苍术酮、维生素 A 样物质、维生素 B 及菊糖。其挥发油有明显的抗副交感神经介质乙酰胆碱引起的肠痉挛作用；苍术醇有促进胃肠运动作用，对胃平滑肌也有微弱收缩作用。苍术挥发油对中枢神经系统，小剂量是镇静作用，同时使脊髓反射亢进；大剂量则呈抑制作用。苍术中维生素 A 样物质可治疗夜盲及角膜软化症。

厚 朴 Hòupò

为木兰科植物厚朴 *Magnolia officinalis* Rehd. et Wils. 或凹叶厚朴 *Magnolia officinalis* Rehd. et Wils. var. *biloba* Rehd. et Wils. 的干燥干皮、枝皮及根皮。主产于四川、湖北、安徽等地。4～6 月剥取，根皮及枝皮直接阴干，干皮置沸水中微煮后堆置阴湿处，"发汗"至内表面变紫褐色或棕褐色时，蒸软取出，卷成筒状，干燥。切丝，姜制用。

【性味归经】苦、辛，温。归脾、胃、肺、大肠经。

【功效应用】

1. 燥湿、行气、消积——湿阻、食积、气滞所致的脘腹胀满。本品苦燥辛散，长于燥湿、行气、消积，为消除胀满之要药。凡湿阻、食积、气滞所致的脘腹胀满均适用，以治实胀为主。治湿阻中焦，常与苍术、陈皮等燥湿行气药同用，如平胃散。治胃肠积滞，腹胀便秘，可配大黄、芒硝、枳实等药，以攻下行气导滞，如大承气汤。

2. 平喘——痰饮喘咳。本品能降肺气，消痰涎而平喘咳。治痰湿内阻，咳喘胸闷者，与苏子、陈皮、半夏等降气化痰药同用，如苏子降气汤。治素有喘病，因外感风寒而发者，配伍桂枝、杏仁等，如桂枝加厚朴杏子汤。

此外，七情郁结，痰气互阻所致梅核气，亦可用本品燥湿消痰，下气宽中，配伍半夏、茯苓、苏叶等化痰、健脾、行气之品，如半夏厚朴汤。

【用法用量】水煎服，3～10g。或入丸散。

【使用注意】本品辛苦温燥湿，易耗气伤津，气虚津亏者慎用；辛散行气，故孕妇慎用。

【现代研究】本品主含挥发油，油中主要含 β－桉油醇和厚朴酚。此外，还含有少量的木兰箭毒碱、厚朴碱及鞣质等。对肺炎球菌、白喉杆菌、溶血性链球菌、枯草杆菌、志贺氏及金黄色葡萄球菌、炭疽杆菌及若干皮肤真菌均有抑制作用。此外，有降压、防治胃溃疡、中枢性肌肉松弛作用。对肠管，小剂量兴奋，大剂量则为抑制。

砂 仁 Shārén

为姜科植物阳春砂 *Amomum villosum* Lour. 、绿壳砂 *Amomum villosum* Lour. var. *xanthioides* T. L. Wu et Senjen 或海南砂 *Amomum longiligulare* T. L. Wu 的干燥成熟果实。阳春砂主产于广东、广西、云南等地；绿壳砂主产于广东、云南等地；海南砂主产于海南及雷州半岛等地。于夏、秋间果实成熟时采收，晒干或低温干燥。用时打碎生用。

【性味归经】辛，温。归脾、胃、肾经。

【功效应用】

1. 化湿、行气——湿阻中焦及脾胃气滞证。本品辛散温通，气味芬芳，其化湿醒脾，行气温中之效均佳。故湿阻或气滞所致之脾胃不和诸证常用，尤宜于寒湿气滞证。治湿阻中焦者，常与厚朴、陈皮、枳实等燥湿行气药配伍；治脾胃气滞，配伍木香、枳实、陈皮等；治脾胃虚弱气滞之证，可配党参、白术、茯苓等健脾益气之品，如香砂六君子汤。

2. 温中止泻——脾胃虚寒吐泻。本品善温中暖胃以达止呕止泻之功，但其重在温脾以止泻。可单用研末，或配伍干姜、附子、肉桂等温里药。

3. 安胎——气滞妊娠恶阻及胎动不安。本品能行气和中而达止呕、安胎之效。治妊娠中虚气滞所致的呕逆不能食、胎动不安，可单用，或配伍苏梗、白术等同用；治气血不足，胎动不安者，可配伍人参、白术、熟地等益气养血药，如泰山磐石散。

【用法用量】水煎服，3~6g，入汤剂宜后下。

【使用注意】阴虚血燥者慎用。

【现代研究】本品主含挥发油，油中主要成分为右旋樟脑、龙脑、乙酸龙脑酯、柠檬烯、橙花叔醇等，并含皂苷。能促进消化液的分泌，增强胃功能，促进肠道运动，帮助消化，消除肠胀气。此外，能抑制因ADP所致家兔血小板聚集；对花生四烯酸诱发的小鼠急性死亡有明显保护作用。

豆 蔻 Dòukòu

为姜科植物白豆蔻 *Amomum kravanh* Pierre ex Gagnep. 或爪哇白豆蔻 *Amomum compactum* Soland ex Maton 的干燥成熟果实。又名白豆蔻。主产于泰国、柬埔寨、越南，我国云南、广东、广西等地亦有栽培。按产地不同分为"原豆蔻"和"印尼白蔻"。于秋季果实由绿色转成黄绿色时采收，晒干生用，用时捣碎。

【性味归经】辛，温。归肺、脾、胃经。

【功效应用】

1. 化湿、行气——湿阻中焦及脾胃气滞证。本品辛温芳香，可化湿行气。治湿阻气滞，脾胃不和，脘腹胀满，不思饮食者，常配伍厚朴、苍术、陈皮等化湿、行气药。另外，本品辛散入肺而宣化湿邪，故常用于湿温初起，胸闷不饥证。治湿邪偏重者，与薏苡仁、杏仁等同用，如三仁汤；治热重于湿者，又常配伍黄芩、黄连、滑石等，如黄芩滑石汤。

2. 温中止呕——呕吐。本品能行气、温中而止呕，尤以胃寒、湿阻、气滞所致呕吐最为适宜。可单用为末服，或配藿香、半夏等。治小儿胃寒，吐乳者，与砂仁、甘草共研细末服之。

【用法用量】水煎服，3~6g，入汤剂宜后下。

【使用注意】阴虚血燥者慎用。

【现代研究】本品主含挥发油，主要成分为1，4-桉叶素，α-樟脑、葎草烯及其环氧化物。能促进胃液分泌，增进胃肠蠕动，制止肠内异常发酵，祛除胃肠积气，有良好的芳香健胃作用，并能止呕。

药名	药用部位	性味归经	功效应用	用法用量
厚朴花	花蕾	苦，微温。归脾、胃经	化湿、理气——脾胃湿阻气滞证	3～9g
砂仁壳	果壳	辛，温。归脾、胃经	化湿、理气——脾胃湿阻气滞证	3～6g，入汤剂宜后下
豆蔻壳	果壳	辛，温。归脾、胃经	化湿、理气——脾胃湿阻气滞证	3～5g
草豆蔻	种子	辛，温。归脾、胃经	燥湿行气——寒湿中阻证 温中止呕——寒湿呕吐证	3～6g，入散剂较佳。入汤剂宜后下
草果	果实	辛，温。归脾、胃经	燥湿温中——寒湿中阻证 除痰截疟咳——疟疾	3～6g

【复习思考题】

1. 试述藿香的性能、功效和适应证。

2. 紫苏、黄芩、砂仁均可安胎，作用机理及适应证有何不同。

3. 苍术、厚朴二者在功效、应用上有何异同？

第六章 利水渗湿药

凡以通利水道，渗泄水湿为主要作用，用于治疗水湿内停证的药物，称为利水渗湿药。

利水渗湿药味多甘淡，主归膀胱、肾、小肠经，淡能渗湿，作用趋于下行，能通畅小便、增加尿量、促进体内水湿之邪的排泄，以利水渗湿为主要作用，部分药兼有清热解毒、祛风止痒、通经下乳等功效。

利水渗湿药主要用于水湿内停所引起的水肿、小便不利、淋证、黄疸、痰饮、泄泻、带下、湿疮、湿温、湿痹等病证。部分药还可用治热毒疮疡、湿疹瘙痒、经闭乳少等证。

根据利水渗湿药的性能特点及功效主治之不同，本类药物大致可分为利水消肿药、利尿通淋药、利湿退黄药三类。

应用利水渗湿药时，应视不同病证，选择相应药物，并作适当配伍以增强疗效。如水肿骤起兼有表证，可配宣肺解表药；湿热合邪者配清热燥湿药；寒湿并重者配温里散寒药；水肿日久、脾肾阳虚者，当配温补脾肾药，以标本兼顾；热伤血络而尿血者，配凉血止血药。此外，气行则水行，此类药还常与行气药配伍，以提高疗效。

本类药物易耗伤津液，故阴亏津少，肾虚遗精、遗尿者应慎用或忌用；有些药物有较强的通利作用，孕妇慎用或忌用。

第一节 利水消肿药

本类药物味多甘淡，淡以渗湿，以利水消肿为主要功效，适用于水湿内停之水肿、小便不利及痰饮、泄泻等证。部分药物兼能健脾，对脾虚有湿者，有标本兼顾之功。

茯 苓 Fúlíng

为多孔菌科真菌茯苓 *Poria cocos* (Schw.) Wolf 的干燥菌核。寄生于松科植物赤松或马尾松等树根上。野生或栽培，主产于云南、安徽、湖北等地。产云南者称"云苓"，质较优。7~9月采挖。切片，生用。

【性味归经】甘、淡，平。归脾、肾、心经。

【功效应用】

1. 利水渗湿——①水肿，小便不利。本品淡渗甘补，药性平和，利水而不伤正气，为利水消肿之要药，可用于寒热虚实各种水肿。治水肿、小便不利，常与泽泻、猪苓、白术等同用，如五苓散；治脾肾阳虚水肿，可与附子、生姜同用，如真武汤；用于水热互结，阴虚小便不利、水肿，与滑石、泽泻等合用，如猪苓汤。②痰饮。本品又善渗湿健脾，有标本兼顾之功，常用于痰饮证。治湿痰，常配伍半夏、陈皮、甘草，如二陈汤；治痰饮之目眩心悸，与桂枝、白术、甘草同用，如苓桂术甘汤。

2. 健脾——脾虚泄泻。本品甘平入脾，功长健脾渗湿以止泻，常用治脾虚湿盛泄泻，可与山药、白术、薏苡仁等同用，如参苓白术散；治疗脾胃虚弱，倦怠乏力，食少便溏，常配人参、白术、甘草，如四君子汤。

3. 安神——心悸失眠。本品尚能宁心安神，用治心脾两虚，气血不足之心悸，失眠，健忘，常与黄芪、当归、远志等同用，如归脾汤；若治心气虚，惊恐而不安卧者，每与人参、龙齿、远志配伍，如安神定志丸。

【用法用量】水煎服，10~15g。

【现代研究】本品含 β - 茯苓聚糖，占干重约93%，另含茯苓酸、蛋白质、脂肪、卵磷脂、胆碱、组氨酸、麦角甾醇等。有利尿、镇静、抗肿瘤、降血糖、增加心肌收缩力的作用。茯苓多糖有增强免疫功能的作用。茯苓有护肝作用，能降低胃液分泌、对胃溃疡有抑制作用。

薏苡仁 Yìyǐrén

为禾本科多年生草本植物薏苡 Coix lacryma - jobi L. var. ma - yuen（Roman.）Stapf 的干燥成熟种仁。中国大部分地区均产，主产于福建、河北、辽宁等地。秋季果实成熟时采割植株。生用或炒用。

【性味归经】甘、淡，凉。归脾、胃、肺经。

【功效应用】

1. 利水渗湿——水肿，小便不利。本品淡渗甘补，且利水不伤正，故凡水湿为患均可用之，尤宜于脾虚湿滞者。治水湿内停之水肿、小便不利，常与茯苓、猪苓、泽泻等配伍；对脾虚湿盛之水肿腹胀，小便不利，多与茯苓、白术、黄芪等药同用，以益气健脾利水；治脚气浮肿，可与防己、木瓜、槟榔等同用。

2. 健脾止泻——脾虚泄泻。本品功能渗湿健脾止泻。治脾虚湿盛之泄泻，常与补脾益气之人参、茯苓、白术等同用，如参苓白术散。

3. 除痹——湿痹。本品有渗湿，舒筋缓急之功，善治湿痹而筋脉拘挛疼痛者，常与独活、防风、苍术同用，如薏苡仁汤；治风湿热痹，可与防己、滑石、栀子等配伍，如宣痹汤；治风湿在表，身痛发热者，可与麻黄、杏仁、炙甘草合用，如麻黄杏仁薏苡甘草汤。

4. 清热排脓——肺痈，肠痈。本品性凉，清肺肠之热，排脓消痈。用治肺痈胸痛，咳吐腥臭脓痰者，常与苇茎、冬瓜仁、桃仁等配伍，如苇茎汤；治肠痈腹痛，可与附子、败酱草同用，如薏苡附子败酱散。

【用法用量】水煎服，9~30g。清利湿热宜生用，健脾止泻宜炒用。

【现代研究】本品含脂肪油、薏苡仁酯、薏苡仁内酯，薏苡多糖 A、B、C 和氨基酸、维生素 B_1 等。薏苡仁煎剂、醇及丙酮提取物对癌细胞有明显抑制作用。薏苡仁内酯对小肠有抑制作用。其脂肪油能使血清钙、血糖量下降，并有解热、镇静、镇痛作用。

猪 苓 Zhūlíng

为多孔菌科真菌猪苓 Polyporus umbellatus（Pers.）Fries 的干燥菌核。寄生于桦树、枫树、柞树的根上。主产于陕西、山西、云南等地。春秋二季采挖。生用。

【性味归经】甘、淡，平。归肾、膀胱经。

【功效应用】

利水渗湿——水肿，小便不利，泄泻，淋证等。本品淡渗利水作用强于茯苓，常用于水湿内停之水肿、小便不利、泄泻及膀胱湿热之淋证等。治水肿、小便不利，可单用或与茯苓、泽泻、桂枝配伍，如五苓散；若水热互结，阴虚小便不利、水肿，则与滑石、泽泻等合用，如猪苓汤。治湿盛泄泻，与茯苓、白术、泽泻配用，如四苓散；治热淋、小便不通，淋沥涩痛，配生地黄、滑石、木通等，如十味导赤汤。

【用法用量】水煎服，6～12g。

【现代研究】本品含猪苓葡聚糖Ⅰ、甾类化合物、游离及结合型生物素、粗蛋白等。其利尿机制是抑制肾小管对水及电解质的重吸收所致。猪苓多糖有抗肿瘤、防治肝炎的作用。猪苓水及醇提取物分别有促进免疫及抗菌作用。

泽 泻 Zéxiè

为泽泻科多年生沼生草本植物泽泻 *Alisma orientalis*（Sam.）Juzep. 的干燥块茎。主产于福建、四川、江西等地。冬季茎叶开始枯萎时采挖。切片，生用；麸炒或盐水炒用。

【性味归经】甘、淡，寒。归肾、膀胱经。

【功效应用】

利水渗湿，泄热—— ①水肿，小便不利，痰饮，泄泻。本品淡渗利水作用较强，用于水湿内停之水肿、小便不利，常与茯苓、猪苓、桂枝配伍，如五苓散；治痰饮停聚，清阳不升之头目昏眩，配白术同用，如泽泻汤；治脾湿过盛，浮肿泄泻，与厚朴、苍术、猪苓配用，如胃苓汤。②淋证，带下。本品既能利水渗湿，又善泻肾与膀胱之热，下焦湿热者尤为适宜。治湿热所致淋证及妇人带下，常与木通、车前子、龙胆等同用，如龙胆泻肝汤。

此外，治肾阴不足，相火亢盛之遗精、盗汗、耳鸣、腰酸，可泻相火，以保真阴。常与滋补肾阴之熟地黄、山茱萸、山药配伍，如六味地黄丸。

【用法用量】水煎服，6～10g。

【现代研究】本品主要含泽泻萜醇A、B、C，挥发油生物碱，天门冬素，树脂等。有利尿作用，能增加尿量，增加尿素与氯化物的排泄，对肾炎患者利尿作用更为明显。有降压、降血糖作用，还有抗脂肪肝作用。对金黄色葡萄球菌、肺炎双球菌、结核杆菌有抑制作用。

第二节 利尿通淋药

本类药物多味苦或甘淡，性寒凉，以利尿通淋为主要功效，适用于下焦湿热所致小便短赤、热淋、血淋、石淋、膏淋等病证。部分药物兼有清解暑热、通经下乳、清肺化痰、止痒之功，还可用治暑温、湿温、经闭、乳汁不下、肺热痰咳、湿疹瘙痒等。

车前子 Chēqiánzǐ

为车前科多年生草本植物车前 *Plantago asiatica* L. 或平车前 *Plantago depressa* Willd. 的干燥成熟种子。前者分布中国各地，后者分布北方各省。夏、秋二季种子成熟时采收果穗。生用或盐水炙用。

【性味归经】甘，寒。归肝、肾、肺、小肠经。

【功效应用】

1. 利尿通淋——淋证，水肿，小便不利。本品甘寒性降，善通利水道、清膀胱热结，可用治湿热蕴结于膀胱所致的小便淋沥涩痛，常与木通、滑石、瞿麦等同用，如八正散；治水湿停滞水肿、小便不利，可与猪苓、茯苓、泽泻配伍；若治病久肾虚，腰重脚肿，可与牛膝、熟地黄、肉桂等同用，如济生肾气丸。

2. 渗湿止泻——泄泻。本品善渗湿止泻，利小便以实大便，尤宜于湿盛之水泻，可单用本品研末，米饮送服；治暑湿泄泻，可与香薷、茯苓、猪苓等同用，如车前子散。治脾虚湿盛泄泻，可配白术、茯苓、泽泻等健脾渗湿药同用。

3. 清肝明目——目赤肿痛，目暗昏花。本品尚能清肝明目，用于肝热目赤涩痛，常与菊花、决明子等同用；若治肝肾阴亏，两目昏花，则配养肝明目之熟地黄、菟丝子等，如驻景丸。

4. 清肺化痰——痰热咳嗽。本品功能清肺化痰，治肺热咳嗽痰多，每与黄芩、瓜蒌、浙贝母等清肺化痰药同用。

【用法用量】水煎服，9~15g。包煎。

【现代研究】本品含黏液质、琥珀酸、二氢黄酮苷、车前烯醇、腺嘌呤、胆碱、车前子碱、脂肪油、维生素等。有显著利尿，祛痰作用。对各种杆菌和葡萄球菌均有抑制作用。车前子提取液有预防肾结石形成的作用。

滑 石 Huáshí

为硅酸盐类矿物滑石族滑石，主含含水硅酸镁$[Mg_3 \cdot (Si_4O_{10}) \cdot (OH)_2]$。主产于山东、江西、辽宁等地。全年可采。研粉用，或水飞晾干用。

【性味归经】甘、淡，寒。归膀胱、肺、胃经。

【功效应用】

1. 利尿通淋——热淋，石淋。本品甘淡滑利，性寒清降，入膀胱经，善渗湿利尿以通淋，治湿热下注，热结膀胱之小便淋沥涩痛，常与木通、车前子、瞿麦等同用，如八正散；治石淋，可与海金沙、金钱草、木通等配伍，如二金排石汤。

2. 清热解暑——暑温，湿温。本品性寒清降，入肺、胃经，善清热解暑除烦渴。治暑热烦渴，小便短赤，可与甘草同用，即六一散；治湿温初起及暑温夹湿，头痛恶寒，身重胸闷，则与薏苡仁、白蔻仁、杏仁等合用，如三仁汤。

3. 外用收湿敛疮——湿疮，湿疹，痱子。本品外用尚能收湿敛疮。治湿疮，湿疹，可单用或与枯矾、黄柏等为末，撒布患处；治痱子，则每与薄荷、甘草等配制成痱子粉外用。

【用法用量】水煎服，10~20g。宜包煎。外用适量。

【使用注意】孕妇忌用。

【现代研究】本品含硅酸镁、氧化铝、氧化镍等。有吸附和收敛作用，内服能保护肠壁。滑石粉撒布创面形成被膜，有保护创面，吸收分泌物，促进结痂的作用。在体外，对伤寒杆菌、甲型副伤寒杆菌有抑制作用。

木 通 Mùtōng

为木通科植物木通 *Akebia quinata*（Thunb.）Decne.、三叶木通 *Akebia trifoliate*（Thunb.）Koidz. 或白木通 *Akebia trifoliate*（Thunb.）Koidz. var. *australis*（Diels）Rehd. 的干燥藤茎。木通主产于陕西、山东、江苏等地；三叶木通主产于河北、山西、山东等地；白木通主产于西南地区。秋季采收。切片，生用。

【性味归经】苦，寒。归心、小肠、膀胱经。

【功效应用】

1. 利尿通淋——淋证，水肿、小便不利。本品苦寒清降而通利，下泄膀胱与小肠湿热以利尿通淋。用治湿热蕴结于膀胱所致的小便短赤，淋沥涩痛者，常与车前子、滑石、瞿麦等同用，如八正散；治水湿停滞水肿、小便不利，可与猪苓、桑白皮等配伍。

2. 清心除烦——口舌生疮，心烦，尿赤。本品上清心经之火，下泄小肠之热。治心火上炎，口舌生疮，或心火下移下肠而致的心烦、尿赤等症，常与生地黄、甘草、竹叶等同用，如导赤散。

3. 通经下乳——血瘀经闭，乳少。本品又善通经下乳。治血瘀经闭，配桃仁、红花、丹参等活血药同用；治乳汁不通或乳少，每与通乳之王不留行、穿山甲等同用。

此外，本品尚能清湿热、利血脉、通关节，用治湿热痹痛，可与防己、秦艽、海桐皮等祛风湿清热药同用。

【用法用量】水煎服，3~6g。

【使用注意】孕妇忌用。

【现代研究】本品木通藤茎含白桦脂醇、齐墩果酸、常春藤皂苷元、木通皂苷。此外，含豆甾醇、β-谷甾醇、胡萝卜苷、肌醇、蔗糖钾盐。有利尿、抗菌作用。在体外对革兰阳性菌及革兰阴性杆菌如痢疾杆菌、伤寒杆菌均有抑制作用。

通 草 Tōngcǎo

为五加科植物通脱木 *Tetrapanax papyriferus*（Hook.）K. Koch 的干燥茎髓。主产于贵州、云南、四川等地。多为栽培：秋季割取茎。生用。

【性味归经】甘、淡，微寒。归肺、胃经。

【功效应用】

1. 利尿通淋——淋证，水肿。本品甘淡渗湿，微寒清降，入肺经，引热下降而利小便。治膀胱湿热所致之小便不利，淋沥涩痛，可与冬葵子、滑石、石韦同用，如通草饮子；治水湿停蓄之水肿证，可配猪苓、泽泻、茯苓等，以增利水之功。

2. 通气下乳——产后乳汁不下。本品入胃经，通胃气上达而下乳。治产后乳汁不畅或不下，可与穿山甲、甘草、猪蹄同用，如通乳汤。

【用法用量】水煎服，3~5g。

【使用注意】孕妇慎用。

【现代研究】本品含肌醇、多聚戊糖、葡萄糖、半乳糖醛酸及谷氨酸等 15 种氨基酸，尚含钙、镁、铁等 21 种微量元素。有利尿作用，并能明显增加尿钾排出量，有促进乳汁分泌等作用。通草多糖具有一定调节免疫和抗氧化的作用。

瞿 麦 Qúmài

为石竹科多年生草本植物瞿麦 *Dianthus superbus* L. 和石竹 *Dianthus chinensis* L. 的干燥地上部分。中国大部分地区有分布，主产于河北、河南、辽宁等地。夏、秋二季花果期采割。切段，生用。

【性味归经】苦，寒。归心、小肠经。

【功效应用】

1. 利尿通淋——淋证。本品苦寒降泄，入心与小肠经。能清心与小肠之火，导热下行，有利尿通淋之功，为治淋常用药，尤宜于热淋、血淋。治膀胱湿热所致之小便不利，淋沥涩痛，可与萹蓄、木通、车前子同用，如八正散；治小便淋沥有血，则与栀子、甘草等同用，如立效散。

2. 活血通经——血瘀经闭，月经不调。本品活血通经，用治血热瘀阻之经闭或月经不调，常与活血调经之桃仁、红花、丹参等同用。

【用法用量】水煎服，9~15g。

【使用注意】孕妇忌用。。

【现代研究】本品含花色苷、水杨酸甲酯、丁香油酚、维生素 A 样物质、皂苷、糖类。有利尿作用。还有兴奋肠管，抑制心脏，降低血压，影响肾血容积作用。对杆菌和葡萄球菌均有抑制作用。

萹 蓄 Biǎnxù

为蓼科一年生草本植物萹蓄 *Polygonum aviculare* L. 的干燥地上部分。中国大部分地区均产，主产于河南、四川、浙江等地。野生或栽培。夏季叶茂盛时采收。切段，生用。

【性味归经】苦，微寒。归膀胱经。

【功效应用】

1. 利尿通淋——淋证。本品苦寒清降，入膀胱经。善清膀胱湿热而利尿通淋，可用治膀胱湿热所致之小便不利，淋沥涩痛，常与瞿麦、木通、车前子同用，如八正散；治血淋，则与大蓟、小蓟、白茅根等凉血止血药同用。

2. 杀虫止痒——虫证，湿疹，阴痒。本品能杀虫止痒，治蛔虫腹痛，可以单味浓煎服用；治小儿蛲虫，单味水煎，空腹饮之，还可以本品煎汤，熏洗肛门；治湿疹、湿疮、阴痒等证，可单用煎水外洗，亦可配伍地肤子、蛇床子、荆芥等煎水外洗。

【用法用量】水煎服，9~15g。鲜品加倍。外用适量，煎洗患处。

【现代研究】本品含槲皮素、萹蓄苷、槲皮苷、咖啡酸、绿原酸、钾盐、硅酸等成分。有显著的利尿作用。能兴奋在体子宫离体子宫肌条及肠管。有驱蛔虫、蛲虫及缓下作用。对葡萄球菌、福氏痢疾杆菌、绿脓杆菌及多种皮肤真菌均有抑制作用。

萆 薢　Bìxiè

为薯蓣科多年生草本植物绵萆薢 *Dioscorea septemloba* Thunb.、福州薯蓣 *D. futschauensis Uline ex R. Kunth* 或粉背薯蓣 *D. hypoglauca* Palibin 的干燥根茎。前两种称"绵萆薢"，主产于浙江、福建；后一种称"粉萆薢"，主产于浙江、安徽、江西等地。秋、冬二季采挖。切片，生用。

【性味归经】苦，平。归肾、胃经。

【功效应用】

1. 利湿浊——膏淋，带下。本品苦平，入肾、胃经，尤善利湿而分清去浊，为治膏淋要药。治膏淋，小便混浊，白如米泔，常与乌药、益智仁、石菖蒲等配伍，如萆薢分清饮；治湿浊下注之带下，可与猪苓、白术、泽泻等同用。

2. 祛风湿——风湿痹证。本品具祛风除湿、舒筋通络之功。用治风湿痹证，腰膝酸痛，关节屈伸不利。偏于寒湿者，可与附子、牛膝等同用，如萆薢丸；属湿热者，则与黄柏、忍冬藤、防己等配伍。

【用法用量】水煎服，10~15g。

【现代研究】本品含薯蓣皂苷等多种甾体皂苷。此外，还含鞣质、淀粉、蛋白质等。有抗菌及显著降低动脉粥样硬化斑块发生率的作用。

海金沙　Hǎijīnshā

为海金沙科缠绕草质藤本植物海金沙 *Lygodium japonicum* (Thunb.) Sw. 的干燥成熟孢子。主产于广东、浙江等地。秋季孢子未脱落时采割藤叶。生用。

【性味归经】甘、咸，寒。归膀胱、小肠经。

【功效应用】

清利湿热，通淋止痛——淋证，水肿。本品甘寒性降，善清膀胱、小肠湿热以利尿通淋，尤善止尿道涩痛，为治诸淋涩痛之要药。治热淋，可以本品为末，甘草汤送服；治血淋，可与凉血止血之白茅根、小蓟同用；治石淋，与鸡内金、金钱草等配伍；治膏淋，则与滑石、麦冬、甘草同用，如海金沙散；治水肿，每与泽泻、猪苓、防己等配伍，以增利水消肿之功。

【用法用量】水煎服，6~15g。包煎。

【现代研究】本品含高丝氨酸，咖啡酸，香豆酸，脂肪油。本品煎剂对金黄色葡萄球菌、绿脓杆菌、福氏痢疾杆菌、伤寒杆菌等均有抑制作用。还有利胆作用。

石 韦　Shíwěi

为水龙骨科多年生常绿植物庐山石韦 *Pyrrosia sheareri* (Bak.) Ching、石韦 *P. lingua* (Thunb.) Farwell 或有柄石韦 *P. petiolosa* (Christ) Ching 的干燥叶。各地普遍野生。主产于浙江、湖北、河北等地。全年均可采收。生用。

【性味归经】甘、苦，微寒。归肺、膀胱经。

【功效应用】

1. 利尿通淋——淋证。本品药性寒凉，善清利膀胱湿热而通淋，兼可止血，尤宜于血淋。治热淋，可以本品与滑石为末服；治血淋，与当归、蒲黄、芍药等同用，如石韦散；治石淋，常与鸡内金、金钱草、海金沙等配伍。

2. 清肺止咳——肺热咳喘。本品又入肺经，清肺热，止咳喘，用于肺热咳喘痰多，可与清肺化痰之鱼腥草、黄芩、芦根等同用。

3. 凉血止血——血热出血。本品尚能凉血止血，用治血热妄行之吐血、衄血、尿血、崩漏，可单用或配伍侧柏叶、栀子、小蓟等凉血止血药。

【用法用量】水煎服，6~12g。

【现代研究】本品含 β-谷甾醇、芒果苷、异芒果苷、延胡索酸等成分。有抗菌、抗病毒、镇咳，祛痰等作用。

第三节　利湿退黄药

本类药物性味多属苦寒，苦泄寒清，以清热利湿，利胆退黄为主要功效，适用于湿热黄疸，症见目黄、身黄、尿黄、舌苔黄腻，脉弦数等。部分药因兼有清利湿热，解毒消肿等功效，亦可治疗湿疮、湿疹、湿温及痈肿疮毒等病证。

茵　陈　Yīnchén

为菊科植物滨蒿 *Artemisia scoparia* Waldst. et Kit. 或茵陈蒿 *A. capillaries* Thunb. 的干燥地上部分。我国大部分地区有分布，主产于陕西、山西、安徽等地。春季幼苗高6~10cm 时采收或秋季花蕾长成时采割。春季采收的习称"绵茵陈"，秋季采割的称"茵陈蒿"。生用。

【性味归经】苦，微寒。归脾、胃、肝、胆经。

【功效应用】

清利湿热，利胆退黄——①黄疸。本品苦泄寒清，善清利脾胃肝胆湿热，为治黄疸之要药。用治身目发黄，小便短赤之阳黄证，常与栀子、黄柏、大黄同用，如茵陈蒿汤；若黄疸湿重于热者，可与茯苓、猪苓同用，如茵陈五苓散；若治寒湿阴黄，多与附子、干姜等配用，如茵陈四逆汤。②湿疮瘙痒。本品功能清利湿热，常用于湿热内蕴之湿疮瘙痒，可单味煎汤外洗，也可与黄柏、苦参、地肤子等同用。

【用法用量】水煎服，6~15g。外用适量。煎汤熏洗。

【使用注意】血虚萎黄慎用。

【现代研究】本品主要含挥发油，油中有 β-蒎烯、茵陈二炔烃、茵陈炔酮等多种成分。全草还含香豆素、黄酮、有机酸、呋喃类等成分。有显著利胆作用，并有解热、保肝、抗肿瘤和降压作用。

金钱草　Jīnqiáncǎo

为报春花科植物过路黄 *Lysimachia christinae* Hance 的干燥全草。江南各省均有分布。夏、秋二季采收。切段，生用。

【性味归经】甘、淡，微寒。归肝、胆、肾、膀胱经。

【功效应用】

1. 利湿退黄——湿热黄疸。本品善清肝胆之火，除下焦湿热，有清热利湿退黄之效。治湿热黄疸，常与茵陈蒿、栀子、虎杖等同用。

2. 利尿通淋——石淋，热淋。本品功长利尿通淋排石，尤宜于石淋，可单用大剂量金钱草煎汤代茶饮，或与海金沙、鸡内金、滑石等同用，如二金排石汤；治热淋，常与车前子、萹蓄等同用。本品既能消石，又能清利肝胆湿热，治疗肝胆结石，可与茵陈、大黄、郁金等配伍。

3. 解毒消肿——痈肿疔疮，毒蛇咬伤。本品有解毒消肿之效，可用治恶疮肿毒，毒蛇咬伤等。可用鲜品捣汁内服或捣烂外敷，或配蒲公英、野菊花等同用。

【用法用量】水煎服，15～60g。鲜品加倍。外用适量。

【现代研究】本品含槲皮素和甾醇、黄酮类、氨基酸、鞣质、挥发油、胆碱、钾盐等。有明显的利尿及促进胆汁分泌和排泄作用，并有排石、抑菌、抗炎作用。

虎　杖　Hǔzhàng

为蓼科植物虎杖 *Polygonum cuspidatum* Sieb. et Zucc. 的干燥根茎和根。我国大部分地区均产，主产于江苏、江西、四川等地。春、秋二季采挖。切片，生用或鲜用。

【性味归经】苦，微寒。归肝、胆、肺经。

【功效应用】

1. 利湿退黄——湿热黄疸，淋浊，带下。本品苦寒，有清热利湿退黄之功，用治湿热黄疸，可单用，亦可与茵陈、黄柏、栀子配伍；治湿热蕴结膀胱之小便涩痛，淋浊带下等，单用即效，亦可配利尿通淋药同用。

2. 清热解毒——痈肿疮毒，水火烫伤，毒蛇咬伤。本品入血分，有清热解毒之功。用于痈肿疮毒，以虎杖根烧灰贴，或煎汤洗患处；治水火烫伤，单用研末，香油调敷，亦可与地榆、冰片共研末，调油敷患处；若治毒蛇咬伤，可取鲜品捣烂外敷，亦可煎汤内服。

3. 活血祛瘀——经闭，癥瘕，跌打损伤。本品功能活血散瘀。治经闭、痛经，常与桃仁、延胡索、红花等配用；治癥瘕，以本品配土瓜根、牛膝合用；治跌打损伤疼痛，可与当归、乳香、没药、三七等配用。

4. 化痰止咳——肺热咳嗽。本品尚能清肺化痰止咳。用治肺热咳嗽，可单用，亦可与浙贝母、枇杷叶、黄芩等配伍。

此外，本品还有泻热通便作用，可用治热结便秘。

【用法用量】水煎服，9～15g。外用适量。

【使用注意】孕妇忌服。

【现代研究】本品含虎杖苷、黄酮类、大黄素、大黄素甲醚、白藜芦醇、多糖。有泻下、祛痰止咳、降压、止血、镇痛、抑菌、抗病毒作用。

其他利水渗湿药简表

分类	药名	药用部位	性味归经	功效应用	用法用量
利尿通淋药	地肤子	成熟果实	辛、苦，寒。归肾、膀胱经	利尿通淋，清热利湿——淋证，阴痒带下 祛风止痒——风疹，湿疹	9~15g
	灯心草	茎髓	甘、淡，微寒。归心、肺、小肠经	利尿通淋——淋证 清心降火——心烦，失眠	1~3g
利湿退黄药	地耳草	全草	苦、甘，凉。归肝、胆经	利湿退黄——黄疸 清热解毒——痈肿疮疡 活血消肿——跌打损伤	15~30g
	垂盆草	全草	甘、淡、微酸，微寒。归心、肝、胆经	利湿退黄——黄疸 清热解毒——痈肿疮疡，喉痛，蛇伤，烫伤	15~30g

【复习思考题】

1. 简述利水渗湿药的性能特点、功效和主治病证。
2. 比较茯苓、薏苡仁功效应用的异同点。
3. 简述车前子的功效应用。
4. 车前子、海金沙、金钱草、萆薢、石韦均能治疗淋证，如何区别应用？

第七章 温 里 药

以温里散寒为主要功效，用于治疗里寒证为主的药物，称为温里药，又称祛寒药。

温里药味辛而药性温热，辛能行散，温热祛寒，归脾、胃、肝、肾、心、肺经，善于温散在里之寒邪，主治里寒证。因其主要归经的不同而作用有别。如主入脾胃经者，能温中散寒止痛，主治脾胃受寒或脾胃虚寒，症见脘腹冷痛、呕吐泄泻、食欲不振、舌淡苔白等；主入肝经者，能暖肝散寒止痛，主治肝经受寒，症见少腹冷痛、寒疝作痛，或厥阴头痛等；主入肺经者，能温肺化饮，主治肺寒停饮，症见咳喘痰鸣、痰白清稀等。主入肾经者，能温肾助阳，主治肾阳不足证，症见阳痿宫冷、腰膝冷痛、夜尿频多、滑精遗尿等；主入心肾二经者，能温阳通脉，主治心肾阳虚证，症见心悸怔忡、畏寒肢冷、小便不利、肢体浮肿等；或回阳救逆，主治亡阳证，症见四肢厥冷、畏寒踡卧、脉微欲绝等。

使用本类药物应根据不同证候作适当配伍。若外寒内侵，而表寒未解者，当与辛温解表药配伍，以表里双解；寒主收引，兼见气滞者，常与行气药配伍，以温通气机；寒凝经脉，兼见血瘀者，宜与活血祛瘀药配伍，以温通经脉；寒与湿合，寒湿内阻者，宜与芳香化湿药配伍，以温散寒湿；寒为阴邪，易伤阳气，虚寒相兼，宜与补阳药配伍，以温阳散寒；若阳虚气脱者，宜与大补元气药配伍，以补气回阳固脱。

本类药物性多辛温燥烈，易耗伤阴液，动火助热，故实热证、阴虚火旺、津血亏虚者忌用；孕妇及气候炎热时宜慎用。部分药物有毒，应注意炮制、剂量及用法，避免中毒，以保证用药安全。

附 子 Fùzǐ

为毛茛科植物乌头 Aconitum carmichaeli Debx. 的子根的加工品。主产于四川、湖北、湖南等地。6月下旬至8月上旬采挖。加工炮制为盐附子、黑附片（黑顺片）、白附片、淡附片、炮附片。

【性味归经】辛、甘，大热。有毒。归心、肾、脾经。

【功效应用】

1. 回阳救逆——亡阳证。本品味辛大热，秉性纯阳，既能助心阳以复脉，又能补命门之火以救散失之元阳，并能散阴寒，以利阳气恢复，故为"回阳救逆第一品药"。用治亡阳证，大汗淋漓、四肢厥冷、脉微欲绝，常与干姜、甘草同用，如四逆汤。治亡阳兼气脱者，宜配伍人参以大补元气，如参附汤。

2. 补火助阳——阳虚证。本品辛热，补火助阳，能上助心阳，中温脾阳，下助肾阳，故心、脾、肾等多种阳虚证皆可选用。用治肾阳不足、命门火衰所致的形寒肢冷、腰膝酸痛、夜尿频多、阳痿宫寒，多与鹿角胶、肉桂、杜仲等配伍，以增强温助肾阳的疗效，如右归丸。用治脾肾阳虚，阴寒内盛所致的脘腹冷痛、食少便溏或泄泻，宜与干姜、白术等温中健脾药配伍，如附子理中汤。用治脾肾阳虚，水湿内停的肢体浮肿、小便不利，常与健脾利水药白术、茯苓等配伍，以温阳利水，如真武汤。用治心阳不足，心悸气短、胸痹心痛、形寒肢冷，可与肉桂、三七、人参等温阳益气宽胸药配伍，以温通心阳。用治阳虚外感风寒，恶寒重、发热轻、倦怠嗜卧，与麻黄、细辛等发散风寒药配伍，以助阳解表，如麻黄附子细辛汤。

3. 散寒止痛——寒痹证。本品辛散温通，走而不守，能温经通络，逐经络之风寒湿邪，有较强的散寒止痛作用。凡风寒湿痹，周身骨节疼痛者均可使用，尤善治寒痹痛剧者，常与桂枝、白术、甘草等同用，如甘草附子汤。

【用法用量】水煎服，3~15g。本品有毒，宜先煎0.5~1小时，至口尝无麻辣感为度。

【使用注意】辛热燥烈，易伤阴助火，故热证、阴虚阳亢及孕妇忌用。反半夏、瓜蒌、天花粉、贝母、白蔹、白及。本品有毒，内服须炮制，并注意用量和煎煮方法，以免中毒。

【现代研究】本品含乌头碱、中乌头碱、次乌头碱、消旋去甲基乌药碱、异飞燕草碱、新乌宁碱、乌胺及尿嘧啶等。附子煎剂有明显的强心作用，熟附片强心作用较强，煎煮愈久，强心作用愈显著，毒性愈低，其强心作用与其所含消旋去甲基乌药碱有密切关系；对甲醛性和蛋清性关节肿胀有明显的消炎作用。乌头碱有镇痛和镇静作用。附子煎剂有抗心肌缺血缺氧的作用；对垂体—肾上腺皮质系统有兴奋作用；有促进血凝作用。

干 姜 Gānjiāng

为姜科植物姜 *Zingiber officinale* Rosc. 的根茎。主产于四川、广东、湖北等地。均系栽培。冬季采收。生用。

【性味归经】辛，热。归脾、胃、肾、心、肺经。

【功效应用】

1. 温中散寒——脾胃寒证，腹痛吐泻。本品辛热燥烈，主入脾胃经，长于温中散寒，健运脾阳。故凡脾胃寒证，无论外寒内侵，还是阳气不足的寒证皆宜选用。治脾胃寒证，可单用研末服；也可与高良姜、吴茱萸、花椒等温中散寒药配伍。治胃寒呕吐，常与半夏、吴茱萸等温中降逆止呕药配伍。治脾胃虚寒，脘腹冷痛，食欲不振，饮食减少，呕吐泄泻，常配伍人参、白术等补气健脾药，如理中汤。

2. 回阳通脉——亡阳证。本品性味辛热，能回阳通脉。故可治心肾阳虚，阴寒内盛所致的亡阳厥逆，脉微欲绝者，每与附子相须为用，既助附子回阳救逆，又能降低其毒性，如四逆汤。

3. 温肺化饮——寒饮咳喘。本品辛热，入肺经，能温肺散寒化饮。常用治寒邪犯肺，内有伏饮，咳嗽气喘，形寒背冷，痰多清稀等寒饮咳喘之证，常与温肺化饮、止咳平喘之细辛、五味子、麻黄等同用，如小青龙汤。

【用法用量】水煎服，3~10g。

【使用注意】本品辛热燥烈，阴虚内热、血热妄行者忌用。

【现代研究】本品含挥发油，油中主要成分为姜烯、水芹烯、莰烯、姜烯酮、姜辣素、姜酮、龙脑、姜醇、柠檬醛等，尚含树脂及淀粉。有镇呕、镇静、镇痛、健胃、止咳作用；能抑制胃液酸度及胃液的分泌；能直接兴奋心脏，对血管运动中枢有兴奋作用。

肉 桂 Ròuguì

为樟科植物肉桂 *Cinnamomum cassia* Presl 的树皮。主产于广东、广西、海南等地。多于秋季剥取，刮去栓皮。生用。

【性味归经】辛、甘、大热。归肾、脾、心、肝经。

【功效应用】

1. 补火助阳——阳虚证。本品辛甘大热，善能补火助阳、益火消阴，适用于肾、脾、心等多种阳虚证。并常与附子相须为用，以增强补火助阳之功。治肾阳不足，命门火衰的畏寒肢冷、腰膝冷痛、夜尿频多、阳痿宫寒、滑精早泄，常与附子、鹿角胶、菟丝子等配伍，如右归丸。治脾肾阳虚的四肢逆冷、食少神疲、大便稀溏，常配伍附子、人参、白术等，如桂附理中汤。治心阳不足，心悸气短、胸闷不舒，常与人参、黄芪等配伍，如保元汤。

2. 散寒止痛——寒凝诸痛证。本品辛甘大热，善去痼冷沉寒而止痛。治寒邪内侵，或脾胃虚寒的脘腹冷痛，可单用本品研末，酒煎服；或与干姜、高良姜、荜茇等配伍。治胸阳不振，寒邪内侵之胸痹心痛，可与附子、干姜、川椒等配伍，如桂附丸。治寒疝腹痛，常配伍小茴香、吴茱萸、乌药等，如暖肝煎。治风寒湿痹，或寒邪偏盛的痛痹，每与独活、桑寄生、杜仲等同用，如独活寄生汤。

3. 温经通脉——寒凝血瘀证。本品辛散温通，能温通血脉，促进血行，消除瘀滞，常用于寒邪凝滞的瘀血证。治冲任虚寒，寒凝血滞的痛经、闭经，常与温经散寒、活血止痛药干姜、小茴香、川芎等同用，如少腹逐瘀汤。治妇人产后瘀血阻滞，恶露不尽，腹痛不止，可单用本品研末，温酒送服；也可与当归、川芎等活血化瘀药配伍。治妇人气滞血瘀之癥瘕积聚，常与行气活血、祛瘀消癥药莪术、桃仁、赤芍等同用，如蓬莪术丸。治阳虚寒凝之阴疽肿痛，常与温经通阳、散寒行滞的白芥子、麻黄、鹿角胶等药同用，如阳和汤。

4. 引火归元——虚阳上浮。本品大热入肾经，能使因下元虚衰所致上浮之虚阳回归故里，名曰引火归元。治元阳亏虚，虚阳上浮的面赤、虚喘、汗出、心悸、失眠、脉微弱者，常与山茱萸、五味子、人参、牡蛎等药物同用。

此外，对于久病体虚气血不足者，在补气益血方中加入少量肉桂，能获鼓舞气血生长之效。

【用法用量】水煎服，1~5g。宜后下或焗服。研末冲服，每次 1~2g。

【使用注意】阴虚火旺，里有实热，血热出血者及孕妇忌。畏赤石脂。

【现代研究】本品含挥发油（桂皮油）1.98%~2.06%，主要成分为桂皮醛，占52.92%~61.20%，其他尚含肉桂醇、肉桂醇醋酸酯、肉桂酸、香豆素、黏液质、鞣质等。本品有扩张血管、促进血循环、增加冠脉及脑血流量，使血管阻力下降等作用。其甲醇提取物及桂皮醛有抗血小板凝集、抗凝血酶作用。桂皮油、桂皮醛、肉桂酸钠具有镇痛、镇静、解热、抗惊厥等作用。桂皮油对胃黏膜有缓和的刺激作用，并通过刺激嗅觉反射性地促进胃功能，能促进肠运动，使消化道分泌增加，增强消化功能，排除消化道积气，缓解胃肠痉挛性疼痛。桂皮油可引起子宫充血，对革兰阳性及阴性菌有抑制作用。桂皮的乙醚、醇及水浸出液对多种致病性真菌有一定的抑制作用。

吴茱萸　Wúzhūyú

为芸香科落叶灌木或小乔木植物吴茱萸 *Evodia rutaecarpa*（Juss.）Benth、石虎 *E. rutaecarpa*（Juss.）Benth. var. *officinalis*（Dode）Huang 或疏毛吴茱萸 *E. rutaecarpa*（Juss.）Benth. var. *bodinieri*（Dode）Huang 的近成熟果实。主产于贵州、广西、湖南等地。8～11 月果实尚未开裂时采集。生用或制用。

【性味归经】辛、苦、热。有小毒。归肝、脾、胃、肾经。

【功效应用】

1. 散寒止痛——寒凝疼痛。本品辛散苦泄，性热祛寒，主入肝经，既散肝经之寒邪，又解肝经之郁滞，并有良好的止痛作用，为治肝寒气滞诸痛之主药。治中焦虚寒，肝气上逆的厥阴头痛，常与人参、生姜等同用，如吴茱萸汤。治寒凝肝经，疝气疼痛，常与小茴香、川楝子、木香等配伍，如导气汤。治寒凝肝经，肝气不舒，冲任不利，血行不畅，经产腹痛，常配伍桂枝、当归、川芎等，如温经汤。治寒湿侵袭，脚气肿痛，可与槟榔、木瓜、紫苏叶等同用，如鸡鸣散。

2. 降逆止呕——胃寒呕吐。本品既善散寒温中而止痛，又善疏肝下气而止呕制酸，为治呕吐吞酸之要药。治胃寒呕吐、呃逆之证，常与半夏、生姜等同用。治肝郁化火，肝胃不和，胁痛口苦、呕吐吞酸，每与黄连同用，如左金丸。

3. 助阳止泻——虚寒泄泻。本品能温脾益肾、助阳止泻。治脾肾虚寒的五更泄泻，常以之与补骨脂、肉豆蔻、五味子等同用，如四神丸。

【用法用量】水煎服，2～5g。外用适量。

【使用注意】本品辛热燥烈，易耗气动火，故不宜多用、久服。阴虚有热者忌用。

【现代研究】本品含挥发油，油中主要成分为吴茱萸烯、罗勒烯、吴茱萸内酯、吴茱萸内酯醇等，此外尚含吴茱萸酸、吴茱萸苦素、吴茱萸碱、吴茱萸啶酮等。能镇痛、止呕、抗胃溃疡；大剂量能兴奋中枢，并引起视力障碍以及错觉；对家兔小肠活动低浓度时兴奋，高浓度时抑制；对家兔离体及在体子宫有兴奋作用。对霍乱弧菌及堇色毛癣菌、同心性毛癣菌等多种皮肤真菌均有不同程度的抑制作用。此外，还有降压、抑制血小板聚集，抑制血小板血栓及纤维蛋白血栓形成、升高体温、利尿等作用。

丁　香　Dīngxiāng

为桃金娘科常绿乔木植物丁香 *Eugenia caryophyllata* Thunb. 的花蕾，习称公丁香。主产于坦桑尼亚、马来西亚、印度尼西亚；我国主产于广东、海南等地。通常于 9 月至次年 3 月，花蕾由绿转红时采收。生用。

【性味归经】辛，温。归脾、胃、肺、肾经。

【功效应用】

1. 温中降逆——胃寒呕吐、呃逆。本品辛温芳香，主入脾胃经，善于温中散寒，降逆止呕止呃，为治胃寒呕吐、呃逆之要药。治胃寒呕吐、呃逆，可单用本品煎服，也可与生姜、半夏等温中止呕药配伍。治虚寒呕吐、呃逆，常与温中补气降逆药生姜、人参、柿蒂等配伍，如丁香柿蒂散。治脾胃虚寒，吐泻食少，常与党参、白术等配伍，如丁香散。

2. 散寒止痛——脘腹冷痛。本品辛散温通力强，既能温散寒邪，又能止痛。治胃寒脘腹冷痛，常与延胡索、高良姜、香附等配伍。

3. 温肾助阳——肾虚阳痿、宫冷。本品味辛性温，入肾经，有温肾助阳起痿之功，可与补肾壮阳药淫羊藿、巴戟天、附子等同用。

【用法用量】水煎服，1~3g。外用适量。

【使用注意】热证及阴虚内热者忌用。畏郁金。

【现代研究】本品含挥发油，油中主要成分为丁香油酚、乙酰丁香油酚，微量成分有丁香烯醇、庚酮、水杨酸甲酯、α-丁香烯、胡椒酚、苯甲醇、苯甲醛等。本品内服能促进胃液分泌，增强消化力，减轻恶心呕吐，缓解腹部气胀，并能抑制胃溃疡的发生。丁香油酚有局部麻醉止痛作用。丁香酚有镇静及明显抗惊厥作用，并能引起呼吸抑制。丁香水提取物及乙醚提取物有明显的消炎、镇痛作用。丁香水提取物及丁香油有明显的抗血栓形成作用。其水或醇提取液对猪蛔虫有麻醉和杀灭作用。其煎剂对葡萄球菌、链球菌及白喉、变形、绿脓、大肠、痢疾、伤寒等杆菌有抑制作用。丁香及丁香油酚对致病性真菌有抑制作用。在体外，丁香对流感病毒 PR8 株有抑制作用。

小茴香　Xiǎohuíxiāng

为伞形科植物茴香 *Foeniculum vulgare* Mill. 的成熟果实。全国各地均有栽培。秋季果实初熟时采集。生用或盐水炙用。

【性味归经】辛，温。归肝、肾、脾、胃经。

【功效应用】

1. 散寒止痛——寒疝腹痛，睾丸偏坠胀痛，少腹冷痛，痛经。本品辛香性温，既能温肾暖肝，又能行气散寒止痛，为治寒疝疼痛之要药。治寒凝气滞，疝气疼痛，可单用本品煎服；或将本品炒热布包，温熨痛处；也可与吴茱萸、乌药、青皮等行气散寒止痛药配伍，如天台乌药散。治肝郁肾寒，睾丸偏坠胀痛，常与行气止痛药橘核、荔枝核等配伍。治肝经受寒之少腹冷痛，或冲任虚寒，气滞血瘀之痛经，多与温经活血、行气止痛药肉桂、当归、川芎、香附等配伍，如少腹逐瘀汤。

2. 理气和胃——中焦虚寒气滞证。本品气味芳香，具有温中散寒，醒脾开胃，行气止痛之功。治胃寒气滞之脘腹胀痛，常与高良姜、香附、乌药等温中散寒、行气止痛药同用。治脾胃虚寒之脘腹胀痛、呕吐食少，可与白术、橘皮、砂仁等温中行气、补气健脾药同用。

【用法用量】水煎服，3~6g。外用适量。

【使用注意】阴虚火旺者慎用。

【现代研究】本品含挥发油，油中主要成分为反式茴香脑、柠檬烯、葑酮、爱草脑、γ-松油烯、α-蒎烯、月桂烯等，少量的香桧烯、茴香脑、茴香醛等，另含脂肪油，脂肪酸中主要为岩芹酸，还有油酸、亚油酸、棕榈酸、花生酸等。能增强胃肠运动，在腹气胀时，促进气体排出，减轻疼痛。本品还有利胆作用，并对真菌、鸟型结核菌、金黄色葡萄球菌等有抑杀作用。

高良姜 Gāoliángjiāng

为姜科草本植物高良姜 *Alpinia officinarum* Hance 的根茎。主产于广东、广西、海南等地。夏末秋初采挖。生用。

【性味归经】辛、热。归脾、胃经。

【功效应用】

1. 散寒止痛——胃寒冷痛。本品辛散温通，善于温散中焦寒邪，并能止痛。适用于胃寒脘腹冷痛。可单用，也可与炮姜相须为用，如二姜丸。治寒凝气滞，肝郁犯胃，脘腹疼痛，常与行气疏肝药香附等配伍，如良附丸。

2. 温中止呕——胃寒呕吐。本品味辛性热，能温散寒邪而和胃止呕。治胃寒呕吐，常配伍半夏、生姜等温中止呕药。治虚寒呕吐，则与党参、白术、茯苓等补气健脾药配伍。

【用法用量】水煎服，3~6g。研末服，每次3g。

【使用注意】热证及阴虚火旺者忌用，孕妇慎用。

【现代研究】本品含挥发油，油中主要成分为1，8-桉叶素、桂皮酸甲酯、丁香油酚、蒎烯、荜澄茄烯及辛辣成分高良姜酚等。又含黄酮类化合物如槲皮素、山奈素、异鼠李素、高良姜素等。能显著兴奋离体兔空肠的自发收缩活动，使空肠收缩的张力增强、振幅增大。能明显抑制小鼠胃肠推进功能，对抗番泻叶引起的小鼠腹泻。有抗溃疡、抗凝、镇痛、消炎、抗缺氧等作用。对炭疽杆菌、白喉杆菌、溶血性链球菌、枯草杆菌、肺炎链球菌、金黄色葡萄球菌、人型结核杆菌等有不同程度的抑制作用。

其他温里药简表

药名	药用部位	性味归经	功效应用	用法用量
胡椒	果实	辛，热。归胃、大肠经	温中散寒——胃寒呕吐，腹痛泄泻，食欲不振 下气消痰——癫痫痰多	水煎服，2~4g。研粉吞服，0.6~1.5g。外用适量
花椒	果皮	辛，温。归脾、胃、肾经	温中止痛——中寒腹痛，呕吐泄泻 杀虫止痒——虫积腹痛；外治湿疹，阴痒	3~6g。外用适量，煎汤熏洗

【复习思考题】

1. 简述温里药的性能特点、功效和主治病证。
2. 比较附子、干姜、肉桂功效应用的异同点。
3. 简述吴茱萸的功效、主治病证。

第八章 理 气 药

凡以疏理气机为主要作用，用于治疗气滞或气逆证为主的药物，称为理气药，又叫行气药。

理气药多性温味辛苦而芳香，温能通行，辛可行散，苦可降泄，芳香以走窜，因此具有疏理气机即行气、降气的作用。主入脾、胃、肝、肺经，而分别具有理气健脾、顺气降逆、疏肝解郁、理气宽胸、行气止痛、破气散结等功效。

理气药主要用于脾胃气滞，症见脘腹胀痛、嗳气吞酸、恶心呕吐、不思饮食、腹泻或便秘等；肝气郁滞，症见胁肋胀痛、疝气腹痛、经闭痛经、乳房胀痛、情志抑郁及月经不调等；肺气壅滞，症见胸闷胸痛、咳嗽、气喘等。

使用理气药应针对病证分别选用相应药物，并根据引起气滞的病因进行必要的配伍。如治疗脾胃气滞，应选用善调理脾胃气机的药物，因于饮食积滞者，可配伍消食导滞药；因于脾胃虚弱者，可配伍健脾益胃药；如兼挟寒、挟热、挟湿，可分别配伍温里祛寒、清热泻火及燥湿之品。治疗肝郁气滞，应选用善疏肝理气的药物，因于肝血不足者，可配伍养血柔肝药；因于寒滞肝脉者，可配伍暖肝散寒药；因于月经不调者，可配伍活血调经药。如治肺气壅滞，应选用善理气宽胸的药物，因于外邪客肺，则配伍宣肺解表药；因于痰浊阻肺者，应针对寒痰、热痰、燥痰之不同，分别配伍温化寒痰、清化热痰、润肺化痰药。

本类药物大多辛香温燥，易耗气伤阴，因此气弱阴虚者慎用。

陈 皮 Chénpí

为芸香科植物橘 *Citrus reticulata* Blanco 及其栽培变种的成熟果皮。主产于广东、福建、四川等地。秋末冬初采摘成熟果实，剥取外层果皮，低温干燥或晒干，切丝。生用。果皮以陈久者良，因而得名。产于广东新会者称为新会皮、广陈皮。

【性味归经】辛、苦，温。归脾、肺经。

【功效应用】

1. 理气健脾——脾胃气滞证。本品主入脾经，善调理脾胃气机，且气味芳香，又有悦脾开胃，健脾和中之功，因苦温而燥，所以寒湿中阻之脾胃气滞用之最为适宜，常与苍术、厚朴等同用，如平胃散。若饮食积滞，脘腹胀满疼痛，可配伍山楂、神曲等同用，如保和丸。若外感风寒，内伤湿滞，恶寒发热，脘腹胀闷，恶心，呕吐，泄泻，可配伍藿香、紫苏、半夏等同用，如藿香正气散。若脾胃虚弱，不思饮食，食后腹胀，可与党参、茯苓、白术等同用，如异功散。

2. 降逆止呕——呕吐、呃逆。本品辛香苦降，善疏理中焦气机，降逆胃气而止呕、止呃。常配伍生姜、竹茹等同用，如橘皮竹茹汤。

3. 燥湿化痰——湿痰、寒痰咳嗽。本品入肺经，性温以散寒，味辛行苦燥，既能燥湿化痰，又能温化寒痰，且可宣肺止咳，为治痰之要药。治湿痰咳嗽，常与半夏同用，如二陈汤。治寒痰咳嗽，常与干姜、细辛等同用，如苓甘五味姜辛汤。

4. 理气宽胸——胸痹。本品辛香走窜温通，入肺走胸，可行气化痰，通痹止痛，治疗胸痹证，胸闷气短，可配伍枳实、生姜同用，如橘皮枳实生姜汤。

【用法用量】水煎服，3~10g。

【现代研究】本品含挥发油及黄酮类成分，如川陈皮素、橙皮苷、新橙皮苷、橙皮素等。对消化道有缓和的刺激作用，可促进胃肠积气的排出；并能促使胃液分泌，有助于消化。对呼吸道黏膜有刺激作用，可促进排痰，并可舒张支气管而平喘。小剂量可增强心脏收缩力，兴奋心脏，但剂量过大则对心脏呈抑制作用。对周围血管有收缩作用，能降低毛细血管的脆性，有升压作用。可抑制子宫，并有利胆及降低胆固醇作用。

青 皮 Qīngpí

为芸香科植物橘 *Citrus reticulata* Blanco 及其栽培变种的干燥幼果或未成熟果实的果皮。产地同陈皮。5~6月收集幼果，晒干，称"个青皮"或"青皮子"；7~8月采收未成熟的果实，在果皮上纵剖成四瓣至基部，除尽瓤瓣，晒干，称"四花青皮"。生用或醋制用。

【性味归经】苦、辛，温。归肝、胆、胃经。

【功效应用】

1. 疏肝理气——肝郁气滞证。本品主入肝经，辛温走窜，苦泄下行，善疏肝理气，散结止痛，尤其适宜于肝郁气滞之胸胁胀痛、寒疝腹痛、乳房胀痛。治疗肝郁胸胁胀痛，可配伍柴胡、香附、郁金等药。治疗乳房胀痛，可配伍柴胡、白芍、橘叶等药。治疗寒疝腹痛，常与乌药、小茴香等同用，如天台乌药散。

2. 行气止痛——气滞脘腹疼痛。本品辛以行散，温以通行，入胃经而行气止痛，多与大腹皮同用，如青皮散。

3. 消积化滞——食积腹痛。本品辛行苦降温通，可消积化滞，和降胃气，行气止痛。治疗食积气滞，脘腹胀满疼痛，常与山楂、神曲、麦芽等同用，如青皮丸。

4. 破气散结——癥瘕积聚，久疟痞块。本品气味峻烈，行气力强，能破气散结而治疗癥瘕积聚，可与三棱、莪术等同用。

【用法用量】水煎服，3~10g。醋炙疏肝止痛力强。

【现代研究】本品所含化学成分与陈皮相似，但所含成分的量不同。能抑制肠管平滑肌，呈现解痉作用，且强于陈皮。可刺激胃肠道，促进消化道分泌，排出肠内积气。可舒张胆囊平滑肌而利胆。有祛痰、平喘作用。有显著升压作用，且能兴奋呼吸。

枳 实 Zhǐshí

为芸香科植物酸橙 *Citrus aurantium* L. 及其栽培变种或甜橙 *Citrus sinensis* Osbeck 的幼果。主产于四川、江西、福建等地。5~6月间采集果实，自中部横切成两半，晒干或低温干燥，较小者可直接晒干或低温干燥。用时洗净、闷透，切薄片，干燥。生用或麸炒用。

【性味归经】苦、辛、酸，温。归脾、胃、大肠经。

【功效应用】

1. 破气消积——胃肠积滞，湿热泻痢。本品主入脾胃、大肠经，辛行苦降，行气力强，善破气除痞，消积导滞。治饮食积滞，脘腹胀痛，常与山楂、麦芽、神曲等同用，如曲麦枳术丸。若热结便秘，常与大黄、芒硝、厚朴等同用，如大承气汤。治湿热泻痢，里急后重，多与黄芩、黄连同用，如枳实导滞丸。

2. 化痰除痞——胸痹，结胸。本品能破气化痰，消痞止痛。治胸痹之胸中憋闷、疼痛，多与薤白、桂枝、瓜蒌等同用，如枳实薤白桂枝汤。治痰热结胸，可与黄连、瓜蒌、半夏同用，如小陷胸加枳实汤。

3. 行气止痛——①气滞胸胁疼痛。本品善破气行滞而止痛，治疗气血阻滞之胸胁疼痛，可与川芎配伍，如枳芎散。若属寒凝气滞，可配桂枝，如桂枳散。②产后腹痛。本品行气以助活血而止痛，亦可与芍药等分为末服用，治疗产后瘀滞腹痛、烦躁，如枳实芍药散。

此外，现单用本品，或配伍黄芪、白术等补中益气之品，治疗胃扩张、胃下垂、子宫脱垂、脱肛等脏器下垂病症。

【用法用量】水煎服，3～10g，大量可用至30g。炒制后性较平和。

【使用注意】孕妇慎用。

【现代研究】本品含挥发油和黄酮苷，主要为橙皮苷、新橙皮苷、柚皮苷等。可使胃肠收缩节律增加，具有抗溃疡作用。对小鼠离体子宫（已孕及未孕）皆呈抑制作用；对兔在体和离体子宫（已孕及未孕）皆呈兴奋作用。另外有明显强心、升压作用，可增加冠脉、脑、肾血流量，降低血管阻力，又有降低胆固醇作用及抗过敏作用。

木 香 Mùxiāng

为菊科植物木香 *Aucklandia lappa* Decne 和川木香 *Vladimiria souliei*（Franch.）Ling 的根。主产于印度、巴基斯坦、缅甸者，称为广木香；主产于云南、广西者，称为云木香；主产于四川、西藏者称为川木香。秋、冬二季采挖，除去泥沙及须根，切段，粗者纵切成2～4块，风干或低温烘干，撞去粗皮。生用或煨用。

【性味归经】辛、苦，温。归脾、胃、大肠、胆、三焦经。

【功效应用】

1. 行气止痛——①脾胃气滞证。本品辛香苦泄温通，气雄味厚，善调理三焦之气机，为行气止痛之要药。尤善行脾胃之气滞，治疗脾胃气滞脘腹胀痛，可单用或配伍砂仁、香附、陈皮等同用，如木香顺气丸。②泻痢里急后重。本品入大肠经，又善通导大肠之滞气，为治泻痢里急后重之要药，常与黄连配伍，如香连丸。③腹痛胁痛，疝气，黄疸。本品走三焦及胆经，辛行苦泄，气香醒脾，既行气健脾，又疏肝利胆，常用于治疗肝脾失和之脘腹胀痛、胁痛、黄疸，可与川楝子、枳壳、茵陈等同用；若治疗寒疝腹痛，可与吴茱萸、小茴香等同用。④胸痹。本品因行气力强以助行血而止痛，故可治疗气滞血瘀之胸痹心痛，常与郁金、甘草等同用，如颠倒木金散；若属寒凝气滞，又可与丁香、姜黄等同用，如二香散。

2. 健脾消食——脾胃虚弱兼气滞，不思饮食。本品辛香温通，既行脾胃之气滞，又芳香悦脾开胃，为健脾消食之佳品，可配伍党参、白术同用，如香砂六君子汤。此外，本品常用于补益方剂中，以助于消化吸收，如归脾汤。

【用法用量】水煎服，3~6g。生用行气力强，煨用行气力缓而多用于止泻。

【现代研究】本品含挥发油，如紫衫烯、木香烯内酯、木香内酯等和有机酸成分。对胃肠道有兴奋或抑制双向作用，能促进消化液分泌，增强胃肠蠕动，促进胃排空。可松弛气管平滑肌并有明显的抗溃疡及利胆作用。有利尿及促进纤维蛋白溶解等作用。可抑制链球菌、金黄色与白色葡萄球菌、伤寒杆菌、痢疾杆菌、大肠杆菌及多种真菌。

沉 香 Chénxiāng

为瑞香科植物白木香 *Aquilaria sinensis* (Lour.) Gilg 含有树脂的木材。主产于广东、海南、广西等地。全年均可采收，割取含树脂的木材，阴干，打碎或锉末。生用。

【性味归经】辛、苦，微温。归脾、胃、肾经。

【功效应用】

1. 行气止痛——胸腹胀痛。本品辛香走窜，温以祛寒，行气以止痛，尤其善散胸腹之阴寒，主治寒凝气滞之胸腹胀痛，常与木香、槟榔、乌药等同用，如沉香四磨汤。若属脾胃虚寒，可与肉桂、干姜、附子等同用，如沉香桂附丸。

2. 温中止呕——胃寒呕吐。本品辛散苦降温通，善温胃降气以止呕，可与陈皮、干姜、丁香等同用。

3. 纳气平喘——虚喘证。本品既能温肾纳气，又能降逆平喘，故可用于下元虚冷、肾不纳气之虚喘证，可与附子、肉桂、补骨脂等同用，如黑锡丹。

【用法用量】水煎服，1~5g，后下。

【现代研究】本品含挥发油和树脂等，成分有白木香酸、白木香醛等。有促进消化液及胆汁分泌等作用，以及麻醉、止痛及肌肉松弛等作用。对人型结核杆菌、伤寒杆菌、福氏痢疾杆菌均有较强的抗菌作用。

川楝子 Chuānliànzǐ

为楝科植物川楝 *Melia toosendan* Sieb. et Zucc 的成熟果实。主产于四川、甘肃、云南等地。以四川产量大，质量优。冬季果实成熟时采收，晒干或烘干。生用或炒用。

【性味归经】苦，寒。有小毒。归肝、胃、小肠、膀胱经。

【功效应用】

1. 行气止痛——肝郁化火诸痛证。本品苦寒泄降，主入肝经，善清泻肝火，行气止痛，常与延胡索配伍，如金铃子散。

2. 杀虫疗癣——虫积腹痛，头癣。本品苦寒有毒，内服有驱虫止痛的作用，可与使君子、槟榔等同用，治疗虫积腹痛。外用可杀虫疗癣止痒，治疗头癣，可用本品炒黄研末，以熟猪油或麻油调膏涂之。

【用法用量】水煎服，5~10g。外用适量，研末调涂。炒用寒性减低。

【使用注意】本品有毒，不宜过量或持续服用；又因性寒，脾胃虚寒者慎用。

【现代研究】本品含川楝素、楝树碱、山奈醇及脂肪油等。可兴奋肠管平滑肌，增加其张力及收缩力。有收缩胆囊，促进胆汁排泄作用。有明显的驱蛔虫作用，对蚯蚓、水蛭有杀灭作用，川楝素为驱虫有效成分。对真菌有抑制作用，尤其对白色念珠菌、新生隐球菌有较强抑菌作用。尚有抗炎、抗菌、抗癌作用。

乌 药 Wūyào

为樟科植物乌药 Lindera aggregata (Sims) Kosterm. 的块根。主产于浙江、安徽、江苏等地。全年均可采挖，除去细根，洗净，趁鲜切片，晒干。生用或麸炒用。

【性味归经】辛，温。归肺、脾、肾、膀胱经。

【功效应用】

1. 行气止痛——寒凝气滞所致胸腹诸痛证。本品辛散温通，善行气散寒而止痛。治疗胸腹胁肋闷痛，常与香附、甘草同用，如小乌沉汤。若治脘腹胀痛，可与木香、青皮、莪术同用，如乌药散。若治寒疝腹痛，可与小茴香、川楝子、青皮等同用，如天台乌药散。若治痛经，可配当归、香附等同用，如乌药汤。

2. 温肾散寒——尿频、遗尿。本品性温通，入肾与膀胱经，而具有良好的温肾散寒，缩尿止遗作用，常与益智仁、山药同用，治疗下元虚冷所致小便频数、遗尿，如缩泉丸。

【用法用量】水煎服，3~9g。

【现代研究】本品含生物碱和挥发油。对胃肠道平滑肌有兴奋和抑制的双向调节作用，能促进消化液的分泌，有兴奋心肌，促进呼吸，兴奋大脑皮质，加速血液循环，升高血压，发汗等作用。外涂能使局部血管扩张、血液循环加速、缓和肌肉痉挛疼痛。

香 附 Xiāngfù

为莎草科植物莎草 Cyperus rotundus L. 的根茎。主产于广东、河南、四川等地。秋季采挖，用火燎去须根，置沸水中略煮或蒸透后晒干，也可用火燎后直接晒干。生用或醋制用。用时碾碎。

【性味归经】辛、微苦，微甘，平。归肝、脾、三焦经。

【功效应用】

1. 疏肝解郁——肝郁气滞胁痛、腹痛。本品味辛香主发散，苦能疏泄，微甘缓急，性温散寒，主入肝经，为疏肝解郁、行气止痛之要药，常与柴胡、川芎、芍药等同用，如柴胡疏肝散。若胃寒肝郁之胃脘疼痛，可配伍高良姜，如良附丸。治疗寒疝腹痛，可与吴茱萸、小茴香等同用。

2. 调经止痛——月经不调，痛经，乳房胀痛。本品辛散苦泄，善疏肝行气，调经止痛，为调经之要药，有"气病之总司，女科之主帅"之称。治疗月经不调、痛经，可单用，或配伍当归、川芎、白芍等。治疗乳房胀痛，可配伍柴胡、青皮、橘叶等同用。

3. 理气调中——气滞腹痛。本品辛香，入脾经，能醒脾和胃，行气消食，故也常用于脾胃气滞证，可配伍砂仁、乌药、苏叶等同用。

【用法用量】水煎服，6~10g。醋制可增强止痛作用。

【现代研究】本品主要含挥发油，如β-蒎烯、香附子烯、α-香附酮等。有轻度雌激素样作用，可抑制子宫，降低其张力及收缩力。降低肠管紧张性，保护肝细胞，增加胆汁流量。对金黄色葡萄球菌、痢疾杆菌及某些真菌有抑制作用。有强心、减慢心率及降压作用。

薤 白 Xièbái

为百合科植物小根蒜 *Allium macrostemon* Bge. 和薤 *Allium chinense* G. Don 的鳞茎。全国大部地区均产，主产于江苏、浙江等地。夏、秋二季采挖。洗净，除去须根，蒸透或置沸水中烫透，晒干。生用。

【性味归经】辛、苦，温。归肺、胃、大肠经。

【功效应用】

1. 通阳散结——胸痹证。本品辛散苦降，温通滑利，主入肺经，善走胸中而温通胸阳，为治胸痹之要药，常配伍瓜蒌、半夏、枳实等，如瓜蒌薤白白酒汤、瓜蒌薤白半夏汤、枳实薤白桂枝汤等。

2. 行气导滞——脘腹痞满胀痛，泻痢里急后重。本品辛散苦泄，入胃和大肠经，具有行气导滞、消胀止痛的作用，故可治疗胃寒气滞之脘腹痞满胀痛及胃肠气滞，泻痢里急后重，可单用或与木香、枳实、砂仁等同用。

【用法用量】水煎服，5~9g。

【现代研究】本品含大蒜氨酸、甲基大蒜氨酸、大蒜糖等。对动物心肌缺氧、缺血及缺血再灌注心肌损伤有保护作用，能明显降低血清过氧化脂质，抗血小板凝集，降低动脉脂质斑块。可抑制痢疾杆菌、金黄色葡萄球菌、肺炎球菌。

佛 手 Fóshǒu

为芸香科植物佛手 *Citrus medica* L. var. *sarcodactylis* Swingle 的果实。主产于广东、福建、云南等地。秋季果实尚未变黄或刚变黄时采收，切成薄片，晒干或低温干燥。生用。

【性味归经】辛、苦，温。归肝、脾、胃、肺经。

【功效应用】

1. 疏肝解郁——肝郁胸胁胀痛。本品辛行苦泄，善于疏肝和胃，行气止痛，故多用于肝郁气滞及肝胃不和之胸胁胀痛，脘腹痞满等，可与柴胡、香附、郁金同用。

2. 理气和中——脾胃气滞证。本品辛散苦泄，气味芳香，能醒脾和中，行气导滞，多与木香、香附、砂仁等同用，治疗脾胃气滞证。

3. 燥湿化痰——久咳痰多。本品既能燥湿化痰，又可疏肝理气，故可用于久咳痰多，胸闷胁痛。

【用法用量】水煎服，5~10g。

【现代研究】本品含挥发油和香豆精类化合物，主要有佛手内酯、柠檬内酯、橙皮苷等。能抑制肠道平滑肌，对乙酰胆碱引起的十二指肠痉挛有显著的解痉作用。可扩张冠状血管，增加冠脉流量，高浓度则可抑制心肌收缩力、减慢心率、降低血压。有一定平喘、祛痰作用。对免疫功能有明显促进作用。

药名	药用部位	性味归经	功效应用	用法用量
橘核	种子	苦、平。 归肝经	散结止痛——疝气疼痛、睾丸肿痛及乳房结块	3~9g
橘络	纤维束群	甘、苦,平。 归肝、肺经	行气通络,化痰止咳——痰滞经络之胸痛、咳嗽	3~5g
橘叶	叶	辛、苦,平。 归肝经	疏肝行气、散结消肿——胸胁作痛、乳痈、乳房结块等	6~10g
化橘红	果皮	辛、苦,温。 归肺、脾经	理气宽中、燥湿化痰——湿痰或寒痰咳嗽及食积呕恶胸闷等	3~6g
枳壳	未成熟果实	苦、辛、酸,温。 归脾、胃、大肠经	功用同枳实,但作用较缓和,长于行气开胸,宽中除胀	3~10g
檀香	树干的心材	辛,温。 归脾、胃、心、肺经	行气止痛,散寒调中——胸腹寒凝气滞	2~5g
荔枝核	种子	辛、微苦,温。 归肝、胃经	行气散结——疝气痛,睾丸肿痛 散寒止痛——胃脘久痛,痛经,产后腹痛	5~10g
香橼	果实	辛、微苦、酸,温。 归肝、脾、胃、肺经	疏肝解郁——肝郁胸胁胀痛 理气和中——气滞脘腹疼痛 燥湿化痰－痰饮咳嗽痰多,胸膈不利	3~10g
玫瑰花	花蕾	甘、微苦,温。 归肝、脾经	疏肝解郁——肝胃气痛 活血止痛——月经不调、经前乳房胀痛、跌打伤痛	3~6g
大腹皮	果皮	辛,微温。 归脾、胃、大肠、小肠经	行气宽中——胃肠气滞证 利水消肿——水肿	5~10g
刀豆	种子	甘,温。 归胃、肾经	降气止呃——呃逆,呕吐 温肾助阳——肾虚腰痛	6~9g
柿蒂	宿存花萼	苦、涩,平。 归胃经	降气止呃——呃逆证	5~10g

【复习思考题】

1. 简述理气药的性能特点、功效和主治病证。
2. 橘皮、青皮同出一物,二者功效和应用有何异同?
3. 比较木香、香附功效应用的异同。
4. 试述枳实的功效、应用。

第九章 消 食 药

凡以消食化积为主要作用，用于治疗饮食积滞为主的药物，称为消食药。

消食药多味甘性平，主归脾、胃二经。具有消食化积之功。部分药物尚有健脾开胃、和中之功。

消食药主治宿食停留，饮食不消所致的脘腹胀满、嗳腐酸臭、恶心呕吐、不思饮食、大便失常，以及脾胃虚弱，消化不良等证。

本类药物多属缓消之品，适用于积滞不甚，病情较缓者。临床应用时须根据不同兼证，进行适当配伍。若宿食内停，气机阻滞，应配理气药；若湿阻中焦，当配芳香化湿药；若中焦虚寒者，宜配温中健脾之品；若积滞化热，当配清热或轻下之品；脾胃素虚，运化无力，食积内停者，当配伍健脾益气之品，以标本兼顾，不可单用消食药。

本类药物虽多数效缓，但有耗气之弊，故气虚而无积滞者慎用。

山 楂 Shānzhā

为蔷薇科植物山里红 *Crataegus pinnatifida* Bge. var. *major* N. E. Br. 或山楂 *Crataegus pinnatifida* Bge. 的成熟果实。主产于山东、河北、河南等地，以山东产质佳。多为栽培品。秋季果实成熟时采收。切片，干燥。生用或炒用。

【性味归经】酸、甘，微温。归脾、胃、肝经。

【功效应用】

1. 消食化积——饮食积滞。本品酸甘，微温不热，善助脾健胃，消食化积，能治各种饮食积滞，尤为消化油腻肉食积滞之要药。治食肉不消，可单味煎服，亦可配神曲、莱菔子、槟榔等，加强消食之功；治积滞脘腹胀痛，可配伍木香、枳壳、青皮等，以行气消积。

2. 行气——泻痢腹痛，疝气痛。山楂入脾、胃、肝经，能行气散结止痛，炒用兼能止泻止痢。治泻痢腹痛，可单用焦山楂水煎服，或用山楂炭研末服，亦可配木香、枳实、槟榔等行气之品。治疝气痛，常与小茴香、橘核、荔枝核等暖肝散结之品同用。

3. 散瘀——瘀阻胸腹痛，痛经。本品性温，入血分，能通行气血，有活血祛瘀止痛之功。治瘀滞胸胁痛，常与川芎、桃仁、丹参等活血药同用；治疗产后瘀阻腹痛、恶露不尽或痛经、经闭，可单用本品加红糖水煎服，亦可与当归、红花、香附等同用，以活血行气。

现代单用本品制剂治疗冠心病，高血压病，高脂血症，细菌性痢疾等，均有较好疗效。

【用法用量】水煎服，9～12g。大剂量30g。生山楂、炒山楂多用于消食散瘀，焦山楂、山楂炭多用于止泻痢。

【使用注意】脾胃虚弱而无积滞者或胃酸分泌过多者均慎用。

【现代研究】本品含黄酮类、三萜皂苷类、皂苷鞣质、游离酸、脂肪酸、维生素C、无机盐、红色素等。能促进脂肪消化，增加胃消化酶的分泌而促进消化，对胃肠功能有一定调整作用。能扩张冠状动脉，增加冠脉流量，保护心肌缺血缺氧，并可强心、降血压及抗心律失常，能降血脂，抗动脉粥样硬化。此外，山楂还有抗血小板聚集、增强免疫、抗氧化、利尿、镇静、收缩子宫等作用。

神 曲 Shénqǔ

为面粉和其他药物混合后经发酵而成的加工品。全国各地均有生产。取较大量面粉或麸皮，与杏仁泥、赤小豆粉以及鲜青蒿、鲜苍耳、鲜辣蓼自然汁，混合拌匀，使干湿适宜，放入筐内，覆以麻叶或楮叶，保湿发酵一周，长出黄菌丝时取出，切成小块，晒干即成。生用或炒用。

【性味归经】甘、辛，温。归脾、胃经。

【功效应用】消食和胃——饮食积滞。本品甘温，能消食健胃和中。治疗食滞脘腹胀满，食少纳呆，肠鸣腹泻者，常配麦芽、山楂、木香等同用。又因本品兼能解表退热，故尤宜外感表证兼食滞者。

此外，凡丸剂中有金石、贝壳类药物者，用本品糊丸以助消化，如磁朱丸。

【用法用量】水煎服，6～15g。消食宜炒焦用。

【现代研究】本品为酵母制剂，含酵母菌、淀粉酶、维生素 B 复合体、麦角甾醇、蛋白质及脂肪、挥发油等。能增进食欲，维持正常消化机能。

麦 芽 Màiyá

为禾本科植物大麦 *Hordeum vulgare* L. 的成熟果实经发芽干燥而成。全国各地均可生产。将大麦洗净，浸泡 4～6 小时后，捞出，保持适宜温、湿度，待幼芽长至约 0.5cm 时，晒干或低温干燥。生用、炒黄或炒焦用。

【性味归经】甘，平。归脾、胃、肝经。

【功效应用】

1. 消食健胃——米面薯芋食滞。本品甘平，健胃消食，尤能促进淀粉性食物的消化，主治米面薯芋类积滞不化。常与山楂、神曲配伍，增强消食之力，称为"焦三仙"。治小儿乳食停滞，单用本品煎服或研末服；治脾虚食少，食后饱胀者，常配党参、白术、山楂等健脾消食之品，如健脾丸。

2. 回乳消胀——断乳，乳房胀痛。本品既有回乳之功，又能消胀止痛，可单用生麦芽或炒麦芽 120g，或生、炒麦芽各 60g，煎服，用于妇女断乳或乳汁郁积之乳房胀痛等。

此外，本品还能疏肝解郁，常配川楝子、柴胡、香附等，治疗肝气郁滞或肝胃不和之胁痛、脘腹痛等。

【用法用量】水煎服，10～15g，大剂量30～120g。生麦芽功偏消食健胃；炒麦芽多用于回乳消胀。

【使用注意】哺乳期妇女不宜使用。

【现代研究】本品主含 α 及 β－淀粉酶、催化酶、腺嘌呤、麦芽糖及大麦芽碱、胆碱、蛋白质、氨基酸等。对胃酸及胃蛋白酶的分泌有轻度促进作用；可使家兔与正常人血糖降低；生麦芽可扩张母鼠乳腺泡及增加乳汁充盈度，炮制后则作用减弱；麦芽小剂量催乳，大剂量回乳。

莱菔子　Láifúzǐ

为十字花科植物萝卜 *Raphanus sativus* L. 的成熟种子。全国各地均有栽培。夏季果实成熟时采割植株，晒干，搓出种子，再晒干。生用或炒用，用时捣碎。

【性味归经】辛、甘，平。归肺、脾、胃经。

【功效应用】

1. 消食除胀——食积气滞。本品味辛行散，入脾胃经，既能消食化积，又善行气除胀。治食积气滞所致的脘腹胀满或疼痛、嗳气吞酸，常与陈皮、山楂、神曲等同用，如保和丸；治疗食积气滞兼脾虚者，与白术、茯苓、木香等同用，可攻补兼施。

2. 降气化痰——痰涎壅盛，咳喘痰多。本品有降气化痰之功，又能消食化积，尤善治痰壅咳喘、胸闷兼食积者。常与白芥子、苏子配伍，如三子养亲汤。

【用法用量】水煎服，5～12g。

【使用注意】本品辛散耗气，故气虚及无食积、痰滞者慎用。不宜与人参同用。

【现代研究】本品含莱菔素、芥子碱、脂肪油、β－谷甾醇、糖类及多种氨基酸、维生素等。有缓和而持续的降压作用；能增强离体兔回肠节律性收缩和抑制小鼠胃排空。此外，莱菔子还有抗菌、祛痰、镇咳、平喘、改善排尿功能、降低胆固醇，防止动脉硬化等作用。

鸡内金　Jīnèijīn

为雉科动物家鸡 *Gallus gallus domesticus* Brisson 的沙囊内壁。全国各地均产。杀鸡后，取出鸡肫，趁热剥取内壁，洗净，干燥。生用、炒用或醋制入药。

【性味归经】甘，平。归脾、胃、小肠、膀胱经。

【功效应用】

1. 消食健胃——饮食积滞，小儿疳积。本品消食力量较强，并可运脾健胃，广泛用于米面薯芋乳肉等各种食积证。病情较轻者，单味研末服；治食积较重者，常配山楂、麦芽、神曲等；治小儿脾虚疳积，可与白术、山药、茯苓等益气健脾之品同用。

2. 涩精止遗——肾虚遗精、遗尿。本品可固精缩尿止遗。治遗精，单用鸡内金炒焦研末，温酒送服；治遗尿者，可配山茱萸、菟丝子、桑螵蛸等补肾固涩之品。

3. 化坚消石——砂石淋证，胆结石。本品入膀胱经，有化坚消石之功。常与金钱草、海金沙、郁金等药同用，治砂石淋证或胆结石。

【用法用量】水煎服，3～10g；研末服，每次1.5～3g。研末服效果比煎剂好。

【使用注意】脾虚无积滞者慎用。

【现代研究】本品含胃激素、角蛋白、微量胃蛋白酶、淀粉酶、多种维生素与微量元素，以及18种氨基酸等。能增强胰脂肪酶、胃蛋白酶活性；能提高胃液分泌量、酸度和消化力，增强胃运动机能。能加强膀胱括约肌收缩，减少尿量，提高醒觉。

其他消食药简表

药名	药用部位	性味归经	功效应用	用法用量
谷芽	果实发芽	甘，平。归脾、胃经	消食健胃——米面薯芋食滞及脾虚食少消化不良	10～15g

【复习思考题】

1. 简述消食药的性能特点、功效和主治病证。
2. 试述山楂、鸡内金、麦芽、神曲、莱菔子的消食特点。

第十章 驱 虫 药

凡以驱除或杀灭人体寄生虫为主要作用，用于治疗虫证为主的药物，称为驱虫药。

驱虫药部分有毒，主要入脾、胃、大肠经。对人体内的寄生虫，特别是肠道寄生虫，有杀灭或麻痹作用，能促使其排出体外。

驱虫药主要用于治疗肠道寄生虫证，如蛔虫病、蛲虫病、绦虫病、钩虫病、姜片虫病等。

肠道寄生虫证患者症见绕脐腹痛、时发时止、不思饮食或多食善饥、嗜食异物，迁延日久则可见面色萎黄，形体消瘦，腹大胀满、青筋暴露，浮肿等症状。个别病人症状较轻，只在查验大便时才被发现。此外，消化道内不同的寄生虫往往具有其特殊的症状表现，如：唇内有红白点为蛔虫病见症，肛门瘙痒是蛲虫病特点，便下虫体节片为绦虫特征，嗜食异物、面黄虚肿则多为钩虫所致。凡此，均当服用驱虫药物，以求根治。

某些驱虫药对机体其他部位的寄生虫，如血吸虫、阴道滴虫等亦有驱杀作用。此外，部分驱虫药既可驱虫，又能健脾和胃、消积化滞，可用于治疗小儿疳积。

应用驱虫药时，应根据寄生虫的种类、患者体质强弱、证情缓急，选用适宜的药物，并根据患者的不同兼证进行适当的配伍。如大便秘结者，当配伍泻下药；兼有积滞者，可与消积导滞药同用；应用无泻下作用的驱虫药，常配伍泻下药以促进虫体排出；脾胃虚弱者，配伍健脾和胃之品；体质虚弱者，须先补后攻或攻补兼施。

驱虫药一般应在空腹时服用，使药物充分作用于虫体而保证疗效。驱虫药对人体正气多有损伤，且多有毒，故要注意用量、用法，以免中毒或损伤正气；对素体虚弱、年老体衰、孕妇更当慎用。对发热或腹痛剧烈者，暂时不宜驱虫，待症状缓解后，再行施用驱虫药物。

使君子 Shǐjūnzǐ

为使君子科落叶攀援状灌木使君子 *Quisqualis indica* L. 的干燥成熟果实。主产于四川、广东、广西等地。秋季果皮变紫色时采收，晒干。用时捣碎，或去壳，取种仁生用或炒香用。

【性味归经】甘，温。归脾、胃经。

【功效应用】

1. 杀虫——蛔虫证，蛲虫证。本品味甘气香而不苦，入脾、胃经，既有良好的驱杀蛔虫作用，又有缓慢的滑利通肠之性，故为驱蛔要药，尤宜于小儿。轻证单用本品炒香嚼服即可；重证与苦楝皮、芜荑等同用，以增强驱虫之力，如使君子散；治蛲虫，可与槟榔、百部、大黄等配伍。

2. 消积——小儿疳积。本品既能驱虫，又能健脾消积。治小儿疳积腹痛有虫、面色萎黄、形瘦腹大等症，可配伍人参、白术、神曲等健脾益气、消积之品，如肥儿丸；若兼气滞腹胀者，可配陈皮、厚朴；兼食积者，可配鸡内金、麦芽等。

【用法用量】水煎服，9~12g，捣碎。取仁炒香嚼服，6~9g。小儿每岁1~1.5粒，一日总量不超过20粒。空腹服用，每日1次，连续3天。

【使用注意】大量服用可引起呃逆、眩晕、呕吐、腹泻等反应。若与热茶同服，亦能引起呃逆、腹泻，故服药时忌饮茶。

【现代研究】本品含使君子酸钾，脂肪油等。对人、动物蛔虫具有麻痹作用，有明显的驱蛔效果；其粉末亦有驱蛲虫作用。

苦楝皮　Kǔliànpí

为楝科乔木川楝 *Melia toosendan* Sieb. et Zucc. 或楝 *Melia azedarach* L. 的干燥树皮及根皮。前者主产于四川、湖北、贵州等地，后者全国大部分地区均产。春、秋二季剥取根皮或干皮，刮去栓皮，洗净。鲜用或切片生用。

【性味归经】苦，寒。有毒。归肝、脾、胃经。

【功效应用】

1. 杀虫——蛔虫、蛲虫、钩虫证。本品苦寒有毒，有较强的杀虫作用，可杀多种肠道寄生虫。治蛔虫证，可用本品单煎或熬膏服用，亦可与使君子、槟榔等配伍，以增强杀虫之力，如化虫丸；治蛲虫证，可用本品配伍百部、乌梅，煎取浓汁，每晚灌肠，连用2~4天；治钩虫证，常与槟榔同用。

2. 疗癣——疥癣，湿疮。本品苦寒，能清热燥湿，杀虫疗癣止痒。治疥疮、头癣、体癣、湿疮等，常单用研末，用醋或猪脂调涂患处即可。

此外，本品煎汤外洗可治脓疱疮；煎浓汁含漱治虫牙疼痛。

【用法用量】水煎服，3~6g。鲜品15~30g。外用适量。

【使用注意】本品有毒，不宜过量或持续久服。孕妇及肝肾功能不全者慎服。有效成分难溶于水，需文火久煎。

【现代研究】本品含川楝素、苦楝酮、苦楝萜醇内酯、苦楝萜酮内酯、苦楝子三醇等。能作用于蛔虫肌肉，扰乱其能量代谢，导致收缩性疲劳而痉挛，对猪蛔虫有抑制麻痹作用；能抗血吸虫、麻痹蛲虫；对肉毒中毒动物有治疗作用。

槟　榔　Bīngláng

为棕榈科常绿乔木植物槟榔 *Areca catechu* L. 的干燥成熟种子。主产于海南、福建、云南等地。春末至秋初采收成熟果实，用水煮后，干燥，除去果皮，取出种子，晒干。浸透切片或捣碎用。

【性味归经】苦、辛，温。归胃、大肠经。

【功效应用】

1. 杀虫——多种肠道寄生虫证。本品驱虫谱广，对绦虫、蛔虫、蛲虫、钩虫、姜片虫等肠道寄生虫都有驱杀作用，又能缓泻通便以利于虫体排出，凡肠道寄生虫证均可选用，尤对绦虫证疗效最佳。治绦虫证，常单用或与南瓜子同用；治蛔虫、蛲虫证，常配伍使君子、苦楝皮等；治姜片虫证，常与乌梅、甘草等配伍，或与牵牛子研末服；治钩虫证，可配贯众、榧子等。

2. 消积、行气——食积气滞，泻痢后重。本品辛散苦泄，入胃肠经，善行胃肠之气，消积导滞，兼能缓泻通便。治食积气滞、腹胀便秘及泻痢里急后重等症，常与木香、青皮、香附等行气药配伍，如木香槟榔丸；治湿热泻痢里急后重，可与木香、黄连、大黄等同用，以清热燥湿、行气，如芍药汤。

3．利水——水肿，脚气肿痛。本品既能利水，又能行气，气行则助水运。治水肿实证、二便不利，可与商陆、木通、泽泻等利水消肿药配伍，如疏凿饮子；治寒湿脚气肿痛，常与吴茱萸、木瓜、陈皮等温里散寒、化湿舒筋活络之品配伍，如鸡鸣散。

4．截疟——疟疾。治疟疾寒热久发不止，与常山、草果等同用，以增强截疟之力，如截疟七宝饮。

【用法用量】水煎服，3~10g；驱绦虫、姜片虫30~60g。

【使用注意】脾虚便溏或气虚下陷者忌用；孕妇慎用。

【现代研究】本品主含槟榔碱、槟榔次碱、去甲基槟榔碱、去甲基槟榔次碱等多种生物碱，还含脂肪油、鞣质及槟榔红色素等。对猪肉绦虫各部分均有较强的麻痹作用，而只能使牛肉绦虫头节和未成熟节片麻痹；对血吸虫、蛲虫、蛔虫、钩虫等均有麻痹或驱杀作用；能增加肠蠕动、降低血压、减慢心率。

南瓜子 Nánguāzǐ

为葫芦科一年生蔓生草本南瓜 *Cucurbita moschata*（Duch.）Poriet 的干燥种子。主产于浙江、江苏、河北等地。夏、秋果实成熟时采收，取子，晒干。研粉生用，以新鲜者良。

【性味归经】甘，平。归胃、大肠经。

【功效应用】杀虫——绦虫证。本品甘平，杀虫而不伤正气，尤善杀绦虫。治绦虫证，常与槟榔同用，以增强疗效，先用本品研粉，冷开水调服60~120g，两小时后服60~120g的槟榔水煎剂，再过半小时，服玄明粉15g，促使泻下，以利虫体排出。

此外，南瓜子亦可治疗血吸虫病，但须较大剂量（120~200g），长期服用。

【用法用量】研粉，60~120g。冷开水调服。

【现代研究】本品主含南瓜子氨酸，另含脂肪油、蛋白质、维生素 A、B$_1$、B$_2$、C等。对猪肉绦虫和牛肉绦虫中、后段均有麻痹作用；有抑制和杀灭血吸虫幼虫的作用。

其他驱虫药简表

药名	药用部位	性味归经	功效应用	用法用量
鹤草芽	冬芽	苦、涩、凉。归肝、小肠、大肠经	杀虫——绦虫证	研粉吞服，每次30~45g，小儿0.7~0.8g/kg。每日1次，早起空腹服用

137

药名	药用部位	性味归经	功效应用	用法用量
雷丸	菌核	微苦，寒。有小毒。归胃、大肠经	杀虫——绦虫、钩虫、蛔虫证 消积——小儿疳积	入丸、散，15～21g。研粉服，一次5～7g，饭后用温开水调服，一日3次，连服3天
鹤虱	果实	苦、辛，平。有小毒。归脾、胃经	杀虫——绦虫、钩虫、蛔虫证 消积——小儿疳积	3～9g。或入丸、散
榧子	种子	甘，平。归肺、胃、大肠经	杀虫消积——虫积腹痛 润肠通便——肠燥便秘 润肺止咳——肺燥咳嗽	9～15g。炒熟嚼服，一次15g

【复习思考题】

1. 简述驱虫药的性能特点、功效、主治病证和使用注意。
2. 槟榔、苦楝皮、花椒、牵牛子都可驱虫，说明各药的驱虫特点。
3. 试述使君子的功效、应用。

第十一章 止 血 药

凡以制止体内外出血，用于治疗各种出血病证为主的药物，称止血药。

止血药均入血分，因心主血、肝藏血、脾统血，故本类药物主归心、肝、脾经。均具有止血作用，但由于本章药物药性有寒、温、散、敛之不同，则分别有凉血止血、温经止血、化瘀止血、收敛止血等功效。

止血药主要用于治疗咳血、咯血、衄血、吐血、便血、尿血、崩漏、紫癜以及外伤出血等各种体内外出血病证。

根据止血药的药性和功效不同，本章药物可分为凉血止血药、温经止血药、化瘀止血药和收敛止血药四类。

出血证，病因不同，病情各异，部位有别，因此，必须根据出血的不同原因和病情，选择相应的止血药，并进行必要的配伍，以期标本兼治。如血热妄行所致出血，宜选用凉血止血药，并配伍清热泻火、清热凉血药；阴虚火旺、阴虚阳亢所致出血，宜选用凉血止血药，配伍滋阴泻火、滋阴潜阳的药物；若瘀血内阻，血不循经之出血，宜选用化瘀止血药，并配伍行气活血药；虚寒性出血，宜选用温经止血药或收敛止血药，并配伍益气健脾、温阳药。根据"下血必升举，吐衄必降气"的前人用药经验，对于便血、崩漏等下部出血病证，应适当配伍升举之品；而对于衄血、吐血等上部出血病证，则需配伍降气之品。

应用止血药必须注意做到"止血不留瘀"。凉血止血药和收敛止血药，易凉遏恋邪，有止血留瘀之弊，故出血兼有瘀滞者不宜单独使用。若出血过多，气随血脱者，当立投大补元气之药，以挽救气脱危候。

根据前人的用药经验，止血药多炒炭用。一般而言，炒炭后药性变苦、涩，可增强止血之功，但并非所有的止血药均宜炒炭用，有些止血药炒炭后，止血作用并不增强，反而降低，故仍以生品或鲜用为佳。因此，止血药是否炒炭用，应视具体药物而定，以提高疗效为原则。

第一节 凉血止血药

本类药物性寒凉，味多苦、甘，主归心、肝经，能清泄血分之热而止血，适用于血热妄行所致的各种出血病证。

本类药物虽有凉血之功，但清热作用不强，在治疗血热出血病证时，常需配伍清热凉血药。治血热夹瘀之出血，宜配化瘀止血药，或配伍少量的活血、行气之品。急性出血较甚者，可配伍收敛止血药，以加强止血之效。

本类药物均为寒凉之品，原则上不宜用于虚寒性出血。又因其寒凉易于凉遏邪气，止血留瘀，故不宜过量久服。

小　蓟 Xiǎojì

为菊科植物刺儿菜 *Cirsium setosum*（Willd.）MB. 的地上部分。全国大部分地区均产。夏、秋季花期采集。除去杂质，晒干。生用或炒炭用。

【性味归经】甘、苦，凉。归心、肝经。

【功效应用】

1. 凉血止血——血热出血证。本品寒凉，善清血分之热而凉血止血，凡由于血热妄行所致的吐、咯、衄血、便血、崩漏等出血皆可选用。因本品兼能利尿通淋，故尤善治尿血、血淋。治九窍出血轻证，可单用本品捣汁服；治金疮出血，可以本品捣烂外涂；临证治疗多种出血证，常与大蓟、侧柏叶、白茅根、茜草等止血药同用；治尿血、血淋，可单味应用，也可配伍木通、滑石、蒲黄等，如小蓟饮子。

2. 散瘀解毒消痈——热毒痈肿。本品能清热解毒、活血散瘀以消肿。治热毒疮疡初起肿痛之证，可单用鲜品捣烂敷患处，也可与乳香、没药等活血消肿药同用。

【用法用量】水煎服，5~12g。鲜品加倍。外用适量，捣敷患处。

【现代研究】本品主含生物碱、黄酮、三萜以及简单酚酸。其中止血活性成分有刺槐素-7-鼠李糖苷、芸香苷、咖啡酸、绿原酸等。本品能收缩血管，增加血小板数目，促进血小板聚集及提高凝血酶活性，抑制纤溶，从而加速止血。对白喉杆菌、肺炎球菌、溶血性链球菌、金黄色葡萄球菌、绿脓杆菌、变形杆菌、大肠杆菌、伤寒杆菌等有一定的抑制作用。此外，尚有利尿、强心、升压、降脂、利胆等作用。

大　蓟 Dàjì

为菊科植物蓟 *Cirsium japonicum* Fisch. ex DC. 的地上部分。全国大部分地区均产。夏、秋季花开时割取地上部分，除去杂质，晒干，生用或炒炭用。

【性味归经】甘、苦，凉。归心、肝经。

【功效应用】

1. 凉血止血——血热出血证。本品寒凉，入血分，能凉血止血，主治血热妄行所致的各种出血证，尤宜于吐血、咯血及崩漏下血。治九窍出血，常与小蓟相须为用；治吐血、衄血、崩漏下血，可用鲜大蓟根或叶捣汁服；治外伤出血，可用本品研末外敷。

2. 散瘀解毒消痈——热毒痈肿。本品既能凉血解毒，又能散瘀消肿，无论内痈、外痈皆可使用，内服或外敷均可，以鲜品效佳。大蓟散瘀解毒消痈之功，与小蓟相似，但力量较强。治肠痈，可用鲜大蓟叶研后内服；治肺痈，可用大蓟煎汤内服。外用治疮痈肿毒，多与盐共研，或鲜品捣烂外敷。

【用法用量】水煎服，9~15g，鲜品可用30~60g。外用适量，捣敷患处。

【现代研究】本品主含三萜和甾体类、挥发油类、长链炔醇类和黄酮苷类化合物。本品能显著缩短凝血时间。其水浸剂、乙醇—水浸出液和乙醇浸出液均有降低血压作用。此外，对人型结核杆菌、单纯疱疹病毒均有抑制作用。

地　榆 Dìyú

为蔷薇科植物地榆 *Sanguisorba officinalis* L. 或长叶地榆 *Sanguisorba officinalis* L.

var. longifolia（Bert.）Yü et Li 的根。前者产于我国南北各地，后者习称"绵地榆"，主要产于安徽、浙江、江苏、江西等地。春季将发芽时或秋季植株枯萎后采挖。除去须根，洗净，晒干生用，或炒炭用。

【性味归经】苦、酸、涩，微寒。归肝、大肠经。

【功效应用】

1. 凉血止血——血热出血证。本品味苦性寒，入血分，长于泄热而凉血止血；味兼酸涩，又能收敛止血，可用于多种血热出血之证。因其苦降下行，尤适宜于下焦血热之便血、痔血、血痢、崩漏等证。治便血因于热甚者，常配伍槐花、生地黄、白芍等同用；治痔疮出血，血色鲜红者，常与槐角、防风、黄芩等配伍，如槐角丸；治血热崩漏量多色红，兼见口燥唇焦者，可与生地黄、黄芩、蒲黄等同用；治血痢经久不愈，常与黄连、木香、乌梅等同用，如地榆丸。

2. 解毒敛疮——烫伤，湿疹，疮疡痈肿。本品苦寒能泻火解毒，味酸涩能敛疮，为治水火烫伤之要药。治烫伤，可单用研末麻油调敷，或配大黄粉，或配冰片、黄连调敷。治湿疹及皮肤溃烂，可以本品浓煎外洗，或用纱布浸药外敷，亦可配煅石膏、枯矾，共研，撒于患处。本品既能清热凉血，又能解毒消肿，治疮疡痈肿，无论成脓与否均可应用。若初起未成脓者，可单用地榆煎汁浸洗，或湿敷患处，亦可配伍银花、蒲公英、野菊花等清热解毒药；若已成脓者，可单用鲜地榆叶，捣烂外敷局部。

【用法用量】水煎服，9～15g，大剂量可用至30g；或入丸、散。外用适量。止血多炒炭用，解毒敛疮多生用。

【使用注意】本品性寒酸涩，凡虚寒性便血、下痢、崩漏及出血有瘀者慎用。对于大面积烧伤病人，不宜使用地榆制剂外涂，以防其所含鞣质被大量吸收而引起中毒性肝炎。

【现代研究】本品含有地榆苷Ⅰ、Ⅱ、A、B、E等及酚酸类化合物，尚含少量维生素A。止血主要成分为鞣质。本品能明显缩短出血和凝血时间；对烧伤、烫伤及伤口的愈合有明显的作用，能降低毛细血管的通透性，减少渗出，减轻组织水肿，且药物在创面形成一层保护膜，有收敛作用，可减少皮肤擦伤，防止感染，有利于防止烧、烫伤早期休克和减少死亡发生率。此外，对伤寒杆菌、脑膜炎双球菌及钩端螺旋体等均有抑制作用，尤其对痢疾杆菌作用较强。

槐　花　Huáihuā

为豆科植物槐 *Sophora japonica* L. 的干燥花蕾及花。全国各地区产，以黄土高原和华北平原为多。夏季花未开放时采收其花蕾，称为"槐米"；花开放时采收，称为"槐花"。采收后除去花序的枝、梗及杂质，及时干燥，生用、炒用或炒炭用。

【性味归经】苦，微寒。归肝、大肠经。

【功效应用】

1. 凉血止血——血热出血证。本品寒凉，能凉血止血，可治血热妄行所致的各种出血之证。因其苦降下行，善清泄大肠之热而止血，故对下部血热所致的痔血、便血等最为适宜，且常与地榆相须为用。治新久痔血，常配伍地榆、黄连、大黄等；治血热便血，常与栀子配伍，如槐花散。

2. 清肝泻火——目赤，头痛。本品苦寒，入肝经，长于清泻肝火，凡肝火上炎所致的目赤、头胀头痛及眩晕等证，可单用煎汤代茶饮，或配伍菊花、决明子、夏枯草等同用。

【用法用量】水煎服，5～10g。外用适量。止血多炒炭用，清热泻火宜生用。

【使用注意】脾胃虚寒及阴虚发热而无实火者慎用。

【现代研究】本品主含芸香苷、槲皮素、鞣质等。槐花水浸剂能够明显缩短出血和凝血时间，制炭后促进凝血作用更强。此外，能减少心肌耗氧量，保护心功能；对堇色毛癣菌、许兰黄癣菌、奥杜盎小芽孢癣菌、羊毛状小芽孢癣菌、星状奴卡菌等皮肤真菌有不同程度的抑制作用。

侧柏叶　Cèbǎiyè

为柏科植物侧柏 *Platycladus orientalis*（L.）Franco 的干燥枝梢和叶。全国各地均有产。多在夏、秋季节采收，除去粗梗及杂质，阴干。生用或炒炭用。

【性味归经】苦、涩，寒。归肺、肝、脾经。

【功效应用】

1. 凉血止血——血热出血证。本品苦涩性寒，既能泄热凉血，又能收敛止血，可治各种出血病证，尤以血热出血证为宜。治血热妄行之吐血、衄血，常与荷叶、地黄、艾叶等同用，均取鲜品捣汁服之，如四生丸；治尿血、血淋，配小蓟、白茅根、石韦等；治肠风、痔血或血痢，与地榆、槐花、三七等配伍；治崩漏下血，多与大蓟、白茅根、地榆同用。本品配伍温里祛寒之药，亦可用于虚寒性出血。治脾胃虚寒，吐血不止，配伍干姜、艾叶等，如柏叶汤；治下焦虚寒，便血不止，配伍炮姜、鹿茸、阿胶等。

2. 化痰止咳——肺热咳嗽有痰。本品苦寒，入肺经，能清肺热，化痰止咳，适用于肺热咳喘，痰黄稠难咯者。可单用，或配伍浙贝母、制半夏、桑白皮等同用。

此外，本品尚有生发、乌发之效，适用于血热脱发、须发早白。以本品为末，和麻油涂之。

【用法用量】水煎服，10～15g。外用适量。止血多炒炭用，化痰止咳宜生用。

【现代研究】本品含挥发油，油中主要成分为 α - 侧柏酮、侧柏烯、小茴香酮等；其他尚含黄酮类成分，如香橙素、槲皮素、杨梅树皮素、扁柏双黄酮等；还含钾、钠、氮、磷、钙、镁、锰和锌等微量元素。止血有效成分为槲皮素和鞣质，能明显缩短出血时间及凝血时间。此外，尚有镇咳、祛痰、平喘、镇静等作用；对金黄色葡萄球菌、卡他球菌、痢疾杆菌、伤寒杆菌、白喉杆菌等均有抑制作用。

白茅根　Báimáogēn

为禾本科植物白茅 *Imperata cylindrica* Beauv. var. *major*（Nees）C. E. Hubb. 的根茎。全国各地均有产，但以华北地区较多。春、秋二季采挖，除去须根及膜质叶鞘，洗净，晒干，切段生用。

【性味归经】甘，寒。归肺、胃、膀胱经。

【功效应用】

1. 凉血止血——血热出血证。本品味甘性寒，入血分，能清血分之热而凉血止血，可用于多种血热出血证，且单用有效。本品不仅善治上部火热出血，用于咯血、吐血、衄血等出血证；又因其既能凉血止血，又能清热利尿，故对膀胱湿热蕴结而致尿血、血淋之证尤为适宜。治鼻衄出血、吐血不止，以白茅根煎汁或鲜品捣汁服用；治咯血，与藕节同用，取鲜品煮汁服，如二鲜饮；治尿血，与小蓟、侧柏叶、蒲黄等配伍。

2. 清热利尿——水肿，热淋，黄疸。本品入膀胱经，能清热利尿而达利水消肿、利尿通淋、利湿退黄之效。治热淋，水肿，小便不利，可单用本品煎服，也可与木通、滑石、车前子等清热利湿药同用；治湿热黄疸，常配茵陈、栀子、大黄等同用。

3. 清肺胃热——胃热呕吐，肺热咳喘。本品甘寒，入肺、胃经，能清胃热而止呕，清肺热而止咳。治胃热呕吐，常与黄连、竹茹、橘皮等同用；治肺热咳喘，常配黄芩、桑白皮、枇杷叶等清肺止咳之品。亦常与芦根合用，共清肺胃邪热。

【用法用量】水煎服，9～30g，鲜品加倍，以鲜品为佳，可捣汁服。多生用，止血亦可炒炭用。

【现代研究】本品含糖类化合物：葡萄糖、蔗糖、果糖、木糖等以及淀粉；简单酸类及钾盐；三萜烯、白茅素、芦竹素、羊齿醇、5－羟色胺等；其他尚含类胡萝卜素类及叶绿素、维生素等。本品能显著缩短出血和凝血时间；有利尿作用；对肺炎球菌、卡他球菌、流感杆菌、金黄色葡萄球菌及福氏、宋氏痢疾杆菌等有抑制作用；有一定抗HBV病毒的能力。

第二节　化瘀止血药

本类药物既能止血，又能化瘀，具有止血而不留瘀的特点，适用于瘀血内阻，血不循经之出血病证。部分药物尚能活血消肿、止痛，还可用治跌打损伤、经闭、瘀滞心腹疼痛等病证。本类药物虽适用于出血兼有瘀滞之证，然随证配伍也可用于其他各种出血之证。

本类药物具行散之性，对于出血而无瘀者及孕妇宜慎用。

三　七　Sānqī

为五加科植物三七 *Panax notoginseng*（Burk.）F. H. Chen 的干燥根。主产于云南、广西等地。秋季开花前或冬季种子成熟后采挖，洗净，晒干。生用或研细粉用。

【性味归经】甘、微苦，温。归肝、胃经。

【功效应用】

1. 化瘀止血——出血证。本品味甘微苦性温，入肝经血分，止血作用甚佳，又能活血化瘀，有止血不留瘀，化瘀不伤正的特点，对人体内外各种出血，无论有无瘀滞，均可应用，尤以有瘀滞者为宜。单味内服、外用均有效。治吐血、衄血、崩漏，单用本品，米汤调服；治咳血、吐血、衄血及二便下血，可与花蕊石、血余炭合用，如化血丹；治各种外伤出血，可单用本品研末外掺，或配龙骨、血竭、儿茶等同用。

2. 活血定痛——跌打损伤，瘀血肿痛。本品活血化瘀而消肿定痛，尤长于止痛，是治瘀血诸证之佳品，为伤科要药。凡跌打损伤，或筋伤骨折，瘀血肿痛等，本品皆为首选药物。可单用三七为末，黄酒或白开水送服；若皮肤破损，亦可用三七粉外敷；若配伍活血行气药同用，则活血定痛之功更佳。本品对痈疽肿痛也有良效，治无名痈肿，疼痛不已，以本品研末，米醋调涂；治痈疽破烂，常与乳香、没药、儿茶等同用，如腐尽生肌散。近年用本品治疗冠心病心绞痛，有一定疗效。

此外，本品具有补虚强壮的作用，民间用治虚损劳伤，常与猪肉炖服。

【用法用量】多研末吞服，一次 1～3g；水煎服，3～9g。外用适量，研末外掺或调敷。

【使用注意】孕妇慎用。

【现代研究】本品主含皂苷、黄酮苷、氨基酸等。止血活性成分为三七氨酸。本品能够缩短出血和凝血时间，具有抗血小板聚集及溶栓作用；能够促进多功能造血干细胞的增殖，具有造血作用；能够降低血压，减慢心率，对各种药物诱发的心律失常均有保护作用；能够降低心肌耗氧量和氧利用率；扩张脑血管，增强脑血管流量；能够提高体液免疫功能，具有镇痛、抗炎、抗衰老、预防肿瘤等作用。

茜 草 Qiàncǎo

为茜草科植物茜草 *Rubia cordifolia* L. 的干燥根及根茎。主产于安徽、江苏、山东等地。春、秋二季采挖，除去茎苗、泥土及细须根，洗净，晒干，生用或炒用。

【性味归经】苦，寒。归肝经。

【功效应用】

1. 凉血化瘀止血——出血证。本品味苦性寒，善走血分，既能凉血止血，又能活血化瘀，故可用于血热妄行或血瘀脉络之出血证，尤宜于血热夹瘀的各种出血证。治吐血不止，单用本品为末煎服；治衄血，可与艾叶、乌梅同用，如茜梅丸；治血热崩漏，常配生地、生蒲黄、侧柏叶等；治气虚失摄的崩漏下血，与黄芪、白术、山茱萸等益气健脾、收涩之品同用，如固冲汤；治尿血，常与小蓟、白茅根等同用。治出血无瘀，与大蓟、小蓟、侧柏叶等同用，如十灰散。

2. 活血通经——血瘀经闭，跌打损伤，风湿痹痛。本品能行瘀滞，通经络，故可治经闭、跌打损伤、风湿痹痛等血瘀经络闭阻之证，尤为妇科调经要药。治血滞经闭，单用本品酒煎服，或配桃仁、红花、当归等同用；治跌打损伤，可单味泡酒服，或配三七、乳香、没药等同用；治痹证，也可单用浸酒服，或配伍鸡血藤、海风藤、延胡索等同用。

【用法用量】水煎服，6～10g，大剂量可用30g。亦入丸、散。止血炒炭用，活血通经生用或酒炒用。

【使用注意】孕妇慎用。

【现代研究】本品主含水溶性成分环六肽系列物，脂溶性成分蒽醌、还原萘醌及其糖苷等，尚富含钙离子等。有明显的促进血液凝固作用，表现为复钙时间、凝血酶原时间及白陶土部分凝血活酶时间缩短；具有升高白细胞、镇咳和祛痰作用；对金黄色葡萄球菌、肺炎双球菌、流感杆菌和部分皮肤真菌有一定抑制作用。另对碳酸钙结石的形成也有抑制作用。

蒲　黄　Púhuáng

为香蒲科植物水烛香蒲 *Typha angustifolia* L.、东方香蒲 *Typha orientalis* Presl 或同属植物的干燥花粉。主产于浙江、江苏、安徽等地。夏季采收蒲棒上部的黄色雄性花序，晒干后碾轧，筛取花粉。生用或炒用。

【性味归经】甘，平。归肝、心包经。

【功效应用】

1. 止血——出血证。本品甘平，长于收敛止血，兼有活血行瘀之功，止血作用较佳，且有止血不留瘀的特点，对出血证无论寒热、有无瘀滞，均可应用。治吐血、衄血、咯血、尿血、崩漏等，可单用冲服，亦可配伍其他止血药同用；治鼻衄经久不止，与石榴花同用，共研为散服；若治月经过多，漏下不止，可配合龙骨、艾叶同用，如蒲黄丸；治尿血不已，可与白茅根、小蓟、郁金等同用；治外伤出血，可单用外掺伤口。

2. 化瘀——瘀血痛证。本品能活血通经，化瘀止痛，凡跌打损伤、痛经、产后疼痛、心腹疼痛等瘀血诸痛证均可运用。治跌打损伤，单用蒲黄末，温酒服；若治心腹疼痛、产后瘀痛、痛经等，常与五灵脂同用，如失笑散。

3. 利尿——血淋、尿血。本品既能止血，又能利尿通淋，故可用治血淋尿血，常配生地、冬葵子同用，如蒲黄散。

【用法用量】水煎服，5～10g，包煎。外用适量，研末外掺或调敷。止血多炒用，化瘀、利尿多生用。

【使用注意】孕妇慎用。

【现代研究】本品主含黄酮类如异鼠李素、槲皮素等，甾类如香蒲甾醇、β-谷甾醇等，此外尚含有脂肪油、生物碱及氨基酸等。有促进凝血作用，且作用显著而持久；能够降低血压，减轻心脏负荷，增加冠脉血流量，改善微循环，提高机体耐缺氧能力，减轻心肌缺血性病变；对离体子宫有兴奋性作用，可使离体肠蠕动增强；能够降低血液胆固醇和甘油三酯等酯质含量，改变血脂成分。此外，蒲黄还具有抗炎、利胆、利尿、镇痛、平喘及抗缺血再灌注损伤等作用。

第三节　收敛止血药

本类药物大多味涩，或质黏，或为炭类，故能收敛止血，可广泛用于各种出血病证。因其收涩，故有止血留瘀之弊，常配化瘀止血药或活血化瘀药同用。对于出血有瘀或出血初期邪实者，当慎用。

白　及　Báijí

为兰科植物白及 *Bletilla striata* (Thunb.) Reichb. f. 的干燥块茎。主产于贵州、四川、湖南等地。夏、秋二季采挖，除去须根，洗净，至沸水中煮或蒸至无白心，晒干，生用。

【性味归经】苦、甘、涩，微寒。归肺、肝、胃经。

【功效应用】

1. 收敛止血——出血证。本品味涩质黏，长于收敛止血，可治体内外诸出血证，主要用于肺、胃出血之证。可单用研末，用糯米汤或凉开水调服，亦可随证配伍。治肺阴不足咯血，可配伍枇杷叶、阿胶、藕节等，如白及枇杷丸；治胃出血，与乌贼骨同用，如乌及散；治衄血，单用白及末冷水调，用纸花贴鼻窍中；治外伤或金创出血，可单味研末外掺或与煅石膏、白蔹、龙骨等研末外敷。

2. 消肿生肌——痈肿疮疡，手足皲裂，水火烫伤。本品质黏而涩，寒凉苦泄，既能消散痈肿，又能敛疮生肌，治疮痈，无论未溃、已溃均可应用。治疮痈初起，可单用本品研末外敷，或与银花、皂刺、天花粉等同用，如内消散；治疮痈已溃，久不收口者，可与黄连、贝母、五倍子等为末外敷。治手足皲裂，单味研末，麻油调涂，能促进肌肤愈合。治水火烫伤，可以本品研末，麻油调敷，或与煅石膏、凡士林等调膏外用。

此外，本品既能止血生肌，又能消散痈肿，因此亦多用于肺痈，以咳吐腥臭脓痰、脓血日渐减少时最宜，常配合银花、桔梗、甘草等清热、化痰之品。

【用法用量】水煎服，6～15g，大剂量可用至30g。亦可入丸、散，入散剂，每次用2～5g；研末吞服，每次3～6g。外用适量。

【使用注意】不宜与川乌、草乌、附子同用。

【现代研究】本品主含菲类衍生物、胶质和淀粉等。可明显缩短出血和凝血时间；对胃黏膜损伤有明显保护作用，对实验性胃及十二指肠穿孔有明显治疗作用；能促进实验性烫伤、烧伤模型肉芽生长，促进疮面愈合。此外，对人型结核杆菌、白色念珠菌、顺发癣菌等均有抑制作用。

仙鹤草 Xiānhècǎo

为蔷薇科植物龙牙草 *Agrimonia pilosa* Ledeb. 的全草。主产于浙江、江苏、湖南等地。夏、秋二季茎叶茂盛时采割，除去杂质，晒干，生用或炒炭用。

【性味归经】苦、涩，平。归心、肝经。

【功效应用】

1. 收敛止血——出血证。本品味涩，能收敛止血，广泛用于全身各部位的出血证，因其药性平和，无论寒热虚实各种出血证皆可应用。治血热妄行之出血证，可配栀子、侧柏叶、丹皮等凉血止血药；治虚寒性崩漏出血，可与党参、黄芪、艾叶等益气补血、温经止血药同用。

2. 止痢——腹泻、痢疾。本品能收敛止血，涩肠止泻止痢，兼能补虚，故善治血痢及久病泻痢。治疗赤白痢，可单用本品水煎服，也可配伍其他药物同用。

3. 截疟——疟疾寒热。本品有解毒截疟之功。治疗疟疾寒热，可单以本品研末，于疟发前2小时吞服，或大剂量水煎服。

4. 补虚——脱力劳伤。本品有补虚、强壮的作用，可治劳力过度所致的脱力劳伤，症见神疲乏力而纳食正常者，每天用本品与大枣各30g，水煎浓汁，分服，以调补气血；若气血亏虚，神疲乏力、头晕目眩者，可与党参、熟地、龙眼肉等同用。

此外，本品尚能解毒杀虫，可用治阴痒带下、疮疖痈肿。治阴部湿痒，用大剂量仙鹤草煎浓汁冲洗阴道，再用棉球浸汁放入阴道，3～4小时后取出，每日1次。

【用法用量】水煎服，6～12g；大剂量可用至30～60g。外用适量。

【现代研究】本品主含间苯三酚缩合体、黄酮、有机酸类化合物。止血的成分有仙鹤草素、鞣质、没食子酸及维生素 K 等。能收缩周围血管，有明显的促凝血作用；能加强心肌收缩，使心率减慢；仙鹤草中的主要成分鹤草酚对猪肉绦虫、囊尾蚴、莫氏绦虫和短壳绦虫等均有确切的抑杀作用；对疟原虫和阴道滴虫有抑制和杀灭作用。此外，尚有抗菌消炎、抗肿瘤、镇痛等作用。

紫珠 Zǐzhū

为马鞭草科植物杜虹花 Callicarpa formosana Rolfe 或紫珠 Callicarpa bodinieri Levl. 的叶。前者分布于陕西及河南南部至长江以南各省，后者分布于东南沿海各地。夏、秋季枝叶茂盛时采收，除去杂质，晒干。生用。

【性味归经】苦、涩，凉。归肝、肺、胃经。

【功效应用】

1. 凉血收敛止血——出血证。本品性凉味苦涩，既能凉血止血，又能收敛止血，可用于各种内外伤性出血，尤对肺胃出血之证疗效较佳。可单用，也可与其他止血药同用。治血热咯血、衄血、呕血，与大蓟、白茅根、白及等同用；治尿血、血淋，可与小蓟、白茅根、蒲黄等配伍；治便血、痔血，常配伍地榆、槐花等；治外伤出血，可单用捣敷或研末外掺，也可与三七同用。

2. 清热解毒——烧烫伤，热毒疮疡。本品苦寒，能清热解毒敛疮。治烧烫伤，用本品研末撒布患处；治热毒疮疡，可单用鲜品捣敷或煎服，也可配其他清热解毒药物同用。

【用法用量】水煎服，3～15g；研末吞服1.5～3g。外用适量。

【现代研究】本品含氨基酸、酚类、鞣质、还原性物质、苷类、黄酮和内酯等。对局部血管有收缩作用，能缩短凝血时间及凝血酶原时间，对纤溶系统有显著的抑制作用；对金黄色葡萄球菌、白色葡萄球菌、链球菌、大肠杆菌、福氏痢疾杆菌、伤寒杆菌、绿脓杆菌等有抑制作用。

棕榈炭 Zōnglǚtàn

为棕榈科植物棕榈 Trachycarpus fortunei（Hook. f.）H. Wendl. 的干燥叶柄。我国各地均产，主产于广东、福建、云南等地。全年可采，一般多在9～10月间采收。采集时，割取叶柄下延部分及鞘片，除去纤维状棕毛，晒干，以陈久者为佳，煅炭用。

【性味归经】苦、涩，平。归肺、肝、大肠经。

【功效应用】收敛止血——出血证。本品苦涩，能收敛止血，广泛用于各种出血之证，尤多用于崩漏。又因本品止血易留瘀，故以出血而无瘀滞者为宜。本品常与血余炭相须为用。治妇人崩漏，用本品为末，酒送服，或配血余炭、侧柏叶等同用；治血热妄行之吐血、咯血，可与侧柏叶、大蓟、丹皮等同用，如十灰散；治下元虚寒崩漏下血，常配炮姜、乌梅同用；治脾胃虚寒便血，可与艾叶、熟鸡子、附子等同用。

此外，本品苦涩，能涩肠止泻、收涩止带，可用于久泻久痢，妇人带下。

【用法用量】水煎服，3～9g；研末服1～1.5g。

【使用注意】出血兼有瘀滞，湿热下痢初起者慎用。

【现代研究】本品主含纤维、鞣质，并含有金属元素锌、铁、铜、锰。本品具有凝血、收缩子宫作用。

血余炭　Xuèyútàn

为人发煅成的炭化物。各地均有。将头发洗净，晒干，闷煅成炭用。

【性味归经】苦，平。归肝、胃经。

【功效应用】

1. 收敛化瘀止血——出血证。本品有收涩止血之功，又能散瘀，有止血而不留瘀的特点，可用于各种出血之证。本品有类似棕榈炭的收敛止血之功，但无棕榈炭止血留瘀之弊。可内服或外用。治上部吐衄，常与藕汁同服；治咳血、吐血，常与花蕊石、三七同用，如化血丹；治血淋，配蒲黄、生地、甘草等；治便血，可与地榆、槐花等同用。

2. 化瘀利尿——小便不利。本品能化瘀，通利水道，可治小便不利，常与滑石、白鱼同用，如滑石白鱼散。

【用法用量】水煎服，5~10g；研末服1.5~3g。外用适量。

【现代研究】本品主含一种优质蛋白，另外含水分、脂肪、氮、硫、灰分等，而灰分中含钙、钾、锌、铜、铁、锰、砷等。本品能明显缩短出、凝血时间；对金黄色葡萄球菌、伤寒杆菌、甲型副伤寒杆菌及福氏痢疾杆菌均有抑制作用。

第四节　温经止血药

本类药物性温热，能温内脏，益脾阳，固冲脉而统摄血液，具有温经止血之功，适用于脾不统血，冲脉失固之虚寒性出血病证。

临证时，如属脾不统血，应配益气健脾药；属肾虚冲脉失固者，宜配益肾暖宫补摄之品。

本类药物药性温热，故热盛火旺之出血证忌用。

艾　叶　Aiyè

为菊科植物艾 *Artemisia argyi* Lévl. et Vant. 的干燥叶。全国大部分地区均产。以湖北蕲州产者为佳，称"蕲艾"。夏季花未开时采摘，除去杂质，晒干或阴干。生用、捣绒或制炭用。

【性味归经】辛、苦，温。有小毒。归肝、脾、肾经。

【功效应用】

1. 温经止血——出血证。本品性温，可散寒、温经止血，主要用于虚寒性出血病证，对妇人崩漏下血尤为适宜。治下元虚冷，冲任不固所致的崩漏下血，可单用本品，或配阿胶、白芍、干地黄等同用，如胶艾汤；治疗血热妄行所致的吐血、衄血、咯血等多种出血证，可用鲜艾叶配伍生地、生荷叶、生侧柏叶等凉血、止血药，如四生丸。

2. 散寒调经——月经不调，痛经。本品生用，能温经脉，逐寒湿而止冷痛，尤善调经，为治妇科下焦虚寒或寒客胞宫之要药。治下元虚寒，月经不调，经行腹痛、宫寒不孕及带下清稀等证，常与香附、川芎、当归等同用；若虚冷较甚者，可再配吴茱萸、肉桂、附子等温里药同用，如艾附暖宫丸。治脾胃虚寒所致的脘腹冷痛，可单用艾叶煎服，或炒热熨敷脐腹。

3. 安胎——胎动不安。本品为妇科安胎之要药。治疗妊娠胎动不安，以酒煎服，或与阿胶、桑寄生、杜仲等同用。

此外，将本品捣绒，制成艾条、艾柱等，熏炙体表穴位，具有温煦气血，透达经络之功，为温灸的主要原料。本品煎汤外洗，可治皮肤湿疹瘙痒。

【用法用量】水煎服，3~9g。外用适量，供灸治或熏洗用。温经止血宜炒炭用，余生用。

【现代研究】本品主含挥发油、倍半萜类、环木菠烷型三萜及黄酮类化合物等。本品能明显缩短出血和凝血时间；对子宫平滑肌有兴奋作用；对多种过敏性哮喘有对抗作用，具有明显的平喘、镇咳、祛痰作用。此外，对肺炎球菌、甲、乙溶血型链球菌、奈瑟氏球菌、炭疽杆菌、α 及 β-溶血性链球菌、白喉杆菌、金黄色葡萄球菌及多种致病真菌均有抑制作用；对腺病毒、鼻病毒、疱疹病毒、流感病毒、腮腺炎病毒等亦有抑制作用。

炮 姜 Páojiāng

为姜科植物姜 *Zingiber officinale* Rosc. 干燥根茎的炮制品，又名黑姜。各地均产。以干姜砂烫至鼓起，表面呈棕褐色，或炒炭至外表色黑，内至棕褐色入药。

【性味归经】苦、涩，温。归脾、肝经。

【功效应用】

1. 温经止血——出血证。本品性温，主入脾经，能温经止血，主要用于脾胃虚寒，脾不统血之出血病证。治疗虚寒性吐血、便血，常配黄芪、附子、高良姜等益气温中之品同用；治冲任虚寒，崩漏下血，配伍乌梅、棕榈炭，如如圣散；治血痢不止，可单味应用，或配伍仙鹤草、三七、侧柏叶等。

2. 温中止痛——腹痛，腹泻。本品性温，善暖脾胃而止痛止泻，主要用于中焦虚寒性腹痛、腹泻。治中寒水泻，以本品研末饮服；治脾虚冷泻不止，可与附子、干姜、砂仁等配伍；治寒凝脘腹痛，常配高良姜，如二姜丸；治产后血虚寒凝，瘀阻腹痛者，可与桃仁、川芎、当归等同用，如生化汤。

【用法用量】水煎服，3~9g。

【现代研究】本品含挥发油、树脂、淀粉等。能显著地缩短出血和凝血时间；对应激性及幽门结扎型胃溃疡、醋酸诱发的胃溃疡均有抑制作用。

分类	药名	药用部位	性味归经	功效应用	用法用量
凉血止血药	苎麻根	根和根茎	甘，寒。归心、肝经	凉血止血——血热出血证 安胎——胎动不安，胎漏下血 清热解毒——热毒痈肿	10～30g，鲜品30～60g 外用适量
	槐角	果实	苦，寒。归肝、大肠经	凉血止血——血热出血证 清热泻火——肝火上攻头痛、目赤	6～9g
化瘀止血药	花蕊石	石块	酸、涩、平。归肝经	化瘀止血——出血证	4.5～9g，多研末服。外用适量
收敛止血药	藕节	根茎节部	甘、涩、平。归肝、肺、胃经	收敛止血——出血证	9～15g，大剂量可用至30g；鲜品30～60g，捣汁饮用
温经止血药	灶心土	焦黄土块	辛，温。归脾、胃经	温中止血——出血证 止呕——胃寒呕吐 止泻——脾虚久泻	制霜入丸散内服，每次0.5～1g。外用适量，捣烂敷患处

【复习思考题】

1. 试述止血药的分类及每类药物的功效、适应证及使用注意。
2. 比较大蓟、小蓟功效应用的异同。
3. 简述三七的功效、应用。
4. 生姜、干姜、炮姜三者同出一源，其作用特点、功效及主治病证有何异同？
5. 地榆、白及、艾叶、三七均可止血，如何区别应用？

第十二章 活血化瘀药

凡以疏通血脉、促进血行、消散瘀血为主要作用，用于治疗瘀血病证的药物，称为活血化瘀药，也称活血祛瘀药，简称活血药或化瘀药。其中作用强烈者，又称破血药或逐瘀药。

活血化瘀药多辛苦而温热，部分味咸，主入心、肝经，辛可散瘀化滞，消散瘀血，苦可通泄，温能通行血脉，促进血行，故可行血活血，使血脉畅通，瘀血消散。活血化瘀药以活血化瘀为主要作用，并通过活血而产生止痛、调经、疗伤、消癥、消肿、通痹等作用。

活血化瘀药主要用于血行障碍，瘀血阻滞引起的各种瘀血证，主治范围遍及内、外、妇、儿、伤等科，如妇科的血滞经闭、痛经、产后瘀滞腹痛；内科的心腹刺痛、癥瘕痞块；伤科的跌打损伤、骨折；外科的痹证、疮疡痈肿等。

根据活血化瘀药的作用特点和主治的不同，可分为活血止痛药、活血调经药、活血疗伤药、破血消癥药四类。

瘀血既是病理产物，又是一种致病因素。形成瘀血的原因很多，临床应审因辨证，选择适当的药物，并作适宜的配伍。如寒凝血瘀者，配温里散寒药；瘀热互结者，配清热凉血、泻火解毒药；气滞血瘀者配伍行气药；风湿痹证，配祛风湿药；疮疡痈肿，配清热解毒药；癥瘕积聚，配伍软坚散结之品；正气不足者，配伍补益药。有剧烈疼痛者，应选用有活血、行气双重作用的药物。此外，因"气为血之帅"、"气滞血亦滞"、"气行则血行"，为提高活血祛瘀药的疗效，常配伍行气药同用。

本类药易耗血动血，对妇女月经过多，其他出血证无瘀血现象者忌用，孕妇当慎用或忌用。

第一节 活血止痛药

本类药物药性多辛散，既入血分又入气分，活血兼行气，具有良好的止痛作用，主治气滞血瘀所致的痛证，如头痛、胸胁脘腹疼痛、痛经、产后腹痛、痹痛及跌打损伤，瘀滞肿痛。也可用于其他瘀血证。

临床应用时，应根据活血止痛药的不同特点，以及疼痛的不同部位、病因及病情，选用相应的药，并作适当的配伍。

川 芎 Chuānxiōng

为伞形科植物川芎 *Ligusticum chuanxiong* Hort 的根茎。主产于四川、贵州、云南，以四川产者质优。夏季当茎上的节盘显著突出时采挖，晒后烘干。生用或酒炒。

【性味归经】辛，温。归肝、胆、心包经。

【功效应用】

1. 活血行气——血瘀气滞痛证。本品辛散温通，为"血中气药"，故可治疗气滞血瘀所致各种痛证，尤善"下调经水，中开郁结"，为妇科要药，可用治多种妇产科疾病，常配伍当归、熟地、芍药等同用，如四物汤、温经汤、生化汤、血府逐瘀汤等。治疗肝郁气滞，胁肋疼痛，常配柴胡、白芍、香附等同用，如柴胡疏肝散。若治疗跌打损伤，可配伍乳香、没药、三七等同用。

2. 祛风止痛。①头痛。本品辛温升散，能"上行头目"，祛风止痛，为头痛要药，无论寒热虚实各类头痛均可随证配伍应用。治疗风寒头痛，常配伍羌活、白芷、细辛等，如川芎茶调散。治疗风热头痛，常配伍菊花、石膏、白僵蚕等，如川芎散。治疗风湿头痛，常配伍羌活、防风、独活等，如羌活胜湿汤。治疗血虚头痛，常配伍当归、白芍，如四物汤。治疗血瘀头痛，常配伍赤芍、麝香，如通窍活血汤。故有"头痛不离川芎"之说。②风湿痹痛。本品祛风止痛、活血通络，又可治风湿痹痛，常配伍独活、防风、秦艽等，如独活寄生汤。

【用法用量】水煎服，3～10g。

【使用注意】阴虚火旺，多汗，孕妇及月经过多者慎用。

【现代研究】本品含川芎嗪等多种生物碱、挥发油及酚类物质。可抑制血小板凝集，降低血小板表面活性，预防血栓。能扩张冠状动脉及脑血管，降低血管阻力，改善微循环，降低心肌耗氧量。对子宫平滑肌显示小剂量促进、大剂量抑制作用。能镇静中枢神经系统，并有明显而持久的降压作用。可促进骨折局部血肿的吸收，促进骨痂形成。有抗维生素 E 缺乏，抗组织胺及利胆作用，并可抑制多种杆菌。

延胡索　Yánhúsuǒ

为罂粟科植物延胡索 *Corydalis yanhusuo* W. T. Wang 的块茎。主产于浙江、江苏、湖北等地。夏初茎叶枯萎时采挖，洗净，置沸水中煮至恰无白心时取出，晒干。生用或醋炙。

【性味归经】辛、苦，温。归心、肝、脾经。

【功效应用】活血行气止痛——气血瘀滞诸痛证。本品辛散苦降温通，能行血中气滞，气中血滞，活血行气止痛，为疗效确切的止痛佳品，可用治一身上下诸痛。治疗胸痹心痛，常配伍丹参、薤白、高良姜等同用。治疗胃痛，属寒者，可配伍肉桂、高良姜；属热者，常配伍川楝子同用，如金铃子散；偏气滞者，可配伍木香、砂仁；偏血瘀者，可配伍丹参、五灵脂同用。治疗寒疝腹痛，可配伍吴茱萸、小茴香等。治疗痛经、月经不调及产后瘀滞腹痛，可配伍当归、赤芍、蒲黄等同用，如玄胡散。治疗风湿痹痛可配秦艽、桂枝等。治疗跌打损伤，可配伍乳香、没药、血竭等。

【用法用量】水煎服，3～10g。研末服，每次 1.5～3g。多醋制后用。

【现代研究】本品含延胡甲素、延胡乙素、延胡乙素等 20 多种生物碱。能扩张冠脉，降低冠脉阻力，增加冠脉流量，抗缺氧。有显著镇痛、镇静、催眠与安定作用。可保护心肌缺血，有抗心律失常，扩张外周血管，降血压等作用。此外，延胡索的一些成分对实验性胃溃疡有保护作用，并可抑制胃分泌。有松弛肌肉作用。

郁 金 Yùjīn

为姜科植物温郁金 *Curcuma wenyujin* Y. H. Chen et C. Ling、姜黄 *Curcuma longa* L.、广西莪术 *Curcuma kwangsiensis* S. G. Lee et C. F. Liang 或蓬莪术 *Curcuma phaeocaulis* Val. 的块根。主产于浙江、四川等地。冬季茎叶枯萎后采挖。生用或明矾水炒用。

【性味归经】辛、苦，寒。归肝、心、肺经。

【功效应用】

1. 活血行气——气滞血瘀痛证。本品辛散苦降，芳香宣达，既能活血止痛，又能行气解郁，可治气滞血瘀之胸胁脘腹疼痛、痛经、闭经及癥瘕痞块等，常与木香同用，如颠倒木金散。因性寒又能清热，尤宜于血瘀气滞而有郁热之证。偏血瘀者，常与丹参、延胡索等药同用；偏气滞者，常与柴胡、香附、木香等药同用，如宣郁通经汤。治疗癥瘕痞块，亦常与莪术、鳖甲等以化瘀消癥。

2. 解郁清心——热病神昏，癫痫痰闭。本品辛散苦泄，性寒入心经，既能凉血清心，清降痰火以开窍，又芳香解郁，宣化痰浊以醒神。治疗痰浊蒙闭心窍、热陷心包之神昏，常配伍石菖蒲、竹沥、栀子等，如菖蒲郁金汤。治疗痰阻心窍而致癫痫者，常配伍白矾，如白金丸。

3. 凉血止血——吐血，衄血，倒经，尿血，血淋。本品入肝经血分而能凉血，味苦辛能降泄顺气，可因其凉血降气而达止血之效。治疗气火上逆之吐血、衄血、倒经，常配伍生地、丹皮、栀子等，如生地黄汤。治疗热结下焦，伤及血络之尿血、血淋，常配伍生地、小蓟等，如郁金散。

4. 利胆退黄——湿热黄疸。本品性寒入肝胆经，既能清利肝胆湿热退黄，又疏肝行气、活血止痛，可与茵陈蒿、金钱草、栀子等同用，治疗湿热黄疸；配伍金钱草治疗胆石症。

【用法用量】水煎服，3~10g。

【使用注意】畏丁香。

【现代研究】本品含挥发油、姜黄素、姜黄酮等。有镇痛作用，能使胆囊收缩，促进胆汁分泌和排泄，具有利胆作用，并可刺激胃酸及十二指肠液分泌。可保护肝细胞、促进肝细胞再生、抑制肝细胞纤维化，能影响免疫功能而表现为抗炎作用。能降低全血黏度，抑制血小板聚集，降低血浆纤维蛋白含量。对多种细菌及皮肤真菌有抑制作用，并有抗早孕作用。

姜 黄 Jiānghuáng

为姜科植物姜黄 *Curcuma longa* L. 的根茎。主产于四川、福建等地。冬季茎叶枯萎后采挖，晒干，切厚片。生用。

【性味归经】辛、苦，温。归肝、脾经。

【功效应用】

1. 活血行气——气滞血瘀痛证。本品辛散，苦泄，温通，内行气血，外散风寒，有破血行气，通经止痛之功。治疗心腹痛，常配伍当归、木香、乌药等，如姜黄散。治疗胸胁疼痛，常与柴胡、白芍、香附等同用。治疗脘腹疼痛，常与香附、木香、砂仁等同用。治疗经闭腹痛，月经不调，常与当归、川芎、红花等同用，如姜黄丸。治疗跌打损伤，又可配桃仁、苏木、乳香等药，如姜黄汤。

2. 通经止痛——风湿痹痛。本品外能散风寒，内能行气血，功能祛风除痹，通络止痛，故可用治风寒湿痹，尤以肢臂痹痛用之为宜，常与羌活、防风、当归等同用，如蠲痹汤。

此外，本品还可活血消肿而治疗疮痈肿毒、常配伍天花粉、白芷、大黄等，如如意金黄散。祛风止痒以治疗风疹瘙痒，可与蝉蜕、僵蚕、大黄同用，如升降散。配伍白芷、细辛研末外用，治疗牙痛。

【用法用量】水煎服，3～10g。外用适量。

【使用注意】孕妇忌用。

【现代研究】本品含挥发油，主要为姜黄酮、芳姜黄酮、姜烯等及色素物。可抑制血小板聚集，降低血浆黏度和全血黏度。有抗动脉粥样硬化作用，并能增加心肌营养性血流量，具有缓解心绞痛作用。有降血脂、抗早孕、抗肿瘤及短而强烈的降压作用，对离体豚鼠心脏呈现抑制作用。还有抗炎、保护胃黏膜、保肝、利胆和抗病原微生物等作用。

乳 香 Rǔxiāng

为橄榄科植物乳香树 *Boswellia carterii* Birdw. 及其同属植物 *Boswellia bhaw dajiana* Birdw. 树皮渗出的树脂。主产于非洲索马里、埃塞俄比亚等地。春夏季采收。多炒用。

【性味归经】辛，苦，温。归心、肝、脾经。

【功效应用】

1. 活血行气——气滞血瘀痛证。本品辛散苦降温通，且芳香走窜，内能宣通脏腑，外能透达经络，既入血分又入气分，能行血中气滞，可用于一切气滞血瘀之痛证。治疗胃脘疼痛，可与没药、延胡索等同用，如手拈散。治疗痛经、产后腹痛，常配伍当归、丹参等，如活络效灵丹。治疗风湿痹痛，常配伍秦艽、防风、羌活等，如蠲痹汤。

2. 消肿生肌——跌打损伤、疮疡痈肿。本品辛香走窜，既能活血化瘀，又能止痛消痈、去腐生肌，为外伤科要药。治疗跌打损伤，瘀血肿痛，常配伍没药、血竭，儿茶等，如七厘散。治疗疮疡肿毒初期，红肿热痛，常配伍金银花、白芷、穿山甲等，如仙方活命饮；若肿块坚硬不消，可配伍没药、麝香、雄黄等，如醒消丸；若疮疡破溃，久不收口，常与没药共研末外用，以生肌敛疮，即海浮散。

【用量用法】水煎服，3～5g。外用适量，研末调涂。

【使用注意】脾胃虚弱者慎用。无瘀滞者及孕妇忌用。

【现代研究】本品主要含树脂、树胶、挥发油。能加速炎症排泄渗出，促进伤口愈合，有镇痛、抗炎及升高白细胞作用。有祛痰作用，并可减轻胃黏膜损伤及应激性黏膜损伤，降低胃液游离酸度及幽门结扎性溃疡指数。

没 药 Mòyào

为橄榄科植物地丁树 *Commiphora myrrha* Engl. 或哈地丁树 *Commiphora molmol* Engl. 的树脂。主产于索马里、埃塞俄比亚及印度等地。11月至次年2月采集。清炒或醋制。

【性味归经】辛、苦，平。归心、肝、脾经。

【功效应用】本品功效主治与乳香相似。治疗跌打损伤、瘀滞肿痛，风湿痹证，瘀滞心腹诸痛，以及疮痈肿毒，疮疡溃后久不收口，均常与乳香相须为用。区别在于乳香擅长行气伸筋，痹证多用。没药长于活血化瘀，血瘀气滞较重者多用。

【用法用量】3~5g，炮制去油，多入丸散。

【使用注意】同乳香。

【现代研究】本品主要含树脂、树胶、挥发油，并含没药酸、甲酸、乙酸及氧化酶等。可防止动脉内膜粥样斑块形成，对离体子宫先显示短暂的兴奋作用，后呈现抑制作用。有降脂、镇痛、抗炎及抑制支气管的作用。可抑制多种真菌，外用有收敛和消炎作用。

五灵脂　Wǔlíngzhī

为鼯鼠科动物复齿鼯鼠 *Trogopterus xanthipes* Milne - Edwards 的粪便。主产于河北、山西、甘肃等地。四季均可采收。生用、酒炒或醋炒用。

【性味归经】苦、咸、甘，温。归肝经。

【功效应用】

1. 活血止痛——瘀血阻滞痛证。本品甘缓不峻，苦泄温通，入肝经血分，功能通利血脉，行血散瘀，活血止痛，为治疗血瘀诸痛的要药，常与蒲黄相须为用，如失笑散。

2. 化瘀止血——瘀血阻滞出血证。本品炒用，行中有止，既化瘀，又止血，故可用治瘀血阻滞，血不循经引起的妇女崩漏经多，紫黑多块，少腹刺痛等症，可单用本品研末，温酒送服，如五灵脂丸。也可配茜草炭、生地，阿胶等同用。

【用法用量】水煎服，3~10g。包煎。

【使用注意】血虚无瘀及孕妇慎用。不宜与人参同用。

【现代研究】本品主要含树脂、维生素 A、尿素、尿酸等。有扩张血管，增加血管通透性，增加血流量的作用，并能抑制血小板聚集和血栓形成。可缓解平滑肌痉挛，而有镇痛作用，对结核杆菌及多种皮肤真菌均有不同程度的抑制作用。可增强机体免疫功能，改善微循环。

第二节　活血调经药

本类药物性味多辛散苦泄，主入肝经，具有活血化瘀作用，尤其善于调畅血脉，通经止痛，适用于血行不畅所致月经不调，经闭，痛经及产后瘀阻腹痛。亦常用于瘀血痛证，癥瘕积聚，跌打损伤，疮痈肿毒。

在使用活血调经药时，除了根据瘀滞的原因而选用不同的药物，并进行适当的配伍之外，还应考虑到妇科经产之证，多与肝之疏泄失常有关，故应配伍疏肝理气之品以加强作用。

丹　参　Dānshēn

为唇形科植物丹参 *Salvia miltiorrhiza* Bge. 的根及根茎。全国大部地区均产，主产于四川、安徽、江苏等地。春、秋二季采挖，切厚片，晒干。生用或酒炙用。

【性味归经】苦，微寒。归心、肝经。

【功效应用】

1. 活血调经——月经不调，闭经痛经，产后瘀滞腹痛。本品苦能泄降，主入血分，作用平和，善调经水，可祛瘀生新而不伤正，"能破宿血，补新血"，常用于月经不调、痛经、经闭及产后瘀阻腹痛，前人有"一味丹参散，功同四物汤"之说。因其性偏微寒，故较宜于瘀热互结之证。可单味为末酒调服，亦常配当归、益母草、川芎等同用，如宁坤至宝丹。

2. 祛瘀止痛——血瘀心痛，脘腹疼痛，跌打损伤，癥瘕积聚，风湿痹痛等。本品善能通行血脉，祛瘀止痛，为活血化瘀之要药，广泛用于各种瘀血病证。若心腹瘀阻气滞疼痛，可配伍檀香、砂仁等，如丹参饮。治疗癥瘕积聚，可配伍三棱、莪术等。治疗跌打损伤，常与当归、乳香、没药配伍，如活络效灵丹。治疗风湿痹痛，可配伍秦艽、独活、防风等。现代临床将本品广泛用于冠心病心绞痛、血栓性脉管炎等。

3. 凉血消痈——疮痈肿毒。本品性寒凉血，又兼活血消肿之力，用于热毒瘀阻引起的疮痈肿毒，常配伍金银花、连翘等清热解毒药同用。

4. 除烦安神——热病烦躁神昏，心悸失眠。本品凉血清心除烦，又宁心安神而兼活血之力，常配伍生地、玄参、竹叶等，如清营汤。治疗血不养心之心悸失眠，常与酸枣仁、柏子仁、远志等同用，如天王补心丹。

【用法用量】水煎服，10~15g。生品清心除烦之力强，酒炙后寒凉之性有所缓和，能增强活血祛瘀调经之力。

【使用注意】反藜芦。孕妇慎用。

【现代研究】本品主要含丹参酮Ⅰ、丹参酮ⅡA、丹参酮ⅡB及丹参素等，能扩张冠状动脉、增加冠脉流量、改善心肌缺血，调整心律，并能扩张外周血管、改善微循环、降血压。有抗凝、促进纤溶、抑制血小板聚集，抑制血栓形成的作用。可抑制或减轻肝细胞变性、坏死及炎症反应，促进肝细胞再生，并有抗纤维化作用，能提高机体的耐缺氧能力，促进组织的修复，加速骨折的愈合。还有抑菌、消炎、增强免疫、催眠、降血脂、抗衰老、降低血糖及抗肿瘤作用。

红　花　Hónghuā

为菊科植物红花 *Carthamus tinctorius* L. 的干燥花。主产于河南、河北、四川等地。夏季开花，当花色由黄转鲜红时，采收，阴干。生用或微炒用。

【性味归经】辛，温。归心、肝经。

【功效应用】

1. 活血通经。①血滞经闭、痛经、产后瘀滞腹痛。本品辛散温通，入心、肝血分，活血化瘀作用较强，尤长于通经止痛，为活血祛瘀、通经止痛之要药，临床常用于血瘀所致妇产科诸多病证，可单用或配伍当归、川芎、桃仁等。如治疗痛经，单用本品与酒煎服，即红蓝花酒。治疗经闭，可配伍当归、桃仁等，如桃红四物汤。治疗产后瘀滞腹痛，常配伍蒲黄、丹皮、赤芍等，如红花散。②癥瘕积聚。本品能活血通经而化瘀消癥，治疗癥瘕积聚，常配伍三棱、莪术等，以加强作用。

2. 祛瘀止痛。①胸痹心痛，血瘀腹痛，胁痛。本品能活血通经化瘀而达止痛之效，治疗血瘀所致心腹瘀痛，胁肋刺痛，可配伍桃仁、当归、柴胡等，如血府逐瘀汤、复元活血汤。②跌打损伤，瘀滞肿痛。本品亦能活血，通利血脉，以消肿止痛，为跌打损伤，瘀滞肿痛之要药，可制成红花油或红花酊涂擦，也可配伍乳香、没药、川乌等同用。

3. 活血消斑——瘀滞斑疹色暗。本品能活血通脉而具祛瘀消斑之功，治疗瘀滞斑疹色暗，常配当归、紫草、大青叶等同用，如当归红花饮。

【用法用量】水煎服，3～10g。外用适量。

【使用注意】孕妇忌服。有出血倾向者不宜多用。

【现代研究】本品含有红花油、红花黄素、红花苷、红花醌苷及新红花苷。对子宫有明显收缩作用，对肠管平滑肌也有短暂的兴奋作用。可轻度兴奋心脏，增加心肌营养性血流量，保护并改善心肌缺血，抗心律失常。有持久的降压作用，并增加冠脉血流量、降低冠脉阻力。具有抑制血小板聚集，增加纤维蛋白溶解酶活性，抑制体外血栓形成等作用。此外，还有降血脂、镇痛、催眠、抗缺氧、抗疲劳、抑菌、消炎及免疫调节的作用。

桃 仁 Táorén

为蔷薇科植物桃 *Prunus persica*（L.）Batsch 或山桃 *Prunus davidiana*（Carr.）Franch. 的成熟种子。全国大部分地区均产，主产于中南部地区。秋季采集种子，去皮，晒干。生用或炒用。

【性味归经】苦、甘，平。有小毒。归心、肝、大肠经。

【功效应用】

1. 活血祛瘀。①瘀血证。本品味苦能泄降导下以破瘀，味甘可和畅气血以生新，祛瘀之力较强，又称破血药，可治疗多种瘀血阻滞病证。治疗血瘀经闭、痛经，常与红花相须为用，如桃红四物汤。治疗产后瘀滞腹痛，常配伍川芎、炮姜等，如生化汤。治疗癥瘕痞块，常配伍桂枝、赤芍、丹皮等，如桂枝茯苓丸。治疗跌打损伤，瘀肿疼痛，常配伍当归、大黄等，如复元活血汤。②肠痈，肺痈。因本品善泄血分之瘀滞而消痈，故又用治血热瘀滞所致肠痈和肺痈，前者常配伍大黄、牡丹皮、冬瓜仁，如大黄牡丹皮汤；后者常配伍芦根、薏苡仁、冬瓜仁，如苇茎汤。

2. 润肠通便——肠燥便秘。本品质润，有滑肠通便之功，故可用治肠燥便秘证，常与杏仁、柏子仁、郁李仁等同用，如五仁丸。

3. 止咳平喘——咳嗽气喘。本品味苦，能降气止咳，常与杏仁等同用，如双仁丸。

【用量用法】水煎服，5～10g，用时捣碎。

【使用注意】孕妇忌服。便溏者慎用。有毒，不宜多服。

【现代研究】本品含苦杏仁苷、苦杏仁酶、挥发油、脂肪油等。能明显延长出血及凝血时间，促进初产妇子宫收缩及出血，对体外血栓有抑制作用，可增加脑血流量，降低血管阻力，改善血流动力学。能改善肝脏表面微循环，抗纤维化，并促进胆汁分泌。所含脂肪油，提高了肠黏膜的润滑性而易于排便。另外还有抗炎、抗菌、抗过敏、镇咳平喘等作用。

益母草 Yìmǔcǎo

为唇形科植物益母草 *Leonurus japonicus* Houtt. 的地上部分。我国大部分地区均产。通常在夏季花期采收，切段后干燥。生用或熬膏用。

【性味归经】辛、苦，微寒。归心、肝、膀胱经。

【功效应用】

1. 活血调经——血滞经闭、痛经、经行不畅、产后瘀滞腹痛、恶露不尽。本品辛散苦泄，主入心、肝血分，善活血祛瘀而调经，为治疗妇科经产要药，故有"益母"之名。可单用或熬膏服，如益母草流浸膏、益母草膏。或配伍当归、川芎、赤芍等，如益母丸。

2. 利尿消肿——水肿，小便不利。本品有利尿消肿之功，因能活血化瘀，故对水瘀互结之水肿尤为适宜。可单用或配伍泽兰、车前子、白茅根等同用。

3. 解毒止痛——跌打损伤，疮痈肿毒，皮肤痒疹。本品性苦而微寒，既能活血化瘀以止痛，又可清热解毒以消肿，故可用于跌打损伤、疮痈肿毒、皮肤痒疹等。

【用量用法】水煎服，9～30g，鲜品 12～40g。外用适量。

【使用注意】孕妇慎用。

【现代研究】本品主要含益母草碱、水苏碱等生物碱。对子宫呈兴奋作用，使子宫收缩频率、幅度及紧张度增加，有抗着床和抗早孕作用。可抑制血小板聚集及血栓形成，并能增加冠脉流量，减慢心率，改善微循环，抗心肌缺血和心律失常，防治心肌梗死，抑制血栓形成。有扩张外周血管，降低血压作用。能改善肾功能，有明显的利尿作用。有抗真菌作用。

牛 膝 Niúxī

为苋科植物牛膝（怀牛膝）*Achyranthes bidentata* Bl. 和川牛膝（甜牛膝）*Cyathula officinalis* Kuan 的根。怀牛膝主产于河南；川牛膝产于四川、云南、贵州。冬季地上部分枯萎后采挖，晒干。生用或酒炙用。

【性味归经】苦、甘、酸，平。归肝、肾经。

【功效应用】

1. 活血通经——月经不调，经闭痛经，产后瘀阻，胞衣不下，跌打伤痛。本品性善下行，直达肝肾二经，有活血调经之功，故可用治妇女瘀血阻滞，经产诸证，常配当归、红花、桃仁等同用，如血府逐瘀汤。治产后瘀阻，胞衣不下，常与当归、红花、肉桂同用，如脱花煎。治疗跌打伤痛，可配伍续断、乳香、没药等同用，如舒筋活血汤。

2. 补肝肾，强筋骨——腰膝酸痛，下肢无力。本品能补益肝肾，而强筋健骨，且有通利血脉而利关节之功，故可用治肝肾不足，腰膝酸痛，下肢无力，常与熟地、锁阳、龟板等同用，如虎潜丸。治疗风寒湿痹，筋脉拘挛，常与独活、桑寄生、杜仲等同用，如独活寄生汤。用治湿热下注，脚气浮肿，又可与苍术、黄柏同用，如三妙丸。

3．利尿通淋——淋证，水肿，小便不利。本品性善下行，能利尿通淋，故可用治淋证、小便不利，常与滑石、通草、瞿麦等同用，如牛膝汤。因能补益肝肾，故还可用治肾虚水肿，常与附子、肉桂、茯苓等同用，如济生肾气丸。

4．引火（血）下行——头痛，眩晕，吐血，衄血，齿痛，口疮。本品苦泄下降，能引血下行，以降上炎之火，故可用治血热妄行，虚火上炎，肝阳上亢所引起的多种病证。治疗肝阳上亢所致头痛眩晕、目胀耳鸣，常配伍代赭石、生龙骨、生牡蛎等，如镇肝息风汤。治疗血热妄行所致吐血、衄血，常与白茅根、侧柏叶、栀子等同用。用治阴虚火旺引起的口疮，牙痛，常与石膏、知母、麦门冬等同用，如玉女煎。

【用量用法】水煎服，5～12g。活血通经，利尿通淋，引血下行多生用；补肝肾，强筋骨多酒炙用。

【使用注意】孕妇及月经过多者忌用。

【现代研究】本品主要含三萜皂甙、牛膝甾醇、蜕皮甾醇等甾体类成分和多糖类成分。能降低大鼠全血黏度、血细胞比容、红细胞聚集指数，有抗凝作用。能兴奋子宫平滑肌有明显抗生育、抗着床、抗早孕作用。对心脏有抑制作用，并显示短暂的降压及轻度利尿作用。可兴奋呼吸，降血糖、降脂，提高机体免疫，此外，尚有抗炎、镇痛作用。

鸡血藤　Jīxuèténg

为豆科植物密花豆 *Spatholobus suberectus* Dunn 的藤茎。主产于广西、云南等地。秋冬两季采收藤茎。生用，或熬膏用。

【性味归经】苦、微甘，温。归肝、肾经。

【功效应用】

1．活血调经——月经不调，痛经，经闭或产后瘀阻腹痛。本品味苦而不燥，性温而不烈，既能活血，又能补血，凡月经病证无论血虚血瘀均可应用。偏于血瘀者，可配伍当归、红花、丹参等活血调经之品；偏于血虚者，则配可当归、白芍、熟地等养血调经之药。

2．舒筋活络——风湿痹痛，肢体麻木瘫痪及血虚萎黄。本品能行血补血而兼舒筋活络。治疗风湿痹痛，宜与独活、桑寄生等祛风湿止痛药配伍。治疗气血不足，肌肤失养或瘀血阻滞、脉络不通之肢体麻木瘫痪，可配伍黄芪、丹参、川芎等益气养血、活血通络药同用。治疗血虚萎黄，可配当归、黄芪、党参等补益气血之品同用。

此外，本品还可用于放射线引起的白细胞减少症。

【用法用量】水煎服，9～15g。或浸酒服，或熬膏服。

【现代研究】本品主要含异黄酮类化合物、三萜类化合物和甾体类化合物。有抑制血小板聚集，降低血管阻力，增加股动脉血流量的作用，并增强子宫节律性收缩，有抗早孕作用。有补血及镇静催眠作用，对免疫系统有双向调节作用。可降低胆固醇，抗动脉粥样硬化、促进肝细胞再生、降血脂。

第三节 活血疗伤药

本类药多辛、苦、咸，主入肝、肾经，能活血化瘀而消肿止痛，又多兼续筋接骨或止血生肌敛疮等功效，主要适用于跌打损伤，瘀肿疼痛，骨折筋损，金疮出血等伤科疾患，其中多数药物也可用于其他瘀血病证。

使用本类药物，可配伍补肝肾、强筋骨药，以加强作用，促进筋伤骨折的愈合恢复。

土鳖虫 Tǔbiēchóng

为鳖蠊科昆虫地鳖 *Eupolyphaga sinensis* Walker. 或冀地鳖 *Steleophaga plancyi*（Boleny）的雌虫干燥体。全国均产，主产于湖南、湖北、江苏等地。夏秋季捕捉，置沸水中烫死，晒干或烘干。生用或炒用。

【性味归经】咸，寒。有小毒。归肝经。

【功效应用】

1. 续筋接骨——跌打损伤，筋伤骨折，瘀肿疼痛。本品长于活血疗伤，续筋接骨，为伤科常用药，可以外敷，又可内服。内服既可单用研末黄酒冲服，亦可配伍骨碎补、自然铜、乳香等，如接骨紫金丹。

2. 破血逐瘀——血瘀经闭，产后瘀滞腹痛，癥瘕积聚。本品咸寒，软坚散结，入肝经血分，能破血逐瘀以通经消癥，常与水蛭、大黄、桃仁等同用。

【用法用量】水煎服，3～10g。

【使用注意】孕妇忌服。

【现代研究】本品主要含氨基酸，尚含挥发油、多种微量元素等。有抗血栓作用，可抑制血小板聚集、释放，并有降血脂，抗缺氧等作用。能对抗动脉粥样硬化，并具有调脂作用。有保肝作用。

马钱子 Mǎqiánzǐ

为马钱科植物马钱 *Strychnos nux - vomica* L. 的成熟种子。主产于云南、广东、海南等地。冬季采收成熟果实，晒干。生用（多外用）或制用。

【性味归经】苦，寒。有大毒。归肝、脾经。

【功效应用】

1. 活血疗伤——跌打损伤，骨折肿痛。本品为苦寒有毒之品，善活血散结，消肿止痛，为疗伤止痛之佳品，常配穿山甲等同用，如马钱散。

2. 散结消肿——痈疽肿毒，咽喉肿痛。本品苦寒清泄血热，又能散结消肿，攻毒止痛。常作外用，单用或与清热解毒之品配伍。

3. 通络止痛——风湿顽痹，麻木瘫痪。本品活血通络止痛，尤善搜筋骨之风湿，开通经络，透达关节，止痛力强，为治风湿顽痹、拘挛疼痛麻木之佳品。单用即效，或配伍祛风散寒胜湿及活血止痛之品，如乳香、没药、全蝎等。

【用法用量】内服宜制用，多入丸散，0.3～0.6g。外用适量，研末调涂.

【使用注意】本品有大毒，内服宜制用，且不可过量，亦不宜久服。外用亦不宜大面积涂敷。孕妇禁用，体虚者忌用。

【现代研究】本品含多种生物碱，主要为番木鳖碱（士的宁）、马钱子碱，并含番木鳖苷、绿原酸等。有明显的镇痛作用和镇咳祛痰作用。对感觉神经末梢有麻痹作用，能兴奋中枢神经系统，还能刺激味觉感受器，反射性增加胃液分泌. 促进消化功能和食欲，过量则抑制。对皮肤真菌及肺炎链球菌等有抑制作用。

第四节 破血消癥药

本类药物味以辛苦为主，多为虫类药，兼有咸味，入肝经。药性峻烈，活血作用最强，能破血逐瘀而消癥积，适用于瘀血时间较长，程度较重的癥瘕积聚。亦可用于血瘀经闭、瘀肿疼痛、偏瘫等症。

使用本类药物，常配伍行气药或攻下药，以加强破血消癥作用。

此外，本类药物药性峻猛，且大多有毒，有动血、耗气、伤阴之弊，故出血证、气阴亏虚者及孕妇忌用或慎用。

莪 术 Ézhú

为姜科植物蓬莪术 *Curcuma phaeocaulis* Val. 、温郁金 *Curcuma wenyujin* Y. H. Chen et C. Ling 或广西莪术 *Curcuma kwangsiensis* S. G. Lee et C. F. Liang 的根茎。主产广西、四川、浙江等地。冬季茎叶枯萎后采挖，蒸或煮至透心，晒干。生用或醋制用。

【性味归经】辛、苦，温。归肝、脾经。

【功效应用】

1. 破血行气——癥瘕积聚，经闭，心腹瘀痛。本品辛散温通，既能破血祛瘀，又能行气止痛，常与三棱相须为用。如治疗癥瘕积聚，腹中痞块，疼痛拒按，可配伍郁金、枳壳、丹参等同用，如三棱煎丸。治疗经闭腹痛，常与香附、延胡索、当归等同用，如莪术散。

2. 消积止痛——食积气滞。本品入于脾胃，有较强的行气止痛消胀作用。治疗食积不化之脘腹胀痛，常配伍木香、槟榔等行气止痛、消食导滞之品，如木香槟榔丸。

【用法用量】水煎服，6~9g。醋制可加强祛瘀止痛作用。外用适量。

【使用注意】孕妇及月经过多者忌用。

【现代研究】本品含挥发油，油中主要成分为苯乙醇、对苯二酚、棕榈酸等及多种有机酸。能显著抑制血小板聚集，降低全血黏度，促进局部微循环恢复，并可延长凝血酶对人纤维蛋白的凝聚时间。可延长血浆凝血酶时间，并可抗体外血栓形成。有抗癌、抗菌、抗早孕作用及明显保肝，抗胃溃疡作用。

水 蛭 Shuǐzhì

为水蛭科动物蚂蟥 *Whitmania pigra* Whitman、水蛭 *Hirudo nipponica* Whitman 或柳叶蚂蟥 *Whitmania acranulata* Whitman 等的全体。全国大部地区均产。夏、秋季捕捉，用沸水烫死，晒干。生用或滑石粉烫后用。

【性味归经】咸、苦，平。有小毒。归肝经。

【功效应用】破血消癥——癥瘕积聚、血瘀经闭及跌打损伤。本品咸以走血，苦能泄降，入肝经血分，破血逐瘀力强，善能消散癥结，通畅血脉。常配伍虻虫、三棱、桃仁等，治疗经闭癥瘕，如抵当汤。若用治跌打损伤，瘀血肿痛，二便不通者，可与当归、川芎、红花等同用，如夺命散。

【用法用量】水煎服，1~3g。入丸散或研末服为宜。或以鲜活者置于瘀肿局部吸血消瘀。

【使用注意】孕妇忌服。

【现代研究】本品主要含蛋白质。有较强抗凝血作用，对血小板聚集有明显的抑制作用和抗血栓形成的作用。能降低全血黏度，减少纤维蛋白含量，改善血液流变学的作用。还有抗肿瘤，降血脂，终止妊娠，促进血肿吸收，减少蛋白尿等作用。

穿山甲 Chuānshānjiǎ

为鲮鲤科动物穿山甲 *Manis pentadactyla* Linnaeus 的鳞甲。主产于广西、云南、广东等地。全年均可捕捉，捕捉后杀死置沸水中略烫，取下鳞片，洗净，晒干。生用或砂烫或炒后再以醋淬用。用时捣碎。

【性味归经】咸，微寒。归肝、胃经。

【功效应用】

1. 活血消癥——癥瘕积聚、血滞经闭及风湿痹痛。本品善于走窜，活血祛瘀、通络散结之力较强，能内达脏腑，外通经络。治癥瘕积聚，可配伍三棱、莪术，或与大黄、鳖甲、赤芍等同用，如穿山甲散。治疗血滞经闭，可配伍当归、红花等活血调经之品，如化瘀汤。治疗风湿痹痛，关节拘挛，肢体麻木，可配伍羌活、蕲蛇、防风等药。

2. 通经下乳——产后乳汁不下。本品能疏通气血以下乳汁，常与王不留行同用，若属气血虚弱者，可配当归、黄芪等补益气血之品。

3. 消肿排脓——痈肿疮毒、瘰疬。本品既能活血祛瘀，又善消肿排脓，可使疮痈未成脓者消肿，已成脓者破溃，为治疮疡之常用药物。痈肿初起者，多与金银花、天花粉、皂角刺等配伍，如仙方活命饮；脓成日久不溃者，可与当归、黄芪等配伍，如透脓散；若治疗瘰疬痰核，又常与夏枯草、玄参等化痰软坚散结之药同用。

【用法用量】水煎服，5~10g，一般炮制后用。

【使用注意】孕妇及痈肿已溃者忌服。

【现代研究】本品含多种氨基酸、硬脂酸、胆甾醇、挥发油及多种微量元素等。有扩张血管，改善微循环作用。能明显延长凝血时间，降低血液黏度。有升高白细胞、消炎、提高机体免疫力和耐缺氧的作用。

分类	药名	药用部位	性味归经	功效应用	用法用量
活血止痛药	降香	心材	辛,温。 归肝、脾经	化瘀止血——出血证; 理气止痛——胸胁疼痛,跌打瘀痛,呕吐腹痛	9~15g, 后下
活血调经药	藏红花	花柱头	甘,微寒。 归心、肝经	活血通经——血滞经闭、痛经、产后瘀滞腹痛,癥瘕积聚; 祛瘀止痛——胸痹心痛,血瘀腹痛,胁痛,跌打损伤; 凉血解毒——温热病热入血分发斑.热郁血瘀,斑疹色暗	1.5~3g
	泽兰	地上部分	苦、辛,微温。 归肝、脾经	活血——跌打损伤,瘀肿疼痛,疮痈肿毒; 调经——血瘀经闭,痛经,产后瘀滞腹痛; 利水消肿——水肿,腹水	6~12g
	王不留行	种子	苦,平。 归肝、胃经	活血通经——血瘀经闭,痛经,产后瘀滞腹痛; 下乳消痈——产后乳汁不下,乳痈; 利尿通淋——热淋,血淋,石淋	5~10g
	月季花	花	甘、淡、微苦,平。 归肝经	活血化瘀——肝郁血瘀,月经不调,痛经,经闭, 疏肝解郁——胸胁胀痛; 解毒消肿——跌打瘀肿,疮痈肿毒,瘰疬	3~6g
	凌霄花	花	辛,微寒。 归肝、心包经	破瘀通经——血瘀经闭,癥瘕积聚,跌打损伤; 凉血——便血,崩漏; 祛风——风疹瘙痒,皮癣,痤疮。	5~9g
活血疗伤药	自然铜	矿石	辛,平。 归肝经	散瘀止痛,接骨疗伤——跌打损伤,筋断骨折,瘀肿疼痛	3~9g
	苏木	心材	甘、咸、辛,平。 归心、肝经	活血疗伤——跌打损伤,筋断骨折,瘀肿疼痛; 祛瘀通经——血瘀经闭,痛经,产后瘀滞腹痛,心腹疼痛,疮痈肿毒	3~9g

分类	药名	药用部位	性味归经	功效应用	用法用量
活血疗伤药	骨碎补	根茎	苦,温。归肝、肾经	活血续伤——跌打损伤,筋断骨折,创伤出血; 补肾强骨——肾虚腰痛,耳鸣耳聋,牙痛,久泻	3~9g
	血竭	树脂	甘、咸,平。归肝经	活血定痛——跌打损伤; 化瘀止血——外伤出血; 敛疮生肌——疮疡不敛	研末或人丸剂,1~2g
	刘寄奴	地上部分	苦,温。归心、肝、脾经	化瘀疗伤——跌打损伤,肿痛出血; 破血通经——血滞经闭,产后瘀滞腹痛; 消食化积——食积腹痛	3~10g
破血消癥药	三棱	块茎	辛、苦,平。归肝、脾经	破血行气——癥瘕积聚,经闭,心腹瘀痛; 消积止痛——食积脘腹胀痛	5~10g
	虻虫	雌虫体	苦,微寒。有小毒。归肝经	破血消癥——癥瘕积聚,血瘀经闭; 散瘀疗伤——跌打损伤,瘀肿疼痛	煎服,1~1.5g;研末服,0.3g
	斑蝥	虫体	辛,热。有大毒。归肝、肾、膀胱经	破血消癥——癥瘕,经闭; 攻毒蚀疮——痈疽恶疮,顽癣,瘰疬	人丸散,0.03~0.06g

【复习思考题】

1. 活血化瘀药分几类?试述每类药物的功效及应用。
2. 简述川芎的性能、功效和适应证。
3. 简述丹参的性能、功效和适应证。
4. 桃仁与红花功用有何不同?
5. 牛膝的功效应用有哪些?如何区别使用川牛膝和怀牛膝。
6. 比较郁金、姜黄二者在来源、性能、功效、应用方面的异同。

第十三章 化痰止咳平喘药

凡以祛痰或消痰为主要作用，用于治疗"痰证"的药物称化痰药；以减轻或制止咳嗽和喘息为主要作用的药物，称止咳平喘药。因为化痰药大多兼有止咳及平喘作用，而止咳平喘药也多兼有化痰作用，而且病证上痰、咳、喘三者相互兼夹，故将化痰药与止咳平喘药合为一章介绍，合称为化痰止咳平喘药。

化痰止咳平喘药药性温热或寒凉，多具辛、苦之味，部分味咸，辛以行散，苦降或燥，温以散寒，凉可清热，主入肺经，以化痰或止咳平喘为主要作用。

化痰药主治痰证，痰证包括病人咳吐出来有形可见的、实质性的痰液，表现痰多咳嗽、痰饮气喘、咯痰不爽等，也包括病机上与痰有关的瘰疬、瘿瘤、梅核气、肢体麻木、阴疽流注、眩晕、中风、癫痫、惊厥等证。止咳平喘药主治外感、内伤所致的各种咳嗽和喘息。

化痰止咳平喘药根据药性和功效主治的不同，可分为温化寒痰药和清化热痰药及止咳平喘药三类。

使用化痰止咳平喘药，首先应根据病证的不同选择化痰药及止咳平喘药，并注意化痰、止咳、平喘的配伍应用。其次，因"脾为生痰之源"，故化痰药常与补脾、健脾燥湿药配伍应用；又因痰浊易阻碍人体气机，而"气滞则痰凝，气行则痰消"，故化痰药又常与行气药配伍，以畅利气机以助消除痰湿。此外有形之痰可根据性质与兼证配伍，如火热与痰互结之热痰诸证，宜配伍清热泻火药；寒痰、湿痰诸证，可分别与温里散寒、化湿利湿之品配伍；燥伤肺阴，宜配伍养阴润肺药。无形之痰应根据部位与病证特点配伍，如肝风夹痰之癫狂、痫证、惊风、眩晕者，可与平肝息风、开窍、安神药配伍；痰核、瘰疬、瘿瘤者，应配伍软坚散结之品。

咳嗽兼咯血者，不宜用强烈而有刺激性的化痰药；麻疹初期的咳嗽，忌用温燥而带有收涩作用的化痰止咳药，以免影响麻疹的透发。

第一节 温化寒痰药

本类药物性味多辛苦而偏于温燥，主归肺、脾、肝经，具有温肺祛寒，燥湿化痰作用，适用于寒痰、湿痰证，以及痰湿流窜经络关节，形成的肢节肿痛、阴疽流注、瘰疬痰核，或痰浊上蒙清窍所致的癫痫惊厥、中风痰迷等症。部分药物外用有消肿止痛的作用。

半 夏 Bànxià

为天南星科植物半夏 *Pinellia ternata* (Thunb.) Breit. 的块茎。全国大部分地区均产，主产于四川、湖北、江苏等地。夏、秋二季茎叶茂盛时采挖，除去外皮和须根，晒干。姜汁、明矾制过入煎剂。

【性味归经】辛，温。有毒。归脾、胃、肺经。

【功效应用】

1. 燥湿化痰——湿痰，寒痰证。本品辛散温燥，为燥湿化痰，温化寒痰的要药，尤其擅长治疗脏腑湿痰，常与陈皮、茯苓、甘草同用，如二陈汤。若治疗湿痰上扰清阳之头痛、眩晕，可配伍天麻、白术、茯苓等，如半夏天麻白术汤。治疗寒饮犯肺，咳痰清稀者，可配伍干姜、桂枝、细辛等，如小青龙汤。

2. 降逆止呕——呕吐。本品主入脾胃经，功善降逆和胃止呕，为止呕要药，对多种呕吐都有疗效，因性温且可化痰，故对痰饮或胃寒所致之呕吐尤宜，常与生姜配伍，如小半夏汤。治疗胃热呕吐，常配黄连、竹茹等，如黄连橘皮竹茹半夏汤。治疗胃虚呕吐，可配人参、白蜜，如大半夏汤。

3. 消痞散结——心下痞，结胸，梅核气。本品善燥湿化痰，散结消痞。治疗寒热互结或湿热中阻所致心下痞满，常配伍黄芩、黄连、干姜等，如半夏泻心汤。治疗痰热结胸，又可配伍瓜蒌、黄连等同用，如小陷胸汤。用治梅核气，常与厚朴、茯苓、苏叶等同用，如半夏厚朴汤。

4. 消肿止痛——瘿瘤痰核，痈疽肿毒，毒蛇咬伤。本品内服可消痰散结，外用能攻毒消肿止痛。治瘿瘤、痰核，可配伍昆布、海藻等消痰软坚散结之品。治痈疽、毒蛇咬伤等，可以生品或鲜品研末调敷。

【用量用法】水煎服，3~9g。生品外用，内服需炮制。外用适量。半夏因炮制方法不同而功用有异。如法半夏长于燥湿健脾；清半夏长于燥湿化痰；姜半夏偏于降逆止呕；半夏曲功偏化痰消食。

【使用注意】反乌头。其性温燥，故阴虚燥咳、血证、热痰、燥痰当忌用或慎用。

【现代研究】本品含挥发油，主要为3-乙酰氨基-5-甲基异噁唑，丁基乙烯基醚，3-甲基二十烷，茴香脑等及胆碱，β-谷甾醇，氨基酸，脂肪，多糖，淀粉，黏液质，皂苷等成分。对咳嗽中枢有抑制作用，可解除支气管痉挛，并使支气管分泌减少而有镇咳祛痰作用。可抑制呕吐中枢而止呕，显著抑制胃液分泌，预防及治疗多种原因所致的胃溃疡。有解毒、抑菌、抗肿瘤及抗早孕作用。

天南星 Tiānnánxīng

为天南星科植物天南星 *Arisaema erubescens* (Wall.) Schott、东北天南星 *Arisaema amurense* Maxim. 或异叶天南星 *Arisaema heterophyllum* Bl. 的块茎。主产于河南、江苏、辽宁等地。秋冬季茎叶枯萎时采挖，除去须根和外皮，晒干。姜汁、明矾制过入煎剂。

【性味归经】苦、辛，温。有毒。归肺、肝、脾经。

【功效应用】

1. 燥湿化痰——湿痰，寒痰证。本品具有与半夏类似的燥湿化痰作用，而更燥烈，多与半夏相须为用，如导痰汤。

2. 祛风止痉——风痰眩晕，中风，癫痫，口眼㖞斜，破伤风。本品入肝经，善祛风痰而止痉。治疗风痰眩晕，多与半夏、天麻同用，如玉壶丸。治疗风痰留滞经络所致之半身不遂，口眼㖞斜等证，可配半夏、白附子、川乌等。治疗破伤风，可与防风、白芷、天麻等同用，如玉真散。

166

3. 消肿止痛——痈疽肿毒，蛇虫咬伤。本品外敷能散结消肿止痛，可单用或配伍应用。

【用量用法】水煎服，3～9g。外用适量。生品外用，内服需炮制。外用适量。

【使用注意】阴虚燥咳，热极生风及孕妇忌用。

【现代研究】本品含三萜皂甙，苯甲酸及多种氨基酸等成分。有明显的祛痰及抗惊厥、镇痛、镇静作用，并可抗心律失常，对S180肉瘤、HCA（肝癌）实体型、子宫瘤U14有明显的抑制作用。

白附子 Báifùzǐ

为天南星科植物独角莲 *Typhonium giganteum* Engl. 的块茎。主产于河南、甘肃、湖北等地。秋季采挖，除去须根和外皮，晒干。生用或用姜汁、明矾制用。

【性味归经】辛、甘，温。有毒。归胃、肝经。

【功效应用】

1. 燥湿化痰，祛风止痉，止痛——风痰眩晕，中风，癫痫，口眼㖞斜，破伤风。本品辛温燥烈，功能燥湿化痰，善祛风痰而止痉，常与半夏、南星等同用。其性善上行，又能止痛，故尤擅治头面部诸疾。治疗痰厥头痛可与南星、半夏等各等分为丸，姜汤送下，如痰厥头痛方。治疗口眼㖞斜，可配全蝎、僵蚕等同用，如牵正散。治疗破伤风，则与天南星、天麻、防风等同用，如玉真散。

2. 解毒散结——瘰疬痰核，毒蛇咬伤。本品解毒散结，可内服和外用治疗上述诸证，可单用鲜品捣烂外敷，或配伍清热解毒之品。

【用量用法】水煎服，3～6g，宜炮制后用。外用适量。

【使用注意】阴虚血虚动风或热极动风者及孕妇忌用。生品一般不作内服，内服宜用炮制品。

【现代研究】本品主要含β-谷甾醇、β-谷甾醇-D-葡萄糖甙、黏液质等。有镇静、抗惊厥及镇痛作用。对结核杆菌有抑制作用，对实验动物关节肿胀显示较强的抗炎作用。

白芥子 Báijièzǐ

为十字花科植物白芥 *Sinapis alba* L. 或芥 *Brassica juncea*（L.）Czern. et Coss 的种子。主产安徽、河南、四川等地。夏秋间果实成熟时采收，晒干后打下种子。生用或炒用。

【性味归经】辛，温。归肺、胃经。

【功效应用】

1. 温肺化痰，利气散结——寒痰喘咳。本品辛温走窜，能温肺散寒，利气消痰，尤善于祛除寒痰停饮，多与苏子、莱菔子同用，如三子养亲汤。如治疗痰饮停滞胸胁而致的咳喘胸满胁痛者，常与甘遂、大戟等配伍，如控涎丹。

2. 通络止痛——阴疽流注，肢体麻木，关节肿痛。本品辛散温通，利气通络，尤善除"皮里膜外"之痰。治疗寒痰痹阻之流注、阴疽肿痛者，多与肉桂、熟地、鹿角胶同用，如阳和汤。治疗寒痰凝聚筋骨经络，肢体麻木，关节肿痛，多与马钱子、没药、桂心等同用，如白芥子散。

【用量用法】水煎服，3~9g。外用适量，研末醋调敷，或作发泡用。

【使用注意】久嗽肺虚，阴虚火旺者忌用；消化道溃疡、出血者及皮肤过敏者忌用。

【现代研究】本品含芥子苷、酶、碱及脂肪酸、氨基酸、脂肪油等。小剂量可引起反射性气管分泌增加，而有祛痰作用；并能促进唾液分泌，并对胃黏膜有刺激作用，使胃液胰液分泌增加，而助消化，大量则可催吐。有抑制真菌作用。白芥子苷水解后生成白芥油有较强刺激作用，可致皮肤充血、发泡。

旋覆花　Xuánfùhuā

为菊科植物旋覆花 Inula japonica Thunb. 或欧亚旋覆花 Inula britannica L. 的头状花序。主产于河南、河北、江苏等地。夏秋两季花开放时采收，阴干或晒干。生用或蜜炙用。

【性味归经】苦、辛、咸，微温。归肺、胃经。

【功效应用】

1. 降气化痰——痰多喘咳，胸膈痞闷。本品辛开苦降，咸软温通，入肺而消痰行水，降逆平喘而除痞满，且性微温，治疗咳喘痰多寒热皆可。治疗寒痰咳喘，常配伍生姜、半夏、细辛等，如金沸草散。治疗热痰咳喘，又可配伍桑白皮、大黄、槟榔等，如旋覆花汤。

2. 降逆止呕——呕吐，噫气。本品苦降，入胃经，有降逆止呕、止噫之功，因兼有降气消痰除痞之效，故尤适于痰湿内阻，胃气上逆之呕吐噫气，常配伍代赭石、半夏、生姜等同用，如旋覆代赭汤。

【用量用法】水煎服，3~9g。包煎。

【使用注意】阴虚劳嗽，津伤燥咳者忌服。

【现代研究】本品主要含大花旋覆花内酯、二乙酰基大花旋覆花内酯、单乙酰基大花旋覆花内酯等。旋覆花另含旋覆花佛术内酯、胡萝卜苷、杜鹃黄素、肉豆蔻酸等。欧亚旋覆花另含天人菊内酯、咖啡酸、绿原酸、异槲皮苷等。可缓解支气管痉挛，有明显祛痰、平喘、镇咳作用。可明显抑制金黄色葡萄球菌、炭疽杆菌及福式痢疾杆菌 Ⅱ a 株，有保肝及较弱的利尿作用。

第二节　清化热痰药

本类药物多属寒凉清润之品，苦寒而清热化痰，甘寒而润燥化痰，主要适用于热痰证，咳嗽气喘，吐痰黄稠；或燥痰证，干咳少痰，咯痰不爽；以及与痰热有关的癫痫惊厥，中风昏迷，瘰疬瘿瘤等症。

川贝母　Chuānbèimǔ

为百合科植物川贝母 Fritillaria cirrhosa D. Don、暗紫贝母 Fritillaria unibracteata Hsiao et K. C. Hsia、甘肃贝母 Fritillaria przewalskii Maxim. 或棱砂贝母 Fritillaria delavayi Franch. 的地下鳞茎。主产于四川、云南、甘肃等地。夏、秋二季采挖，晒干。

生用。

【性味归经】苦、甘，微寒。归肺、心经。

【功效应用】

1. 清热化痰，润肺止咳——虚劳咳嗽，肺热燥咳。本品性味苦而微寒，能清热化痰，味甘兼可润肺止咳，较宜于热痰、燥痰及内伤久咳之证。用治燥痰咳嗽，常配麦冬、杏仁等，以润肺止咳，如贝母散。用治热痰咳嗽，常配知母同用，以清肺化痰，如二母散。若治阴虚久咳，肺痨久嗽，常与沙参、麦冬、知母等养阴润肺药物同用。

2. 散结消肿——瘰疬，乳痈，肺痈。本品既能清热化痰，又有散结消肿之功。治痰火郁结之瘰疬，常配伍玄参、牡蛎，以清热解毒、软坚散结，如消瘰丸。本品清热散结，亦能治肺痈、乳痈等证。

【用法用量】水煎服，3～10g；研末服，1～2g。

【使用注意】反乌头。

【现代研究】本品含多种生物碱，如川贝母含青贝碱、川贝碱、西贝素等；暗紫贝母还含有蔗糖及松贝宁；甘肃贝母含岷贝碱；梭砂贝母含炉贝碱、白炉贝碱。均有镇咳作用及不同程度的祛痰作用。此外，还有解痉作用、降压作用、抗溃疡作用，可使豚鼠离体子宫张力增加，并有短暂的呼吸抑制作用。

浙贝母　Zhèbèimǔ

为百合科植物浙贝母 *Fritillaria thunbergii* Miq. 的地下鳞茎。原产于浙江象山县，现江苏、安徽、湖南等地均产。初夏植株枯萎后采挖。切厚片或打成碎块。生用。

【性味归经】苦，寒。归肺、心经。

【功效应用】

1. 清热化痰——风热、痰热咳嗽。本品性味苦寒，虽清热祛痰止咳功效类似川贝母，但清热之力更强，故风热及痰热咳嗽更多用。常配伍桑叶、瓜蒌、知母等清肺热之品，以加强清热化痰作用。

2. 散结消痈——瘰疬、瘿瘤及痈肿疮毒、乳痈、肺痈。本品清热散结消肿之功亦类似于川贝母，而性偏苦泄，力量更强，故较川贝母更为常用。治痰火郁结之瘰疬，常与玄参、牡蛎等配伍，以增清热解毒散结之效，如消瘰丸。治瘿瘤，多与海藻、昆布等消痰散结类药物配伍。治痈肿疮毒，肺痈，乳痈等，可配伍清热解毒消痈之品。

【用法用量】水煎服，5～10g。

【使用注意】反乌头。

【现代研究】本品主要含浙贝母碱等生物碱，甾类化合物、贝母醇等。有明显镇咳祛痰作用，还有镇静、镇痛及中枢抑制作用。浙贝母碱低浓度时，使支气管平滑肌扩张，高浓度时则使之收缩。另具扩瞳作用。此外，小剂量可使血压微升，大剂量则可抑制呼吸，使血压中等程度降低。

瓜　蒌　Guālóu

为葫芦科植物栝楼 *Trichosanthes kirilowii* Maxim. 和双边栝楼 *Trichosanthes rosthornii* Harms 的成熟果实。全国大部地区均产，主产于河北、河南、安徽等地。秋季果实成熟时采收，阴干。生用，或以仁制霜用。

【性味归经】甘、微苦，寒。归肺、胃、大肠经。

【功效应用】

1. 清热润肺——痰热咳喘。本品甘寒润肺，苦寒清热，善清肺热，润肺燥，常与枳实、黄芩、胆南星等配伍，如清气化痰丸。

2. 利气宽胸——胸痹，结胸。本品既涤痰导滞又利气宽胸，常配伍薤白、半夏等同用，治疗胸痹，如瓜蒌薤白白酒汤，瓜蒌薤白半夏汤。与黄连、半夏同用，治疗结胸证，如小陷胸汤。

3. 散结消痈——肺痈，肠痈，乳痈。本品可清肺润肠，又可化痰散结，消肿疗痈。治疗肺痈吐脓，可配伍鱼腥草、薏苡仁、冬瓜仁等。治疗肠痈肿痛，常与丹皮、大黄等同用，如大黄牡丹皮汤。若治疗乳痈肿痛，常与牛蒡子、银花、青皮等同用，如瓜蒌牛蒡汤。

4. 润肠通便——肠燥便秘。瓜蒌仁质润多油，善润肠通便，常配火麻仁、郁李仁等润肠通便药同用。

【用法用量】水煎服，全瓜蒌9～15g，瓜蒌皮6～10g，瓜蒌仁9～15g。

【使用注意】反乌头。寒痰、湿痰、脾虚便溏者忌用。

【现代研究】本品含三萜皂甙，有机酸，树脂，糖类和色素等。种子含脂肪油，皂甙等有机酸；瓜蒌皮含多种氨基酸及类生物碱物质等。有祛痰作用，对肉瘤和癌细胞有一定抑制作用，并有致泻、扩张冠脉、降血脂及抑菌作用。

竹 茹 Zhúrú

为禾本科植物青杆竹 *Bambusa tuldoides* Munro、大头典竹 *Sinocalamus beecheyanus* (Munro) McClure var. *pubescens* P. F. Li. 和淡竹 *Phyllostachys nigra* (Lodd.) Munro var. *henonis* (Mitf.) Stapf ex Rendle 的茎秆的中间层。主产于长江流域和南部诸省。全年均可采，取新鲜茎，除去外皮，将稍带绿色的中间层刮成丝条，或削成薄条，捆扎成束，阴干。鲜用或晒干生用、炒用、姜汁炙用。

【性味归经】甘，微寒。归肺、胃经。

【功效应用】

1. 清热化痰——肺热咳嗽，痰热心烦不寐。本品甘寒质润，既清肺热，又可化痰，除烦。用于痰热壅肺，咯痰黄稠之证，常与瓜蒌、黄芩、贝母同用。若痰火内扰，心烦不寐者，常配陈皮、半夏、茯苓等同用，如温胆汤。

2. 除烦止呕——胃热呕吐。本品性寒入胃经，能清胃止呕，多与黄连、半夏配伍以加强作用。

【用法用量】水煎服，5～10g。清化痰热多生用，止呕多姜汁炒用。

【现代研究】本品含有对 cAMP 磷酸二酯酶抑制作用的成分：如2，5－二甲氧基－对－苯醌，丁香酚，松柏醛。有镇咳、祛痰等作用，并且体外对大肠杆菌、白色葡萄球菌、枯草杆菌、伤寒杆菌均有明显的抑制作用。

竹 沥 Zhúlì

为淡竹 Phyllostachyninra var. henonis Starf、和青杆竹 Bambusa breviflora Munro 的新鲜茎经火烤所沥出的汁液。鲜用，不能久藏。现在多用安瓶密封保存。

【性味归经】甘，寒。归心、肺、肝经。

【功效应用】

1. 清热豁痰——痰热咳喘。本品甘寒性滑，味苦泄热，有较强的清热化痰止咳之效，常用于治疗痰热咳喘，痰稠难咯，顽痰胶结之证。可配伍黄芩、半夏等，以增强清热化痰之效，如竹沥达痰丸。

2. 定惊利窍——中风痰迷，惊痫癫狂。本品甘寒性滑，入心肝经，既可清心开窍，又善清热滑痰，定惊止痉。治疗痰热阻闭清窍中风痰迷、癫痫发狂及热病窍闭神昏等证，可单用或配伍胆南星，牛黄等化痰开窍之品。

【用法用量】冲服，30~50g。

【使用注意】寒痰及脾虚便溏者忌服。

【现代研究】本品含氨基酸、果糖、葡萄糖及微量元素等成分。有镇咳、祛痰、消炎、镇静、抗溃疡、解痉等作用。

前 胡 Qiánhú

为伞形科植物白花前胡 Peucedanum praeruptorum Dunn 或紫花前胡 Peucedanum decursivum Maxim 的根。白花前胡主产于浙江、河南、湖南等地；紫花前胡主产于江西、安徽、湖南等地。冬季至次春茎叶枯萎或未抽花茎时采挖，晒干。切片生用或蜜炙用。

【性味归经】苦、辛，微寒。归肺经。

【功效应用】

1. 降气化痰——痰热咳喘。本品辛散苦降，性微寒而清热，故长于清肺降逆化痰，多用于痰热壅肺，肺失宣降之咳喘，常配伍桑白皮、贝母、杏仁等，加强清热化痰作用，如前胡散。因寒性较弱，也常与白前相须为用，治疗寒痰、湿痰证。

2. 疏散风热——风热咳嗽。本品味辛疏散，微寒清热，既可宣散风热，又可祛痰止咳，故又可用于风热咳嗽，咯痰不爽。因性属微寒，经配伍也用于风寒咳嗽。

【用法用量】水煎服，3~10g。

【现代研究】紫花前胡含呋喃香豆精类、前胡甙、甘露醇、挥发油等。白花前胡含前胡甲素、乙素、丙素、丁素。紫花前胡煎剂能明显增强呼吸道分泌，而有较好的祛痰作用，还有抗溃疡、解痉、镇静作用，但无明显镇咳作用。白花前胡丙素能增加冠脉流量，并能抑制鼻咽癌 KB 细胞的生长。

桔 梗 Jiégěng

为桔梗科植物桔梗 Platycodon grandiflorum（Jacq.）A. DC. 的根。全国大部分地区均有，以东北、华北地区产量较大，华东地区质量较优。春、秋二季采挖，除去须根，晒干，切片。生用。

【性味归经】苦、辛，平。归肺经。

【功效应用】

1. 宣肺祛痰——肺气不宣的咳嗽痰多，胸闷不畅。本品味苦，降肺气以止咳，味辛又能开宣肺气以利气机，且性平不燥，故咳嗽痰多，无论外感内伤、属寒属热皆可应用。风寒咳嗽，常与苏叶、杏仁、生姜等同用，如杏苏散。若属风热咳嗽，常与桑叶、菊花、杏仁等同用，如桑菊饮。若肺失宣降，气滞痰阻，胸闷痞满者，又可与枳壳同用，以宣肺利膈，如桔梗枳壳汤。

2. 利咽开音——咽喉肿痛，失音。本品可宣肺以利咽开音，常与甘草同用，如桔梗汤。

3. 排脓消痈——肺痈咳吐脓血。本品性善上行，宣肺祛痰，以利壅滞之脓痰排出，故适于肺痈胸痛，咳吐脓痰腥臭者，多与甘草同用，如桔梗汤。也可配伍鱼腥草、薏苡仁、冬瓜仁等消痈排脓之品，以加强清肺排脓之力。

【用法用量】水煎服，3～10g。

【使用注意】气机上逆，呕吐、呛咳、眩晕、阴虚火旺咳血忌用。胃及十二指肠溃疡慎用。

【现代研究】本品含多种皂苷，主要为桔梗皂苷，亦含甾体、脂肪油、脂肪酸等成分。可刺激支气管黏膜，反射性增加支气管黏膜分泌，而稀释痰液，使之易于排出。有镇咳、消炎及免疫增强等作用。亦有镇静、镇痛、解热、降血糖、降低胆固醇、松弛平滑肌等作用。桔梗皂苷有很强的溶血作用，口服可在消化道中分解破坏失去溶血作用，故不宜作注射剂用。

第三节　止咳平喘药

本类药物主归肺经，其性温热或寒凉，味或苦、或甘、或酸、或辛，可通过降气、润肺、清肺、宣肺、敛肺、泻肺等机理发挥止咳平喘作用，适用于外感、内伤、寒热、虚实所致的以咳嗽、喘息为主症的病证。

咳喘之证，病情复杂，故使用本节药物，应审证求因，选用不同的止咳平喘药，并进行适当的配伍，而不能见咳止咳，见喘治喘。

表证、麻疹初期，当以宣发疏散为主，不可单用止咳药，更不可过早应用敛肺止咳药。个别麻醉镇咳平喘药，易成瘾敛邪，使用宜慎。

苦杏仁　Kǔxìngrén

为蔷薇科植物山杏 *Prunus armeniaca* L. var. *ansu* Maxim.、西伯利亚杏 *Prunus sibirica* L.、东北杏 *Prunus mandshurica* (Maxim.) Koehne 或杏 *Prunus armeniaca* L. 的成熟种子。主产于东北、华北、内蒙古等地。夏季果实成熟时采收，晒干。生用。

【性味归经】苦，微温。有小毒。归肺、大肠经。

【功效应用】

1. 止咳平喘——咳嗽气喘。本品苦降，主入肺经，能降肺气而止咳平喘，为治咳喘要药，随证配伍广泛用于外感内伤、寒热新久之咳喘病证。治疗咳喘属风寒者，常配伍麻黄、甘草等，如三拗汤；属风热者，可与桔梗、桑叶、菊花等配伍，如桑菊饮；属燥热者，多与桑叶、贝母、沙参等配伍，如桑杏汤；若属肺热者，则需与麻黄、石膏、杏仁配伍，如麻杏石甘汤。

2. 润肠通便——肠燥便秘。本品富含油脂，能润滑肠道兼降肺气。常配伍火麻仁、当归、郁李仁等同用。

【用法用量】水煎服，5~10g。宜打碎入煎。

【使用注意】用量不宜过大，以免中毒。

【现代研究】本品含苦杏仁甙、脂肪油、蛋白质及各种游离氨基酸。苦杏仁甙经水解生成苯甲醛及氢氰酸，微量氢氰酸能轻度抑制咳嗽中枢而起镇咳平喘作用，能抑制胃蛋白酶的助消化功能。苦杏仁油有驱虫杀菌作用，体外实验对蛔虫、钩虫及伤寒杆菌，对伤寒杆菌均有抑制作用，且有润滑性通便作用。尚有抗癌及降血糖作用。有抗突变、抗炎、镇痛作用。

紫苏子 Zǐsūzǐ

为唇形科植物紫苏 *Perilla frutescens* (L.) Britt. 的成熟果实。主产于江苏、河南、安徽等地。秋季果实成熟时采收、晒干。生用或微炒，用时捣碎。

【性味归经】辛，温。归肺、大肠经。

【功效应用】

1. 降气化痰，止咳平喘——咳喘痰多。本品性温而降，善于降肺气而能止咳平喘消痰。治疗痰壅气逆之咳嗽气喘痰多，常与白芥子、莱菔子等同用，如三子养亲汤。治疗痰涎壅盛之喘咳上气、胸膈满闷，可配陈皮、半夏等同用，如苏子降气汤。

2. 润肠通便——肠燥便秘。本品富含油脂，能润肠通便。

【用法用量】水煎服，3~10g。

【使用注意】阴虚咳喘及脾虚便溏者慎用。

【现代研究】本品含脂肪油、蛋白质、维生素 B_1 及氨基酸等成分，有明显的降血脂作用，并能增强记忆，抗癌。

百 部 Bǎibù

为百部科植物直立百部 *Stemona sessilifolia* (Miq.) Miq.、蔓生百部 *Stemona japonica* (Bl.) Miq. 或对叶百部 *Stemona tuberosa* Lour. 的块根。主产于安徽、江苏、湖北等地。春、秋二季采挖、洗净、除去须根，入沸水烫或蒸至无白心，晒干，切厚片。生用或蜜炙用。

【性味归经】甘、苦，微温。归肺经。

【功效应用】

1. 润肺止咳——新久咳嗽，百日咳，肺痨咳嗽。本品甘润苦降，入肺经而润肺降气止咳，且微温不燥，故对咳嗽无论新久，寒热虚实，均可用之。可单用或随证配伍应用，如止嗽散、百部散等。

2. 灭虱杀虫——蛲虫，阴道滴虫，头虱疥癣。本品味苦燥湿，可灭虱杀虫。治疗蛲虫病，肛门瘙痒者，可单味浓煎，保留灌肠。若治阴道滴虫，阴部瘙痒者，单用或配伍黄柏、苦参、蛇床子等，煎汤坐浴外洗。用于头虱、体虱、疥癣等，可用50%水煎液或 20% 乙醇浸液外涂、搽洗。

【用法用量】水煎服，3~9g。外用适量。久咳虚嗽宜蜜炙用。

【现代研究】本品含多种生物碱及糖、脂类、蛋白质等。生百部能降低呼吸中枢的兴奋性，抑制咳嗽反射，而显示止咳作用。对多种致病菌如肺炎球菌、人型结核杆菌、葡萄球菌等有不同程度的抑菌作用。对流感病毒及真菌亦有抑制作用。对蚊蝇幼虫及虱子，臭虫、跳蚤、蛲虫、阴道滴虫等均有杀灭作用。有镇静、镇痛作用。

紫　菀　Zǐwǎn

为菊科植物紫菀 *Aster tataricus* L. f. 的根和根茎。主产于东北、华北、西北等地。春、秋季采挖，除去有节的根茎，晒干。切段，生用或蜜炙用。

【性味归经】辛、苦，温。归肺经。

【功效应用】润肺化痰止咳——咳嗽有痰。本品辛散苦降，辛而不燥，润而不寒，长于润肺下气，化痰止咳，故不论寒热虚实，外感内伤，各种咳喘均可用之。如治外感咳嗽，可配伍荆芥、白前、桔梗等，如止嗽散。治疗肺虚久咳，常与川贝母、知母、阿胶等滋阴润肺之品配伍。

【用法用量】水煎服，5~10g。外感暴咳生用，肺虚久咳蜜炙用。

【现代研究】本品含紫菀皂苷、紫菀酮、槲皮素等。有显著祛痰和镇咳作用。对金黄色葡萄球菌、大肠杆菌、痢疾杆菌、变形杆菌、伤寒杆菌、绿脓杆菌以及皮肤真菌均有抑制作用。水煎剂对流感病毒有抑制作用。有抗癌及利尿作用。

款冬花　Kuǎndōnghuā

为菊科植物款冬 *Tussilago farfara* L. 的花蕾。主产于河南、甘肃、山西等地。冬季花蕾初出土时采集，阴干。生用或蜜炙。

【性味归经】辛、微苦，温。归肺经。

【功效应用】润肺止咳化痰——咳嗽气喘。本品性能、功效类似于紫菀，既能止咳，又兼能祛痰，治疗咳喘无论寒热虚实，皆可随证配伍应用。本品长于止咳，而紫菀长于化痰，故二者常相须为用。如治肺寒咳喘，可配紫菀、麻黄、射干等同用，如射干麻黄汤。治疗肺热咳喘，可与川贝、知母、桑白皮等同用，如款冬花汤。治咳喘日久，常与百合同用，各等分为末，炼蜜为丸服，如百花膏。

【用法用量】水煎服，5~10g。外感咳嗽宜生用，内伤咳嗽宜炙用。

【现代研究】本品含款冬花碱、款冬花素、款冬二醇、芸香苷、鞣质、挥发油等。有止咳、祛痰、平喘作用，略有支气管扩张作用。有呼吸兴奋作用。有升压、解痉、抗血小板激活因子的作用。

枇杷叶　Pípayè

为蔷薇科植物枇杷 *Eriobotrya japonica* (Thunb.) Lindl. 的叶。主产于广东、江苏、浙江等地。全年均可采收，晒干，刷去毛，切碎。生用或蜜炙用。

【性味归经】苦，微寒。归肺、胃经。

【功效应用】

1. 清肺止咳——肺热喘咳。本品苦寒泄降，具有清肺泄热化痰，下气止咳平喘之功，尤宜于肺热咳喘而有痰者，可单用制膏服用，或配伍黄芩、桑白皮等清泻肺热之品。亦可适当配伍，用于各种咳喘证。

2. 降逆止呕——胃热呕吐。本品苦降清泄，入胃经，既清胃热，又降胃气故可用治胃热呕吐，常与黄连、竹茹、橘皮等同用。

【用法用量】水煎服，6~10g。止咳宜炙用，止呕宜生用。

【现代研究】本品主含挥发油，油中主要为橙花椒醇和金合欢醇等。此外，尚含皂苷、熊果酸、苦杏仁苷、鞣质、维生素、山梨醇等成分。有止咳、平喘、祛痰、抗炎等作用，但据临床观察，镇咳作用较强，祛痰作用较差。体外对金黄色葡萄球菌、白色葡萄球菌、肺炎双球菌及痢疾杆菌均有抑制作用。

桑白皮　Sāngbáipí

为桑科植物桑 *Morus alba* L. 的根皮。主产于安徽、河南、浙江等地。秋末叶落时至次春发芽前采挖根部，刮去黄棕色粗皮，纵向剖开，剥取根皮，切丝，晒干。生用，或蜜炙用。

【性味归经】甘，寒。归肺经。

【功效应用】

1. 泻肺平喘——肺热咳喘。本品性寒，主入肺经，功专清肺热，泻肺火，并兼泻肺中水气而止咳平喘，故可用治肺热咳嗽，喘逆痰多，常与地骨皮同用，如泻白散。

2. 利水消肿——水肿。本品甘寒肃降肺气，通调水道而利水消肿，且能平喘，故可用治全身水肿，面目肌肤浮肿，小便不利兼有胀满喘急者，常与生姜皮、茯苓皮、大腹皮等配伍，如五皮饮。

【用法用量】水煎服，6~12g。利水消肿宜生用，止咳平喘蜜炙用。

【现代研究】本品含多种黄酮衍生物、东莨菪素、挥发油、谷甾醇、果胶、软脂酸等成分。有轻度止咳作用，并有利尿、降压、镇静、安定、抗惊厥、降温等作用。对肠和子宫有兴奋作用，可抑制金黄色葡萄球菌、伤寒杆菌、痢疾杆菌。

葶苈子　Tínglìzǐ

为十字花科植物播娘蒿 *Descurainia sophia* (L.) Webb. Ex Prantl. 或独行菜 *Lepidium apetalum* Willd. 的成熟种子。前者称"南葶苈子"，主产于江苏、山东、安徽等地；后者称"北葶苈子"，主产于河北、辽宁、内蒙古等地。夏季果实成熟时采收。生用或炒用。

【性味归经】苦、辛，大寒。归肺、膀胱经。

【功效应用】

1. 泻肺平喘——痰涎壅盛，喘咳不得平卧。本品辛开苦泄，其性大寒，开泄肺气之壅闭，苦寒降泄之力较桑白皮强，专泻肺中水饮及痰火以平喘咳，故宜于痰涎壅盛，肺气上逆之喘咳痰多，胸胁胀满，喘息不得平卧者，常配伍大枣以缓和药性，如葶苈大枣泻肺汤。

2. 利水消肿——水肿胀满。本品入肺经，能泻肺下气，通调水道，又归膀胱经，疏利膀胱，以行水湿，有较强的利水消肿作用。多用于胸腹积水，小便不利，水肿胀满的实证。常与防己、椒目、大黄等配伍，如已椒苈黄丸。

【用法用量】水煎服，3～10g。包煎。

【现代研究】独行菜种子含脂肪油，芥子苷，蛋白质，糖类；播娘蒿种子含挥发油，脂肪油，尚含强心苷类。有平喘及利尿作用。有强心作用，可使心脏收缩加强、心率减慢，对衰弱的心脏可增加输出量、降低静脉压。还有广谱抗菌作用。

其他化痰止咳平喘药简表

分类	药名	药用部位	性味归经	功效应用	用法用量
温化寒痰药	白前	根及根茎	辛、苦，微温。归肺经	降气化痰——咳喘痰多	3～10g
	皂荚	果实	辛、咸，温。有小毒。归肺、大肠经	祛顽痰——顽痰阻肺，咳嗽痰多 通窍开闭——痰盛关窍阻闭 祛风杀虫——疮痈肿毒，皮癣	研末服，1～1.5g。入煎剂，1.5g～5g。外用适量
清化热痰药	天竺黄	杆内分泌液块状干燥物	甘，寒。归心、肝经	清热化痰——痰热咳喘 清心定惊——小儿惊风，中风癫痫，热病神昏	3～9g
	胖大海	种子	甘，寒。归肺、大肠经	清肺化痰，利咽开音——肺热咽肿、声哑、咳嗽 润肠通便——燥热便秘	2～3枚
	海藻	藻体	咸，寒。归肝、肾经	消痰软坚——瘿瘤，瘰疬，睾丸肿痛 利水消肿——水肿，脚气浮肿	6～12g
	昆布	叶状体	咸，寒。归肝、肾经	消痰软坚——瘿瘤，瘰疬，睾丸肿痛 利水消肿——水肿，脚气浮肿	6～12g
	海蛤壳	贝壳	咸，寒。归肺、胃经	清肺化痰——肺热咳喘痰多 软坚散结——瘿瘤，瘰疬	10～15g
	海浮石	骨骼或多孔状石块	咸，寒。归肺、肾经	清肺化痰——肺热咳喘痰多 软坚散结——瘿瘤，瘰疬 利尿通淋——血淋，石淋	10～15g
止咳平喘药	礞石	岩石石块或碎粒	咸，平。归肺、肝经	坠痰下气——顽痰、老痰胶结，气逆喘咳之实证 平肝镇惊——癫狂，惊痫	6～10g
	胆南星	天南星的牛胆汁加工品	苦、微辛，凉。归肝、胆经	清热化痰——痰热咳喘 息风定惊——中风，癫痫，惊风等	3～6g

分类	药名	药用部位	性味归经	功效应用	用法用量
止咳平喘药	马兜铃	果实	苦、微辛，寒。归肺、大肠经	清肺化痰，止咳平喘——肺热咳喘 清肠消痔——痔疮肿痛或出血	3~9g
	白果	种子	甘、苦、涩，平。有毒。归肺经	敛肺化痰止咳——哮喘痰嗽 止带缩尿——带下，尿频，遗尿	5~10g
	洋金花	花	辛，温。有毒。归肺、肝经	平喘止咳——哮喘咳嗽 镇痛——心腹疼痛，风湿痹痛，跌打损伤 麻醉——手术麻醉 止痉——癫痫，小儿慢惊风	0.3~0.6g，宜人丸散；亦可作卷烟分次燃吸(一日不超过0.5g)

【复习思考题】

1. 化痰药分几类？每类药的药性特点及功效、应用是什么？

2. 川贝母、浙贝母均能清化热痰，如何区别使用？

3. 比较半夏、天南星功效应用的异同。

4. 桑白皮、葶苈子均能泻肺平喘，如何区别使用？

5. 试述瓜蒌、桔梗、杏仁的功效应用。

6. 竹茹、竹沥、天竺黄三者同源，如何区别应用。

第十四章 安 神 药

凡以宁心安神为主要作用，用于治疗心神不宁之证为主的药物，称为安神药。

心藏神，肝藏魂，人的神志变化和心、肝二脏关系密切，故安神药多入心、肝二经，主要用于心神不宁，失眠、健忘、多梦、惊悸、怔忡及惊风、癫狂、癫痫等证。本类药物除能宁心安神外，有的还兼能平肝潜阳，又可治肝阳上亢的头晕目眩、头痛、面红目赤、急躁易怒等证。

根据药材和应用特点的不同，安神药一般可分为重镇安神药和养心安神药两类。

心神不宁证可由多种原因引起，故在运用安神药时须根据病因病机的不同选择适宜的药物，并作相应的配伍。如心火亢盛者，应配伍清心降火药；痰热扰心者，应配伍化痰、清热药；肝阳上亢者，应配伍平肝潜阳药；阴血不足者，应配伍补血养阴药；心脾两虚者，应配伍调补心脾药。至于惊风及癫狂痫等证，则以化痰开窍或平肝息风药为主，本类药作辅助之品。

矿物类安神药，入煎剂宜打碎先煎、久煎；入丸、散剂服用，易伤脾胃，故不宜长期服用，并应适当配伍养胃健脾之品。个别药物有毒，更须慎用，以防中毒。

第一节　重镇安神药

重镇安神药多为矿石、化石类药物，质重沉降。重则能镇，重可祛怯，故有重镇安神、平惊定志等作用，主要用于心肝火旺、痰热扰心、惊吓等引起的心神不宁、心悸、失眠及惊痫、癫狂等证。

朱　砂　Zhūshā

为硫化物类矿物辰砂族辰砂。主含硫化汞（HgS）。主产于湖南、贵州、四川等地，以产于古之辰州（今湖南沅陵）者为道地药材。随时可采。水飞法取极细粉末，晾干或40℃以下干燥后用。

【性味归经】甘，微寒。有毒。归心经。

【功效应用】

1. 镇心安神——心神不宁证。本品甘寒质重，重可镇怯，寒能降火，专入心经，具有重镇安神和清心安神的双重功效，尤善治心火亢旺，内扰神明之心神不宁、惊悸怔忡、烦躁不寐者，每与黄连、栀子等清心除烦之品同用，以增强清心安神之效。若兼心血亏虚，心悸怔忡，虚烦不眠者，常配伍当归、炙甘草、生地黄等，如朱砂安神丸。治温热病热入心包或痰热内闭之高热烦躁、神昏谵语、惊厥抽搐者，常与牛黄、麝香等同用，如安宫牛黄丸。治小儿急惊风，多与牛黄、钩藤等配伍。治热痰闭阻心窍之癫狂，神志恍惚，躁扰不宁者，可与牛黄、石菖蒲、郁金等同用。

2. 清热解毒——疮疡肿毒，咽喉肿痛，口舌生疮。本品性寒，不论内服、外用均有较好的清热解毒功效。治疮疡肿毒，常与雄黄、山慈姑、大戟等同用，如太乙紫金锭。治咽喉肿痛、口舌生疮，常配伍冰片、硼砂、元明粉等，如冰硼散。

【用法用量】内服，宜入丸散剂，0.1～0.5g，不宜入煎剂。外用适量。

【使用注意】本品有毒，内服不可过量或长期持续服用，以防汞中毒。忌火煅，火煅则析出水银，有剧毒。孕妇及肝肾功能不良者慎用。

【现代研究】本品主要成分为硫化汞，含量不少于96%，尚含铅、钡、镁、铁、锌等多种微量元素及雄黄、磷灰石、沥青质、氧化铁等杂质。朱砂能降低大脑中枢神经的兴奋性，具有镇静、催眠及抗惊厥作用，并能抗心律失常，抑制或杀灭皮肤细菌和寄生虫。

磁　石　Císhí

为氧化物类矿物尖晶石族磁铁矿，主含四氧化三铁（Fe_3O_4）。主产于江苏、山东、辽宁等地。随时可采。击碎生用或醋淬研细用。

【性味归经】咸，寒。归心、肝、肾经。

【功效应用】

1. 镇心安神——心神不宁证。本品质重性降，入心经，有镇惊安神之功。其味咸入肾，又有益肾之效，为护真阴、镇浮阳、安心神之品。多用于肾虚肝旺，肝火上扰心神所致之心神不宁、失眠、惊悸及癫痫等证，常与朱砂、神曲同用，如磁朱丸。

2. 平肝潜阳——肝阳上亢证。本品入肝肾二经，既能平肝潜阳，又能益肾阴而敛浮阳。治肝阳上亢之头晕、目眩、急躁易怒、失眠者，可与石决明、龙骨、牡蛎等药同用。若阴虚甚者，可配生地黄、龟甲、白芍等同用。若热甚者，又宜与菊花、夏枯草、钩藤等药同用。

3. 聪耳明目——耳鸣耳聋，视物昏花。本品入肝肾二经，能养肾益精、聪耳明目。治肾虚耳鸣、耳聋，多配伍熟地黄、山茱萸等，如耳聋左慈丸。用治肝肾不足，视物昏花，常与女贞子、枸杞子等药同用。

4. 纳气平喘——肾虚气喘。本品入肾经，质重沉降，有纳气平喘之功。用治肾气不足、摄纳无权之虚喘，常与五味子、胡桃肉、蛤蚧等药同用。

【用法用量】水煎服，9～30g。宜打碎先煎。入丸、散，每次1～3g。

【使用注意】本品为矿物类药物，吞服后不易消化，如入丸散，不可多服。脾胃虚弱者慎用。

【现代研究】本品主要含四氧化三铁（Fe_3O_4），其中含氧化亚铁（FeO）31%、三氧化二铁（Fe_2O_3）69%。尚含钙、镁、钾、钠、铬、锰、镉、铜、锌、砷等微量元素。磁石可抑制中枢神经系统，有镇静、催眠及抗惊厥作用，且炮制后作用显著增强。本品尚能抗炎、镇痛、促凝血。

龙　骨　Lónggǔ

为古代大型哺乳类动物象类、三趾马类、犀类、鹿类、牛类等骨骼化石或象类门齿的化石。主产于山西、内蒙古、河南等地。全年可采。生用或煅用。

【性味归经】甘、涩，平。归心、肝、肾经。

【功效应用】

1. 镇心安神——心神不宁证。本品质重，如心、肝二经，能镇静安神，为重镇安神的常用药。用治心神不宁、心悸失眠、健忘多梦等，可与石菖蒲、远志等药配伍，如孔圣枕中丹。治肝经热盛，痰火内扰之惊痫抽搐者，宜与僵蚕、钩藤等同用。治癫狂，喜怒无常，狂走疾奔者，常与牛黄、远志等同用。

2. 平肝潜阳——肝阳上亢证。本品入肝经，质重沉降，有平肝潜阳之功。治肝肾阴虚之头晕目眩、耳鸣、烦躁易怒者，常与赭石、牡蛎、白芍等配伍，如镇肝息风汤。

3. 收敛固涩——滑脱诸证。本品煅用，味涩收敛，功善收敛固涩。凡正气不固之遗精、滑精、遗尿、尿频、崩漏、带下、自汗、盗汗等多种滑脱证，皆可应用，并常与补虚药配伍。治肾虚之遗精、滑精，常与沙苑子、芡实等配伍，如金锁固精丸。治心肾两虚，小便频数，可与桑螵蛸、龟甲、茯苓等同用，如桑螵蛸散。治气虚不摄、冲任不固之崩漏、带下者，宜与黄芪、五味子、乌贼骨等配伍，如固冲汤。治表虚自汗，阴虚盗汗，可与黄芪、牡蛎、浮小麦、五味子等同用。

此外，煅龙骨外用，有收湿、敛疮、生肌之效。治湿疹、湿疮及疮疡久溃不敛。

【用法用量】水煎服，15～30g。宜打碎先煎。外用适量。镇惊安神、平肝潜阳多生用，收敛固涩宜煅用。

【使用注意】湿热积滞者不宜用。

【现代研究】本品主要含磷酸钙、碳酸钙，并含有铁、铝、钾、钠等元素。本品对实验动物的自主活动有显著抑制作用，能明显增加巴比妥钠小鼠的入睡率，并有抗惊厥作用。其所含钙离子能促进血液凝固，降低血管壁通透性，并能减轻骨骼肌的兴奋性。

第二节　养心安神药

养心安神药多为植物种子、种仁类药物，具有甘润滋养之性，能滋养心肝阴血，而有安神之功。主要用于阴血不足，心脾两虚及心肾不交等所致的心神不宁、虚烦不安、心悸、怔忡、失眠、健忘等证。

酸枣仁　Suānzǎorén

为鼠李科植物酸枣 *Ziziphus jujuba* Mill. var. *spinosa*（Bunge）Hu ex H. F. Chou 的成熟种子。主产于河北、陕西、山西等地。秋末冬初果实成熟时采收。生用或炒用，用时捣碎。

【性味归经】甘、酸，平。归心、肝、胆经。

【功效应用】

1. 养心益肝，安神——心神不宁证。本品味甘，入心、肝经，能养心阴、益肝血、安心神，为养心安神之要药。适用于心肝阴血不足、心失所养之心悸、怔忡、健忘、失眠、多梦等症，常与当归、白芍、何首乌等配伍。若治心脾两虚，体倦食少，多梦健忘者，宜与人参、黄芪、当归等同用，如归脾汤。若治心肾阴亏，虚烦少寐，梦遗健忘者，常配伍生地黄、麦冬、五味子等，如天王补心丹。若治肝血不足，虚火内扰之虚烦不眠，多与知母、茯苓等同用，如酸枣仁汤。

2. 敛汗——自汗，盗汗。本品味酸能敛，有收敛止汗之功，用治体虚自汗、盗汗，多与五味子、山茱萸、白术等配伍。

3. 生津——津伤口渴。本品味酸收敛，有敛阴生津止渴之功，治津伤口渴咽干者，常与生地黄、麦冬、天花粉等药同用。

【用法用量】水煎服，9～15g。研末吞服，每次 1.5～2g。本品炒后质脆易碎，便于煎出有效成分，可增强疗效。

【使用注意】内有实邪、郁热者忌用。

【现代研究】本品含皂苷，其组成为酸枣仁皂甙 A 及 B，并含三萜类化合物及黄酮类化合物，此外含大量脂肪油和多种氨基酸、维生素 C、多糖及植物甾醇等。具有镇静、抗惊厥、催眠、抗心律失常作用，并能协同巴比妥类药物的中枢抑制作用。此外，本品还具有镇痛、降体温、降压、降血脂、抗缺氧、抗肿瘤、抑制血小板凝集、减轻烧伤局部水肿、兴奋子宫及增强免疫功能等作用。

柏子仁　Bǎizǐrén

为柏科植物侧柏 Platycladus orientalis（L.）Franco 的成熟种仁。主产于山东、河南、河北等地。冬初种子成熟时采收。生用或制霜。

【性味归经】甘，平。归心、肾、大肠经。

【功效应用】

1. 养心安神——心神不宁证。本品味甘质润，主入心经，具有养心安神之功。适用于心阴不足、心血亏虚、心失所养之心悸、怔忡、虚烦不眠等症，常与人参、五味子等益气养血、益阴安神之品配伍，如柏子仁丸。治心肾两虚所致失眠、健忘、遗精者，当与熟地黄、麦冬、石菖蒲等补肾养心、交通心肾之品配伍，如柏子养心丸。

2. 润肠通便——肠燥便秘。本品质润多脂，有润肠通便之功。适用于阴虚血亏之肠燥便秘，常与郁李仁、杏仁、桃仁、松子仁等同用，如五仁丸。

3. 止汗——阴虚盗汗。本品甘润，可滋补阴液，治疗阴虚盗汗。

【用法用量】水煎服，3～9g。大便溏者宜用柏子仁霜代替柏子仁。

【使用注意】便溏及多痰者慎用。

【现代研究】本品含脂肪油，并含少量挥发油、皂苷及植物甾醇、维生素 A、蛋白质等。有镇静作用；能改善东莨菪碱所致的记忆储存障碍及电休克所致的记忆障碍，还可改善记忆获得障碍，并可改善记忆再现障碍及记忆消失。

合欢皮　Héhuānpí

为豆科植物合欢 Albizia julibrissin Durazz. 的树皮。全国大部分地区均产。夏、秋二季剥取。生用。

【性味归经】甘，平。归心、肝、肺经。

【功效应用】

1. 解郁安神——心神不宁，忿怒忧郁，烦躁失眠。本品甘平，主入心、肝经，善解肝郁，可使心肝安和、情志欢悦，为悦心安神之要药。适用于情志不遂、忿怒忧郁、烦躁失眠等症。可单用或配伍柏子仁、酸枣仁、郁金等安神解郁药物同用。

2. 活血消肿——跌打骨折，血瘀肿痛，肺痈，疮痈肿毒。本品入心、肝血分，能活血祛瘀、续筋接骨、消散内外痈肿。治跌打损伤、骨折筋伤、血瘀肿痛，常与乳香、麝香研末，温酒调服以增效。治肺痈、胸痛、咳吐脓血，单用即效，亦可与鱼腥草、冬瓜仁、桃仁等同用。治疮痈肿毒，常配伍蒲公英、紫花地丁、连翘等。

【用法用量】水煎服，6～12g。外用适量。

【使用注意】孕妇慎用。

【现代研究】本品含皂苷、黄酮类化合物、鞣质和多种木质素及其糖苷、吡啶醇衍生物的糖苷等。有镇静、催眠作用；对妊娠子宫能增强其节律性收缩，并有终止妊娠和抗早孕效应；还有增强免疫功能、抗肿瘤等作用。

其他安神药简表

分类	药名	药用部位	性味归经	功效应用	用法用量
重镇安神药	琥珀	树脂化石	甘，平。归心、肝、膀胱经	镇心安神——心神不宁证 活血散瘀——血瘀证 利尿通淋——淋证，癃闭	研粉冲服，或入丸、散，每次1.5～3g。外用适量。不入煎剂
养心安神药	远志	根	苦、辛，温。归心、肾、肺经	安神益智，交通心肾——心肾不交引起的失眠多梦、健忘惊悸、神志恍惚 祛痰开窍——咳痰不爽，癫痫惊狂 消散痈肿——疮疡肿毒，乳房肿痛，喉痹	3～9g。外用适量
	灵芝	子实体	甘，平。归心、肺、肝、肾经	补气安神——心神不宁，失眠心悸 止咳平喘——肺虚咳喘，虚劳短气，不思饮食	6～12g。研末吞服1.5～3g
	首乌藤	藤茎	甘，平。归心、肝经	养血安神——心神不宁，失眠多梦 祛风通络——血虚身痛，风湿痹痛，皮肤瘙痒	9～15g

【复习思考题】

1. 安神药分几类？各类药物的性能特点、应用是什么？

2. 比较龙骨与牡蛎功效应用的异同。

3. 朱砂、磁石、酸枣仁、远志、合欢皮在安神方面各有何特点？

第十五章 平肝息风药

凡以平肝潜阳或息风止痉为主要功效，用于治疗肝阳上亢或肝风内动病证的药物，称平肝息风药。

平肝息风药主入肝经，多为动物药及矿石类药物，具有平肝潜阳、息风止痉之主要功效。部分药以其质重、性寒沉降之性，兼有镇惊安神、清肝明目、降逆、凉血及祛风通络等功效。

平肝息风药主要用于治疗肝阳上亢，头晕目眩及肝风内动，痉挛抽搐等证。部分药还可用治心神不宁、目赤肿痛、呕吐、呃逆、喘息、血热出血，以及风中经络之口眼㖞斜、风湿痹痛等证。

使用平肝息风药时应根据引起肝阳上亢，肝风内动的病因、病机及兼证的不同，进行相应的配伍。由于肝风内动以肝阳化风多见，故息风止痉药常与平肝潜阳药合用；如属阴虚阳亢者，多配伍滋养肝肾之阴药物，益阴以制阳；热极生风之肝风内动，当配伍清热泻火解毒之品；阴血亏虚之肝风内动，当配伍补养阴血之品；肝火亢盛者，又当配伍清泻肝火药同用；脾虚慢惊风，多配伍补气健脾药同用；兼窍闭神昏者，当配伍开窍醒神之品；兼心神不安、失眠多梦者，当配伍安神药；兼挟痰邪者，应与化痰药配伍。

本类药物有性偏寒凉或性偏温燥的不同，故应区别使用。若脾虚慢惊者，不宜用寒凉之品；阴虚血亏者，当忌温燥之药。

根据平肝息风药功效主治的差异，可分为平抑肝阳药和息风止痉药两类。

现代药理研究证明，平肝息风药多具有降压、镇静、抗惊厥作用。能抑制实验性癫痫的发生，可使实验动物自主活动减少，部分药物还有解热、镇痛作用。

第一节 平抑肝阳药

本类药物多为质重之介类或矿石类药物，性偏寒凉，主入肝经，以平抑或潜镇肝阳为主要功效。适用于肝阳上亢之头晕目眩、头痛、耳鸣及肝火上攻之面红、目赤、口苦、烦躁易怒等证。亦可用治肝阳化风之痉挛抽搐及肝阳上扰之烦躁失眠。

石决明 Shíjuémíng

本品为鲍科动物杂色鲍 *Haliotis diversicolor* Reeve、皱纹盘鲍 *Haliotis discus hannai* lno、羊鲍 *Haliotis ovina* Gmelin、澳洲鲍 *Haliotis ruber*（Leach）、耳鲍 *Haliotis asinina* Linnaeus 或白鲍 *Haliotis laevigata*（Donovan）的贝壳。前三种主产于广东、福建、辽宁等沿海地区，后三种主产于澳大利亚、新西兰等。夏、秋二季捕捞，去肉，洗净，干燥。生用或煅用。用时打碎。

【性味归经】咸，寒。归肝经。

【功效应用】

1. 平肝潜阳——肝阳上亢，头痛眩晕。本品咸寒质重，专入肝经，长于潜降肝阳、清泄肝热，兼益肝阴，为平肝凉肝之要药，善治肝肾阴虚，阴不制阳而致肝阳亢盛之头痛眩晕，常配伍珍珠母、牡蛎等平抑肝阳药；治疗邪热灼阴所致筋脉拘急、手足蠕动、头目眩晕之症，常与白芍、生地黄、阿胶等配伍应用，如阿胶鸡子黄汤；治肝阳上亢兼肝火亢盛之头晕头痛、烦躁易怒者，可与羚羊角、夏枯草、白芍等清热、平肝药同用，如羚羊角汤。

2. 清肝明目——目赤翳障，视物昏花。本品长于清肝火、益肝阴，有明目退翳之功，为治目疾常用药，凡目赤肿痛、翳膜遮睛、视物昏花等目疾，不论虚实，均可应用。治肝火上炎，目赤肿痛，可与黄连、龙胆草、夜明砂等同用，如黄连羊肝丸；治肝虚血少、目涩昏暗、雀盲眼花者，每与熟地黄、枸杞子、菟丝子等养肝明目药配伍；治风热目赤、翳膜遮睛，可与蝉蜕、菊花、木贼等清肝热、疏风明目药配伍；治目生翳障，常配伍木贼、荆芥、桑叶等，如石决明散。

此外，本品煅用有收敛、制酸、止血等作用，用于疮疡久溃不敛，胃痛泛酸及外伤出血等。

【用法用量】水煎服，6～20g；打碎先煎。平肝、清肝宜生用，外用点眼宜煅用、水飞。

【使用注意】本品咸寒，易伤脾胃，故脾胃虚寒，食少便溏者慎用。

【现代研究】本品主含碳酸钙、有机质等。尚含硅酸盐、磷酸盐、氯化物、镁、铁、锌、锰、铬等微量元素和极微量的碘。有镇静、解痉、降血压、止痛、止血、解热、消炎、抗菌、抗凝、保肝、降脂等作用。九孔鲍提取液对金黄色葡萄球菌、大肠杆菌、绿脓杆菌等有抑制作用，对实验性四氯化碳肝损伤有保护作用，其酸性提取液对家兔体内外的凝血实验表明，有显著的抗凝作用。此外，所含大量钙盐，能中和胃酸。

珍珠母 Zhēnzhūmǔ

本品为蚌科动物三角帆蚌 *Hyriopsis cumingii*（Lea）、褶纹冠蚌 *Cristaria plicata*（Leach）或珍珠贝科动物马氏珍珠贝 *Pteria martensii*（Dunker）的贝壳。前两种在全国的江河湖泊中均产，后一种主产于海南岛、广东、广西沿海。全年可采，去肉，洗净，干燥。生用或煅用。用时打碎。

【性味归经】咸，寒。归肝、心经。

【功效应用】

1. 平肝潜阳——肝阳上亢，头痛眩晕。本品咸寒，主入肝经，有与石决明相似的平肝潜阳，清泻肝火作用，适用于肝阴不足，肝阳上亢所致的头痛眩晕、耳鸣、心悸失眠等症，常与白芍、生地黄、龙齿等同用；治疗肝阳眩晕、头痛者，又常与石决明、牡蛎、磁石等平肝药同用，以增强平抑肝阳作用。若肝阳上亢兼有肝热烦躁易怒者，可与钩藤、菊花、夏枯草等清肝火药配伍应用。

2. 安神定惊——心神不宁，惊悸失眠。本品质重入心经，有安神定惊之功。治疗心神不宁，惊悸失眠，可与朱砂、龙骨、琥珀等安神药配伍，如珍珠母丸。治疗癫痫、惊风抽搐等，可配伍天麻、钩藤等息风止痉药。

3. 明目退翳——目赤翳障，视物昏花。本品性寒，有清肝、明目、退翳之功，用治肝热目赤，羞明，翳障，常与石决明、菊花、车前子等药同用。用治肝虚目暗，视物昏花，则与枸杞子、女贞子、黑芝麻等配伍以养肝明目。治疗夜盲证，可与苍术、猪肝或鸡肝配伍同用。

此外，本品研细末外用，能燥湿收敛，用治湿疮瘙痒，溃疡久不收口，口疮等症。用珍珠层粉内服可治胃、十二指肠球部溃疡；制成眼药膏外用，可治疗白内障、角膜炎及结膜炎等。

【用法用量】水煎服，10~25g；宜打碎先煎。或入丸、散剂。外用适量。

【使用注意】本品属镇降之品，故脾胃虚寒及孕妇慎用。

【现代研究】本品主含磷脂酰乙醇胺，半乳糖神经酰胺、羟基脂肪酸，蜗壳朊，碳酸钙，氧化钙等氧化物，尚含锌、镁、铁、铝、铜等多种微量元素及多种氨基酸。有延缓衰老、抗氧化、抗肿瘤、抗肝损伤、镇静、抗惊厥、抗过敏、抗溃疡、提高免疫功能等作用。珍珠层注射液对四氯化碳引起的肝损伤有保护作用。珍珠层粉灌胃，有镇静、抗惊厥作用，并可增加动物常压耐缺氧能力。

牡　蛎　Mǔlì

本品为牡蛎科动物长牡蛎 *Ostrea gigas* Thunberg、大连湾牡蛎 *Ostrea talienwhanensis* Crosse 或近江牡蛎 *Ostrea rivularis* Gould 的贝壳。我国沿海一带均有分布。全年均可捕捞，采得后，去肉，取壳，洗净，晒干。生用或煅用。用时打碎。

【性味归经】咸，微寒。归肝、胆、肾经。

【功效应用】

1. 平肝潜阳——肝阳上亢，眩晕耳鸣。本品咸寒质重，入肝经，有与石决明类似的平肝潜阳、益阴之功，多用治水不涵木，阴虚阳亢，眩晕耳鸣之证，常与龟甲、龙骨、白芍等同用，如镇肝息风汤；治疗热病日久，灼烁真阴，虚风内动，四肢抽搐之症，则与龟甲、鳖甲、生地黄等同用，以滋阴、息风止痉，如大定风珠。

2. 重镇安神——心神不安，惊悸失眠。本品属贝壳类药材，质重能镇，有重镇安神之功，用治心神不安，惊悸怔忡、失眠多梦等症，常与龙骨相须为用，或配伍朱砂、琥珀、酸枣仁等安神之品。

3. 软坚散结——瘰疬痰核，癥瘕痞块。本品味咸，能软坚散结，治疗痰火郁结之痰核、瘰疬、瘿瘤等，常与浙贝母、玄参等配伍，如消瘰丸；用治血瘀气滞的癥瘕痞块，多配伍鳖甲、丹参、莪术等活血祛瘀之品。

4. 收敛固涩——滑脱诸证。本品火煅后有与煅龙骨相似的收敛固涩作用，可用于多种滑脱不禁之证。如治疗自汗、盗汗，常与麻黄根、浮小麦等同用，如牡蛎散；治疗肾虚遗精、滑精，常与沙苑子、龙骨、芡实等配伍，如金锁固精丸；治疗尿频、遗尿，可与桑螵蛸、金樱子、龙骨等同用；治疗崩漏、带下证，又常与山茱萸、山药等配伍。

此外，煅牡蛎有制酸止痛作用，可用治胃痛泛酸。

【用法用量】水煎服，9~30g；宜打碎先煎。外用适量。收敛固涩宜煅用，其他宜生用。

【现代研究】本品主含碳酸钙、磷酸钙及硫酸钙。尚含铜、铁、锌、锰、锶、铬等微量元素及多种氨基酸。有镇静、抗惊厥、抗癫痫、镇痛、抗肝损伤、增强免疫、抗肿瘤、抗氧化、抗衰老、抗胃溃疡等作用。牡蛎多糖具有降血脂，抗凝血，抗血栓等作用。

代赭石　Dàizhěshí

为氧化物类矿物刚玉族赤铁矿，主含三氧化二铁（Fe_2O_3）。主产于山西、河北、河南等地。采挖后，除去杂石泥土，打碎生用或醋淬研粉用。

【性味归经】苦，寒。归肝、心、肺、胃经。

【功效应用】

1. 平肝潜阳——肝阳上亢，眩晕耳鸣。本品味苦性寒，质重沉降，长于镇潜肝阳，清降肝火，为重镇潜阳常用之品。治疗肝肾阴虚，肝阳上亢所致的头痛眩晕、耳鸣目胀等症，常与生牡蛎、生龙骨、生白芍等滋阴潜阳药同用，如镇肝息风汤。

2. 重镇降逆——呕吐，呃逆，噫气及气逆喘息。本品质重性降，为重镇降逆之要药。治疗胃气上逆之呕吐、呃逆、噫气不止，常与旋覆花、半夏、生姜等配伍，如旋覆代赭汤。治疗肺肾不足，阴阳两虚之虚喘，多与党参、山茱萸、核桃仁等补肾纳气之品同用，如参赭镇气汤。

3. 凉血止血——血热吐衄，崩漏下血。本品苦寒，入心肝血分，有凉血止血之效；质重又善于降气、降火，故尤适宜于气火上逆，迫血妄行之出血证。可单用，以本品煅烧醋淬，研细调服，治疗吐血衄血。治疗血热崩漏下血，可配伍禹余粮、赤石脂、五灵脂等，如震灵丹。

【用法用量】水煎服，10～30g；宜打碎先煎。入丸散，每次1～3g。外用适量。降逆、平肝宜生用，止血宜煅用。

【使用注意】孕妇慎用。因含微量砷，故不宜长期服用。

【现代研究】本品主含三氧化二铁（Fe_2O_3）。并含镉、钴、铬、铜、锰、镁等多种微量元素，尚含对人体有害的铅、砷、钛。对中枢神经系统有镇静作用。所含铁质能促进红细胞及血红蛋白的新生。内服能收敛胃肠壁，保护黏膜面，并可兴奋肠管，使肠蠕动亢进。

第二节　息风止痉药

本类药物多为虫类药，主入肝经，以平息肝风、制止惊厥抽搐为主要功效。适用于温热病热极动风、肝阳化风及血虚生风等所致之眩晕欲仆、项强肢颤、痉挛抽搐等证，以及风阳挟痰，痰热上扰之癫痫、惊风抽搐，或风毒侵袭，引动内风之破伤风，痉挛抽搐、角弓反张等证。部分药兼有平肝潜阳、清泻肝火之功，亦可用治肝阳上亢之头晕目眩及肝火上攻之目赤头痛等证。

羚羊角　Língyángjiǎo

本品为牛科动物赛加羚羊 *Saiga tatarica* Linnaeus 的角。主产于新疆、青海、甘肃等地。全年均可捕捉，以秋季猎取最佳。猎取后锯取其角，晒干。用时镑片或粉碎成细粉。

【性味归经】咸，寒。归肝、心经。

【功效应用】

1. 息风止痉——肝风内动，惊痫抽搐。本品性寒，主入肝经，长于清肝热，息肝风，止痉搐，为治肝风内动，惊痫抽搐之要药。因其清热力强，故尤宜于温热病热邪炽盛，热极动风之高热神昏、痉厥抽搐，常与钩藤、菊花、白芍等清热平肝药配伍，如羚角钩藤汤。治癫痫、惊悸，可与钩藤、天竺黄、郁金等息风止痉、化痰开窍药同用。

2. 平抑肝阳——肝阳上亢，头晕目眩。本品质重沉降，有显著的平抑肝阳作用。治疗肝阳上亢所致之头晕目眩，烦躁失眠，头痛如劈等症，常与石决明、龟甲、生地等同用，如羚羊角汤。

3. 清肝明目——肝火上炎，目赤头痛。本品善清泻肝火而明目，治肝火上炎之头痛，目赤肿痛，羞明流泪等症，常配伍决明子、黄芩、龙胆草等，如羚羊角散。

4. 清热解毒——温热病壮热神昏，热毒发斑。本品性寒清热，主入心、肝经，能清心凉肝，泻火解毒，有凉血清热之功。用于温热病壮热神昏，谵语躁狂，甚或痉厥抽搐等，常与生石膏、寒水石、麝香等配伍，如紫雪丹；治疗热毒发斑，多与生地黄、赤芍、大青叶等清热凉血、解毒之品同用。

此外，本品有解热，镇痛之效，可用于风湿热痹，肺热咳喘，百日咳等。

【用法用量】水煎服，1～3g，宜另煎2小时以上；磨汁或研粉服，每次0.3～0.6g。

【使用注意】本品咸寒，脾虚慢惊忌用。

【现代研究】本品主含角质蛋白，水解后可得18种氨基酸及多肽物质。尚含多种磷脂、磷酸钙、胆固醇、维生素 A 等。此外，含锌、铝、铬、锰、铁、铜等多种微量元素。对中枢神经系统有抑制作用，能镇静、镇痛，并能增强动物耐缺氧能力。有抗惊厥、解热、降压作用。

牛 黄 Niúhuáng

本品为牛科动物牛 *Bos taurus domesticus* Gmelin 的干燥胆结石。主产于北京、天津、陕西等地。牛黄分为胆黄和管黄二种，以胆黄质量为佳。宰牛时，如发现胆囊、胆管或肝管中有牛黄，即滤去胆汁，将牛黄取出，除去外部薄膜，阴干，研极细粉末。

【性味归经】甘，凉。归心、肝经。

【功效应用】

1. 豁痰开窍——热病神昏，中风痰迷。本品性凉，气味芳香，入心经，既能清心热，又能豁痰开窍而苏醒神志。用治温热病热入心包及中风，惊风，癫痫等痰热阻闭心窍所致神昏谵语，高热烦躁，口噤舌謇，痰涎壅盛等症，常与麝香、冰片、黄连等开窍醒神，清热解毒之品配伍，如安宫牛黄丸。亦可单用本品为末，竹沥水送服。

2. 凉肝息风——小儿高热惊厥抽搐，癫痫发狂。本品入心、肝二经，有清心、凉肝、息风止痉之功。常用治小儿急惊风之壮热神昏，惊厥抽搐等症，每与胆南星、朱砂、天竺黄同用，如牛黄抱龙丸；治疗痰蒙清窍之癫痫发作，症见突然仆倒，昏不知人，口吐涎沫，四肢抽搐者，可与全蝎、钩藤、胆南星等配伍，以加强豁痰息风、开窍醒神之功。

3. 清热解毒——咽喉肿痛，口舌生疮，牙痛，痈肿疔疮。本品性凉，为清热解毒之良药，用治火毒郁结之咽喉肿痛，口舌生疮，牙痛，常与黄芩、雄黄、大黄等同用，如牛黄解毒丸；若咽喉肿痛，溃烂，可与珍珠为末吹喉，如珠黄散；用治痈肿疔疮、瘰疬等，又与麝香、乳香、没药等合用，以清热解毒、活血散结，如犀黄丸。

【用法用量】入丸、散剂，每次 0.15 ~ 0.35g。外用适量，研末敷患处。

【使用注意】非实热证不宜用，孕妇慎用。

【现代研究】本品主含胆酸、脱氧胆酸、胆甾醇，以及胆红素、麦角甾醇、维生素D、钠、钙、镁、锌、铁、铜、磷等；尚含类胡萝卜素及丙氨酸、甘氨酸等多种氨基酸；还含黏蛋白、脂肪酸及肽类（SMC）成分。有镇静、抗惊厥及解热作用。还有降压、利胆、保肝、抗炎、止血、降血脂等作用。对结核杆菌、金黄色葡萄球菌、奈氏双球菌以及链球菌等均有相似的抑制作用。

人工牛黄，系牛胆汁或猪胆汁，经人工提取出胆酸、胆甾醇、胆红素、无机盐等，加工制造而成；又有人工培植牛黄，根据天然牛黄的成因机理，在牛胆囊内植入异体，培植成功人工培育牛黄，以缓解天然牛黄药源之短缺。

钩 藤 Gōuténg

本品为茜草科植物钩藤 Uncaria rhyunchophylla（Miq.）Jacks.、大叶钩藤 Uncaria macrophylla Wall.、毛钩藤 Uncaria hirsuta Havil.、华钩藤 Uncaria sinensis（Oliv.）Havil. 或无柄果钩藤 Uncaria sessilifructus Roxb. 的干燥带钩茎枝。主产于长江以南至福建、广东、广西等省。秋、冬二季采收，去叶，切段，晒干。生用。

【性味归经】甘，凉。归肝、心包经。

【功效应用】

1. 息风定惊——肝风内动，惊痫抽搐。本品味甘性凉，入肝、心包二经，长于清心包之火，泻肝经之热，有缓和的息风止痉作用，为治肝风内动，惊痫抽搐之常用药物，尤宜于热极生风，四肢抽搐及小儿高热惊厥等。治疗小儿急惊风，壮热神昏、牙关紧闭、手足抽搐，可配伍天麻、全蝎、僵蚕等，如钩藤饮子；治疗温热病热极生风，痉挛抽搐，多与羚羊角、白芍、菊花等同用，如羚角钩藤汤。

2. 清热平肝——头痛，眩晕。本品性凉，主入肝经，既能清肝热，又能平肝阳，故可用治肝火上攻或肝阳上亢之头胀头痛，眩晕等症。属肝火者，常与夏枯草、龙胆草、栀子等配伍；属肝阳者，常与天麻、石决明等平抑肝阳药同用，如天麻钩藤饮。

此外，本品性凉，有轻清疏泄之性，能清透热邪，用于感冒夹惊，风热头痛等；又能凉肝止惊，可用治小儿惊哭夜啼，多配伍蝉蜕、薄荷同用。

【用法用量】水煎服，3 ~ 12g；入煎剂宜后下。

【现代研究】本品主含钩藤碱、异钩藤碱、去氢钩藤碱、钩藤苷元、常春藤苷元、槲皮素、槲皮苷等。有降血压、镇静、制止癫痫发作、抗惊厥、抗精神依赖性、抗脑缺血、扩张血管、抑制血小板聚集、抗血栓、降血脂、抗内毒素血症、平喘等作用。

天 麻 Tiānmá

本品为兰科植物天麻 Gastrodia elata Bl. 的干燥块茎。主产于四川、云南、贵州等地。立冬后至次年清明前采挖，冬季茎枯时采挖者名"冬麻"，质量优良；春季发芽时采挖者名"春麻"，质量较差。采挖后，立即洗净，蒸透，敞开低温干燥。用时润透或蒸软，切片。生用。

【性味归经】甘，平。归肝经。

【功效应用】

1. 息风止痉——肝风内动，惊痫抽搐。本品主入肝经，功擅息风止痉，且味甘质润，药性平和，故治疗肝风内动，惊痫抽搐，不论寒热虚实，皆可配伍应用。治疗小儿急惊风，可配伍钩藤、全蝎、僵蚕等，如钩藤饮子；治疗小儿脾虚慢惊，则与人参、白术、僵蚕等配伍，如醒脾丸；治疗破伤风，痉挛抽搐、角弓反张，可与天南星、白附子、防风等药配伍，如玉真散。

2. 平抑肝阳——肝阳上亢，眩晕头痛。本品既息肝风，又平肝阳，善治多种原因之眩晕、头痛，为止眩晕之良药。治疗肝阳上亢之眩晕、头痛，常与钩藤、石决明、牛膝等同用，如天麻钩藤饮；用治风痰上扰之眩晕、头痛，痰多胸闷者，常与半夏、茯苓、白术等健脾燥湿之品同用，如半夏白术天麻汤；治疗头风头痛，头晕欲倒者，可配等量川芎为丸，如天麻丸。

3. 祛风通络——肢体麻木，手足不遂，风湿痹痛。本品有祛外风，通经络，止痛作用。用治中风手足不遂，筋骨疼痛等，可与没药、制乌头、麝香等药配伍；若治风湿痹痛，肢体麻木，关节屈伸不利者，多与秦艽、羌活、桑枝等祛风湿药同用，如秦艽天麻汤。

【用法用量】水煎服，3~10g。研末冲服，每次1~1.5g。

【现代研究】本品主含香荚醇，天麻素，天麻苷元，天麻醚苷，β-甾谷醇，对羟基苯甲醛，柠檬酸，棕榈酸，琥珀酸等；尚含天麻多糖，胡萝卜苷，多种氨基酸，多种微量元素，如铬、锰、铁、钴、镍、铜、锌等。有抗惊厥、抗癫痫、抗抑郁、镇静催眠及镇痛作用。能改善学习记忆、改善微循环、扩血管、降血压、抗凝血、抗血栓、抗血小板聚集，能抗炎、抗衰老、抗氧化、抗缺氧、抗辐射、兴奋肠管。天麻多糖还有增强机体非特异性免疫和细胞免疫的作用。

地 龙 Dìlóng

本品为钜蚓科动物参环毛蚓 *Pheretima aspergillum* (E. Perrier)、通俗环毛蚓 *Pheretima vulgaris* Chen、威廉环毛蚓 *Pheretima guillelmi* (Michaelsen) 或栉盲环毛蚓 *Pheretima pectinifera* Michaelsen 的干燥体。前一种习称"广地龙"，主产于广东、广西、福建等地；后三种习称"沪地龙"，主产于上海一带。广地龙春季至秋季捕捉，沪地龙夏秋捕捉，及时剖开腹部，除去内脏及泥沙，洗净，晒干或低温干燥，生用或鲜用。

【性味归经】咸，寒。归肝、脾、膀胱经。

【功效应用】

1. 清热定惊——高热惊痫，癫狂。本品性寒，既能息风止痉，又擅清热定惊，故适用于热极生风所致的神昏谵语、痉挛抽搐及小儿惊风、癫狂等症。治温热病热极生风，神昏、痉挛抽搐之证，多配伍钩藤、牛黄、全蝎等清热、息风止痉药；治疗小儿惊风，高热、惊厥抽搐，可将本品研烂，同朱砂作丸服用；治疗狂躁癫痫，可单用鲜品，加食盐搅拌化水后服用。

2. 通络——关节痹痛，半身不遂。本品性善走窜，长于通行经络，适用于多种原因导致的经络阻滞、血脉不畅，关节痹痛，肢体麻木。由于药性寒凉，故以治疗关节红肿热痛、屈伸不利之热痹多用，可配伍防己、秦艽、忍冬藤等祛风湿热药；如用治风寒湿痹，肢体关节麻木、疼痛尤甚、屈伸不利等症，则应与川乌、草乌、天南星等祛风散寒，通络止痛药配伍，如小活络丹。治疗气虚血滞，中风，半身不遂、口眼㖞斜等症，常与黄芪、当归、川芎等补气活血之品配伍，如补阳还五汤。

3. 平喘——肺热喘咳，哮喘。本品性寒降泄，长于清肺平喘，用治邪热壅肺，肺失肃降之喘息不止，喉中哮鸣有声者，可单味研末内服，或配伍麻黄、杏仁、黄芩等以加强清肺化痰、止咳平喘之功；亦可用鲜品水煎去渣后，加冰糖熬膏冲服。

4. 利尿——小便不利，尿闭不通。本品咸寒走下入肾，能清热结而利水道。用于热结膀胱，小便不通，可单用，或配伍车前子、木通、萹蓄等利尿通淋之品。

此外，本品有降压作用，常用治肝阳上亢型高血压病。

【用法用量】水煎服，5～10g。鲜品10～20g。研末吞服，每次1～2g。外用适量。

【现代研究】本品主含蚯蚓解热碱、蚯蚓素、蚯蚓毒素、黄嘌呤、腺嘌呤、鸟嘌呤、胆碱及多种氨基酸和微量元素。尚含花生四烯酸、琥珀酸等有机酸。有解热、镇静、抗惊厥、抗血栓、抗凝血、降血压、抗炎、镇痛、平喘、增强免疫、抗肿瘤、利尿、抗菌、兴奋子宫及肠平滑肌作用。

全　蝎　Quánxiē

本品为钳蝎料动物东亚钳蝎 *Buthus martensii* Karsch 的干燥体。主产于河南、山东、湖北等地。清明至谷雨前后捕捉者，称为"春蝎"，此时未食泥土，品质较佳；夏季产量较多，称为"伏蝎"。饲养蝎一般在秋季，隔年收捕一次。野生蝎在春末至秋初捕捉，捕得后，先浸入清水中，待其吐出泥土，置沸水或沸盐水中，煮至全身僵硬，捞出，置通风处，阴干。

【性味归经】辛，平；有毒。归肝经。

【功效应用】

1. 息风镇痉——痉挛抽搐。本品专入肝经，性善走窜，既平息肝风，又搜风通络，有良好的息风止痉之功，为治痉挛抽搐之要药。用治各种原因之惊风、痉挛抽搐，常与蜈蚣同用，即止痉散；如用治小儿急惊风高热、神昏、抽搐，常与羚羊角、钩藤、天麻等清热、息风止痉之品配伍；用治小儿慢惊风抽搐，常与党参、白术、天麻等益气健脾药同用；用治痰迷癫痫抽搐，可与郁金、白矾等份，研细末服；若治破伤风，痉挛抽搐、角弓反张，又与蜈蚣、天南星、蝉蜕等配伍；治疗风中经络，口眼㖞斜，可与僵蚕、白附子等同用，如牵正散。

2. 攻毒散结——疮疡肿毒，瘰疬结核。本品味辛有毒，能以毒攻毒，解毒而散结消肿，治疗诸疮肿毒，可用全蝎、栀子各7个，麻油煎黑去渣，入黄蜡为膏，外敷。消颌下肿硬，以本品10枚，焙焦，分两次黄酒送服。亦可用本品配马钱子、半夏、五灵脂等，共为细末，制成片剂，治疗瘰疬瘿瘤。

3. 通络止痛——风湿顽痹，顽固性偏正头痛。本品为虫类药，善于搜风、通络止痛，对风寒湿痹日久不愈，筋脉拘挛，甚则关节变形之顽痹，作用颇佳，常配伍川乌、蕲蛇、没药等祛风通络、活血舒筋之品。治疗顽固性偏正头痛，多与天麻、蜈蚣、川芎等祛风止痛药同用，亦可单用研末吞服。

【用法用量】水煎服，3~6g。研末吞服，每次0.6~1g。外用适量。

【使用注意】本品有毒，用量不宜过大。孕妇慎用。

【现代研究】本品主含蝎毒，一种类似蛇毒神经毒的蛋白质。并含三甲胺、甜菜碱、牛磺酸、棕榈酸、软硬脂酸、胆甾醇、卵磷脂及铵盐等。尚含钠、钾、钙、镁、铁、铜、锌、锰等微量元素。现研究最多的有镇痛活性最强的蝎毒素Ⅲ、抗癫痫肽（AEP）等。对士的宁、烟碱、戊四氮等引起的惊厥有对抗作用；东亚钳蝎毒和从粗毒中纯化得到的抗癫痫肽（AEP）有明显的抗癫痫作用；蝎身及蝎尾制剂对动物躯体痛或内脏痛均有明显镇痛作用，蝎尾镇痛作用比蝎身强约5倍；全蝎提取液有抑制动物血栓形成和抗凝作用；其水、醇提取物分别对人体肝癌和结肠癌细胞有抑制作用。此外还有降压、抑菌等作用。

僵 蚕 Jiāngcán

本品为蚕蛾科昆虫家蚕 *Bombyx mori* Linnaeus 4~5 龄的幼虫感染（或人工接种）白僵菌 *Beauveria bassiana*（Bals.）Vuillant 而致死的干燥体。主产于浙江、江苏、四川等养蚕区。多于春、秋季生产，将感染白僵菌病死的蚕干燥。生用或炒用。

【性味归经】咸、辛，平。归肝、肺、胃经。

【功效应用】

1. 息风止痉——肝风夹痰，惊痫抽搐。本品咸辛平，入肝、肺二经，既能息风止痉，又能化痰定惊，故对惊风、癫痫挟有痰热者尤为适宜。治疗小儿痰热急惊风，常与全蝎、牛黄、胆南星等清热化痰、息风止痉药配伍，如千金散；治小儿脾虚久泻，慢惊抽搐，又与党参、白术、天麻等益气健脾、息风止痉药同用，如醒脾散；用治破伤风痉挛抽搐、角弓反张者，则与全蝎、蜈蚣、钩藤等药配伍。

2. 祛风通络——风中经络，口眼喎斜。本品味辛行散，有祛风、化痰、通络之效，用于风中经络，口眼喎斜，痉挛抽搐之证，常与全蝎、白附子等同用，如牵正散。

3. 祛风止痛——风热头痛，目赤咽痛，风疹瘙痒。本品辛散，入肝、肺二经，有祛外风、散风热、止痛、止痒之功。用治肝经风热上攻之头痛、目赤肿痛、迎风流泪等症，常与桑叶、木贼、荆芥等疏风清热之品配伍，如白僵蚕散；用治风热上攻，咽喉肿痛、声音嘶哑者，可与薄荷、桔梗、甘草等同用；治疗风疹瘙痒，可配伍蝉蜕、薄荷、防风等祛风止痒药，亦可单用研末服用。

4. 化痰散结——痰核，瘰疬，疔腮。本品味辛能散，咸能软坚，具有化痰软坚散结之功，可用治痰核瘰疬之证，多与浙贝母、夏枯草、连翘等清热、化痰、散结药同用。治疗疔腮、乳痈、疔疮等症，可配伍金银花、板蓝根、蒲公英等清热解毒药。

【用法用量】水煎服，5~10g。研末吞服，每次1~1.5g；散风热宜生用，其他多制用。

【现代研究】本品主含蛋白质和脂肪，脂肪中主要有棕榈酸、油酸、亚油酸、少量硬脂酸等。尚含多种氨基酸以及铁、锌、铜、锰、铬等多种微量元素。白僵蚕体表的白粉中含草酸铵。有镇静、催眠、抗惊厥、抗凝血、抗肿瘤、降血糖等作用，对金黄色葡萄球菌、大肠杆菌、绿脓杆菌等有轻度抑制作用。

其他平肝息风药简表

分类	药名	药用部位	性味归经	功效应用	用法用量
平抑肝阳药	刺蒺藜	果实	辛、苦，微温；有小毒。归肝经	平肝——肝阳上亢，头痛眩晕 疏肝——肝郁气滞，胸胁胀痛，乳闭胀痛 祛风明目——风热上攻，目赤翳障 止痒——风疹瘙痒，白癜风	6～10g
	紫贝齿	贝壳	咸，平。归肝经	平肝潜阳——肝阳上亢，头晕目眩 镇惊安神——惊悸心烦，失眠多梦 清肝明目——目赤翳障，眼目昏花	10～15g
	罗布麻	干燥叶	甘、苦，凉。归肝经	平抑肝阳——肝阳上亢，头晕目眩 清热利水——水肿，小便不利	煎服或开水泡服，6～12g
息风止痉药	珍珠	珍珠	甘、咸，寒。归心、肝经	安神定惊——心神不宁，惊悸失眠及惊风，癫痫 明目退翳——目赤翳障，视物不清 解毒生肌——口舌生疮，咽喉溃烂及疮疡肿毒，溃久不敛 润肤祛斑——皮肤色斑	内服入丸、散剂，0.1～0.3g
	蜈蚣	干燥虫体	辛，温；有毒。归肝经	息风镇痉——痉挛抽搐 攻毒散结——疮疡肿毒，瘰疬结核 通络止痛——风湿顽痹，顽固性偏正头痛	煎服，3～5g。研末冲服，每次0.6～1g

【复习思考题】

1. 试述平肝息风药的分类及每类药物的含义、功效和主治病证。
2. 比较石决明、牡蛎功效应用的异同。
3. 比较羚羊角、天麻、钩藤功效应用的异同。

第十六章 开 窍 药

凡以开窍醒神为主要作用，用于治疗闭证神昏的药物，称为开窍药。

开窍药多为辛香走窜之品，主归心经，芳香辟秽，以开窍启闭，醒神回苏为主要作用。

开窍药主要用于神志昏迷之实证（简称闭证）。多见于温热病热陷心包、中风昏厥、癫痫、惊风以及七情郁结，气血逆乱或秽浊袭入或寒郁气逆，邪蒙清窍，神明内闭所引起的突然昏迷的病证。

神志昏迷有虚、实之分，实证即闭证，兼见牙关禁闭、两手握拳、脉搏有力；虚证即脱证，兼见大汗淋漓、口开手撒、二便失禁、脉微欲绝。治疗闭证当用开窍药，而治疗脱证当用补气固脱的药物。闭证又有寒闭、热闭之分。寒闭者，兼见面青身凉，苔白脉迟，宜用辛温的开窍药，即"温开"法，并配伍祛寒药；热闭者，兼见面赤身热，苔黄脉数，宜用辛凉的开窍药，即"凉开"法，并配伍清热药。

开窍药辛香走窜，为救急治标之品，且能耗伤正气，故只宜暂用，不可久服。本类药物的有效成分易于挥发，入汤剂易散失，只宜作丸、散剂应用。属于脱证者，忌用本类药物。

麝 香 Shèxiāng

为鹿科动物林麝 *Moschus berezovskii* Flerov、马麝 *Moschus sifanicus przewalski* 或原麝 *Moschus moschiferus* Linnaeus 成熟雄体香囊中的干燥分泌物。主产于四川、西藏、云南等地，野生或饲养。野生麝多在冬季至次春猎取。将香囊割下，阴干，称"毛壳麝香"；剖开香囊，除去囊壳，称"麝香仁"，其中呈颗粒状者称"当门子"。人工饲养麝一般均用手术取香法，从香囊中取出麝香仁，阴干。本品应贮存于密闭、避光的容器中。

【性味归经】辛，温。归心、脾经。

【功效应用】

1. 开窍醒神——闭证神昏。本品辛散温通，芳香走窜之性甚烈，有很强的开窍通闭醒神作用，为开窍醒神之要药，用于闭证神昏，无论寒闭、热闭，均有显著疗效。因其性温，故用于寒邪或痰浊蒙闭心窍所致的寒闭证尤宜，常配伍苏合香、丁香、檀香等，如苏合香丸。用于治温热病，热毒内陷心包，或热痰蒙蔽心窍而高热，神昏者，常与冰片、牛黄、羚羊角等配伍，如安宫牛黄丸、紫雪丹、至宝丹等。

2. 活血通经——经闭癥瘕，心腹暴痛，风湿痹痛。本品辛散温通，芳香善走，能行血分之瘀滞，开经络之壅滞，有通经散结止痛之效。治经闭癥瘕，常与桃仁、红花、川芎等配用，如通窍活血汤。治心腹暴痛，常与木香、桃仁等行气活血之品同用，如麝香汤。若治风湿顽痹，久治不愈者，常配伍独活、秦艽、威灵仙等祛风湿药。

3. 消肿止痛——痈肿疮毒，咽喉肿痛，跌打损伤。本品辛香行散，能活血散结、消肿止痛，内服、外用均有良效，为外伤科的要药。治痈肿疮毒，常配伍乳香、没药

193

等，如醒消丸或犀黄丸。治咽喉肿痛，常与冰片、牛黄、蟾酥同用，如六神丸。治跌打损伤，瘀阻疼痛，常配伍乳香、没药、红花等，如七厘散、八厘散。

4. 催生下胎——难产死胎，胞衣不下。本品辛香走窜，活血通经，能催产下胎。常与肉桂为散，如香桂散，或与猪牙皂、天花粉同用，葱汁为丸外用，如堕胎丸。

【用法用量】入丸散，0.03～0.1g。不宜入煎剂。外用适量。

【使用注意】孕妇忌用。

【现代研究】本品含麝香酮、睾丸酮、天门冬氨酸及无机盐等成分。小剂量能兴奋呼吸中枢及血管运动中枢，使呼吸加快，心搏加强，血压上升；大剂量，反而抑制。能增强耐缺氧能力，改善脑循环。有明显的强心作用，增强心肌功能，并有缓解心绞痛作用。有明显兴奋子宫作用，尤其对妊娠子宫更为敏感，有抗着床、抗早孕作用。有抗菌消炎作用，可增强机体免疫的作用，抑制肿瘤细胞。

冰　片　Bīngpiàn

为龙脑香科植物龙脑香 *Dryobalanops aromatica* Gaertn. f. 的树脂加工品或树干经蒸馏冷却而得的结晶，称"龙脑冰片"，又称"梅片"。由菊科多年生草本植物艾纳香（大艾）*Blumea balsamifera* DC. 叶的升华物经加工劈削而成，称为"艾片"。现在主要用松节油、樟脑等经化学方法合成，称为"机制冰片"。龙脑香主产于东南亚地区，我国广东，海南省等地亦有栽培；艾纳香主产于广东、广西、云南等地。阴凉处密闭贮存。研粉用。

【性味归经】辛、苦，微寒。归心、脾、肺经。

【功效应用】

1. 开窍醒神——闭证神昏。本品芳香走窜，有类似麝香的开窍醒神作用，但药力较逊。常与麝香相须为用，如治疗热闭证之安宫牛黄丸，治疗寒闭证之苏合香丸。因微寒清热，为凉开之品更宜于热病神昏。

2. 清热止痛——目赤肿痛，喉痹口疮，疮疡溃久不敛。本品辛以散结，苦寒泻热，外用可清热止痛，防腐生肌，为五官科及外科的常用药。治目赤肿痛，可单用点眼或与炉甘石、硼砂、熊胆等配合使用，如八宝眼药水。治咽喉肿痛，口舌生疮，常与硼砂、朱砂、玄明粉研粉吹患处，如冰硼散。此外，常在外用的清热消肿、生肌敛疮方中配用本品，以加强作用。

【用法用量】入丸散，0.15～0.3g。不宜入煎剂。外用适量。

【使用注意】孕妇慎用。

【现代研究】龙脑冰片含右旋龙脑，律草烯，少量桉树脑等。艾片含左旋龙脑。机制冰片为消旋混合龙脑。有耐缺氧及镇静作用。局部应用对感觉神经有轻微刺激，有一定的止痛及温和的防腐作用。较高浓度对葡萄球菌、链球菌、肺炎双球菌、大肠杆菌及部分致病性皮肤真菌等有抑制作用。有引产作用。

石菖蒲　Shíchāngpú

为天南星科多年生草本植物石菖蒲 *Acorus tatarinowii* Schott 的根茎。主产于四川、浙江、江苏等地。秋、冬二季采挖，除去须根及叶，晒干。生用。

【性味归经】辛、苦，温。归心、胃经。

【功效应用】

1. 化痰开窍——痰蒙清窍，神志昏迷。本品辛散苦燥温通，芳香走窜，虽醒神回苏之力较弱，但其味苦长于化湿浊，故宜于痰湿闭阻心窍之神昏。常与郁金、竹沥、制半夏等同用，如菖蒲郁金汤。

2. 化湿和胃——湿浊中阻及湿热泻痢不能进食。本品芳香燥散，入胃经，具有芳香化湿，和胃消食之功。治湿阻中焦之脘腹胀闷，常与藿香、佩兰、苍术等配伍。治湿热毒盛所致的痢疾，里急后重，干呕欲吐，不纳水谷之噤口痢，常与石莲子、黄连、人参配伍，如开噤散。

3. 宁神益智——失眠、健忘。本品又有醒神健脑，聪耳益智之功。常与远志、人参等配伍，如不忘散、开心散、安神定志丸。

【用法用量】水煎服，3~9g。鲜品加倍。外用适量。

【现代研究】本品含挥发油（其主要成分为β-细辛醚、α-细辛醚，其次为石竹烯，α-葎草烯、石菖醚等），尚含有氨基酸和糖类。有镇静、抗惊厥作用，并有较强的降温作用。对皮肤真菌有抑制作用。能促进消化液的分泌及制止胃肠异常发酵，并缓解肠管平滑肌痉挛。有平喘作用，并能抗心律失常。

其他开窍药简表

药名	药用部位	性味归经	功效应用	用法用量
苏合香	树脂	辛，温。归心、脾经	开窍醒神——寒闭神昏 避秽止痛——胸腹冷痛，满闷	入丸散，每次0.3~1g，外用适量

【复习思考题】

1. 简述开窍药的含义、性能特点、功效和主治病证。

2. 麝香、冰片、苏合香、石菖蒲均能开窍，在应用上有何不同？

第十七章 补 虚 药

凡以补虚扶弱，纠正人体气血阴阳虚衰的病理偏向为主要作用，用于治疗虚证的药物，称为补虚药。

补虚药多具甘味，甘能补益，以补虚扶弱，纠正人体气血阴阳虚衰的病理偏向为主要作用，由于虚证有气虚证、阳虚证、血虚证、阴虚证之不同，故补虚之功效又有补气、补血、补阴、补阳之异。

补虚药主要用于人体气血阴阳不足，脏腑功能衰退所致的虚证，症见面色淡白或萎黄，精神萎靡，身疲乏力，心悸气短，形寒肢冷或五心烦热，自汗盗汗，大便溏泻，小便频数，脉虚无力等。

根据补虚药的药性、功效、适应证的不同，一般可分为补气药、补阳药、补血药、补阴药四类。各类补虚药的不同功效主治及其兼有功效主治，将于各节的概述中详述。

使用补虚药时，除应根据虚证的不同类型选用相应的补虚药外，还应充分重视人体气、血、阴、阳相互依存的关系。一般说来，阳虚者必兼气虚，而气虚渐重易致阳虚；阴虚者每兼见血虚，而血虚者也易致阴虚；气虚、阳虚则生化无力，可致血虚、阴虚；而血虚、阴虚则生化无源，无以化气，易致气虚、阳虚；气虚或血虚日久不愈，可致气血两亏；阴虚或阳虚日久不愈，可致阴阳俱虚；而热病后期或久病不愈，耗伤气阴，每致气阴两虚。故补气药和补阳药，补血药和补阴药，往往相辅而用。至于气血两亏、气阴两虚、阴阳俱虚的证候，又当气血双补、益气养阴或阴阳并补。

补虚药除有上述"补可扶弱"的功能外，还可配伍祛邪药，用于邪盛正衰或正气虚弱而病邪未尽的证候，以起到"扶正祛邪"的作用，达到邪去正复的目的；或与容易损伤正气的药物配伍应用以保护正气，顾护其虚。

使用补虚药时，应注意顾护脾胃，适当配伍健脾消食药，以促进运化，使补虚药能充分发挥作用。

补虚药作汤剂，宜适当久煎，使药味尽出。虚证一般病程较长，补虚药宜采用蜜丸、煎膏（膏滋）或其他现代新的便于保存、服用的剂型。用于挽救虚脱的药，还可制成速效制剂以备急需。

补虚药原为虚证而设，凡身体健康，并无虚弱表现者，不宜滥用，以免导致阴阳平衡失调，"误补益疾"。实邪方盛，正气未虚者，以驱邪为要，亦不宜用，以免"闭门留寇"。

第一节 补 气 药

本类药物性味多属甘温或甘平，以补益脏气为主要功效，其中主要是补脾气和补肺气。临床主要适用于：脾气虚证，症见食欲不振，脘腹虚胀，大便溏薄，体倦神疲，面色萎黄或㿠白，消瘦或一身虚浮，甚或脏器下垂，血失统摄，造血功能低下等；肺气虚证，症见气少不足以息，动则益甚，咳嗽无力，声音低怯，甚或喘促，体倦神疲，易出虚汗等。部分药物还能补心气、补肾气、补元气，可用于心气虚证，症见心悸怔忡，胸闷气短，活动后加剧，脉虚等；肾气虚证，症见尿频，或尿后余沥不尽，或遗尿，或小便失禁，或男子滑精早泄，女子带下清稀，甚或短气虚喘，呼多吸少，动则喘甚汗出等；元气虚极欲脱，症见气息短促，脉微欲绝者。

本类药物分别兼有养阴、生津、养血等不同功效，还可用治阴虚津亏证或血虚证，尤宜于气阴（津）两伤或气血俱虚之证。

人 参 Rénshēn

为五加科植物人参 *Panax ginseng* C. A. Mey. 的干燥根和根茎。以吉林为著名道地产区。野生者名"野山参"；栽培者称"园参"一般于栽培 6~7 年后，在秋季茎叶将枯萎时采挖。鲜参洗净后干燥者称"生晒参"；蒸制后干燥者称"红参"；加工断下的细根称"参须。"山参经晒干称"生晒山参"。切片或粉碎用。

【性味归经】甘、微苦，微温，归肺、脾、心、肾经。

【功效应用】

1. 大补元气——气虚欲脱证。本品力能大补元气，适用于因大汗、大吐、大泻、大失血或大病、久病所致元气虚极欲脱，气短神疲，脉微欲绝的危重证候，为拯危救脱要药。可单用，如独参汤。若气虚欲脱兼见冷汗淋漓，四肢逆冷等亡阳征象者，当与回阳救逆之附子配伍，如参附汤。若气虚欲脱兼见汗出身暖，渴喜冷饮，舌红干燥等亡阴征象者，则常与养阴生津、敛汗之麦冬、五味子相伍，如生脉散。

2. 补益脏气——脏气虚证。本品大补五脏之气，凡脏气虚证均可应用，尤为补益脾肺之要药。用治脾气虚衰倦怠乏力，食少便溏者，常与白术、茯苓配伍，如四君子汤。若脾气虚弱，不能统血，导致慢性失血者，本品又能补气以摄血，常与黄芪、白术等同用，如归脾汤。若脾气虚衰，不能生血，以致气血两虚者，可与白术、当归等同用，以补气生血。用于肺气虚之短气喘促，懒言声微等症，常与五味子、苏子等药配伍，如补肺汤。又因本品兼能补肾气，故又可用治肺肾两虚，肾不纳气之虚喘，常与蛤蚧或胡桃仁配伍，如人参蛤蚧散、人参胡桃汤。本品补益肾气之功尚可用于肾气不足所致的阳痿，可单用或与他药配伍同用。

3. 生津止渴——气虚津伤口渴及消渴证。本品既善补气，又能生津，可用于热病伤津耗气，气津两伤，口渴、脉大无力者，常与清热泻火之知母、石膏配伍，如白虎加人参汤。消渴一病，虽有在肺、脾（胃）肾的不同，但常常相互影响，其病理变化主要是阴虚与燥热，若见气阴两伤的情况，人参既能补益肺脾肾之气，又有生津止渴之效，故治消渴的方剂中亦较常用。

4. 安神益智——心神不安证。本品补益心气之功，并能安神益智，治疗心气虚之失眠多梦，健忘。常与养心安神之酸枣仁、柏子仁等同用，如天王补心丹。

此外，本品还常与解表药、攻下药等祛邪药配伍，用于气虚外感或里实热结而邪实正虚之证，有扶正祛邪之效。

【用法用量】水煎服 3~9g；挽救虚脱可用 15~30g。宜文火另煎分次兑服。研末吞服，每次 1~2g，日服 1~2 次。

【使用注意】不宜与藜芦同用。

【现代研究】本品含多种人参皂苷、挥发油、氨基酸、微量元素、有机酸、糖类、维生素等成分。有抗休克，强心，降低外周血管阻力和降压，抗缺氧，保护心肌，抗血栓形成，兴奋垂体肾上腺皮质系统，抗应激，提高免疫功能，增强造血功能，调节中枢神经系统兴奋过程和抑制过程的平衡，提高脑力劳动功能，促进学习记忆，抗疲劳，促进蛋白质、RNA、DNA 的合成，调节胆固醇代谢，降血脂、降低血糖等作用，有促性腺激素样作用。此外，尚有抗炎、抗过敏、抗利尿及抗肿瘤、抗溃疡、保肝、抗氧化等多种作用。人参的药理活性常因机体机能状态不同而呈双向作用。

西洋参 Xīyángshēn

为五加科植物西洋参 Panax quinquefolium L. 的干燥根。主产于美国、加拿大。中国北京、吉林、辽宁等地亦有栽培。秋季采挖生长 3~6 年的根。切片生用。

【性味归经】甘、微苦，凉。归肺、心、肾、脾经。

【功效应用】

1. 补气养阴——气阴两虚证。本品长于补肺气，兼能养肺阴、清肺热，适用于火热耗伤肺之气阴所致喘促气短，咳嗽痰少，或痰中带血之证。可单用，然更常与润肺清肺之玉竹、麦冬、川贝母等同用。本品亦能补心气、养心阴，适用于心之气阴两虚证，可与补心气之甘草，养心阴、清心热之麦冬、生地等配伍。其补肾气，兼益肾阴之功，亦可用于肾之气阴两虚之腰膝酸软，遗精滑精者，常与补肾益精之枸杞、沙苑子、山茱萸等品伍用。

本品功似人参有补益元气之功，然力稍逊，因其性寒，兼能清热养阴生津，故尤宜于热病或因大汗、吐泻或失血，耗伤元气阴津所致神疲乏力，气短息促，自汗热黏，心烦口渴，尿短赤涩，大便干结，舌燥，脉细数无力等气阴两脱证，常与麦冬、五味子等养阴生津，敛汗之品同用。

2. 清热生津——气虚津伤口渴及消渴。本品既能补气，又能养阴生津，兼能清热，对于热伤气津所致身热汗多，口渴心烦，体倦少气，脉虚数之症，较之药性偏温的人参更为适宜，常与清热养阴之西瓜翠衣、竹叶、麦冬等配伍，如清暑益气汤。临床亦用于消渴病气阴两伤之证，常与黄芪、山药、天花粉等药同用。

【用法用量】水煎服，3~6g，另煎兑服；入丸散每次 0.5~1g。

【使用注意】不宜与藜芦同用。

【现代研究】本品主含西洋参皂苷-R_1，多种人参皂苷，另含挥发性成分，树脂，亚油酸甲脂等多种脂肪酸、淀粉、糖类及氨基酸、无机盐、微量元素、胡萝卜苷等成分。有兴奋中枢、抗休克、抗缺氧、抗心肌缺血、抗心肌氧化、增加心肌收缩力、抗心律失常、增强免疫功能、抗疲劳、抗应激、镇静、催眠、抗惊厥、抗利尿、抗病毒作用，还有降血脂、抗脂质过氧化、降血糖、影响蛋白质代谢、抗突变及促生长等作用。

党参 Dǎngshēn

为桔梗科植物党参 Codonopsis pilosula（Franch.）Nannf.、素花党参 Codonopsis Pilosula Nannf. var. modesta（Nannf.）L. T. Shen 或川党参 Codonopsis tangshen Oliv. 的

根。主产于山西、陕西、甘肃。秋季采挖。切厚片，生用。

【性味归经】甘，平。归脾、肺经。

【功效应用】

1. 补脾肺气——脾肺气虚证。本品甘平，主归脾肺二经，善能补脾益肺。适用于中气不足的倦怠，食少等证，常与白术、茯苓等配伍；用治肺气亏虚的咳嗽气促，语声低弱等证，可与黄芪、蛤蚧等同用，以补肺定喘。临床常用以代替古方中的人参，治疗脾肺气虚的轻证。

2. 补血——气血两虚证。本品既能补气，又能补血，常用于气血两虚所致面色苍白或萎黄、乏力、头晕、心悸等证，每与益气补血之白术、当归等同用，以增其效。

3. 生津——气津两伤证。本品既能补气，又可生津。用于气津两伤之气短神疲口渴者，宜与麦冬、五味子等养阴生津之品同用。

此外，本品亦常与解表药、攻下药等祛邪药配伍，用于气虚外感或里实热结而气血亏虚等邪实正虚之证，以扶正祛邪。

【用法用量】水煎服，9～30g。

【使用注意】不宜与藜芦同用。

【现代研究】本品含甾醇、党参苷、党参多糖、党参内酯、生物碱、无机元素、氨基酸、微量元素等。有调节胃肠运动、抗溃疡、增强免疫功能、兴奋呼吸中枢、升高动物红细胞、血红蛋白、网织红细胞、延缓衰老、抗缺氧、抗辐射等作用。

黄 芪 Huángqí

为豆科植物蒙古黄芪 *Astragalus membranaceus*（Fisch.）Bge. var. *mongholicus*（Bge.）Hsiao 或膜荚黄芪 *Astragalus membranaceus*（Fisch.）Bge. 的根。主产于内蒙古、山西、黑龙江等地。春秋二季采挖。切片，生用或蜜炙用。

【性味归经】甘，微温。归脾、肺经。

【功效应用】

1. 补气升阳。①脾气虚证。本品甘温，功长补中益气，常用于脾虚气弱之倦怠乏力，食少便溏等证。因其兼能升阳举陷，故历代将其作为补脾举陷之要药，尤善治脾虚中气下陷之久泻脱肛，内脏下垂，常与补气升阳之人参、升麻、柴胡等配伍，如补中益气汤。本品还可补气以摄血，治脾虚不能统血之失血证，常与人参、白术等配伍，如归脾汤。本品又可补气升阳，促进津液的输布而收止渴之效，故还用治脾不布津之消渴，常与生津润燥之天花粉、葛根等品配伍，如玉液汤。②肺气虚证。本品入肺又能补益肺气，可用于肺气虚弱，咳喘日久，气短神疲者，常与紫菀、款冬花、杏仁等配伍。

2. 益卫固表——气虚自汗证。本品能补脾肺之气，益卫固表以止汗，用治气虚自汗，常与收敛止汗之牡蛎、麻黄根等配伍，如牡蛎散。若因卫气不固，表虚自汗而易感风邪者，宜与白术、防风配伍，以固表御邪，如玉屏风散。

3. 利尿消肿——气虚水肿。本品有补气利尿消肿之特长，对脾虚水停之浮肿尿少者，有标本兼顾之能，故亦为治气虚水肿之要药，常与健脾利水之白术、茯苓、防己等配伍，如防己黄芪汤。

4. 托毒排脓，养血生肌——血虚证及气血亏虚疮疡难溃或溃久难敛。本品又为常用的补气生血药，用治气不生血之面色萎黄，神倦脉虚者，常与当归配伍，如当归补血汤。本品功长补气生血，托毒生肌，故可用治痈疽气血亏损，不能托毒外达，疮形平塌，根盘散漫，难溃难腐者，常与补益气血、解毒排脓之人参、当归、穿山甲、白芷等配伍，如托里透脓散。若溃疡后期，毒势已去，因气血虚弱，脓水清稀，疮口难敛者，用本品气血双补，有生肌敛疮之效，常与人参、当归、肉桂等配伍，如十全大补汤。

此外，本品还有益气行血之功，常用于痹证及中风不遂等病而有气虚血瘀证者。治风寒湿痹，常与羌活、当归、姜黄等祛风湿、活血药配伍，如蠲痹汤。治中风后遗症，常与活血通络之当归、川芎、地龙等品配伍，如补阳还五汤。

【用法用量】水煎服，10～15g。大剂量可用至30～60g。益气补中宜蜜制用以增其功。

【现代研究】本品含苷类、多糖、黄酮、氨基酸、微量元素等。有促进机体代谢，兴奋呼吸，抗疲劳，促进血清和肝脏蛋白质的更新，促进造血功能，改善实验动物贫血现象，利尿，消除尿蛋白，升高低血糖，降低高血糖，增强机体免疫功能，抗病毒，使细胞生长和再生、寿命延长，保护肝、肾免受有害毒物的损伤，强心，扩张冠状动脉和外周血管，降压，抗血栓形成等作用，并能降血脂、抗氧化、抗缺氧、抗辐射、抗肿瘤、保肝、抗炎，还有雌激素样作用。

白　术　Báizhú

为菊科植物白术 *Atractylodes macrocephala* Koidz. 的干燥根茎。主产于浙江、湖北、湖南等地。以浙江于潜产者最佳，称为"于术"。冬季采收。切厚片，生用或土炒、麸炒用。

【性味归经】甘、苦，温。归脾、胃经。

【功效应用】

1. 补脾益气——脾气虚证。本品甘温，主入中焦，善能补气健脾，为"脾脏补气健脾第一要药"。对于脾虚气弱之气短神疲、食少便溏者，常与人参、茯苓等药同用，如四君子汤，若治脾虚湿滞，气机不畅见神疲肢乏、脘腹胀满、食少便溏者，则每常配伍人参、茯苓、砂仁等，如香砂六君子汤。用于脾胃虚寒，腹满泄泻，常与健脾温中之人参、干姜等配伍，如理中汤。若见脾虚食积气滞之脘腹胀满，不思饮食者，可与行气消积之枳实相伍，如枳术丸。此外，本品还可用于脾虚中气下陷、脾不统血及气血两虚等证，亦常作为黄芪、人参等药的辅助。

2. 燥湿利水——水湿内停证。本品味苦燥湿，既能补气健脾，又能燥湿利水，对脾虚水湿内停之痰饮、水肿、带下等证，有标本兼治之效。治脾虚中阳不振，痰饮内停者，宜与温阳化饮之桂枝、茯苓等配伍，如苓桂术甘汤。治脾虚水肿，宜与黄芪、防己、茯苓等健脾利水之品配伍，如防己黄芪汤。治脾虚湿浊下注，带下清稀者，宜与山药、苍术等健脾燥湿止带之品同用，如完带汤。

3. 固表止汗——气虚自汗证。本品功能补脾益卫，固表止汗，其功效与黄芪相似而力稍弱，对于卫气不固，表虚自汗者，可与黄芪、浮小麦同用。治卫表不固，自汗而易感风邪者，则与黄芪、防风同用，以扶正御邪，如玉屏风散。

4. 安胎——脾虚胎动不安。本品功能补脾益气以安胎，用于脾虚胎动不安，宜与人参、阿胶等补益气血之品配伍；兼内热者，可配清热安胎之黄芩、苎麻根；兼气滞者，可配理气安胎之砂仁、苏梗；兼肾虚者，可与补肾安胎之桑寄生、菟丝子、杜仲同用。

【用法用量】水煎服，6～12g。炒用可增强补气健脾止泻作用。

【使用注意】本品性偏温燥，热病伤津及阴虚燥渴者不宜。

【现代研究】本品含挥发油，油中主要有苍术酮、苍术醇、苍术醚、杜松脑、苍术内脂等，并含有果糖、菊糖、白术多糖，多种氨基酸及维生素 A 类成分等。有强壮作用，能促进小鼠体重增加，且可双向调节肠管活动，防治实验性胃溃疡，促进细胞免疫功能，提升白细胞。尚有利尿、保肝、利胆、降血糖、抗血凝、抗菌、抗肿瘤、镇静、抗诱变、延缓衰老等作用。

山　药　Shānyào

为薯蓣科植物薯蓣 *Dioscorea opposita* Thunb. 的根茎。以河南（怀庆府）为著名道地产区，故有"怀山药"之称。霜降后采挖。切厚片，生用或麸炒用。

【性味归经】甘，平。归脾、肺、肾经。

【功效应用】补气养阴，补脾肺肾。①脾虚证。本品药性平和，补而不滞，滋而不腻，既补脾气，又益脾阴。常用于脾气虚弱或气阴两虚之消瘦乏力，食少、便溏，每与补气之人参、白术配伍，如参苓白术散；若脾虚不运，湿浊下注之妇女带下，则常配伍人参、白术、苍术等，如完带汤。

②肺虚证。本品能补肺气，兼养肺阴，适用于肺虚咳喘。其补肺之力虽缓，但对肺脾气阴俱虚者，有补土生金之效。用治肺虚者，可与太子参、麦冬等补气养阴润肺等品配伍。对肺肾气阴两虚者，可与人参、代赭石、苏子等同用，以补肺肾、纳气定喘。

③肾虚证。本品补肾气，兼滋肾阴，略具收涩之性。适用于肾气虚之腰膝酸软，夜尿频多或遗尿，滑精早泄，女子带下清稀及肾阴虚之形体消瘦，腰膝酸软，遗精等证。历代补肾名方如补肾阳的肾气丸，补肾阴的六味地黄丸，温肾缩尿的缩泉丸等，皆配有本品。

④消渴。本品性平不燥，气阴双补，为治消渴之佳品。可单用亦常与补气生津之人参、太子参、麦冬等配伍；若兼燥热者，还需配伍清热润燥、生津止渴之天花粉、知母等，如玉液汤。

【用法用量】水煎服，15～30g。大剂量60～250g。麸炒可增强补脾止泻作用。

【现代研究】本品含薯蓣皂苷元、黏液质、胆碱、淀粉、糖蛋白、游离氨基酸、止权素、维生素 C、淀粉酶等。对实验动物脾虚模型有预防和治疗作用，具有双向调节离体肠管运动，增强小肠吸收功能，助消化，促进细胞免疫和体液免疫功能，并有降血糖、抗氧化、抗衰老等作用。

甘　草　Gāncǎo

为豆科植物甘草 *Glycyrrhiza uralensis* Fisch.、胀果甘草 *Glycyrrhiza inflata* Bat. 或光果甘草 *Glycyrrhiza glabra* L. 的根及根茎。主产于内蒙古、新疆、甘肃等地。春秋采挖，以秋采者为佳。切厚片，生用或蜜炙用。

【性味归经】甘，平。归心、肺、脾、胃经。

【功效应用】

1. 补心脾气。①心气不足证。本品甘平入心，功长补益心气，复脉宁心，主治心气不足所致脉结代，心动悸。可单用；若属气血两虚者，宜与补气养血之品配伍，如炙甘草汤以之与人参、阿胶、生地黄等品同用。②脾气虚证。本品补益脾气，作为辅助药能"助参芪成气虚之功"（《本草正》），故用于脾气虚弱，体倦乏力，食少便溏者，常与补脾益气之人参、白术等药配伍，如四君子汤。

2. 祛痰止咳——咳喘证。本品既能祛痰止咳，又略具平喘之功。可单用，但更常随证配伍用于寒热虚实多种咳喘证，不论外感内伤，有痰无痰均宜。

3. 缓急止痛——挛急痛证。本品味甘能缓，功长缓急止痛。对脾虚肝旺的脘腹挛急作痛，或阴血不足，肝失所养之四肢及胁肋挛急作痛，每与养血缓急止痛之白芍配伍，如芍药甘草汤。

4. 清热解毒——热毒疮疡，咽喉肿痛，药食中毒。本品生用药性微寒，能清解热毒，可用于多种热毒证。治热毒疮疡，可单用，更常与清热解毒之黄连、连翘等品配伍，如内疏黄连汤。治热毒所致的咽喉肿痛，宜与解毒利咽之玄参、桔梗、牛蒡子等配伍，如甘桔汤。本品对附子及多种毒物有一定的解毒作用，故在无其他解救措施时，可用于附子等多种药物所致中毒，或多种食物所致中毒。可单用煎汤服用，或与相应解毒药同用。

5. 调和药性。本品在许多方剂中通过解毒、缓急、矫正药味可发挥调和药性的作用。

【用法用量】水煎服，3～10g。生用性微寒，可清热解毒；蜜炙药性微温，并可增强补益心脾之气和润肺止咳作用。

【使用注意】不宜与京大戟、芫花、甘遂同用。本品有助湿壅气之弊，湿盛胀满、水肿者不宜用。大剂量久服可导致水钠潴留，引起浮肿。

【现代研究】本品主含三萜皂苷类，如甘草甜素等，黄酮类，另含生物碱、多糖、阿魏酸、甘草酸单胺及微量元素等成分。有抗心律失常、抗溃疡、抑制胃酸分泌作用，能缓解胃肠平滑肌痉挛，其解痉与镇痛的有效成分异甘草苷元和 FM_{100} 与芍药的有效成分芍药苷有协同作用；有明显的镇咳、祛痰作用，还有一定平喘作用；能保护发炎的咽喉和气管黏膜；对某些毒物有解毒作用；有类似肾上腺皮质激素样作用；还有抗菌、抗病毒、抗炎、抗过敏、抗利尿、降脂、保肝等作用。

第二节 补 阳 药

本类药多为甘温之品，主归肾经，以温补肾阳为主要功效，适用于肾阳虚衰诸证：症见形寒肢冷，腰膝酸软冷痛，头目眩晕，精神萎靡，面色白或黧黑，舌淡胖苔白，脉沉弱；或男子阳痿早泄、遗精、滑精，精冷不育，女子宫寒不孕，崩漏不止，带下清稀；遗尿、尿频，或脘腹冷痛、五更泄泻；或水肿、小便不利，腰以下为甚，按之凹陷不起；或短气喘咳；或头晕眼花、耳鸣耳聋、须发早白、筋骨痿软、小儿行迟、齿迟、囟门迟合等。部分药因兼有祛风湿、养肝明目、安胎、润肠通便等功效，还可用治风湿痹痛、目暗不明、胎动不安、肠燥便秘等证。

本类药性偏温燥，易助火伤阴，故阴虚火旺者不宜使用。

鹿 茸 Lùróng

为脊椎动物鹿科梅花鹿 *Cervus nippon* Temminck 或马鹿 *Cervus elaphus* Linnaeus. 等雄鹿头上尚未骨化而带茸毛的幼角。前者习称花鹿茸，主产于吉林、辽宁、河北等地；后者习称马鹿茸，主产于吉林、黑龙江、新疆等地。其他地区也有人工饲养。夏秋两季雄鹿长出的新角尚未骨化时，将角锯下或用刀砍下。切片（或块），研细粉用。

【性味归经】甘、咸，温。归肾、肝经。

【功效应用】

1. 补肾阳，益精血——肾阳不足，精血亏虚证。本品甘咸性温，禀纯阳之性，具生发之气，主入肾经，力能壮肾阳，益精血。用治肾阳虚，精血不足所致畏寒肢冷、腰膝酸痛、头晕耳鸣、阳痿早泄、宫冷不孕、小便频数等，可单用研末服；或与山药浸酒服；或与补益气血之人参、黄芪、当归等同用，如参茸固本丸。

2. 补肝肾，强筋骨——肝肾不足，筋骨痿弱证。本品功能补肝肾，强筋骨。用于肝肾虚损，筋骨痿软或小儿发育迟缓，齿迟、行迟、囟门闭合迟等，常与五加皮、熟地、山萸肉等补血强筋药同用，如加味地黄丸。

3. 固冲止带——冲任虚寒，崩漏带下。本品补肾阳，益精血而兼能固冲任，止带下。适用于冲任虚寒，崩漏不止，可与熟地黄、乌贼骨、川断等补血固冲止血药同用，如鹿茸散。若治白带过多，可配狗脊、白蔹，如白蔹丸。

4. 托疮毒——疮疡久溃不敛或阴疽内陷。本品补阳气、益精血以温补托毒。治疗疮疡久溃不敛，或阴疽疮肿内陷不起，常与黄芪、当归、肉桂等配伍，以温补气血，托毒生肌。

【用法用量】研末吞服，1~2g，或入丸、散。

【使用注意】服用本品宜从小量开始，缓缓增加，不可骤用大量，以免阳升风动，头晕目赤，或伤阴动血。凡外感热病，气血热盛或阴虚阳亢者均应忌用。

【现代研究】本品含氨基酸、蛋白质多肽类、脂类、糖类、甾体类化合物、无机盐等成分，氨基酸是主要药效成分之一。有性激素样作用，主要表现为雌激素样作用，能改善阳虚状态时能量代谢低下的病理变化，增强免疫，抗疲劳，抗衰老；能增强红细胞、血色素和网质红细胞的新生，升高白细胞，增强再生过程，促进伤口、骨折的愈合，有明显抗溃疡，强心作用，加快急性失血性低血压的恢复。

淫羊藿 Yínyánghuò

为小檗科植物淫羊藿 *Epimedium brevicornum* Maxim. 、箭叶淫羊藿 *Epimedium sagittatum* （Sieb. et Zucc.）Maxim. 、柔毛淫羊藿 *Epimedium pubescens* Maxim. 、朝鲜淫羊藿 *Epimedium koreanum* Maxim 的干燥叶。主产于陕西、辽宁、山西等地。切碎，生用或以羊脂油炙用。

【性味归经】甘、辛，温。归肾、肝经。

【功效应用】

1. 补肾壮阳——肾阳虚证。本品甘温燥烈，长于补肾壮阳，用治肾阳虚衰男子阳痿不育，女子宫寒不孕及尿频遗尿等证，可单用浸酒服；更常与肉苁蓉、巴戟天、杜仲等补肾壮阳药同用，如填精补髓丹。

2. 祛风湿，强筋骨——风寒湿痹，筋骨痿软，肢体麻木。本品辛温散寒，祛风除湿，入肝肾能强筋骨，可用于风湿痹痛，筋骨不健及肢体麻木等证，常与威灵仙、川芎、肉桂等同用，如仙灵脾散。

此外，现代用于肾阳虚之喘咳及妇女更年期高血压，有较好疗效。

【用法用量】水煎服，3～15g。

【使用注意】阴虚火旺者不宜服。

【现代研究】本品含黄酮类化合物，还含有木脂素，生物碱和挥发油等。有增强下丘脑—垂体—性腺轴及肾上腺皮质轴、胸腺轴等内分泌系统的分泌功能，影响"阳痿"模型小鼠 DNA 合成，并促进蛋白质的合成，调节细胞代谢，明显增强动物体重及耐冻时间，显著增强离体兔心冠脉流量，降压等作用。

杜 仲 Dùzhòng

为杜仲科植物杜仲 *Eucommia ulmoides* Oliv. 的树皮。主产于四川、贵州、湖北等地。4～6 月剥取。切块或丝，生用或盐水炒用。

【性味归经】甘，温。归肝、肾经。

【功效应用】

1. 补肝肾，强筋骨——肝肾不足，筋骨痿弱。本品甘温，功长补肝肾、强筋骨，为治肾虚腰痛，下肢痿弱之要药，常与胡桃肉、补骨脂同用，如青娥丸；若治风湿腰痛冷重，则与独活、寄生、细辛等同用，如独活寄生汤。此外，其补肾阳作用，亦可用于肾阳虚之阳痿、精冷不固、小便频数，与鹿茸、山萸肉、菟丝子等同用，如十补丸。

2. 安胎——胎动不安或滑胎。本品补肝肾固冲任以安胎，单用有效，然更常与其他补肾固胎之桑寄生、续断、阿胶、菟丝子等同用，如补肾安胎饮。

此外，近年来单用或配入复方治高血压病有较好效果。

【用法用量】水煎服，10～15g。炒用有利于有效成分煎出，故比生用效果好。

【使用注意】本品为温补之品，阴虚火旺者慎用。

【现代研究】本品含杜仲胶、杜仲苷、松脂醇二葡萄糖苷、桃叶珊瑚苷、鞣质、黄酮类化合物等。能增强机体的免疫功能，对细胞免疫显示双相调节作用；能使离体子宫自主收缩减弱，并拮抗子宫收缩剂而达解痉的作用，使收缩状态的子宫恢复正常；有镇静及镇痛作用；能舒张血管平滑肌，降低血压。

续 断 Xùduàn

为川续断科植物川续断 *Dipsacus asper* Wall. ex Henry 的干燥根。主产于四川、湖北、湖南等地。云南、陕西等地亦产。以四川、湖北产的质量较佳。秋季采挖。切片，生用。

【性味归经】甘、辛、苦，微温。归肝、肾经。

【功效应用】

1. 补肝肾，强筋骨——肝肾不足，筋骨痿弱。本品既能补肝肾，强筋骨，又有活血止痛之功。常用治肝肾不足，腰膝酸痛，可与补肝肾，强筋骨之杜仲、牛膝等配伍，如续断丹；若治肝肾不足兼寒湿痹痛者，可与祛风除湿、散寒止痛之防风、川乌等品配伍，如续断丸。此外，用于肾阳虚所致的阳痿不举、遗精遗尿等证，亦常配伍肉苁蓉、菟丝子、龙骨等。

2. 续折伤——跌打损伤，筋伤骨折。本品既善活血止痛，又能强壮筋骨，续筋疗伤。故为伤科常用药。用治跌打损伤，瘀血肿痛，筋伤骨折。常与活血疗伤之红花、穿山甲、苏木等配伍同用。

3. 止崩漏——崩漏胎漏。本品补肝肾，调冲任，止崩漏之功，可用于肝肾不足，崩漏下血，胎动不安等证。治崩中下血久不止者，可配伍侧柏炭、当归、艾叶等止血活血，温经养血之品；治胎漏下血，胎动不安，可以本品与桑寄生、阿胶等配伍，如寿胎丸。

【用法用量】水煎服，9~15g，或入丸、散。外用适量研末敷。崩漏下血宜炒用。

【现代研究】本品含三萜皂苷类、生物碱类、挥发油等。有提高小鼠耐缺氧能力，抗维生素 E 缺乏症的作用；有明显的促进骨损伤愈合的作用；对疮疡有镇痛、止血、促进组织再生的作用；有促进去卵巢小鼠子宫的生长发育作用。

肉苁蓉　Ròucóngróng

为列当科植物肉苁蓉 *Cistanche deserticola* Y. C. Ma 或管花肉苁蓉 *Cistanche tubulosa* (Schrenk) Wight 的带鳞叶的肉质茎。主产于内蒙古、甘肃、青海等地。春季苗未出土或刚出土时采挖。切厚片，生用或酒制用。

【性味归经】甘、咸，温。归肾、大肠经。

【功效应用】

1. 补肾阳，益精血——肾阳不足，精血亏虚证。本品味甘咸温润，为补肾阳，益精血之良药。用治肾阳亏虚，精血不足之阳痿早泄、宫冷不孕、腰膝酸痛、痿软无力者，多与补肾阳、益肾精之巴戟天、熟地黄、紫河车等配伍以增疗效。

2. 润肠通便——肠燥便秘。本品甘咸质润入大肠，可润肠通便，用于肠燥便秘，常与沉香、火麻仁同用，如润肠丸；尤宜于老人或病后肠燥便秘而精亏血虚，肾阳不足者，可与当归、牛膝等同用，如济川煎。

【用法用量】水煎服，10~15g。

【使用注意】本品能助阳、滑肠，故阴虚大旺，实热积滞及大便溏泻者不宜用。

【现代研究】本品含苯乙醇苷类、环烯醚萜类、木质素类、挥发性成分等。有促进睾丸生精功能，改善附睾的微环境，激活肾上腺、释放皮质激素的作用，可增强下丘脑—垂体—卵巢的促黄体功能；有延缓衰老，通便等作用。

补骨脂　Bǔgǔzhī

为豆科植物补骨脂 *Psoralea corylifolia* L. 的成熟果实。主产于陕西、河南、四川等地。秋季果实成熟时采收。生用或盐水炒用。

【性味归经】辛、苦，温。归肾、脾经。

【功效应用】

1. 补肾壮阳——肾虚阳痿，腰膝冷痛。本品苦辛温燥，善补命火，壮阳起痿，治肾虚阳痿，常与菟丝子、胡桃肉、沉香等同用，如补骨脂丸；治肾阳虚衰，风冷侵袭之腰膝冷痛等，可与杜仲、胡桃肉同用，如青娥丸。

2. 固精缩尿——肾虚遗精，遗尿，尿频。本品善补肾助阳，固精缩尿，适用于肾阳虚衰，固摄无权所致遗精、遗尿、尿频等，单用有效，亦常与菟丝子、山茱萸、覆盆子等补肾固精缩尿药配伍，以增其效。

3. 温脾止泻——脾肾阳虚，五更泄泻。本品能补肾暖脾以止泻，治脾肾虚寒，五更泄泻，每与肉豆蔻、吴茱萸、五味子同用，如四神丸。

4. 纳气平喘——肾不纳气，虚寒喘咳。本品补肾助阳，纳气平喘，适用于肾气虚寒，肾不纳气之虚喘，可配伍温肾纳气之附子、肉桂、沉香等，如黑锡丹。

此外，本品还可治疗白癜风，制成酊剂，外用。

【用法用量】水煎服，5～15g。外用适量。

【使用注意】本品性质温燥，能伤阴助火，故阴虚火旺及大便秘结者忌服。

【现代研究】本品含香豆素类、黄酮类及单萜酚类。有雌激素样作用，能增强阴道角化，增强子宫重量；具增强免疫和内分泌功能，抗衰老作用；对垂体后叶素引起的小鼠急性心肌缺血有明显的保护作用；对由组胺引起的气管收缩有明显扩张作用。此外，有致光敏作用，可使皮肤对紫外线照射敏感，易出现色素沉着。

菟丝子　Tùsīzǐ

为旋花科植物菟丝子 Cuscuta chinensis Lam. 的成熟种子。中国大部分地区均产。秋季果实成熟时采收。生用，或煮熟捣烂作饼用。

【性味归经】甘、辛，平。归肾、肝、脾经。

【功效应用】

1. 补肾固精缩尿——肾虚腰痛、阳痿遗精、尿频及宫冷不孕。本品甘平，为平补阴阳之品，功能补肾阳、益肾精以固精缩尿。治肾虚腰痛，古方以菟丝子、炒杜仲等分，合山药为丸；治阳痿遗精，与枸杞子、覆盆子、车前子等同用，如五子衍宗丸；治肾虚遗尿、尿频，与桑螵蛸、肉苁蓉、鹿茸等同用，如菟丝子丸。

2. 养肝明目——肝肾不足，目暗不明。本品滋补肝肾益精明目，用治肝肾亏虚，目昏目暗，视力下降者，常与熟地、枸杞子、车前子同用，如驻景丸。

3. 止泻——脾肾阳虚泄泻。本品能补脾肾止泻，治脾虚便溏，可与益气补脾之人参、白术、补骨脂同用；若治脾肾虚寒泄泻，则与补骨脂、巴戟天、五味子同用，如脾肾双补丸。

4. 安胎——肾虚胎动不安。本品能补肾安胎，治肾虚胎动不安、滑胎，常与续断、桑寄生、阿胶等补肾养血安胎药同用，如寿胎丸。

【用法用量】水煎服，10～15g。外用适量。

【现代研究】本品含黄酮类、糖苷、甾体类、萜类、生物碱类、木脂素类、氨基酸及微量元素等成分。可增强机体免疫功能；对小鼠"阳虚"模型有治疗作用；能促进

206

卵泡发育；能延缓大鼠半乳糖性白内障的发展；对心肌缺血具有明显的预防和治疗作用，并有增加冠脉流量、强心，抗衰老等作用。

蛤　蚧　Géjiè

为脊椎动物壁虎科动物蛤蚧 *Gekko gecko* L. 除去内脏的干燥体。主产于广西，广东、云南等省亦产。全年均可捕捉。切块，黄酒浸润后烘干用。

【性味归经】咸，平。归肺、肾经。

【功效应用】

1. 补肺益肾，纳气定喘——肺肾亏虚之喘咳。本品长于补肺肾、定喘咳，为治多种虚证喘咳之佳品。治虚劳咳嗽，可与贝母、紫菀、杏仁等同用，如蛤蚧丸；若治肺肾虚喘，则与人参、川贝、杏仁等同用，如人参蛤蚧散。

2. 助阳益精——肾虚阳痿。本品质润不燥，功能补肾阳，益精血。适用于肾阳不足，精血亏虚所致的阳痿，早泄精薄等证，可单用浸酒服；或与益智仁、巴戟天、补骨脂等同用，如养真丹。

【用法用量】水煎服，5~10g；研末服，每次1~2g，每日3次；亦可入丸、酒剂。

【使用注意】风寒或实热咳喘忌服。

【现代研究】本品含蛋白质、脂肪、丰富的微量元素和氨基酸以及胆固醇、硫酸钙等。能使雄性小鼠睾丸增重，表现出雄性激素样作用，可使动物阴道开放时间提前，认为具有双向性激素作用；能增强机体免疫功能；尚能抗高温、耐低温及耐缺氧。

第三节　补　血　药

本类药物多为甘温或甘平滋润之品，味甘能补，以补血为主要功效，适用于血虚证，症见面色苍白无华或萎黄，眩晕耳鸣，心悸怔忡，失眠健忘，或月经愆期、量少色淡，甚至经闭，舌质较淡，脉细或细数无力等。部分药物尚分别兼有滋肾、益精、润肺等功效，还可用治肝肾阴虚证，精血亏虚证，阴虚肺燥证等。

部分补血药滋腻碍脾，故湿滞脾胃；脘腹胀满，食少便溏者应慎用。必要时，可配伍健脾消食药，以助运化。

当　归　Dāngguī

为伞形科植物当归 *Angelica sinensis*（Oliv）Diels. 的根。主产于甘肃省东南部的岷县（秦州），产量多，质量好。秋末采挖。切片，生用或酒炒用。

【性味归经】甘、辛，温。归肝、心、脾经。

【功效应用】

1. 补血——血虚证。本品甘温质润，长于补血，为补血之圣药，可用于血虚诸证，常与熟地黄、白芍、川芎配伍，如四物汤；若气血两虚，常配黄芪、人参以补气生血，如当归补血汤，人参养荣汤。

2. 调经——血虚血瘀之月经不调、经闭、痛经等。本品甘补温通，既能补血活血，又善调经止痛，常用于妇女月经不调、经闭、痛经等证，与补血调经之熟地黄、白芍、川芎配伍，如妇科调经的基础方四物汤，并可随证配伍：兼气虚者，可配人参、黄芪；兼气滞者，可配香附、延胡索；兼血热者，可配黄芩、黄连，或牡丹皮、地骨皮；若血瘀经闭不通者，可配桃仁、红花；血虚寒滞者，可配阿胶、艾叶等。

3. 活血止痛——虚寒性腹痛、跌打损伤、痈疽疮疡、风寒痹痛等。本品辛行温通，为活血止痛佳品，因其又能补血，故随证配伍可用于血虚血瘀及寒凝所致多种痛证。治疗血虚血瘀寒凝之腹痛，配桂枝、芍药、生姜等同用，如当归生姜羊肉汤、当归建中汤；治疗跌打损伤瘀血作痛，与乳香、没药、红花等同用，如复元活血汤、活络效灵丹；治疗疮疡初起肿胀疼痛，与天花粉、金银花、浙贝母等解毒消痈药同用，以活血消肿止痛，如仙方活命饮；治疗痈疽溃后不敛，与黄芪、人参、肉桂等同用，以补血生肌，如十全大补汤；若风寒痹痛、肢体麻木，常与羌活、防风、黄芪等同用，如蠲痹汤。

现代用于冠心病心绞痛及血栓闭塞性脉管炎有一定疗效。

4. 润肠通便——血虚肠燥便秘。本品质润补血以润肠通便，用治血虚肠燥便秘，可与肉苁蓉、牛膝、升麻等同用，如济川煎。

【用法用量】水煎服，5～15g。

【使用注意】湿盛中满、大便泄泻者忌用。

【现代研究】本品含挥发油，阿魏酸，当归多糖，多种氨基酸，维生素 A、B_{12}，以及多种微量元素等。能促进血红蛋白及红细胞的生成，促进骨髓造血功能，有免疫增强作用；对子宫平滑肌有双向调节作用；有显著扩张冠脉、抗心肌缺血、抗心律失常、扩张血管、抗血栓、降血脂、保肝、镇痛、镇静、平喘、抗肿瘤、抗菌等作用。

熟地黄 Shúdìhuáng

为玄参科植物地黄 *Rehmannia glutinosa* Iibosch. 的块根，经加工炮制而成。切片用。

【性味归经】甘，微温。归肝、肾经。

【功效应用】

1. 补血——血虚诸证。本品甘温质润，为养血补虚之要药。治疗血虚萎黄，眩晕，心悸失眠及月经不调、崩中漏下等，常与当归、白芍、川芎同用，如四物汤。

2. 养阴——肝肾阴虚证。本品甘润，入肝、肾经，善滋肾养肝，常用于肝肾阴虚，腰膝酸软、遗精、盗汗、耳鸣、耳聋及消渴等，每与山药、山茱萸等同用，如六味地黄丸；若阴虚火旺，骨蒸潮热，遗精者，可与知母、黄柏等同用，如知柏地黄丸。

3. 填精益髓——肾精亏虚证。本品又善补肾益精，可用于精血亏虚，须发早白，常与何首乌、牛膝、菟丝子等配伍，如七宝美髯丹；若治肝肾不足，五迟五软，可配龟甲、锁阳、狗脊等，以补精益髓、强筋健骨，如虎潜丸。

【用法用量】水煎服，9～15g。

【使用注意】本品滋腻，易妨碍消化，故脾胃虚弱、中满便溏、气滞痰多者慎用。

【现代研究】本品含梓醇、地黄素、甘露醇、维生素 A 类物质、糖类及氨基酸等。能促进红细胞、血红蛋白的恢复；有强心作用，对衰弱的心脏更为显著；能改善脑血流量；有抗甲状腺机能亢进、降血压、降低胆固醇、利尿、抗炎、镇静、降血糖、止血作用。

白　芍　Báisháo

为毛茛科植物芍药 *Raeonia lactiflora* Pall. 的根。主产于浙江、安徽、四川等地。夏秋季采挖。切片，生用或炒用。

【性味归经】甘、苦、酸，微寒。归肝、脾经。

【功效应用】

1. 养血敛阴——血虚证。本品味酸，功长补益阴血，用治肝血亏虚，面色苍白，眩晕心悸，或月经不调，崩中漏下等，常与熟地、当归等同用，如四物汤；若血虚有热，月经不调，可配伍黄芩、黄柏、续断等，如保阴煎；若崩漏，可与阿胶、艾叶等同用。

2. 柔肝止痛——肝脾不和之胸胁脘腹疼痛或四肢挛急疼痛。本品酸敛肝阴，养血柔肝而缓急止痛，治疗血虚肝郁，胁肋疼痛，常配柴胡、当归、白芍等，如逍遥散；治疗脾虚肝旺，腹痛泄泻，与白术、防风、陈皮同用，如痛泻药方；若用治阴血虚筋脉失养而致四肢挛急作痛者，常配甘草缓急止痛，如芍药甘草汤。

3. 平抑肝阳——肝阳上亢证。本品养血敛阴、平抑肝阳，常用于肝阳上亢之头痛眩晕，可配伍牛膝、代赭石、牡蛎等，如镇肝息风汤。

此外，本品敛阴，有止汗之功。治阴虚盗汗，宜与知母、龙骨等滋阴敛汗之品同用；治外感风寒，营卫失和而自汗者，本品常与桂枝配伍，共收调和营卫之效，如桂枝汤。

【用法用量】水煎服，6～15g。

【使用注意】不宜与藜芦同用。

【现代研究】本品含芍药苷、苯甲酰芍药苷、芍药内酯苷，还含苯甲酸、牡丹酚、鞣质等。能调节机体的免疫功能；有明显镇痛、解除肠管痉挛、调节子宫平滑肌作用，有抗炎、预防应激性胃溃疡、扩张冠状动脉、降血压作用。此外，还有保肝、解毒、抗肿瘤、抗诱变、抗菌等作用。

阿　胶　Éjiāo

为马科动物驴 *Equus asinus* L. 的去毛之皮经熬制而成的固体胶，古时以产于山东省东阿县而得名。以山东、浙江、江苏等地产量较多。以原胶块用，或炒成阿胶珠用。

【性味归经】甘，平。归肺、肝、肾经。

【功效应用】

1. 补血——血虚证。本品甘平质润，为补血要药，常用治血虚诸证，可单用；亦常与熟地、当归、芍药等补血药同用，如阿胶四物汤。

2. 止血——出血证。本品亦为止血佳品，适用于吐血、衄血、咯血、尿血、便血、妇人崩漏及妊娠胎漏下血等多种出血证，可单用或与其他止血药配伍。如治阴虚血热吐衄，常配伍蒲黄、生地黄等药；治咳血，配人参、天冬、白及等，如阿胶散；治血虚血寒妇人崩漏下血等，可与熟地、当归、芍药等同用，如胶艾汤。

3. 滋阴润燥。①肺阴虚证。本品滋阴润肺，常用于肺热阴虚，燥咳痰少，咽喉干燥，痰中带血者，可与马兜铃、牛蒡子、杏仁等同用，如补肺阿胶汤；用治燥邪伤肺，干咳无痰，心烦口渴，鼻燥咽干等，则与桑叶、杏仁、麦冬等同用，如清燥救肺汤。②肾阴虚证。本品养阴以滋肾水，适用于热病伤阴，肾水亏而心火亢，心烦不得眠，常与黄连、白芍等同用，如黄连阿胶汤；用治温热病后期，真阴欲竭，阴虚风动，手足瘈疭者，则与龟甲、白芍、鸡子黄等同用，以滋阴养液，柔肝息风，如大定风珠。

【用法用量】水煎服，5～15g。入汤剂宜烊化冲服。

【使用注意】本品黏腻，有碍消化，脾胃虚弱者慎用。

【现代研究】本品主含胶原蛋白及其水解产生的多种氨基酸，并含钙、铁、锌等多种元素。能提高红细胞数和血红蛋白，促进造血功能；有显著的缩短家兔凝血时间作用；能增加体内钙的摄入量，并改善钙的平衡；此外，还有抗辐射、抗休克、抗疲劳、提高免疫、利尿等作用。

何首乌　Héshǒuwū

为蓼科植物何首乌 *Polygonum multiflorum* Thunb. 的块根。主产于湖北、贵州、四川等地。秋季采挖。切厚片，生用或蒸制为制首乌用。

【性味归经】苦、甘、涩，微温。归心、肝、肾经。

【功效应用】

1. 补益精血——精血亏虚证。制首乌功善补肝肾、益精血、乌须发，常用于血虚证及肝肾精血亏虚证。治血虚萎黄，失眠健忘，常与熟地黄、当归、酸枣仁等同用；若治精血亏虚，腰酸脚弱、头晕眼花、须发早白者，可与当归、枸杞子、菟丝子等同用，如七宝美髯丹。

2. 解毒——痈疽、瘰疬。本品生用功能解毒以消痈散结，用于痈疮肿毒，内服外用均可，单用或与金银花、连翘等清热解毒之品同用；治瘰疬，可配伍清热散结之夏枯草、土贝母等。亦可治遍身疮肿痒痛，与防风、苦参、薄荷同用煎汤洗。

3. 截疟——久疟。本品功能截疟，用于疟疾日久，气血虚弱，可与人参、当归、陈皮同用，如何人饮。

4. 润肠通便——肠燥便秘。本品既补精血，又能润肠通便，用治精血亏虚，肠燥便秘，可与肉苁蓉、当归、火麻仁等同用。

【用法用量】水煎服，6～15g。补益精血宜制用，截疟、解毒、润肠通便宜生用。

【使用注意】生用滑肠，大便溏薄者不宜。

【现代研究】本品含蒽醌类化合物，主要成分为大黄酚和大黄素，还含卵磷脂、粗脂肪等。有增强免疫、延缓衰老、降血脂、保肝、促进肠管蠕动而呈泻下等作用。

第四节　补　阴　药

补阴药大多为甘寒质润之品，以滋养阴液为主要功效，适用于热病伤阴及久病脏腑阴亏液耗之阴虚证，其临床表现因伤及脏腑不同而异：肺阴虚症见干咳少痰、咯血、虚热或声音嘶哑等；胃阴虚症见口干咽燥，胃脘隐痛、干呕呃逆、大便燥结等；肝肾阴虚症见头晕耳鸣、两目干涩、腰膝酸软、手足心热、遗精盗汗等；心阴虚症见心悸心烦，失眠多梦，头晕健忘，潮热，盗汗等。补阴药各有专长，可据证选用。部分药因兼有清热作用，可用于里热证。

本类药大多有一定滋腻性，脾胃虚弱，痰湿内阻，腹满便溏者慎用。

南 沙 参　Nánshāshēn

为桔梗科植物轮叶沙参 *Adenophora tetraphylla*（Thunb.）Fisch. 或杏叶沙参 *Adenophora. Stricta* Miq. 的根。主产于安徽、江苏、浙江等地。春秋二季采挖。切片或短段生用。

【性味归经】甘，微寒。归肺、胃经。

【功效应用】

1. 养阴清肺，祛痰——肺阴虚证。本品甘润而微寒，能补肺阴、润肺燥，兼能清肺祛痰。适用于阴虚肺燥有热之干咳痰少、咳血或咽干音哑等，可与养阴润肺之天冬、川贝母、阿胶等同用；对于秋感燥气，温燥犯肺所致干咳少痰兼身热、微恶风者，则与桑叶、苦杏仁、浙贝母等清宣润燥、止咳化痰之品配伍，如桑杏汤。

2. 益胃生津——胃阴虚证。本品又能养胃阴，生津止渴，并清胃热。适用于胃阴虚有热之口燥咽干、大便秘结、舌红少津及饥不欲食、呕吐等证，常与玉竹、麦冬、生地等养胃阴、清胃热之品配伍，如益胃汤。

此外，本品略能补益脾肺之气，可用于热病后期，气阴两虚而余热未清不受温补者。

【用法用量】水煎服，9～15g。

【使用注意】不宜与藜芦同用。

【现代研究】轮叶沙参含三萜类皂苷、黄酮类化合物、多种萜类和烃类混合物、蒲公英萜酮、β-谷甾醇、胡萝卜苷、饱和脂肪酸、沙参酸甲酯和沙参醇。杏叶沙参含呋喃香豆精类。杏叶沙参具有调节免疫平衡的功能；轮叶沙参有祛痰作用；此外，有强心、抗真菌作用。

北 沙 参　Běishāshēn

为伞形科植物珊瑚菜 *Glehnia littoralis* Fr. Schmidt ex Miq. 的根。主产于山东、江苏、福建等地亦产。夏秋两季采挖。切片，生用。

【性味归经】甘、微苦，微寒。归肺、胃经。

【功效应用】

1. 养阴清肺——肺阴虚证。本品甘寒清润，能补肺阴，兼能清肺热，常用于阴虚肺燥有热之干咳少痰、咳血或咽干音哑等证，常与麦冬、南沙参、杏仁等养阴润肺、清肺止咳药同用。

2. 益胃生津——胃阴虚证。本品能补胃阴，生津止渴，兼清胃热，常用于胃阴虚有热之口干多饮、饥不欲食、大便干结、舌苔光剥或舌红少津及胃痛、胃胀、干呕等证，可与养阴生津之石斛、玉竹等品同用。

【用法用量】水煎服，5～12g。

【使用注意】不宜与藜芦同用。

211

【现代研究】本品含生物碱、淀粉、多糖、多种香豆素类成分。有降温和镇痛作用；对免疫功能有抑制作用；对植物血凝素（PHA）诱导的正常人血淋巴细胞的增生有抑制作用；能提高人体肺癌细胞增值指数抑制率。

百 合 Bǎihé

为百合科植物卷丹 *Lilium lancifolium* Thunb.、百合 *Lilium brownii* F. E. Brown var. *viridulum* Baker 或细叶百合 *Lilium. pumilum* DC. 的肉质鳞叶。中国各地均产。以湖南、浙江产者为多。秋季采挖。生用或蜜炙用。

【性味归经】甘，微寒。归肺、心、胃经。

【功效应用】

1. 养阴润肺——肺阴虚证。本品甘微寒，能养阴润肺，兼清肺热，略有化痰止咳之功，且性质平和，常用于阴虚肺燥有热之干咳少痰、咳血或咽干音哑等，可与生地、桔梗、川贝母等清肺润燥药同用，如百合固金汤。

2. 清心安神——心神不安证。本品能滋养心阴，清心安神，用治阴虚内热之虚烦惊悸、失眠多梦，可与清心、安神之麦冬、酸枣仁、丹参等同用。若用治心肺阴虚内热之百合病，症见神志恍惚，情绪不能自主，心烦、小便赤者，常与生地黄、知母等养阴清热之品同用，如百合地黄汤、百合知母汤。

此外，本品还能养胃阴、清胃热，胃阴虚有热之胃脘疼痛亦可选用。

【用法用量】水煎服，6～12g。蜜炙可增加润肺作用。

【现代研究】本品含生物碱、多糖、磷脂、皂苷、氨基酸和微量元素等。有止咳、祛痰、强壮、镇静、抗过敏、耐缺氧作用；还可防止环磷酰胺所致白细胞减少症。

麦 冬 Màidōng

为百合科植物麦冬 *Ophiopogon japonicus*（Thunb.）Ker－Gawl. 的块根。主产于四川、浙江、江苏等地。夏季采挖。切片，生用。

【性味归经】甘、微苦，微寒。归胃、肺、心经。

【功效应用】

1. 养阴润肺——肺阴虚证。本品甘润，微寒，善养肺阴，润肺燥，清肺热，常用于阴虚肺燥有热的鼻燥咽干，干咳痰少、咳血，咽痛音哑等，可与阿胶、桑叶、枇杷叶等同用，如清燥救肺汤。

2. 益胃生津——胃阴虚证。本品甘润，性偏苦寒，长于养胃阴，生津液，兼清胃热。常用于胃阴虚有热之舌干口渴，胃脘疼痛，饥不欲食，呕逆，大便干结及消渴等，可与生地、玉竹、沙参等养阴药同用。若治热邪伤津之便秘，与生地、玄参同用，如增液汤。

3. 清心除烦——心阴虚及邪热扰心证。本品入心经，能养心阴，清心热，用治心阴虚有热之心烦、失眠多梦、健忘、心悸怔忡等，常与生地黄、酸枣仁、柏子仁等养阴、安神之品配伍，如天王补心丹。若热扰心营，神烦少寐者，宜与清营凉血之黄连、生地、玄参等品配伍，如清营汤。

【用法用量】水煎服，6～12g。

【现代研究】本品含皂苷类、黄酮类、多糖、挥发油和微量元素等成分。能提高免疫功能及耐缺氧能力，增加冠脉流量，对心肌缺血有明显保护作用，并能抗心律失常及改善心肌收缩力；还有一定降血糖、镇静和抗菌作用。

天 冬 Tiāndōng

为百合科植物天冬 *Asparagus cochinchinensis*（Lour.）Merr. 的块根。主产于贵州、四川、广西等地。秋冬二季采挖。切片或段，生用。

【性味归经】甘、苦，寒。归肺、肾、胃经。

【功效应用】

1. 养阴润肺——肺阴虚证。本品甘润苦寒之性较强，功能养肺阴，清肺热，适用于阴虚肺燥有热之干咳痰少、咳血、咽痛音哑等，常与麦冬、沙参、川贝母等药同用。

2. 滋肾降火——肾阴虚证。本品能滋肾阴，兼降虚火，可用于肾阴亏虚之眩晕、耳鸣、腰膝酸痛及阴虚火旺之骨蒸潮热，内热消渴等证，常与滋阴降火之生地黄、麦冬、知母等品同用。

3. 益胃生津——胃阴虚及热病津伤证。本品甘寒入胃，又能益胃生津，兼清胃热，可用于热伤胃津口渴及肠燥便秘证，常与养阴生津之生地黄、麦冬等品同用。

【用法用量】水煎服，6~12g。

【使用注意】本品甘寒滋腻之性较强，脾虚泄泻、痰湿内盛者忌用。

【现代研究】本品含天门冬酰胺、多种氨基酸、甾体皂苷、多糖、蛋白质等。有一定平喘镇咳祛痰作用；可使外周血管扩张、血压下降、心收缩力增强、心率减慢和尿量增加；有增强免疫功能、抗细胞突变、抑制肿瘤细胞增殖及抗菌作用。

石 斛 Shíhú

为兰科植物金钗石斛 *Dendrobium nobile* Lindl.、鼓槌石斛 *Dendrobium chrysotoxum* Lindl. 或流苏石斛 *Dendrobium drobium fimbriatum* Hook. 的栽培品及其同属植物近似种的新鲜或干燥茎。主产于四川、云南、贵州等地。全年均可采收，以秋季采挖较宜。切段，生用。

【性味归经】甘，微寒。归胃、肾经。

【功效应用】

1. 益胃生津——胃阴虚及热病伤津证。本品甘寒，长于养胃阴，生津液，兼清胃热。常用于胃阴虚之胃脘疼痛、牙龈肿痛、口舌生疮及热病伤津之烦渴、舌干苔黑等证，可与清热养阴生津之天花粉、生地黄、麦冬等品同用。

2. 滋阴清热——肾阴虚证。本品入肾经，能滋肾阴，降虚火，常用于肾阴亏虚之目暗不明、筋骨痿软及阴虚火旺，骨蒸潮热等证。用治肾阴亏虚，目暗不明者，常与补肝肾、明目之枸杞子、熟地黄、菟丝子等同用，如石斛夜光丸。对于肾阴亏虚，筋骨痿软者，常与杜仲、牛膝等补肝肾、强筋骨之品同用。若治阴虚火旺，骨蒸潮热者，宜与生地黄、黄柏、知母等滋肾阴、退虚热之品同用。

【用法用量】水煎服，6~12g。鲜用，15~30g。

【现代研究】本品含石斛碱、石斛胺、石斛次胺、石斛星碱、石斛因碱等生物碱，及黏液质、淀粉等。能促进胃液的分泌；可提高小鼠巨噬细胞吞噬作用；对半乳糖性白内障不仅有延缓作用，而且有一定的治疗作用；尚有一定的镇痛解热作用。

玉　竹　Yùzhú

为百合科植物玉竹 *Polygonatum odoratum* （Mill.） Druce 的根茎。主产于湖南、河南、江苏等地。秋季采挖。切厚片或段用，生用。

【性味归经】甘，微寒。归肺、胃经。

【功效应用】

1. 养阴润燥——①肺阴虚证。本品甘润微寒，人肺经能养肺阴，润肺燥。常用于阴虚肺燥有热的干咳少痰、咳血、声音嘶哑等，可与沙参、麦冬、桑叶等同用，如沙参麦冬汤。又因本品滋阴而不碍邪，治阴虚之感受风温及冬温咳嗽，咽干痰结等，与疏散风热之薄荷、淡豆豉等品同用，使发汗而不伤阴，滋阴而不留邪，如加减葳蕤汤。②胃阴虚证。本品入胃经，又能养胃阴，常用于胃阴不足，口干舌燥，食欲不振，可与石斛、麦冬、沙参等同用。

2. 生津止渴。本品甘润，有生津止渴之效，常用于热病津伤及消渴等证，可与知母、天花粉、麦冬等品同用，以清热养阴生津止渴。

此外，本品还能养心阴，可用于心阴虚证。

【用法用量】水煎服，6～12g。

【现代研究】本品含多糖类、甾体皂苷、黄酮类、微量元素、氨基酸等。有增强免疫功能、抑制结核杆菌生长、降血糖、降血脂、使外周血管和冠脉扩张、延长耐缺氧时间、强心、抗氧化、抗衰老等作用。

枸杞子　Gǒuqǐzǐ

为茄科植物宁夏枸杞 *Lycium barbarum* L. 的成熟果实。主产于宁夏、甘肃、新疆等地。夏秋二季果实呈橙红色时采收。生用。

【性味归经】甘，平。归肝、肾经。

【功效应用】滋补肝肾，益精明目——肝肾阴虚及精血亏虚证。本品甘润平和，主入肝肾，能养肝肾之阴，补益精血，且有明目之效。常用于肝肾阴虚，潮热盗汗、消渴及精血亏虚之腰膝酸软、头晕耳鸣、遗精早泄、须发早白、视力减退、内障目昏、牙齿松动等证，可单用，或与补肝肾，益精补血之熟地、山茱萸、菟丝子、何首乌等药配伍，以益其功。

此外，本品兼有润肺之功，用于阴虚劳嗽，可配伍养阴润肺之知母、麦冬、川贝母等。

【用法用量】水煎服，6～12g。

【现代研究】本品含甜菜碱、多糖、粗脂肪、粗蛋白、亚油酸、多种维生素、微量元素及氨基酸等。对免疫有促进与调节作用；可提高血睾酮水平，起强壮作用；对造血功能有促进作用；还有抗衰老、抗突变、抗肿瘤、降血脂、保肝及抗脂肪肝、降血糖、降血压等作用。

女贞子 Nǚzhēnzǐ

为木犀科植物女贞 *Ligustrum lucidum* Ait. 的成熟果实。主产于浙江、江苏、湖南等地。冬季果实成熟时采收。生用或酒制用。

【性味归经】甘、苦，凉。归肝、肾经。

【功效应用】滋补肝肾，明目乌发——肝肾阴虚证。本品甘凉，主入肝肾，善能补肝肾之阴，有明目乌发之效，适用于肝肾阴虚所致的腰膝酸软、遗精、眩晕耳鸣、失眠多梦、目暗不明、视力减退、须发早白及消渴等证，常与墨旱莲配伍，如二至丸。若用治阴虚内热之潮热、心烦者，则与生地、知母、地骨皮等同用，以养阴、清退虚热。

【用法用量】水煎服，6~12g。因主要成分齐墩果酸不易溶于水，故以入丸剂为佳。

【使用注意】本品寒滑，故脾胃虚寒，大便溏泄者慎用。

【现代研究】本品含齐墩果酸、熊果酸、甘露醇、葡萄糖、棕榈酸、油酸、亚油酸等。可增强及调节免疫功能；对化疗和放疗所致的白细胞减少有升高作用；可降低胆固醇，有预防和消减动脉粥样硬化斑块和减轻斑块厚度的作用；有抗衰老、保肝、强心、降血糖、缓泻、抗菌、抗肿瘤作用。

龟 甲 Guījiǎ

为龟科动物乌龟 *Chinemys reevesii*（Gray）的腹甲及背甲。主产于浙江、湖北、湖南等的。全年均可捕捉。生用或醋淬用。

【性味归经】甘、咸，寒。归肾、肝、心经。

【功效应用】

1. 滋阴潜阳——肝肾阴虚及阴虚阳亢、内热、风动证。本品甘咸性寒，长于滋肾阴、养肝阴，适用于肝肾阴虚之腰膝酸软、头晕耳鸣等以及阴虚所致阳亢、内热、风动证。对阴虚阳亢头目眩晕者，本品有滋阴潜阳之效，常与天冬、白芍、牡蛎等品同用，如镇肝息风汤；用治阴虚内热，骨蒸潮热，盗汗遗精者，本品滋阴以退虚热，常与滋阴降火之熟地、知母、黄柏等品同用，如大补阴丸；若治阴虚风动，神倦瘈疭者，宜与阿胶、鳖甲、生地等配伍，如大定风珠。

2. 益肾强骨——肾虚骨痿，囟门不合。本品长于滋肾养肝，强壮筋骨，常用于肾虚之筋骨不健，腰膝酸软，步履乏力及小儿囟门不合等证，可与熟地黄、知母、锁阳等品同用，如虎潜丸。

3. 养血补心——血虚惊悸、失眠、健忘。本品又可养血补心，适用于阴血不足，心肾失养之惊悸、失眠、健忘，常与石菖蒲、远志、龙骨等品同用，如孔圣枕中丹。

4. 固经止崩——崩漏，月经过多。本品还能固经止血。因其长于滋养肝肾，性偏寒凉，故尤宜于阴虚血热，冲任不固之崩漏、月经过多，常与生地黄、黄芩、地榆等滋阴清热、凉血止血之品同用。

【用法用量】水煎服，15~30g。宜打碎先煎。

【现代研究】本品含动物胶、角蛋白、脂肪、骨胶原、18种氨基酸及多种微量元素。龟上甲与下甲所含成分相似。能改善动物"阴虚"证病理动物机能状态，使之恢复正常；增强免疫功能；对离体和在体子宫均有兴奋作用；有解热、补血、镇静作用；

尚有抗凝血、增加冠脉流量和提高耐缺氧能力等作用；龟甲胶有一定提升白细胞数的作用。

鳖 甲 Biējiǎ

为鳖科动物鳖 *Trionyx sinensis* Wiegmann 的背甲。主产于湖北、湖南、江苏等地。全年均可捕捉。生用或醋淬用。

【性味归经】甘、咸，寒。归肝、肾经。

【功效应用】

1. 滋阴潜阳，退热除蒸——肝肾阴虚及阴虚阳亢、内热、动风证。本品亦能滋补肝肾之阴，并有潜阳、退虚热之功，适用于肝肾阴虚所致阴虚内热、阳亢、风动诸证。对阴虚内热证，本品滋养之力不及龟甲，但退虚热之力尤著，故尤为临床多用。治疗温病后期，阴液耗伤，夜热早凉，热退无汗者，常与丹皮、生地、青蒿等品同用，如青蒿鳖甲汤；对于阴虚骨蒸潮热者，常与秦艽、地骨皮等同用。对于阴虚阳亢头晕目眩者，可与白芍、天冬、石决明等滋阴潜阳药同用。若阴虚风动，手足瘛疭者，则与阿胶、生地、麦冬等配伍。

2. 软坚散结——癥瘕积聚。本品味咸，又能软坚散结，常用于癥瘕积聚，每与活血行气之丹皮、桃仁、土鳖虫、厚朴等配伍，如鳖甲煎丸。

【用法用量】水煎服，15～30g。宜打碎先煎。

【使用注意】孕妇忌用。

【现代研究】本品含动物胶、骨胶原、角蛋白、17 种氨基酸、碳酸钙、磷酸钙、维生素 D 及微量元素等。能降低实验性甲亢动物血浆 cAMP 含量；增强免疫功能；能保护肾上腺皮质功能；能促进造血功能；有抑制结缔组织增生、防止细胞突变作用；还有一定镇静作用。

其他补虚药简表

分类	药名	药用部位	性味归经	功效应用	用法用量
补气药	太子参	块根	甘、微苦，平。归脾、肺经	补气生津——脾肺气阴两虚证	9～30g
	白扁豆	种子	甘，微温。归脾、胃经	健脾——脾气虚证 化湿——暑湿吐泻	10～15g
	大枣	果实	甘，微温。归脾、胃、心经	补中益气——脾气虚证 养血安神——血虚证及心神不安证	6～15g
	蜂蜜	蜂酿成的蜜	甘，平。归肺、脾、大肠经	补中，止痛——脾胃虚弱，脘腹疼痛 润燥——肺燥干咳，肠燥便秘 解毒——解乌头类药毒	15～30g

分类	药名	药用部位	性味归经	功效应用	用法用量
补阳药	巴戟天	根	甘、辛，微温。归肾、肝经	补肾阳——肾阳虚证 祛风湿，强筋骨——风湿痹痛，筋骨痿软	5~15g
	仙茅	根茎	辛热、有毒。归肾、肝、脾经	温肾阳，强筋骨——肾阳虚衰，阳痿精冷，筋骨痿软 祛寒湿——腰膝冷痛，阳虚冷泻	3~10g
	锁阳	肉质茎	甘，温。归肝、肾、大肠经	补肾阳，益精血——肾阳不足，精血亏虚证 润肠通便——肠燥便秘	10~15g
	益智仁	果实	辛、温，归脾、肾经	暖肾固精缩尿——肾虚遗精、遗尿、尿频 温脾止泻摄唾——脾寒泄泻、腹中冷痛、口多涎唾	3~10g
	沙苑子	种子	甘，温。归肝、肾经	补肾固精缩尿——肾虚腰痛，遗精早泄，遗尿尿频 养肝明目——头昏眼花，目暗不明	6~15g
	冬虫夏草	子座及幼虫尸体复合体	甘，平。归肺、肾经	补肾——肾虚精亏，阳痿遗精 补肺止血化痰——久咳虚喘，劳嗽咯血	3~9g
	紫河车	人的胎盘	甘、咸，温。归肺、肝、肾经	补肾益精——阳痿遗精，久咳虚喘 益气养血——气血亏虚证	2~3g，研末服
	核桃仁	果实的核仁	甘、温。归肾、肺、大肠经	补肾温肺——肾阳虚证及久咳虚喘 润肠通便——肠燥便秘	10~30g
补血药	龙眼肉	假种皮	甘，温。归心、脾经	补益心脾，养血安神——心脾虚损，心悸失眠；久病气血不足证	9~15g
补阴药	黄精	根茎	甘，平。归脾、肺、肾经	养阴润肺——肺燥干咳，阴虚久咳 滋肾益精——肾精亏虚证 补脾益气——脾胃虚弱，气阴两虚证	9~15g

分类	药名	药用部位	性味归经	功效应用	用法用量
补阴药	墨旱莲	地上部分	甘、酸，寒。归肾、肝经	补肝肾阴——肝肾阴虚证 凉血止血——阴虚血热出血证	3~9g
	桑椹	果穗	甘、酸，寒。归肝、肾经	滋阴，补血——阴血亏虚证 生津，润肠——津伤口渴，消渴；肠燥便秘	9~15g
	黑芝麻	种子	甘，平。归肝、肾、大肠经	补肝肾，益精血——肝肾不足，精血亏虚证 润肠燥——肠燥便秘	9~15g

【复习思考题】

1. 补虚药分几类？每类药物的功效和主治病证是什么？
2. 比较人参、党参、西洋参功效应用的异同。
3. 比较白术、苍术功效应用的异同。
4. 熟地黄、生地黄与鲜地黄三者在性能、功效、应用方面有何异同？
5. 当归与白芍的功效应用有何区别？
6. 沙参、麦冬、石斛、百合、枸杞子、龟甲、鳖甲均能滋阴，应用上有何不同？

第十八章 收 涩 药

凡以收敛固涩为主要作用，用于治疗各种滑脱病证为主的药物，称为收涩药或固涩药。

本类药物以酸涩为主，性温或平，主入肺、脾、肾、大肠经。具有敛耗散、固滑脱之功。具体而言，则分别具有固表止汗、敛肺止咳、涩肠止泻、固精缩尿、收敛止血、止带等作用。

收涩药主要用于久病体虚、正气不固所致的自汗、盗汗、久咳虚喘、久泻、久痢、遗精、滑精、遗尿、尿频、崩漏、带下不止等滑脱不禁之证。

收涩药根据其药性及临床应用的不同，可分为固表止汗药、敛肺涩肠药、固精缩尿止带药三类。

收涩药，主要是应用其收敛固涩之性，及时敛其耗散，固其滑脱，属治标之法。而滑脱病证的根本原因是正气虚弱，故须与相应的补益药配伍同用，以期标本兼顾。如治气虚自汗、阴虚盗汗者，应分别配伍补气药、补阴药；肺肾虚损，久咳虚喘者，宜配伍补肺、益肾纳气药；脾肾阳虚之久泻、久痢及带下日久不愈者，应配伍温补脾肾药；肾虚遗精、滑精、遗尿、尿频者，当配伍补肾药；冲任不固，崩漏下血者，当配伍补肝肾、固冲任药等。总之，应根据具体证候，寻求根本，进行适当配伍，只有标本兼治，才能收到较好的疗效。

收涩药酸涩，有敛邪之弊，故凡表邪未解，湿热内蕴所致之泻痢、带下，血热出血，以及郁热未清者，均不宜用，误用则"闭门留寇"。但某些收涩药除收涩作用之外，兼有清湿热、解毒等功效，宜分别对待。

第一节 固表止汗药

本类药物味甘性平，属收敛之品，多入肺、心二经。能行肌表，调节卫分，顾护腠理而有固表敛汗之功。临床常用于肺脾气虚，卫阳不固，腠理疏松，津液外泄的自汗；阴虚不能制阳，阳热迫津外泄的盗汗。治自汗，当配补气固表药同用；治盗汗，宜配滋阴除蒸药同用，以治病求本。

凡实邪所致汗出，应以祛邪为主，非本类药物所宜。

麻黄根 Máhuánggēn

为麻黄科植物草麻黄 *Ephedra sinica* Stapf. 或中麻黄 *Ephedra intermedia* Schrenk et C. A. Mey. 的根及根茎。主产于河北、山西、内蒙古等地。秋末采收。剪去须根，洗净，干燥切段。生用。

【性味归经】甘、涩，平。归心、肺经。

【功效应用】固表止汗——自汗，盗汗。本品入肺经，有敛肺固表止汗之功，为临床止汗要药。可内服，也可外用。治气虚自汗，常与黄芪、白术、牡蛎等益气、收敛药同用；治阴虚盗汗，常与生地黄、熟地黄、山萸肉等滋阴药同用；治产后虚汗不止，常与当归、黄芪等配伍，以补益气血、固表止汗，如麻黄根散。

此外，治各种虚汗，本品与牡蛎共研细末，外扑于身上，即可止汗。

【用法用量】水煎服，3~9g。外用适量。

【使用注意】有表邪者忌用。

【现代研究】本品主含多种生物碱，主要包括麻黄根素、麻黄根碱A、B、C、D及阿魏酰组胺等，还含有麻黄宁A、B、C、D和麻黄酚等双黄酮类成分。本品提取物能降低血压；可使蛙心收缩减弱，对末梢血管有扩张作用；能抑制低热和烟碱所致的发汗。

第二节　敛肺涩肠药

本类药物酸涩收敛，主入肺经或大肠经。分别具有敛肺止咳平喘、涩肠止泻止痢之功。前者主要用于肺虚喘咳，久治不愈或肺肾两虚，摄纳无权的肺肾虚喘证；后者多用于大肠虚寒不能固摄或脾肾阳虚所致的久泻、久痢。

治久咳虚喘者，根据肺、肾亏虚情况，可配伍补肺益气药或补肾纳气药。治久泻、久痢，若兼脾肾阳虚者，可配伍温补脾肾药；若兼气虚下陷者，则宜配补气升阳药；若兼脾胃气虚者，则配益气健脾药。

本类药酸涩收敛，敛肺止咳之品，对痰多壅肺所致的咳喘不宜用；涩肠止泻之品，对泻痢初起，邪气正盛，或伤食腹泻者不宜用。

五味子　Wǔwèizǐ

为木兰科植物五味子 *Schisandra chinensis*（Turcz.）Baill. 或华中五味子 *Schisandra sphenanthera* Rehd. et Wils. 的成熟果实。前者习称"北五味子"，主产于东北；后者习称"南五味子"，主产于西南及长江流域以南各省。秋季果实成熟时采摘，晒干。生用或经醋、蜜蒸后晒干。

【性味归经】酸、甘，温。归肺、心、肾经。

【功效应用】

1. 敛肺滋肾——肺虚久咳及肺肾两虚的咳喘。本品酸能收敛，甘温而润，能上敛肺气，下滋肾阴，主要用于肺虚久咳及肺肾两虚之咳喘。治肺虚久咳，与罂粟壳同用，如五味子丸；治肺肾两虚喘咳，常与山茱萸、熟地、山药等补益肺肾之品同用，如都气丸。此外，本品又能敛肺止汗，治疗自汗、盗汗，可与龙骨、牡蛎、麻黄根等收涩之品同用。

2. 益气生津——津伤口渴，消渴。本品甘温益气，酸甘生津，具有益气生津止渴之功。治热伤气阴，汗多口渴者，常与人参、麦冬同用，如生脉散；治阴虚内热，口渴多饮之消渴证，多与黄芪、生地、麦冬等益气生津药同用。

3. 涩精止泻。①肾虚遗精、滑精。本品味甘入肾经，既能补肾，又能涩精止遗，治疗肾虚精关不固之遗精、滑精，能收标本兼顾之效，常与桑螵蛸、金樱子、龙骨等同用。②脾肾虚寒，久泻不止。本品收涩，亦能涩肠止泻，治脾肾阳虚，久泻不止者，常与吴茱萸、补骨脂、肉豆蔻等温补脾肾、涩肠止泻药同用，如四神丸；亦可与吴茱萸同炒香研末，米汤送服。

4. 宁心安神——心肾阴血亏虚的心悸失眠多梦。本品有补益心肾，宁心安神之功。治阴血亏虚所致的虚烦、失眠多梦、心悸者，常与麦冬、丹参、酸枣仁等同用，如天王补心丹。

此外，本品研末内服，对慢性肝炎转氨酶升高者，有治疗作用。

【用法用量】水煎服，2~6g；研末服，1~3g。

【使用注意】凡表邪未解，内有实热，咳嗽初起，麻疹初期，均不宜用。

【现代研究】本品主含挥发油、有机酸、鞣质、维生素、糖及树脂等。对神经系统各级中枢均有兴奋作用，对大脑皮质具有使兴奋和抑制过程趋于平衡的作用；有镇咳和祛痰作用，对呼吸系统有兴奋作用；能利胆，降低血清转氨酶，对肝细胞有保护作用；具有提高免疫、抗氧化、抗衰老作用；对金黄色葡萄球菌、肺炎杆菌、肠道沙门菌、绿脓杆菌等均有抑制作用。

乌 梅 Wūméi

为蔷薇科植物梅 *Prunus mume*（Sieb.）Sieb. et Zucc. 的近成熟果实。主产于浙江、云南、福建等地。夏季果实近成熟时采收，低温烘干后闷至皱皮，色变黑时即成。生用或炒炭用。

【性味归经】酸、涩，平。归肝、脾、肺、大肠经。

【功效应用】

1. 敛肺止咳——肺虚久咳。本品酸涩收敛，入肺经，能敛肺止咳，主要用于肺虚久咳痰少或干咳无痰之证。可与罂粟壳、杏仁、阿胶等敛肺止咳、滋阴润肺之品同用。

2. 涩肠止泻——久泻，久痢。本品酸涩，入大肠经，能涩肠止泻、止痢，用于治疗久泻、久痢，常与罂粟壳、诃子、肉豆蔻等同用。与清热解毒止痢之黄连配伍，还可治湿热泻痢，便脓血者。

3. 安蛔止痛——蛔厥腹痛，呕吐。本品味酸，而"蛔得酸则伏"，故能和胃安蛔止痛，为安蛔之要药，适用于蛔虫所致的腹痛、呕吐、四肢厥冷的蛔厥病证，常配伍细辛、黄连、干姜等同用，如乌梅丸。

4. 生津止渴——虚热消渴。本品味酸生津，有生津止渴之功。治消渴烦闷，以本品加豆豉水煎服；治虚热消渴，可单用煎服，或与葛根、麦冬、人参等养阴益气药同用，如玉泉散。

此外，本品炒炭后内服，收涩力强，能固崩止血，可用于崩漏不止，便血等。外敷能消疮毒，可治胬肉外突、头疮等。

【用法用量】水煎服，6~12g，大剂量可用30g。外用适量，捣烂或炒炭研末外敷。止泻、止血宜炒炭用。

【使用注意】外有表邪或内有实热积滞者均不宜服。

【现代研究】本品主含柠檬酸、苹果酸、琥珀酸、酒石酸、碳水化合物、谷甾醇、蜡样物质及齐墩果酸样物质等。在体外对蛔虫的活动有抑制作用；对多种致病性细菌及皮肤真菌有抑制作用；有轻度收缩胆囊作用，能促进胆汁分泌；能抑制离体兔肠管的运动；能增强机体免疫功能；对过敏性休克、组胺性休克有对抗作用。

肉豆蔻 Ròudòukòu

为肉豆蔻科植物肉豆蔻 *Myristica fragrans* Houtt. 的成熟种仁。我国广东、广西、云南等地栽培，马来半岛、印度尼西亚、西印度群岛等地亦产。冬、春两季果实成熟时采收。除去皮壳后干燥，煨制去油用。

【性味归经】辛，温。归脾、胃、大肠经。

【功效应用】

1. 涩肠止泻——久泻，久痢。本品辛温而涩，入中焦，既能温中暖脾胃，又能涩肠止泻痢，为治疗虚寒性泻痢之要药。治脾胃虚寒之久泻、久痢者，常与肉桂、党参、白术等温中、健脾药同用，如养脏汤；治脾肾阳虚，五更泄泻者，配补骨脂、吴茱萸、五味子等温补脾肾、涩肠止泻之品，如四神丸。

2. 温中行气——脾胃虚寒气滞所致的脘腹胀痛，食少呕吐。本品辛香温燥，能温中、行气、止痛。治胃寒气滞、脘腹胀痛、食少呕吐等证，常与干姜、木香、半夏等药同用。

【用法用量】水煎服，3~10g；入丸、散服，每次 0.5~1g。内服须煨熟去油用。

【使用注意】湿热泻痢者忌用。

【现代研究】本品主含挥发油，另含肉豆蔻醚、丁香酚、异丁香酚及多种萜烯类化合物。本品少量能促进胃液的分泌及胃肠蠕动，但大量服用则有抑制及麻醉作用；对细菌和霉菌均有抑制作用；能增强色胺的作用，对单胺氧化酶有中度的抑制作用；对诱发的小鼠子宫癌及皮肤乳头状瘤有抑制作用。此外，对正常人有致幻、抗炎作用。

诃 子 Hēzǐ

为使君子科植物诃子 *Terminalia chebula* Retz. 或绒毛诃子 *Terminalia chebula* Retz. var. *tomentella* Kurt. 的干燥成熟果实。主产于云南、广东、广西等地。秋冬二季采摘，晒干。生用或煨用。若用果肉，则去核。

【性味归经】苦、酸、涩，平。归肺、大肠经。

【功效应用】

1. 涩肠止泻——久泻，久痢，脱肛。本品酸涩，能涩肠止泻，涩肠固脱，为治疗久泻、久痢、脱肛之常用药物。治久泻、久痢，可单用本品，如诃黎勒散；治虚寒久泻、久痢或脱肛者，常与干姜、罂粟壳、陈皮等配伍；治久痢腹痛而有热者，可配伍黄连、木香、甘草等药。

2. 敛肺止咳，利咽开音——久咳，失音。本品苦而酸涩，既能敛肺下气止咳，又能清肺利咽开音，为治失音之要药。治肺虚久咳、失音者，可与人参、蛤蚧、五味子等同用；治痰热郁肺，久咳失音者，常与桔梗、甘草同用，如诃子汤；治久咳失音，咽喉肿痛者，常与青黛、冰片、胖大海等同用。

【用法用量】水煎服，3~10g。涩肠止泻宜煨用，敛肺清热、利咽开音宜生用。

【使用注意】凡外有表邪、内有湿热积滞者忌用。

【现代研究】本品主含鞣质，其主要成分为诃子酸、原诃子酸等，还含诃子素、鞣酸酶、番泻苷 A 等。本品先致泻而后收敛；对各种痢疾杆菌、绿脓杆菌、白喉杆菌、金黄色葡萄球菌等均有抑制作用。此外，具有强心作用；对平滑肌有罂粟碱样的解痉作用。

第三节　固精缩尿止带药

本类药物酸涩收敛，主入肾、膀胱经。具有固精、缩尿、止带作用。某些药物还兼有补肾之功。适用于肾虚不固所致的遗精、滑精、遗尿、尿频以及带下等证。本类药物常与补肾药配伍，以标本兼治。

本类药酸涩敛邪，对外邪内侵，湿热下注所致的遗精、尿频、带下等不宜用。

山茱萸　Shānzhūyú

为山茱萸科植物山茱萸 Cornus officinalis Sieb. et Zucc. 的成熟果肉。主产于浙江、安徽、河南等地。秋末冬初采收。用文火烘焙或置沸水中略烫，挤出果核。晒干或烘干用。

【性味归经】酸、涩，微温。归肝、肾经。

【功效应用】

1. 补益肝肾——肝肾亏虚，腰膝酸软、头晕耳鸣、阳痿。本品酸微温质润，其性温而不燥，补而不峻，既能补肾益精，又可温补肾阳，为平补阴阳之要药。治肝肾阴虚，头晕目眩、耳鸣、腰膝酸软者，常与熟地、山药、茯苓等配伍，如六味地黄丸；治肾阳虚，腰膝冷痛，小便不利者，常与肉桂、附子等同用，如肾气丸；治肾虚阳痿者，多与补骨脂、菟丝子、淫羊藿等补阳药同用。

2. 收敛固涩——①遗精滑精，遗尿尿频。本品于补益之中又具封藏之功，既能补肾益精，又能固精缩尿，为固精止遗之要药。治肾虚精关不固之遗精滑精、遗尿尿频者，可与熟地、山药等补肾药同用，亦可酌配覆盆子、金樱子、桑螵蛸等补肾固涩之品。②崩漏，月经过多。本品能补肝肾、固冲任以止血。治妇人肝肾亏损，冲任不固所致的崩漏下血及月经过多者，常与熟地黄、当归、白芍等补肝肾、养血之品同用，如加味四物汤；治脾虚，冲任不固而漏下者，常配伍黄芪、白术、龙骨等健脾、收涩之品，以标本兼治。③大汗不止，体虚欲脱。本品酸涩性温，能收敛止汗固脱，为治疗元气虚极欲脱，大汗不止之要药。治大汗欲脱或久病虚脱者，常与人参、附子、龙骨等同用，以大补元气，收敛固脱。

此外，本品亦治消渴证，多与生地、天花扮等同用。

【用法用量】水煎服，6～12g，急救固脱 20～30g。

【使用注意】素有湿热、小便淋涩者慎用。

【现代研究】本品含有山茱萸苷、乌索酸、莫罗忍冬苷、番木鳖苷等。此外，还有没食子酸、苹果酸、酒石酸以及皂苷、鞣质等。有收敛作用；能强心、升压，并能抑制血小板聚集，抗血栓形成；对痢疾杆菌、金黄色葡萄球菌及堇毛癣菌、流感病毒等有抑制作用；有明显的降血糖作用；对非特异性免疫功能有增强作用；抗实验性肝损害。

海螵蛸　Hǎipiāoxiāo

为乌贼科动物无针乌贼 *Sepiella maindronide* Rochebrune 或金乌贼 *Sepia esculenta* Hoyle 的内壳。主产于辽宁、江苏、浙江沿海等省。收集其骨状内壳洗净，干燥。生用。

【性味归经】咸、涩，微温。归肝、肾经。

【功效应用】

1. 固精止带——遗精，带下。本品温涩收敛，有固精止带之功。治肾虚遗精、滑精者，常与山茱萸、菟丝子、沙苑子等补肾固精药同用；治肾虚带脉不固，带下清稀者，常与山药、芡实、莲子等配伍；治赤白带下，可配伍白芷、血余炭、大蓟等。

2. 收敛止血——崩漏，吐血，便血及外伤出血。本品亦能收敛止血。治崩漏，常与茜草、棕榈炭、五倍子等同用，如固冲汤；治吐血、便血者，常与白及同用；治外伤出血，可单用亦可配伍三七，研末外敷。

3. 制酸止痛——胃痛吐酸。本品有良好的制酸止痛之功，为治疗胃痛胃酸过多之佳品，常配伍延胡索、白及、煅瓦楞子等药。

4. 收湿敛疮——湿疮，湿疹，溃疡不敛。本品外用能收湿敛疮。治湿疮、湿疹，配黄柏、青黛、煅石膏等研末外敷；治疮疡多脓，久不愈合者，可单用，或配煅石膏、冰片、枯矾等共研细末，外撒患处。

【用法用量】水煎服，5～10g，散剂酌减。外用适量。

【现代研究】本品主含碳酸钙，壳角质，黏液质，还含钙、钠、锶、镁等多种微量元素。本品能中和胃酸，改变胃内容物 pH 值，降低胃蛋白酶活性，促进溃疡面愈合，具有抗消化性溃疡作用。有促进骨缺损修复作用。有抗肿瘤作用，对 S_{180} 肉瘤及腹水型肉瘤均有抑制作用。

莲　子　Liánzǐ

为睡莲科植物莲 *Nelumbo nucifera* Gaertn. 的成熟种子。主产于湖南、福建、江苏等地池沼湖溏中。秋季采收。晒干，生用。

【性味归经】甘、涩，平。归脾、肾、心经。

【功效应用】

1. 益肾固精——肾虚遗精滑精。本品味甘涩，入肾经，既能补肾，又能固精。治肾虚不固之遗精、滑精，常与沙苑子、芡实、龙骨等同用，如金锁固精丸。

2. 补脾止泻——脾虚泄泻。本品既可补益脾气，又能涩肠止泻，治疗脾虚泄泻，标本兼治。治脾虚久泻，食欲不振者，常与党参、茯苓、白术等同用，如参苓白术散。

3. 止带——带下。本品既补脾益肾，又能固涩止带，补涩兼施。治脾虚带下者，常与茯苓、白术、党参等同用；治脾肾两虚带下者，可与山茱萸、山药、芡实等补脾肾、固涩止带药同用。

4. 养心安神——心悸，失眠。本品甘平，入心、肾经，能养心益肾，交通心肾而有安神之功。治心肾不交之虚烦、心悸、失眠者，常与酸枣仁、远志、茯神等安神药同用。

【用法用量】水煎服，6～15g，去心打碎用。

【现代研究】本品主含碳水化合物、蛋白质、脂肪、钙、磷、铁等。莲子具有镇静，改善睡眠作用；能强心，扩张外周血管，降血压；对鼻咽癌有抑制作用。

其他收涩药简表

分类	药名	药用部位	性味归经	功效应用	用法用量
固表止汗药	浮小麦	未成熟的颖果	甘，凉。归心经	固表止汗、益气——自汗，盗汗 除热——骨蒸劳热	15～30g。研末服，3～5g
	糯稻	根茎及根	甘，平。归心、肝经	固表止汗——自汗，盗汗 益胃生津——阴虚口渴 退虚热——虚热不退、骨蒸潮热	15～30g
敛肺涩肠药	五倍子	虫瘿	酸、涩，寒。归肺、大肠、肾经	清肺降火，敛肺止咳——咳嗽，咯血 止汗——自汗，盗汗 涩肠止泻——久泻，久痢 固精止遗——遗精，滑精 收敛止血——崩漏，便血痔血 收湿敛疮——湿疮，肿毒	3～6g；入丸、散服，每次1～1.5g。外用适量
	罂粟壳	外壳	酸、涩，平。有毒。归肺、大肠、肾经	涩肠止泻——久泻，久痢 敛肺止咳——肺虚久咳 止痛——胃痛，腹痛，筋骨疼痛	3～6g。止咳蜜炙，止血止痛醋炒
	石榴皮	果皮	酸、涩，温。归大肠经	涩肠止泻——久泻，久痢 杀虫——虫积腹痛 收敛止血——崩漏，便血	3～9g。入汤剂生用，入丸散多炒用，止血多炒炭用
	赤石脂	石块	甘、涩，温。归大肠、胃经	涩肠止泻——久泻，久痢 收敛止血——崩漏，便血 敛疮生肌——疮疡久溃不敛	10～20g。外用适量
	禹余粮	铁矿石	甘、涩，平。归胃经	涩肠止泻——久泻，久痢 收敛止血——崩漏，便血 止带——带下	10～20g

分类	药名	药用部位	性味归经	功效应用	用法用量
固精缩尿止带药	覆盆子	果实	甘、酸，微温。归肝、肾经	益肝肾、固精缩尿——遗精滑精、遗尿尿频 益肝肾明目——肝肾不足，目暗不明	5~10g
	桑螵蛸	卵鞘	甘、咸，平。归肝、肾经	补肾固精缩尿——遗精滑精，遗尿尿频，白浊 补肾助阳——肾虚阳痿	6~10g
	金樱子	果实	酸、涩，平。归肾、膀胱、大肠经	固精缩尿止带——遗精滑精，遗尿尿频，带下 涩肠止泻——久泻，久痢	6~12g
	芡实	种仁	甘、涩，平。归脾、肾经	补肾固精——遗精滑精 健脾止泻——脾虚久泻 除湿止带——带下	9~15g
	椿皮	根皮、树皮	苦、涩，寒。归大肠、肝经	清热燥湿、收敛止带——赤白带下 止泻——久泻久痢，湿热泻痢 止血——崩漏经多，便血痔血	6~9g。外用适量

【复习思考题】

1. 简述收涩药的含义、性能特点、功效和主治病证。
2. 比较五味子、乌梅功效应用的异同。
3. 简述山茱萸、莲子、海螵蛸、五倍子的功效应用。

第十九章 外用药及其他

凡以外用为主要使用形式，用于治疗某些外科、皮肤科及五官科病证的药物，称为外用药。

外用药中一部分药物药性辛散、温燥、酸涩，能祛风止痒，收湿敛疮，或消肿散结，以外用为主，兼可内服，用于湿热浸淫之湿疹、湿疮，或风邪袭表及感染疥虫等引起的皮肤瘙痒及疮痈肿毒初期红肿不散。另一部分药物为矿物重金属类，多具毒性，以外用为主，具有化腐拔毒、生肌敛疮、解毒杀虫、消肿定痛、排脓、活血、止血、止痒等作用，主要适用于痈疽溃后脓出不畅，或溃后腐肉不去，新肉难生之证。此外，某些药物兼能解毒明目退翳，可用于治疗目赤肿痛、目生翳膜等证。

外用药主要用于疮疖痈疽、疥癣、外伤、水火烫伤、蛇虫咬伤以及五官科病证。

使用外用药，有局部涂搽、敷贴、掺药、填疮、洗渍、栓塞、结扎、挂线、熏烟、点眼、吹喉、滴鼻等使用方法，并需根据病证的部位、大小、深浅、病程、邪正盛衰和药物的特性，选择适宜的配伍、炮制、剂型及给药方法，才能收到预期的效果，而防止产生毒副作用。

外用药大部分具有毒性，个别药物有剧毒，无论外用或是内服，使用时必须严格控制剂量，涂敷面积不宜过大，亦不可连续长期应用，且需掌握正确的用法，以免中毒。特别是重金属类剧毒药，如轻粉、升药、砒石等，更要谨慎用药，不宜在头部使用，以防吸收中毒。制剂时，应该严格遵守炮制及制剂法度，以减轻毒性，确保临床用药安全。

雄 黄 Xiónghuáng

为硫化物类矿物雄黄族雄黄，主含二硫化二砷（AS_2S_2）。主产于广东、湖南、湖北等地。随时可采，采后去其杂质。研细或水飞，生用。切忌火煅。

【性味归经】辛，温。有毒。归肝、胃、大肠经。

【功效应用】

1. 解毒——痈疽疥癣，虫蛇咬伤。本品温燥有毒，不论外用还是内服，均有良好的解毒疗疮作用，单用或入复方均可，多外用。治疗痈疽硬肿疼痛，可以本品配乳香、没药、麝香，如醒消丸。与白矾等分研末外用，主治风湿热毒所致的疮疡、湿疹，红肿痒痛及疥癣，即二味拔毒散。以雄黄配生五灵脂，可治疗毒蛇咬伤。

2. 杀虫——虫积腹痛。本品内服可杀虫，常配伍槟榔、牵牛子等驱虫药，治疗多种肠道寄生虫引起的虫积腹痛。

3. 祛痰截疟——疟疾、痰喘、惊痫。本品内服有燥湿祛痰、截疟、定惊之效，亦可用于喘咳、疟疾及惊痫之证，多与郁金、巴豆等同用，如雄黄解毒丸。

【用法用量】内服入丸散，0.05~0.1g。外用适量，研末敷、调敷或烧烟熏。

【使用注意】孕妇忌用。切忌火煅。局部外用不能大面积涂搽及长期持续使用。内服宜慎，不可久服。

【现代研究】本品的主要成分为二硫化二砷，含砷约75%、硫24%，其他为重金属盐。对多种皮肤真菌有不同程度的抑制作用，对人型、牛型结核杆菌有抑制作用。雄黄烟熏，对金黄色葡萄球菌、变型杆菌、大肠杆菌、绿脓杆菌均有抑制作用。此外，亦可抗血吸虫及疟原虫。

硫 黄 Liúhuáng

为自然元素类矿物硫族自然硫或含硫矿物的提炼加工品。主产于山西、山东、河南等地。全年均可采挖。采后加热熔化，除去杂质，取出上层溶液，冷却后即得。生品只作外用，内服须与豆腐同煮呈黑绿色为度，然后除去豆腐，阴干，用时研末。

【性味归经】酸，温。有毒。归肾、大肠经、

【功效应用】

1. 解毒杀虫止痒——疥癣，疮疡，湿疹。本品性温而燥，外用可解毒杀虫，燥湿止痒，为治疗疥疮要药。如治疥疮以本品单味研末，麻油调涂，或配风化石灰、铅丹、腻粉，研末，生油调涂，如硫黄散。治顽癣瘙痒，常配轻粉、冰片等以麻油调敷。治外阴湿疹瘙痒，可以本品烧烟熏或配蛇床子、明矾、苦参等煎汤熏洗。阴疽恶疮，漫肿坚硬，久不化脓或皮肤湿烂久不收口者，取本品配荞麦粉外敷。

2. 补火助阳通便——阳痿，寒喘，虚寒便秘。本品性温热，属纯阳之品，入肾经，内服可补火助阳，用于肾阳虚衰，下元虚冷之证。治疗肾阳不足，阳痿早泄，常配鹿茸、补骨脂、肉桂等。治肾阳虚衰不能摄纳肺气所致的虚寒喘息，常配附子、肉桂、沉香等，如黑锡丹。治疗虚冷便秘，可单用本品研末服用，或配伍制半夏、生姜汁，如半硫丸。

【用法用量】外用适量，研末撒或油调涂。内服1.5~3g，炮制后人丸散。

【使用注意】孕妇慎服。不宜与芒硝、玄明粉同用。

【现代研究】本品主要含硫，并常杂有砷、铁和其他有机质。外用与皮肤分泌液接触，可形成硫化碱，具有软化表皮和杀死寄生虫的作用。内服，变为硫化物，可刺激胃肠黏膜，使之兴奋蠕动，导致泻下。有明显镇咳作用，还能促进支气管分泌物增加。

炉甘石 Lúgānshí

为碳酸盐类矿物方解石族菱锌矿，主含碳酸锌（$ZnCO_3$）。主产于广西、四川、湖南等地。全年可采，采挖后除去泥土、杂石。有火煅水浸淬、火煅醋淬或火煅后用三黄（黄连、黄柏、大黄）汤淬等制法。研末，水飞用。

【性味归经】甘，平。归肝、胃经。

【功效应用】

1. 解毒明目退翳——目赤翳障。本品能明目退翳、收敛止泪，长于治目疾，常单用或与硼砂、冰片、珍珠等配伍研末外用点眼，治疗肝热目赤、肿痛赤烂、多泪怕光及生翳膜胬肉等症。也可与玄明粉等分，化水点眼，治目暴赤肿，如神应散。治疗眼眶红肿溃烂，常与黄连、黄柏等同用，如炉甘石散。

2. 收湿止痒敛疮——疮疡不敛，湿疹，湿疮。本品能解毒止痒及吸收疮面分泌液

而呈收敛、保护作用，故常外用于湿疹、疮疡溃后，脓水淋漓或脓腐已净而疮口不敛者。可以本品淬制后与煅牡蛎研末，外掺患部；或与铅丹、煅石膏、枯矾等同用。

【用法用量】外用适量，水飞点眼，研末撒或调敷。

【使用注意】宜炮制后使用。不内服。

【现代研究】本品主要含碳酸锌，另外还含有钴、铁、锰、镁、钙的碳酸盐。煅烧后主要成分为氧化锌。能部分溶于体液，并吸收创面渗出液，有防腐、消炎、收敛、止痒作用，对创面有保护作用。可抑制葡萄球菌的生长。

蛇床子 Shéchuángzǐ

为伞形科植物蛇床 Cnidium monnieri (L.) Cuss. 的成熟果实。全国各地均产，主产于河北、山东、浙江等地。夏、秋二季果实成熟时采收，晒干。生用。

【性味归经】辛、苦，温。有小毒。归肾经。

【功效应用】

1. 杀虫止痒——阴部湿痒，湿疹，疥癣及皮肤瘙痒。本品辛温苦燥，外用长于祛风燥湿，杀虫止痒，多用于阴部湿痒，湿疹，疥癣及皮肤瘙痒等瘙痒性皮肤病。单用煎汤熏洗即有效，或与苦参、黄柏、地肤子等收湿止痒杀虫之品配伍，外洗或油调外涂。

2. 温肾壮阳——男子阳痿不育，女子宫冷不孕及寒湿带下。本品性温，主归肾经，内服能温肾助阳，故可用治肾虚阳痿，宫冷不孕，常与菟丝子、五味子同用等分研末，作蜜丸服，如三子丸。本品尤其长于壮阳，常与鹿茸、肉苁蓉、附子等补肾壮阳之品同用，如骨补丸。取本品壮阳燥湿散寒之效，又可用于肾虚寒湿带下证，多与山萸肉、鹿角胶、车前子等同用。

3. 祛风燥湿——寒湿久痹。本品能祛风散寒燥湿，可用于寒湿痹证。因其能温肾助阳，所以尤宜于寒湿久痹而肾阳不足者，多与杜仲、桑寄生、牛膝等祛风湿、强筋骨之品同用。

【用法用量】水煎服，3～10g。外用适量，煎汤外洗，或研末外掺，或制成油膏、软膏、栓剂外用。

【使用注意】阴虚火旺及下焦湿热者不宜内服。

【现代研究】本品含挥发油，其中主要为蒎烯、莰烯、异戊酸龙脑酯、异龙脑等，及香豆精类成分。有杀灭阴道滴虫的作用，对絮状表皮癣菌、绿脓杆菌、耐药性金黄色葡萄球菌等有抑制作用。有类似性激素样作用，能延长小鼠交尾期，增加卵巢、子宫、前列腺、精囊等的作用。对流感病毒有明显抑制作用，对新城病毒有一定抑制功能。有抗炎、镇痛作用。

白矾 Báifán

为硫酸盐类矿物明矾石经加工提炼而成的结晶，主含硫酸铝钾 [KAl(SO$_4$)$_2$·12H$_2$O]。主产于浙江、安徽、山西等地。全年均可采挖。生用或煅用。煅后称枯矾。

【性味归经】酸、涩，寒。归肺、脾、大肠、肝经。

【功效应用】

1. 收湿止痒，攻毒杀虫——湿疹，湿疮及疥癣。本品性寒，味酸涩，外用善收湿止痒，解毒杀虫，适于疮面湿痒，溃烂等皮肤疾患。可单用，或与硫黄、雄黄、朱砂等攻毒收湿、杀虫止痒之品配伍。也可单用本品为末，或配伍煅石膏、黄连、冰片等水洗患处，治阴囊湿疹。治疗疥癣瘙痒可配硫黄、花椒为末，香油调搽。

2. 止血——衄血、便血、崩漏及外伤出血。本品入肝经血分，味酸涩，内服外用均有止血作用，可用治多种出血证。可单用，或随证配伍。如单用枯矾吹鼻，治疗鼻衄；与地榆、海螵蛸等品为丸服，可治赤白带下，崩漏不止；研末外敷，可用于外伤出血。

3. 止泻——久泻，久痢。本品入大肠经，内服既能涩肠止泻，性寒凉又可攻毒治痢，还能止血，故适于久泻便血及久痢便脓血者，常与五倍子、诃子等涩肠止泻之品同用。

4. 清热化痰——痰饮咳喘、癫痫及中风痰厥。本品内服又能清热化痰。治咳嗽痰喘，可与半夏、南星、生姜同用。治癫痫痰多，与郁金同用，如白金丸。

5. 退黄——黄疸。本品尚有去湿退黄作用，单用有效。若兼小便不利者，可与茵陈、滑石等清热利湿通淋之品配伍。

【用法用量】内服入丸散，0.6~1.5g。外用适量，研末外敷，或化水熏洗。

【使用注意】体虚胃弱及无湿热痰火者忌服。

【现代研究】本品主含硫酸铝钾。有强烈凝固蛋白的作用，低浓度有收敛、消炎、防腐作用；高浓度可引起组织腐烂。有广谱抗菌作用，对金黄色葡萄球菌、变形杆菌、绿脓杆菌、炭疽杆菌、痢疾杆菌、伤寒及副伤寒杆菌、白色念珠菌、链球菌、肺炎双球菌、白喉杆菌等多种细菌有抑制作用。能促进小血管收缩及缩短凝血时间，有止血作用。内服能制止肠黏膜分泌而有止泻作用，有明显的利胆作用，抗阴道滴虫作用及抗癌作用。

硼　砂　Péngshā

为天然矿物硼砂的矿石，经提炼精制而成的结晶体。主产于青海、西藏等地。须置于密闭容器中以防止风化。生用或煅用。

【性味归经】苦、咸，凉。归肺、胃经。

【功效应用】

1. 清热解毒——咽喉肿痛，口舌生疮，目赤翳障。本品外用能清热解毒防腐，对黏膜无刺激是其优点，且其作用平和，故多用于咽喉口舌眼目急性炎症或溃疡，为喉科、眼科的常用药，多入复方使用。治疗咽喉、口齿肿痛，常与冰片、朱砂、玄明粉等配伍，如冰硼散。治疗鹅口疮，可与雄黄、冰片、甘草等研细末，如四宝丹。治疗目赤肿痛或目生翳障，可单用洗眼或与炉甘石、冰片、玄明粉配伍研细末点眼，如白龙丹。

2. 清肺化痰——痰热咳嗽。本品性寒凉，入肺经，内服有清肺化痰之效，常与贝母、瓜蒌、黄芩等同用，治疗肺热痰火壅滞，痰黄黏稠，咳吐不利之证。

【用法用量】外用适量，研末撒布或调敷患处，或配制成眼药外用。入丸散服，1.5~3g。

【使用注意】本品多外用，内服不能过量。化痰生用，外敷宜煅后使用。

【现代研究】本品主要含四硼酸钠（$Na_2B_4O_7 \cdot 10H_2O$）。对多种细菌和真菌有抑制作用；对皮肤、黏膜有收敛和保护作用。因其为碱性，可使黏膜去垢，可用以冲洗溃疡、脓肿，特别是发炎的黏膜。内服可刺激胃液分泌，促进尿液分泌，防止尿道炎症。有抗惊厥作用，在其他抗癫痫药的配合下，硼砂可迅速控制癫痫急性大发作和癫痫持续状态。

蟾 酥 Chánsū

为蟾蜍科动物中华大蟾蜍 *Bufo bufo gargarizans* Cantor 或黑眶蟾蜍 *Bufo melan ostictus* Schneider 的耳后腺及皮肤腺分泌的白色浆液，经加工干燥而成。全国大部地区均产，主产于河北、山东、四川等地。夏、秋二季捕捉，洗净，收集耳后腺及皮肤腺分泌的白色浆液，盛于瓷器内，忌与铁器接触，否则易变黑色。用时以碎块置酒或牛奶中溶化，然后风干或晒干研细。

【性味归经】辛，温。有毒。归心经。

【功效应用】

1. 解毒止痛——痈疽疔疮，咽喉肿痛，牙痛。本品性味辛温，有毒。内服外敷均有较强的解毒消肿、麻醉止痛的功效。治热毒痈疽疔疮，可单用或与雄黄、朱砂等配伍，如蟾酥丸。治疗咽喉肿痛，可配伍朱砂、冰片、牛黄等，如六神丸。单味研细末，局部填塞，可用治各种原因所致牙痛。

2. 开窍醒神——伤于暑湿秽浊或饮食不洁之腹痛吐泻或窍闭神昏。本品既能开窍醒神，又有良好的辟秽化浊、解毒止痛之功，常与麝香、苍术、丁香等开窍醒神，芳香化湿之品配伍，研末吹鼻取嚏，如蟾酥丸。

【用法用量】内服多入丸散，0.015~0.03g。外用适量，研末调敷或入膏药内贴患处。

【使用注意】孕妇忌服。外用时注意不可入目。

【现代研究】本品主要含蟾蜍毒素类物质，其中包括蟾毒、蟾蜍色胺类、蟾蜍配脂肪酸酯等多种成分。具有强心作用，能收缩血管使血压上升，并有中枢性的呼吸兴奋作用。可使黏膜感觉神经麻痹，有局部麻醉止痛及中枢性镇痛作用。有镇咳、祛痰、兴奋子宫、抑制肿瘤细胞及抑菌等作用。

其他外用药简表

药名	药用部位	性味归经	功效应用	用法用量
樟脑	枝、干、叶、根经提炼的颗粒状结晶	辛，热。有毒。归心、脾	除湿杀虫——疥癣瘙痒，湿疮溃烂 消肿止痛——跌打伤痛，牙痛 开窍避秽——痧胀腹痛，吐泻神昏	外用适量。内服入散剂，0.1~0.3g
土荆皮	根皮或近根树皮	辛，温。有毒。归肺、脾经	杀虫止痒——体癣，手足癣，头癣，湿疹，皮炎，皮肤瘙痒	外用适量

药名	药用部位	性味归经	功效应用	用法用量
蜂房	蜂巢	甘，平。 归胃经	攻毒杀虫——疮疡肿毒，乳痈，瘰疬，顽癣，癌肿 祛风止痛——风湿痹痛，牙痛，风疹瘙痒	外用适量。 内服 3～5g
大蒜	鳞茎	辛，温。 归肺、胃、脾经	解毒消肿——痈肿疔毒，疥癣 止痢——痢疾，泄泻 杀虫——钩虫病，蛲虫病	外用适量。 内服 5～10g
升药	由水银、火硝、白矾各等分混合升华制成	辛，热。有大毒。 归肺、脾经	拔毒，去腐——痈疽溃后，脓出不畅，腐肉不去，新肉难出	外用适量
铅丹	铅的氧化物	辛，微寒。 归心、肝经	拔毒生肌，杀虫止痒——疮疡溃烂，湿疹瘙痒，疥癣，狐臭，酒齄鼻	外用适量。 内服入丸散剂，0.3～0.6g

【复习思考题】

1. 比较硫黄、雄黄功效应用的异同点。
2. 简述炉甘石、蛇床子的功效应用。

232

下篇　方剂各论

第一章 解 表 剂

　　以解表药为主组成，具有发汗、解肌、透邪等作用，适用于邪气在表所致病证的方剂统称解表剂。系根据《素问·阴阳应象大论》"其在皮者，汗而发之"，"因其轻而扬之"的原则确立的。属八法中"汗"法。

　　肌表为人体主要屏障，与卫气、肺密切相关。邪气侵袭则首犯肌表，导致表卫失和，肺气失宣之表证。证见恶寒发热，头痛身痛，无汗或有汗，苔薄，脉浮等。此时邪轻病浅，应遵循"因其轻而扬之，……其有邪者，渍形以为汗，其在皮者，汗而发之"（《素问·阴阳应象大论》）的原则，解表发散，使病邪从表而解。否则若失治、误治，病邪不能外解，则必深入于里变生它证。故《素问·阴阳应象大论》有："善治者，治皮毛，其次治肌肤，其次治筋脉，其次治六腑，其次治五脏，治五脏者，半死半生也"。

　　解表剂不仅能发汗解表，尚可调和营卫，祛邪透疹，疏畅气血，通调水道，故除用于六淫侵袭肺卫以外，对麻疹、疮疡、痹症等初起欲透邪于外，以及水肿早期腰以上肿甚者均可应用。由于时令有寒热交错之别，体质有虚实之异，因此将解表剂分为辛温解表、辛凉解表和扶正解表三类。

　　使用解表剂应注意以下几个方面：①辨证明确。解表剂适应于邪气在表者，对表邪未解而见里证者，可先表后里，或表里双解；若邪已化热入里，麻疹已透，疮疡已溃，虚证水肿，均非其所宜。②不宜久煎。解表药多为轻扬辛散之品，煎煮过久，则会耗散药性。③宜温服、覆取微汗。宜以遍身微微汗出为佳，既不可发汗太过，也不能使汗出不彻。过汗则耗气伤津，甚至亡阴亡阳，不彻则病邪难解。④饮食调护。服解表药后，应注意少吃生冷油腻之物，以免影响药物的吸收和药效发挥。

第一节 辛 温 解 表

　　辛温解表剂适用于风寒表证。症见恶寒发热，头项强痛，肢体酸痛，口不渴，无汗或有汗，舌苔薄白，脉浮紧或浮缓等。组方配伍常以辛温解表药如麻黄、桂枝、紫苏、羌活等为主，选择配伍：①宣肺化痰，止咳平喘药，如杏仁、前胡、百部、半夏、紫菀等；②祛湿利湿药，如独活、苍术、薏苡仁等；③理气药，如陈皮、枳壳、厚朴等；④活血药，如川芎、丹皮等。代表方如麻黄汤、桂枝汤、小青龙汤、九味羌活汤等。

麻 黄 汤
《伤寒论》

　　【组成】麻黄_{去节，三两(9g)}　桂枝_{去皮，二两(6g)}　杏仁_{去皮尖，七十个(9g)}　甘草_{炙，一两(3g)}

　　【用法】上四味，以水九升，先煮麻黄减二升，去上沫，内诸药，煮取二升半，去滓，温服八合，复取微似汗，不须啜粥，余如桂枝法将息（现代用法：作汤剂，水煎温服，服后覆取微汗）。

【功用】发汗解表，宣肺平喘。

【主治】外感风寒表实证。症见恶寒发热、头痛身疼、无汗而喘、舌苔薄白，脉浮紧。

【方解】本方证为外感风寒，肺气失宣所致。风寒束表，正邪相争，卫阳郁遏，腠理闭塞，经气不畅，故恶寒发热而无汗、头痛身疼；肺主气，外合皮毛，寒邪束表，肺气不宣，故见咳喘。治当发汗以解表散寒，宣肺以平喘止咳。方中麻黄辛微苦而温，发汗解表，宣肺气而平喘咳为君药；桂枝辛甘而温，发汗解肌，温经散寒，既助麻黄发汗解表，又可除肢体疼痛，为臣药；杏仁甘苦气温，专入太阴肺经，配麻黄，一宣一降，宣畅肺气而平咳喘，为佐药；炙甘草调和诸药，同时缓和麻、桂之峻烈之性，为使药。纵观全方，一则辛甘化阳，发汗解表力强；二则一升一降，以复肺之宣降。

【应用】

1. 用方指征：本方为治疗外感风寒表实证的基础方。临床以恶寒发热、无汗而喘、脉浮紧为主要指征。

2. 临证加减：若表寒不重，以鼻塞声重，咳嗽为主者，则本方去桂枝，加生姜，名三拗汤（《和剂局方》）；若素体痰多，风寒袭肺，痰阻气滞者，以本方去桂枝，加紫苏子、桑白皮、陈皮、赤茯苓，名华盖散（《和剂局方》）；鼻塞流涕重者，夹苍耳子、辛夷等；骨节酸痛夹湿邪者，加白术，名麻黄加术汤（《金匮要略》）；兼里热之烦躁、口干，酌加石膏、黄芩以清郁热。

3. 现代应用：用于感冒、流行性感冒以及支气管炎、支气管哮喘属于外感风寒表实证者可选用本方加减。

4. 使用注意：本方为辛温发汗之峻剂，风热表证、表寒虚证等宜慎用。

【附方】

方名	组成	功效	主治
麻黄杏仁薏苡甘草汤《金匮要略》	麻黄 杏仁 薏苡仁 炙甘草	发汗解表散寒祛湿	风湿。症见一身尽疼、发热、日晡所剧者
大青龙汤《伤寒论》	桂枝 杏仁 炙甘草 石膏 生姜 大枣	发汗解表清热除烦	风寒表实兼里热者。症见发热恶寒、寒热俱重、身疼痛、无汗而烦躁、脉浮紧者

此二方与麻黄汤均可发汗解表散寒，但麻黄汤专以发散风寒，兼可平喘止咳；麻杏薏甘汤发汗之力较缓，擅长除湿利水；大青龙汤发汗力较竣，兼能清热除烦。

【现代研究】①解热镇痛。对霍乱、伤寒、副伤寒甲乙四联菌苗所致家兔发热模型，耳静脉注射麻黄汤液 1g/kg，30 分钟后可使升高的温度下降 63.8%，120 分钟时温度下降最明显，为升高温度的 130.4%，与对照组相比有显著性差异。②发汗及促进腺体分泌，并呈显著量效相关性。③抗炎。对二甲苯致小鼠耳肿胀和中性粒细胞释放白三烯具有抑制作用，全方效果优于拆方。④抗过敏。麻黄汤可提高组胺的阈值，有抗组胺的作用。对嗜酸性粒细胞和肥大细胞具抑制作用。⑤镇咳、祛痰、平喘。能显著延长氨水刺激所致小鼠咳嗽的潜伏期，减少咳嗽次数；显著促进小鼠支气管对酚红的排泄，抑制蟾蜍口腔黏膜纤毛的运动；并能使小鼠肺支气管灌流时间缩短，扩张支气管，减轻哮喘支气管的气道炎症。

桂 枝 汤

《伤寒论》

【组成】桂枝三两(9g)　白芍三两(9g)　炙甘草二两(6g)　生姜三两(9g)　大枣十二枚(12g)

【用法】上五味，㕮咀，以水七升，微火煮取三升，适寒温，服一升。服已须臾，啜热稀粥一升余，以助药力。温覆令一时许，遍身漐漐微似有汗者益佳，不可令如水流漓，病必不除。若一服汗出病瘥，停后服，不必尽剂；若不汗，更服依前法；又不汗，后服小促其间，半日许令三服尽。若病重者，一日一夜服，周时观之，服一剂尽，病证犹在者，更作服；若汗不出，乃服至二三剂。禁生冷、黏滑、肉、面、五辛、酒酪、臭恶等物（现代用法：作汤剂，水煎温服，服后覆取微汗）。

【功用】解肌发表，调和营卫。

【主治】外感风寒表虚证。症见发热头痛，汗出恶风，鼻流清涕，或喷嚏干呕，口不渴，舌苔薄白，脉浮缓。

【方解】本方证为卫表不足，外感风寒，营卫不和所致。卫表不足，风寒客表，邪正相搏于肌表，致"阳浮"不能密，腠理疏松，营阴外泄，故见发热头痛，汗出恶风，脉浮缓等；邪气内干，肺胃失和，则鼻鸣干呕。治宜解肌发表，调和营卫，祛邪安正。方中桂枝辛甘而温，既解肌发表，又可温阳通脉，以散风寒，为君药；白芍酸苦微寒，益阴而敛营，为臣药；君臣等量相配，一散一收，邪正兼顾，营卫并调，使发散祛邪而不伤阴，益阴和营而不恋邪；一阳一阴，阴阳兼顾；此为该方外解肌表，内调营卫、阴阳之基本配对。生姜辛温，助桂枝以解表，兼可和胃止呕；大枣甘平，益气补中而生津。此二味与炙甘草相配，振奋脾胃清阳之气，益气和中，生化气血，合桂枝辛甘化阳以调卫，合白芍酸甘化阴以和营，此为仲景扶正气，调营卫，合阴阳之基本结构，共为佐药；炙甘草又可调和诸药，兼为使药。纵观全方，辛甘化阳，酸甘化阴，散中有收，发中有补，邪正兼顾，能表能里，并调阴阳，因而柯琴《伤寒来苏集·伤寒附翼》中称本方"为仲景群方之冠，乃滋阴和阳，调和营卫，解肌发表之总方也。"徐彬《金匮要略论注》也指出："桂枝汤，外证得之，解肌和营卫；内证得之，化气调阴阳。"

【应用】

1. 用方指征：本方为治疗外感风寒，营卫不和的常用方。以发热、汗出、恶风、脉浮缓为主要指征。临床对病后、产后、体弱等而致营卫不和者均可用本方治疗。

2. 临证加减：恶风寒较甚者，宜加防风、荆芥疏散风寒；兼喘咳者，加厚朴、杏仁（即《伤寒论》桂枝加厚朴杏子汤）、桔梗、紫苏子等以平喘咳；项背强痛者，加葛根，名桂枝加葛根汤（《伤寒论》）；兼遗精，自汗等症，加龙骨、牡蛎，名桂枝加龙骨牡蛎汤（《金匮要略》）；虚寒腹痛，可加重芍药用量，则名桂枝加芍药汤（《伤寒论》）；体虚者，加黄芪。

3. 现代应用：用于感冒、流行性感冒、原因不明性低热、产后或病后低热、过敏性鼻炎、妊娠呕吐、神经衰弱、脑外伤后综合征，以及多形性红斑、荨麻疹、冻疮等属营卫或阴阳不和者。

4. 使用注意：外感风寒表实无汗证及温病初起，风热表证，均不宜使用。

【现代研究】①对体温和汗腺呈双向调节。霍海如等已从桂枝汤中提取分离有效部位 A（Fr. A），与全方作用一样对体温呈双向性调节作用。对四联菌苗所致的家兔发热模型，其降温效果比麻黄汤迅速。其解热作用除与促进汗腺分泌外，还与其镇静及调节体温中枢性等有关。②抗炎。对多种感染性及非感染性炎症均有显著抑制作用。对角叉菜胶性小鼠足肿胀，致炎后 2 小时，以 25.32g/kg 给药组的作用强度相当于 100mg/kg 的阿司匹林，呈显著的量效关系，并且合煎作用强度优于分煎。③免疫调节。感染病毒后的小鼠经本方治疗后，RES 吞噬活性显著提高，K 值、α 值达到或甚至超过正常水平，并呈量—效关系，肝重亦有一定的恢复，肺指数则显著下降。④抗病原微生物。本方煎剂对流感病毒和孤儿病毒均有抑制效能；对鸡胚内流感病毒有抑制作用。桂枝和白芍均有抗菌作用；桂枝煎剂对金黄色葡萄球菌、伤寒杆菌及常见致病性真菌有抑制作用；桂枝所含挥发油对革兰阳性菌的效力较革兰阴性菌为好。此外，桂枝汤还具有较强的镇静、镇痛、镇咳、平喘、祛痰作用。

【类方比较】麻黄汤、桂枝汤的比较。

比较	方剂	麻黄汤	桂枝汤
组成	相同	桂枝　炙甘草	
	不同	麻黄　杏仁	白芍　生姜　大枣
功用	相同	发汗解表	
	不同	发汗力强，善平喘止咳	发汗力缓，善调营卫、和阴阳
主治	相同	风寒表证：恶寒、发热、头身疼痛、脉浮等	
	不同	风寒表实证：无汗、喘咳、脉紧等	风寒表虚证：汗出恶风、干呕、脉缓等

九味羌活汤

《此事难知》

【组成】羌活_一钱半(5g)　防风_一钱半(5g)　苍术_一钱半(5g)　细辛_五分(1g)　川芎_一钱(3g)　白芷_一钱(3g)　生地黄_一钱(3g)　黄芩_一钱(3g)　甘草_一钱(3g)

【用法】上九味，㕮咀，水煎服，若急汗，热服，以羹粥投之；若缓汗，温服，而不用汤投之也（现代用法：作汤剂，水煎温服）。

【功用】发汗祛湿，兼清里热。

【主治】外感风寒湿邪。恶寒发热，无汗，头痛项强，肢体酸痛，口苦微渴，苔白或微黄，脉浮。

【方解】本方证为内有蕴热，外感风寒湿邪所致。风寒湿邪束于肌表，郁遏卫阳，致腠理闭塞，阻滞经络，气血不畅，故见恶寒发热、无汗、头痛项强、肢体酸楚疼痛，苔白，脉浮；里有蕴热，则见口苦微渴，苔微黄者。治宜散风寒，祛湿邪为主，兼清泄里热。方中羌活辛苦而温，为除太阳风寒湿邪之要药，祛风散寒，胜湿宣痹而止痛，为君药；防风辛甘性温，为风药中之润剂，苍术辛苦而温，为祛太阴寒湿之要药，两者共

238

助羌活祛风散寒，除湿止痛，合为臣药；白芷入阳明经，川芎入少阳经，细辛归少阴经，三者与羌活相配，"分经论治"，祛风散寒，行气活血，宣痹止痛；生地黄、黄芩清泄里热，并防诸辛温香燥药伤津之弊，均为佐药；甘草调和诸药以为使。纵观全方，一则发散与清热相配，表里兼顾，使升者不峻，寒者不遏；二则"分经论治"，祛风寒，行气血，宣痹痛之力著。故原方著有"当视其经络、前后，左右之不同，从其多少、大小、轻重之不一，增损之，其效如神"。

【应用】

1. 用方指征：本方为治疗四时感冒风寒湿邪的常用方。以恶寒发热，头痛无汗，肢体酸楚疼痛，口苦微渴为主要指征。

2. 临证加减：如湿邪较轻，肢体酸疼不甚者，可去苍术、细辛以减温燥之性；如肢体酸楚疼痛剧者，则重用羌活，酌加独活、片姜黄、威灵仙等以助通痹止痛；湿重胸满者，酌去生地黄，加枳壳、厚朴行气化湿宽胸；如无里热，可去生地黄、黄芩；热甚烦渴者，加石膏、知母清热除烦。

3. 现代应用：现常用于感冒、流行性感冒、风湿性关节炎、偏头痛、腰肌劳损等属于风寒湿邪在表而有里热者。

【现代研究】①解热。口服给予本方，对兔耳静脉注射五联疫苗 2ml/kg，造成发热模型，2 小时即产生明显的解热效果，作用强度与 0.2mg/kg 复方阿司匹林组相似。②镇痛。本方水煎剂、醇沉剂对小鼠扭体法和热板法均具有明显的镇痛作用。

小 青 龙 汤
《伤寒论》

【组成】麻黄三两(9g)　桂枝三两(9g)　干姜三两(9g)　半夏半升(9g)　炙甘草三两(6g)　芍药三两(6g)　细辛三两(5g)　五味子半升(6g)

【用法】上八味，以水一斗，先煮麻黄，减二升，去上沫，内诸药，煮取三升，去滓，温服一升（现代用法：作汤剂，水煎温服。中成药有小青龙颗粒、口服液等）。

【功用】解表散寒，温肺化饮。

【主治】外感风寒，内停水饮。症见恶寒发热，咳喘，痰稀量多，胸痞，或干呕，甚则喘息不能卧，或身体疼痛，颜面肢体浮肿，或渴或不渴，苔白滑，脉浮。

【方解】本方证为内有痰饮，复感风寒所致。风寒束表，正邪相争，故见恶寒发热，无汗身痛，脉浮紧；《难经·四十九难》有："形寒饮冷则伤肺"，痰饮之人，每受外邪，则易致表寒引动内饮，寒饮射肺，使肺失宣降，故见喘咳，咯痰清稀量多色白；饮停阻闭气机，则胸痞，甚则喘息不能卧；干于中焦，胃气上逆，则干呕；外溢肌肤，则为水肿。治当在外解表散寒，在内温肺化饮，表里同治。方中麻黄、桂枝发汗解表，麻黄又可宣肺平喘，桂枝化气行水以利里饮，为君药；干姜、细辛温运脾肺而化饮，兼助麻、桂解表祛邪，为臣药；半夏燥湿化痰，和胃降逆，以助燥湿化饮；而素有痰饮，则肺脾必虚，若单纯发散，恐耗肺气，故以五味子敛肺止咳，白芍养血和营，配桂枝，调和营卫；此二药与麻黄等宣散药相合，一散一收，既有利于平喘止咳，又可制约诸药辛散温燥，耗伤正气之弊，共为佐药；炙甘草益气和中，配白芍酸甘化阴，调和诸药，缓和麻、桂辛散太过，为佐使药。纵观全方，散中有收，开中有合，表里并治。既可发散

239

表邪，又能化饮平喘，使寒解饮除，宣降得复，诸症自平。

【应用】

1. 用方指征：本方为治疗外感风寒，内停水饮喘咳证的常用方。以恶寒发热，喘咳，痰白清稀，舌苔白滑为主要指征。

2. 临证加减：若表证较轻或自汗者，可酌加白芍用量，麻黄改用炙麻黄，以增强调和营卫的作用；喘咳甚者，宜重用细辛、干姜、半夏以散寒、化饮、降逆。兼有热象而烦躁者，可加石膏（《金匮要略》小青龙加石膏汤）、黄芩以清郁热；渴者去半夏，加天花粉以清热生津。鼻塞流涕者，加辛夷、苍耳子宣通鼻窍；兼水肿者，加茯苓、猪苓等利水消肿。

3. 现代应用：用于慢性支气管炎、支气管哮喘、肺气肿、过敏性鼻炎等属于寒饮犯肺证者。

4. 使用注意：本方辛散温燥，阴虚干咳无痰或痰热证者慎用。

【附方】射干麻黄汤（《金匮要略》）：射干三两　麻黄四两　细辛　紫苑　款冬花各三两　生姜四两　大枣七枚　半夏大者,洗,八枚　五味子半升　水煎服。功效：温肺化饮，止咳平喘。主治：痰饮犯肺，咳而上气，喉中有水鸡声。

该方与小青龙汤均可解表散寒，温肺化饮。然小青龙汤发散解表之力较强，本方下气止咳平喘之力较优，故主治稍有不同，临证时注意区别使用。

【现代研究】①平喘。对离体豚鼠器气管平滑肌，小青龙汤全方及其拆方大部分组成药物，都有不同程度拮抗组织胺、乙酰胆碱和氯化钡等引起的气管收缩，松弛气管平滑肌的作用；全方醇提取液对以上三种致痉剂引起的气管痉挛性收缩均有抑制作用，而全方煎液和麻黄碱则不能拮抗氯化钡所致的痉挛；麻黄、细辛、五味子合煎剂，对于三种致痉剂所致痉挛，比全方醇提取液、煎剂以及麻黄、细辛、干姜三味药煎剂的抗痉作用强；细辛、桂枝、五味子三药醇提液，亦有显著抗氯化钡致痉的作用。初步研究认为，本方解痉作用机制与组胺和胆碱能受体无关，其平喘作用主要是直接松弛气管平滑肌。②抗过敏。该方能显著抑制速发型变态反应，对迟发型超敏反应也有抑制作用；能非常显著地抑制大鼠被动皮肤过敏反应（PCA）。本方对变态反应的多个环节有显著影响，如抑制抗体生成、过敏介质释放，对抗过敏介质作用以及抗炎等；此外，本方尚具有改善肾上腺皮质，扩张外周血管，增加血流量等作用。

止　嗽　散

《医学心悟》

【组成】桔梗炒　荆芥　紫苑蒸　百部蒸　白前蒸各二斤（各1kg）　甘草炒,十二两(375g)　陈皮水洗去白,一斤(500g)

【用法】上为末，每服三钱，食后、临卧开水调下；初感风寒，生姜汤调下（现代用法：共为末，每服6~9g，温开水或姜汤送下。亦可作汤剂，用量按原方比例酌减，水煎温服）。

【功用】宣利肺气，疏风止咳。

【主治】风邪犯肺咳嗽证。症见咳嗽咽痒，咳痰不爽，或微有恶风发热，舌苔薄白，脉浮缓。

240

【方解】本方证为风邪犯肺，肺失宣降所致。风邪犯肺，宣降失司，津液不布，故见咽痒咳嗽，咳痰不爽；虽经发散，然邪气未尽，故可见微有恶风发热，脉浮缓。此病变重点在肺，治当理肺止咳为主，兼以疏表。方中取紫菀、百部性味苦温而润，温而不热，润而不腻，主入肺经，专于止咳化痰，为治疗新久咳嗽之要药，合为君药。白前味辛甘性平，长于降气化痰；桔梗味苦辛性平，善于开宣肺而化痰，两者一宣一降，以助君药止咳化痰之力，合为臣药。荆芥、生姜辛温，疏风解表透邪；陈皮理气化痰，均为佐药。甘草合桔梗利咽止咳，调和诸药，为佐使药。综观全方，辛宣不伤正，苦降不温燥，甘润不腻敛。即："本方温润和平，不寒不热，既无攻击过当之虞，大有启门驱贼之势。是以客邪易散，肺气安宁。"（《医学心悟·卷三》）

【运用】

1. 用方指征：本方为治疗肺气失宣而致新久咳嗽的常用方，尤其系经解表宣肺后咳仍不止者。临床以咳嗽咽痒，或微恶风发热，苔薄白为辨证要点。

2. 临证加减：外感初起，表证较重者，加防风、紫苏等以解表散邪；痰多者，加半夏、茯苓、桑白皮以除湿化痰；兼食积者，加莱菔子、炒山楂等消食化痰；燥气焚金，干咳无痰者，加瓜蒌、贝母等以润燥化痰。

3. 现代应用：用于上呼吸道感染、支气管炎、百日咳等属风邪犯肺，肺气失宣者。

常用辛温解表方剂简表

方 名	组 成	功 效	主 治
香薷饮 《太平惠民和剂局方》	香薷　白扁豆 厚朴	祛暑解表 化湿和中	阴暑。恶寒发热，腹痛吐泻，头重身痛，无汗，胸闷，舌苔白腻，脉浮
新加香薷饮 《温病条辨》	香薷　银花　鲜扁豆花　厚朴　连翘	祛暑解表 清热化湿	暑温。发热头痛，恶寒无汗，口渴面赤，胸闷不舒，舌苔白腻，脉浮而数者
正柴胡饮 《景岳全书》	柴胡　防风　陈皮 芍药　甘草 生姜	解表散寒	外感风寒轻证。微恶风寒，发热，无汗，头痛身痛，舌苔薄白，脉浮

第二节　辛凉解表

辛凉解表剂适用于外感风热表证。症见发热、微恶风寒、头痛、口渴、咽痛，或咳嗽、舌苔薄白或稍黄、脉浮数者。组方配伍常以辛凉解表药如薄荷、牛蒡子、桑叶、葛根、升麻等为主，选择配伍：①清热解毒药，如金银花、连翘、菊花、大青叶等；②宣肺止咳药，如杏仁、桔梗、桑白皮等；③清热药，如芦根、竹叶、石膏、黄芩等；④卫表郁闭甚者，佐辛温解表药，如荆芥、豆豉、防风、麻黄等。代表方如桑菊饮、银翘散、麻黄杏仁甘草石膏汤等。

桑 菊 饮
《温病条辨》

【组成】桑叶二钱五分(8g)　菊花一钱(6g)　杏仁二钱(6g)　连翘一钱五分(6g)　薄荷八分(3g)　桔梗二钱(6g)　甘草八分(3g)　苇根二钱(6g)

【用法】水二杯，煮取一杯，日二服（现代用法：作汤剂，水煎温服。中成药有桑菊感冒冲剂、片剂等）。

【功用】疏风清热，宣肺止咳。

【主治】风温初起。症见咳嗽，身热不甚，口微渴，脉浮数。

【方解】本方证为风温犯肺，肺失清肃所致。叶桂言："温邪上受，首先犯肺"。风温之邪，从口鼻入犯，致肺失清肃，故以咳嗽为主要症状；因邪气轻浅，故见身热不甚，口微渴。治宜疏风透热，宣肺止咳。方中以桑叶甘苦性凉，菊花辛甘性寒，二药轻清走上，协同为用，善清疏上焦风热；且桑叶其走肺络，能清宣肺热而止咳，菊花能清利头目而肃肺，共为君药。薄荷辛凉，疏散风热，助桑、菊疏散解表之力；杏仁苦降、桔梗辛散，二者一宣一降，以复肺之宣降而止咳，同为臣药。连翘苦辛性寒而质轻，清热解毒而透表；芦根甘寒，清热生津而止渴，共为佐药；甘草调和诸药，为使药，且与桔梗相伍，能利咽喉。纵观全方，辛凉微苦，轻清宣散。辛凉以宣透，微苦以清肃，使上焦风热得以清疏，肺气得以宣肃，表证解而咳嗽平。

【应用】

1. 用方指征：本方为"辛凉轻剂"，是治疗风温犯肺咳嗽的常用方。临床以咳嗽、身热不甚，口微渴为主要指征。

2. 临证加减：原方有"二、三日不解，气粗似喘，燥在气分者，加石膏、知母；肺热甚，加黄芩；渴者，加花粉"。若痰多黄稠，舌苔黄者，可加黄芩、冬瓜仁、桑白皮、贝母以清肺化痰；咳嗽咯血者，可加白茅根、茜草根、丹皮凉血止血；若见乳蛾咽喉红肿疼痛，加牛蒡子、玄参、板蓝根以清咽解毒；本方能疏风清肝，加决明子、夏枯草能清解肝经风热而治疗风热眼疾；

3. 现代应用：用于感冒、呼吸道感染、急性支气管炎，肺炎以及急性结膜炎等属风热犯肺或肝经风热者。

【现代研究】桑菊饮能促进大鼠的汗腺分泌，并呈显著的量效相关。本方确有显著解热效果，但作用较缓慢。

银 翘 散
《温病条辨》

【组成】薄荷六钱(18g)　淡豆豉五钱(15g)　荆芥穗四钱(12g)　银花一两(30g)　连翘一两(30g)　竹叶四钱(12g)　桔梗六钱(18g)　牛蒡子六钱(18g)　甘草五钱(15g)

【用法】上杵为散。每服六钱（18g），鲜苇根汤煎，香气大出，即取服，勿过煎。肺药取轻清，过煎则味厚入中焦矣。病重者，约二时一服，日三服，夜一服；轻者，三时一服，日二服，夜一服；病不解者，作再服（现代用法：作汤剂用量参照原方比例酌定，水煎温服。中成药有银翘解毒颗粒、片及丸剂等）。

【功用】辛凉透表，清热解毒。

【主治】温病初起。症见发热，微恶风寒，无汗或有汗不畅，头痛，口渴，咳嗽咽痛，舌尖红，苔薄白，脉浮数。

【方解】本方证为温热袭表，卫气被郁，肺失宣肃所致。温病初起，温邪上受，邪犯肺卫，正邪相争，卫表不和，故见发热，微恶风寒，无汗或有汗，舌尖红、脉浮数；热壅于上则头痛；肺失清肃则咳嗽；壅滞咽喉，灼伤津液，故咽痛口渴。治宜辛凉透表，清解热毒。方中金银花、连翘虽甘苦性寒，而气味芳香，清而能透，既可清热解毒，又可疏散风热，辟秽化浊，合为君药。薄荷、牛蒡子辛凉，疏散风热，清利头目，解毒利咽；豆豉、荆芥辛温而不燥烈，与大剂辛凉药相配，既能助君药解表透邪，又不会化燥助热，所谓"制性存用"之法，共为臣药。芦根、竹叶清热生津而止渴；桔梗、甘草宣肺利咽，化痰止咳，共为佐药；甘草又可护胃安中，调和诸药，兼为使药。纵观全方，一是辛凉苦甘相配，外散风热，内清热毒，预护阴津；二是辛凉少佐辛温，清疏兼顾，芳香疏散。此正是吴氏宗《素问·至真要大论》："风淫于内，治以辛凉，佐以苦甘"之训，也体现了其"治上焦如羽，非轻不举"，"纯然清肃上焦，不犯中下，无开门揖盗之弊，有轻以去实之能"的原则。

【应用】

1. 用方指征：本方为"辛凉平剂"，是治疗温病风热表证的常用方。临床以发热、微恶风寒、口渴、咽痛、脉浮数为主要指征。

2. 临证加减：津伤渴甚者，加天花粉以清热生津；兼夹湿毒而腮肿咽痛者，可加马勃、元参以解毒消肿；咳甚者，加杏仁宣利肺气；若胸膈满闷者，加藿香、郁金、厚朴以芳香辟秽，疏利气机；若见鼻衄，去荆芥、豆豉，加白茅根、侧柏炭、栀子炭凉血止血；若舌红而干，心烦者，可加生地、麦冬以清热生津，津伤而小便短赤者，更加知母、黄芩、栀子清里热。

3. 现代应用：用于感冒、流行性感冒、急性扁桃体炎、腮腺炎、麻疹初起、支气管炎、流行性脑膜炎、乙型脑炎等初起，属外感风热，邪在肺卫者。

4. 使用注意：本方对外感风寒及湿温病初起者慎用。

【现代研究】①解热。对多种致热剂引起的动物实验性发热，均有显著的解热降温作用。对耳静脉注射五联疫苗 2ml/kg 所致的家兔体温升高，口服给予本方煎液 3.8ml/kg，可使其体温明显下降，且作用持续时间较长；其袋泡剂、银翘解毒片对 2，4 - 二硝基酚所致的大鼠发热，本方有强而迅速的解热作用。②抗炎。对大鼠蛋清性足肿胀，有明显的抗炎消肿作用，煎剂、袋泡剂、片剂 10g/kg 均有明显作用，尤以袋泡剂作用最强。③抗菌、抗病毒。用甲型流感病毒粤防 72 - 243 株接种区的毒种原液感染的小鼠，感染前 3 天腹腔给予本方 1.5g/（kg·d），观察感染后 1 周内对照组与给药组小鼠死亡数。结果给药组的 21 只小鼠死亡 2 只，对照组 22 只小鼠死亡 19 只。认为黄酮类物质是抗流感病毒的主要活性成分之一，可抑制流感病毒唾液酸酶的活性和抑制膜融合。④调节免疫。本方能增强非特异性吞噬功能，对腹腔巨噬细胞对鸡红细胞的吞噬能力及细胞内消化能力则有显著的促进作用。对以 2，4 - 二硝基氟苯所致小鼠皮肤迟发型超敏反应，本方无论是煎剂、片剂及袋泡剂均有显著的抑制作用。对于天花粉所致小鼠及大鼠之皮肤被动过敏反应，以及天花粉所致小鼠速发型超敏反应，均有不同程度的抑制作用，表明本方仅具有显著的抗过敏作用。

【类方比较】桑菊饮、银翘散的比较。

比较	方剂	桑菊饮	银翘散
组成	相同	连翘　桔梗　甘草　薄荷　芦根	
	不同	桑叶　菊花　杏仁	银花　荆芥穗　淡豆豉　牛蒡子　竹叶
功用	相同	辛凉解表	
	不同	宣肺止咳力强	解表、清热解毒力强
主治	相同	风温初起：发热，脉浮数	
	不同	风温犯肺：咳嗽为主，表证轻，口微渴	温病初起：发热较重，口渴咽痛，头痛等

麻黄杏仁甘草石膏汤
《伤寒论》

【组成】麻黄_{去节四两(6g)}　杏仁_{去皮尖50个(9g)}　甘草_{炙,二两(6g)}　石膏_{半斤(24g)}

【用法】上四味，以水七升，煮麻黄减二升，去上沫，内诸药，煮取二升，去滓，温服一升（现代用法：作汤剂，水煎温服。中成药有麻杏石甘颗粒、片剂）。

【功用】辛凉宣泄，清肺平喘。

【主治】邪热壅肺证。症见身热不解，有汗或无汗，咳逆气急，甚或鼻煽，口渴，舌苔薄白或黄，脉浮滑而数者。

【方解】本方证为表邪化热，壅遏于肺，肺失宣降所致。风热袭表，表邪入里，或风寒化热入里，邪热充斥内外，故见身热不解、汗出、口渴、苔黄、脉数；热壅于肺，肺失宣降，故咳逆气急，甚则鼻煽。若表邪未尽，卫气被郁，腠理闭塞而见无汗；苔薄白，脉浮亦是表证未尽之征。治宜辛凉宣泄，清肺平喘。方中石膏辛甘而寒，清泄肺热而生津，辛散解肌而透邪；麻黄辛苦而温，宣肺平喘，解表散邪；二药一辛温，一辛寒，且辛寒大于辛温，相反而相辅，既能宣肺平喘，又能泄热透邪，也为"制性存用"之法，共为君药。杏仁苦降，配麻黄宣降相因，伍石膏清肃协同，加强止咳平喘之功，为佐药；炙甘草益气和中，合石膏生津止渴，并监制石膏寒凉伤中之弊，调和诸药，为佐使药。纵观全方，清宣相配，以清为主；升降相伍，以宣为主。使肺卫之郁得以宣畅，肺热之炽者得以清肃，则身热喘咳诸症自除。

【应用】

1. 用方指征：本方为治疗邪热壅肺喘咳的主方。方中石膏倍于麻黄，重在清宣肺热，不在发汗，故不论有汗无汗均可应用。临床以发热、喘急、苔黄、脉数为主要指征。

2. 临证加减：若肺热甚，壮热汗出而喘者，则宜重石膏，可酌加桑白皮、黄芩、知母以清泄肺热；若表郁偏重，无汗而喘，则宜轻用石膏，并酌加薄荷、苏叶、桑叶等以助解表宣肺之力；麻疹已透或未透而见身热烦渴，咳喘气粗，属麻毒内陷，肺热炽盛，可酌加大青叶、连翘、黄芩、鱼腥草等清泄肺热药；如痰多气急，可加葶苈子、枇杷叶以降肺化痰；痰黄稠者，可加瓜蒌、贝母、黄芩、桔梗等清热化痰，宽胸利膈。

3. 现代应用：用于急性支气管炎，哮喘性支气管炎、支气管哮喘、大叶性肺炎、小儿肺炎以及麻疹合并肺炎等属表证未尽，热邪壅肺者。

4. 使用注意：风寒咳喘者不宜使用。

【附方】越婢汤（《金匮要略》）。麻黄_{六两(18g)} 石膏_{半斤(24g)} 生姜_{三两(9g)} 炙甘草_{二两(6g)} 大枣_{十五枚(6枚)}。功效：宣肺泄热，利水消肿。主治风水证。症见发热或无大热、汗出或无汗、恶风，或渴、一身悉肿、脉浮者。

越婢汤与麻杏甘石汤均可宣肺泄热。然越婢汤重用麻黄，并配生姜发散水湿，枣、草培土制水，主治风水一身悉肿者；麻杏甘石汤证以麻黄配杏仁，重在宣降肺气，止咳平喘。主治邪热壅肺之身热喘咳为主者。

【现代研究】①镇咳、祛痰、平喘。对氨水刺激所致的小鼠咳嗽，猪毛刺激豚鼠气管黏膜所致的咳嗽，电刺激狗气管黏膜引起的咳嗽，均有明显的抑制作用，服药后咳嗽次数明显减少；本方煎剂、醇提液25g/kg腹腔注射，使小鼠气管冲洗液中酚红含量明显增加，具有祛痰作用；对组织胺、乙酰胆碱、5-羟色胺、氯化钡所致的豚鼠离体气管平滑肌痉挛有明显拮抗作用。②抗过敏。本方对I型变态反应有明显的抑制作用，可显著减少大鼠腹腔致敏肥大细胞脱颗粒率，使致敏肠管组织胺的释放量显著降低，缓解由于抗原刺激而增强的肠管蠕动。③解热。对伤寒疫苗所致家兔体温升高，口服本药后可使其体温平均下降1.27℃，而对照组体温则继续上升0.93℃，表明本方有较好的解热降温作用。④抗病原微生物。本方对链球菌、溶血性链球菌、肺炎双球菌、金黄色葡萄球菌等多种常见致病菌，均无抗菌效能；但有抗病毒作用，起主要作用的是麻黄。

柴葛解肌汤
《伤寒六书》

【组成】柴胡_(6g) 干葛_(9g) 甘草_(3g) 黄芩_(6g) 羌活_(3g) 白芷_(3g) 芍药_(6g) 桔梗_(3g)（原方未注用量）

【用法】水二盅，加生姜三片，大枣二枚，槌法加石膏末一钱（3g），煎之热服（现代用法：作汤剂，水煎温服）。

【功用】解肌清热。

【主治】外感风寒，郁而化热证。症见恶寒渐轻，身热增盛，无汗头痛，心烦不眠，目痛鼻干，眼眶痛，咽干耳聋，舌苔薄黄，脉浮微洪。

【方解】本方证为太阳风寒未解，化热入里，三阳合病所致。太阳表寒未解，故见恶寒、头痛、无汗等症；寒郁化热，故恶寒渐轻，身热增盛；邪热犯于阳明、少阳，循经而发，故见目疼鼻干、眼眶痛、咽干耳聋；热扰心神，则心烦不眠；脉浮而微洪是外有表邪，里有郁热之征。治宜辛凉解肌，兼清郁热。方以葛根味辛性凉，柴胡味辛性寒，二者辛凉透达，外透肌热，内清郁热，柴胡尚能理气达郁，以透郁热，共为君药。以羌活入太阳、白芷入阳明，解表散寒而止痛；黄芩、石膏清泻里热，共为臣药。如此配合，葛根配白芷、石膏，善清透阳明之热；柴胡配黄芩，透解少阳之热；羌活发散太阳之风寒，三阳兼治。白芍、甘草益阴和营；桔梗宣利肺气；生姜、大枣解肌和营卫，合为佐药。甘草调和诸药，兼为使药。纵观全方：寒温并用，侧重清热；表里双解，侧重疏散，三阳并治，侧重阳明。与一般辛凉解表有所区别。

【应用】

1. 用方指征：本方为治疗外感风寒，入里化热，初犯阳明或三阳合病证的常用方。临床以发热重，恶寒轻，头痛心烦，眼眶痛，咽干，舌苔薄黄，脉浮微洪为主要指征。

2. 临证加减：若无汗恶寒甚者，去黄芩，加麻黄、荆芥发散表寒；恶寒轻而里热较甚者，重用石膏，酌加银花、连翘以加强清热之功。

3. 现代应用：用于流行性感冒、牙龈炎、急性结膜炎等见上述指征者。

4. 使用注意：太阳表证，邪未化热入里者，不宜使用本方；阳明里热而见腑实者，亦应慎用。

【现代研究】①解热。柴葛解肌汤口饲家兔，对内毒素、内生性致热原（白细胞致热原）诱致的发热有显著的退热作用，伴随解热，其脑脊液中的 cAMP 含量下降。②镇静。以 13.5g/kg 剂量口饲小鼠，90 分钟后自主活动数明显减少，维持 2 小时以上。③镇痛。以小鼠热板法实验表明，小鼠口饲 13.5g/kg 本方后 60 分钟，痛阈值提高 48.4%；90 分钟后，提高 74.2%。④诱生体液抗体的产生。以内毒素作抗原注射小鼠，第 2 次给予抗原后口饲本方 5 日，能显著促进动物血液中抗内毒素抗体效价的增高。

第三节　扶　正　解　表

扶正解表法适用于体虚而感受外邪证者。组方配伍常以扶正药，如补气之人参（党参）、黄芪、白术等，温阳之附子、肉桂、干姜等，养血之当归、熟地等，养阴之玉竹、沙参等，与解表药物如羌活、麻黄、柴胡、薄荷、葱白、淡豆豉等为主组成方剂。代表方如败毒散、麻黄附子细辛汤、加减葳蕤汤等。

败毒散（人参败毒散）
《小儿药证直诀》

【组成】人参　柴胡　前胡　川芎　枳壳　羌活　独活　茯苓　桔梗各一两（各30g）甘草半两(15g)

【用法】上为粗末，每用二钱，入生姜、薄荷少许，水煎服（现代用法：作汤剂参照原方比例酌定用量，水煎温服）。

【功用】散风祛湿，益气解表。

【主治】气虚兼感风寒湿邪。恶寒发热，无汗，头项强痛，肢体酸痛，胸膈痞闷，鼻塞声重，咳嗽有痰，舌苔白腻，脉浮而重取无力。

【方解】本方证为素体气虚，风寒湿邪客于肌表，肺卫失宣所致。风寒湿邪客于肌表，正邪相争，正虚无力祛邪，卫阳被遏，故恶寒发热，无汗；邪客肢节经络，气血不畅，故见头项强痛、肢体酸痛；肺气失宣，故鼻塞声重，咳嗽有痰。治宜散风祛湿，益气解表。方中羌活、独活辛温发散，祛风散寒，除湿止痛，羌活善祛上部风寒湿邪，独活善祛下部风寒湿邪，两者为通治一身风寒湿邪之对药，为君药。柴胡解肌透邪，兼可行气；川芎活血行气，兼可祛风，助君药解表祛邪，通痹止痛之力，并为臣药；桔梗辛散宣肺，前胡降气化痰，一宣一降，枳壳理气宽胸，合柴胡一升一降，为理肺化痰，利气宽胸的常用组合；茯苓渗湿以绝生痰之源；生姜、薄荷为引，以助宣透表邪；配以少量人参，益气扶正，鼓邪外出，且散中寓补，以防伤正，以上共为佐药；甘草调和诸药，为使药。综观全方，祛风解表与除湿宣痹相配，宣肺化痰与理气宽胸相伍，扶正与祛邪兼顾，祛邪为主，相辅相成。正如《医方考》所说："培其正气，败其邪毒，故曰败毒"。

【应用】

1. 用方指征：本方为扶正祛邪的常用方剂。临床以恶寒发热、头身重痛、咳嗽、脉浮重取无力为辨证要点。亦可用于小儿、产后、年老体虚、病后感受风寒湿邪者。

2. 临证加减：气虚甚者，可加黄芪以益气补虚；若体质未虚，外感风寒湿邪，去人参，加荆芥、防风，名荆防败毒散（《摄生众妙方》）；肢体酸楚疼痛甚者，可酌加威灵仙、桑枝、秦艽、防己等祛风除湿，通络止痛；咳嗽重者，加杏仁、白前止咳化痰；疮疡初起，红、肿疼痛而有表证者，去人参，加银花、连翘，名为银翘败毒散（《医方集解》）。痢疾初起，腹痛里急、便脓血者，可加白芍、木香以行气和血止痛。

3. 现代应用：用于感冒、流行性感冒、支气管炎、风湿性关节炎、痢疾、过敏性皮炎等属外感风寒湿邪兼气虚者。

4. 使用注意：若时疫、湿温、及湿热蕴结肠之痢疾无表证，系邪已入里，不宜使用本方。

【附方】参苏饮（《太平惠民和剂局方》）。人参　紫苏叶　干葛洗　半夏　前胡　茯苓各三分　枳壳　桔梗　木香　陈皮　炙甘草各半两(各4g)。功用：益气解表，理气化痰。主治：气虚外感风寒，内有痰湿者。恶寒发热，无汗，头痛身痛，胸膈痞闷，鼻塞，咳嗽痰多，倦怠乏力，气短懒言，苔白，脉弱。

参苏饮与败毒散均能益气解表，用于气虚外感风寒者。其中败毒散祛风除湿止痛力强，适用于气虚不甚，外感风寒湿邪为主者；参苏饮益气解表、化痰理气之力强，适用于气虚较重，内有痰湿，外感风寒者。

【实验研究】①抗炎。该方能抑制蛋清所致大鼠足肿胀，抑制二甲苯所致小鼠耳郭肿胀，能提高大鼠肾上腺中胆固醇含量，能使大鼠血浆中醛固酮和皮质醇含量下降，能抑制腹腔毛细血管通透性；②镇静、镇痛、及抑制流感病毒作用，其祛痰、镇咳之力也较强。

麻黄附子细辛汤
《伤寒论》

【组成】麻黄二两(6g)　熟附子一枚(9g)　细辛二两(3g)

【用法】上三味，以水一斗，先煮麻黄，减二升，去沫，纳药，取三升，去滓。温服一升，日三服（现代用法：作汤剂，水煎温服。附子先煎，后下余药共煎）。

【功用】助阳解表。

【主治】阳虚外感风寒表证，症见发热，恶寒甚剧，虽厚重被，其寒不解，精神疲乏，脉沉微。

【方解】本方证是由素体阳虚，外感风寒所致。外受风寒，邪正相争，故见发热；肾阳本虚，寒邪更伤阳气，正不胜邪，温煦失职，故恶寒甚剧，虽厚衣重被而其寒不解，神疲欲寐，脉反沉微。是知病为表寒里虚。外感表证，法应汗解，但阳虚不能鼓邪外出，故须助阳解表。方中麻黄辛温发汗解表散寒，附子辛热温肾助阳，二药相配，一开一温，温阳解表，鼓邪外出，共为君药。细辛辛香气浓，归肺、肾二经，通彻表里，既助麻黄祛风解表，又助附子温里散寒，为佐使药。纵观全方，表里同治，补散兼施。散中有补，补中有散，使外感风寒得以表散，在里之阳气得以振复，则阳虚外感可愈。

【应用】

1. 用方指征：本方为治疗阳虚外感的常用方。临床以恶寒甚、发热轻，脉沉为主要指征。

2. 临证加减：若阳气虚弱见面色苍白、语低肢冷者，宜加人参、黄芪合附子以助阳益气；兼咳喘吐痰者，宜加半夏、杏仁以化痰止咳平喘；兼湿滞经络之肢体酸痛，加苍术、独活祛湿通络止痛。

3. 现代应用：用于感冒，流行性感冒、支气管炎、风湿性关节炎、哮喘、过敏性鼻炎、病窦综合征，肾病综合征等。

4. 使用注意：若阳气衰微，下利清谷者，则应遵仲景"先温其里，乃攻其表"，不可用本方误发其汗。

【附方】再造散（《伤寒六书》）。黄芪$_{(6g)}$　人参$_{(3g)}$　桂枝$_{(3g)}$　甘草$_{(1.5g)}$　熟附子$_{(3g)}$　细辛$_{(2g)}$　羌活$_{(3g)}$　防风$_{(3g)}$　川芎$_{(3g)}$　煨生姜$_{(3g)}$。功用：助阳益气，解表散寒。主治：阳气虚弱，外感风寒证。恶寒发热，热轻寒重，无汗肢冷，倦怠嗜卧，面色苍白，语声低微，舌淡苔白，脉沉无力或浮大无力。

麻黄细辛附子汤与再造散皆有助阳解表功用。然麻黄附子细辛汤药少力专，专于温阳发汗，用于素体阳虚，兼感寒邪者；再造散又配伍桂枝、白芍、人参、黄芪等药，兼可益气固表，调和营卫，作用较全面，适用于阳虚气弱，外感风寒者。

【实验研究】①提升体温。能显著抑制灌服蓖麻油所致腹泻小鼠直肠体温下降，并能抑制由此所致腹泻。②抗炎。麻黄附子细辛汤水提取物可抑制丙酮酸导致的小鼠血管通透性增加；提取物对角叉菜胶诱导足趾肿胀形成有显著抑制作用；对水肿、中性粒细胞和淋巴细胞浸润、骨质破坏等佐剂性关节炎性病理表现有显著的抑制作用。③镇痛。麻黄附子细辛汤50%水煎醇沉液和50%水煎液对采用热板法和扭体法所致的热刺激、化学刺激均有镇痛作用，作用强度与颅通定相当，并兼有一定的镇静作用。④免疫调节。对Ⅰ型变态反应（抗白蛋白诱发的速发性炎症反应）、Ⅳ型变态反应（苦基氯诱发的接触性皮炎）有抑制作用；能显著抑制特异抗原或非特异抗原刺激嗜碱细胞释放组胺，其抑制率依剂量改变而改变，其中麻黄起了主导作用；细辛与麻黄对支气管扩张有协同作用，附子对肥大细胞脱颗粒有明显的抑制作用。麻黄细辛附子汤可显著提高使高龄期低下的抗体产生能力，对激活免疫应答功能具有显著作用。在流感病毒感染初期对激活免疫应答有显著作用。其在促进IgM抗体生成的作用中，方中炮附子的作用最显著，方中二味药配伍研究，以麻黄、细辛配伍作用最显著。⑤抗氧化。本方冲服剂具有清除身体局部产生的活性氧的作用，可使花生四烯酸和5－过氧羟基－6，8，11，14－二十四烯醇酸产生明显减少，抑制溶液中白血病细胞液中脂氧合酶的活性。

常用扶正解表方剂简表

方　名	组　成	功　效	主　治
加减葳蕤汤 《通俗伤寒论》	生葳蕤　葱白　桔 梗白薇　淡豆豉 薄荷　炙甘草 红枣	发汗解表 滋阴清热	阴虚外感表证。头痛，身热，微恶风寒，无汗或有汗不多，咳嗽咽干，心烦，口渴，舌红，脉数
葱白七味饮 《外台秘要》	葱白　干葛　新豉 生姜　麦冬　干 地黄	养血解表	血虚外感风寒证。头痛身热，微寒无汗
正柴胡饮 《景岳全书》	柴胡　防风　陈皮 芍药　甘草　生姜	解表散寒	外感风寒轻证。微恶风寒，发热，无汗，头痛身痛，舌苔薄白，脉浮

小　　结

解表剂共选常用正方11首，附方6首，根据其功效不同，分辛温解表、辛凉解表和扶正解表三类。

1. 辛温解表：该类方剂均能解表散寒，用治外感风寒表证。麻黄汤发汗之力强，并善宣肺平喘，为辛温解表重剂，适用于外感风寒表实证；桂枝汤发汗不及麻黄汤，善于解肌表而和营卫，适用于外感风寒表虚证，以及营卫、阴阳不调之多种杂病；九味羌活汤发汗祛湿，兼清里热，适用于外感风寒湿邪，兼有里热者；小青龙汤解表散寒中尤善温肺化饮，适用于外感风寒，内停水饮之证，为治寒证哮喘主方之一；止嗽散专于宣利肺气，疏风止咳，适用于外感风邪，表邪未彻，肺失清肃的咳嗽咽痒之证。

2. 辛凉解表：桑菊饮、银翘散均为治疗风热表证的常用方。但桑菊饮疏表力小，偏重于宣肺止咳，适用于风热较轻，咳嗽较甚者；银翘散疏表力强，偏重于清热解毒，适用于风热较重，热毒较甚者；麻黄杏仁甘草石膏汤辛凉宣泄，偏重于清肺平喘，适用于肺热炽盛的咳喘证。柴葛解肌汤解肌清热适用于风寒化热入里，邪犯三阳者。

3. 扶正解表：败毒散疏散风寒湿邪之中兼可益气扶正，适用于气虚不足而外感风寒湿邪者；麻黄附子细辛汤助阳解表而散风寒，主治阳气虚弱，而外感风寒之证；加减葳蕤汤滋阴解表，而散风热，适用于阴虚之体，感冒风热者。

【复习思考题】

1. 试分析桂枝汤主治证已有汗出为何还要发汗？
2. 试分析小青龙汤中配伍五味子、白芍的意义。
3. 试比较银翘散和桑菊饮功能、主治的异同点。
4. 麻黄杏仁甘草石膏汤的配伍关系如何？功效及其主治证是什么？

第二章 泻下剂

凡以泻下药为主组成，具有泻热、通便、攻积、逐水等作用，适用于里实证的方剂统称为泻下剂。系根据《素问·阴阳应象大论》"其下者，引而竭之"，"其实者，散而泻之"的原则确立的。属"八法"中"下法"。

里实证的成因不一，有因热而结，有因寒而结，有因燥而结，有因水而结者，同时也有体质虚实之异，因而证候会有热结、寒结、燥结、水结及虚实夹杂证之不同，其治法、用药亦随之不同，热结者，宜寒下；寒结者，宜温下；燥结者，宜润下；水结者，宜逐水；邪实而正虚者，当攻补兼施。本章也相应分为寒下、温下、润下、逐水和攻补兼施五类。

使用解表剂应注意以下几个方面：①辨证明确。泻下剂适用于表证已解，里实已成者。若表证未解，里实未成者，不可用泻下剂；若表证未解，里实已成，则需要权衡轻重，或先解表，后治里，或表里双解。②慎用病症。泻下剂大多易伤胃气，应得效则止，不可久服；年老体弱、孕妇、产后或正值经期、病后伤津或亡血者，均应慎用或禁用，必要时宜配伍补益扶正药。③辨别兼证。若兼血瘀、虫积或痰浊，应分别配伍祛瘀、驱虫、祛痰等相应的治疗药物。④饮食调护。忌食生冷、油腻等不易消化的食物。

第一节 寒 下

寒下剂适用于里热积滞实证。症见大便秘结，脘腹部或胀或满或痛，痛而拒按，甚或潮热，或高热谵语，舌苔黄厚，脉实等。组方配伍常以寒下药如大黄、芒硝等为主，适当配伍：①行气药，如枳实、厚朴等；②活血药，如桃仁、丹皮等；③兼湿热者，配清热利湿药，如苡仁、冬瓜子等。代表方如大承气汤、大黄牡丹汤等。

大 承 气 汤
《伤寒论》

【组成】大黄酒洗,四两(12g)　厚朴去皮,炙,八两(24g)　枳实五枚(12g)　芒硝三合(6g)

【用法】上四味，以水一斗，先煮二物，取五升，去滓，内大黄煮取二升，去滓，内芒硝，更上微火一两沸，分温再服。得下，余勿服（现代用法：先煮枳实、厚朴，后下大黄，煎成去渣，再加入芒硝，微火溶化后，分温服）。

【功用】峻下热结。

【主治】

1. 阳明腑实证。大便不通，频转矢气，脘腹痞满，腹痛拒按，按之则硬，甚或潮热谵语，手足濈然汗出，舌苔黄燥起刺，或焦黑燥裂，脉沉实。

2. 热结旁流证。下利清水，色纯青，其气臭秽，脐腹疼痛，按之坚硬有块，口舌干燥，脉滑数。

250

3．里热实证之热厥、痉病或发狂等。

【方解】本方证为伤寒邪气化热入里，或温病邪热，内传阳明之腑，热灼津伤，邪热与肠中燥屎互结成实所致。实热内结胃肠，腑气不通，故大便秘结不通、频转矢气、脘腹痞满胀痛；燥屎结聚，气血不和，则腹痛拒按，按之坚硬；里热炽盛，内扰神明，故谵语；四肢禀气于阳明，而阳明经气旺于申酉，热结于里，郁蒸于外，故潮热、手足漐然汗出；舌苔黄燥或焦黑燥裂，脉沉实是热盛津伤，燥实内结之征。前人将其归纳为"痞、满、燥、实"四者。"痞"，即自觉胸脘有闷塞有压重感；"满"，是指脘腹胀满，按之有抵抗；"燥"，是指肠中燥屎，干结而不下；"实"，即腹痛拒按，大便不通或下利清水而腹痛不减，以及谵语、潮热，脉实有力等。"热结旁流"一证，"热结"是本质，"旁流"是现象，乃腑热炽盛，燥结不下，肠中津液从旁而出所致。热厥、痉病、发狂等证，皆因实热内结，闭阻于内，热盛灼津所致。气机阻滞，阳气郁遏，不能外达于四肢则成厥；津伤液亏，筋脉失养而成痉；或浊热上扰心神，神明昏乱便发狂。虽病证表现各异，但病机相同，皆是里热结实之重证，当峻下热结，以救阴液，即所谓"釜底抽薪，急下存阴"之法。方中大黄苦寒通降，荡涤肠胃，通便泻热，祛瘀通滞，为君药。芒硝咸寒润降，软坚润燥，泻热通便，为臣药。两者相须为用，一攻一润，泻下热结之功益峻。燥结内阻，腑气不行，故以厚朴苦温下气，除满消胀，枳实苦辛破结，导滞消痞，两药相合，既消痞除满，又助黄、硝推荡通降，攻下热结之力，共为佐使。纵观全方，四药相合，一攻一润，一散一行，泻下、软坚、行气并举，成峻下热结，顺胃气下行之方，故名"大承气"。即吴瑭《温病条辨》所言："承气者，承胃气也……曰大承气者，合四药而观之，可谓无坚不破，无微不入，故曰大也。"

至于本方用治热结旁流、热厥等证，正为通因通用、寒因寒用之法之体现。

【应用】

1．用方指征：本方为治疗阳明腑实证的基础方。临床以便结不通，脘腹胀满疼痛，苔黄厚而干，脉沉有力为主要指征。

2．临证加减：若兼阴津亏甚者，加玄参、生地等滋阴润燥；兼瘀血者，宜加赤芍、桃仁等活血祛瘀；兼气虚者，加人参补气以防气脱。

3．现代应用：用于急性单纯性肠梗阻、粘连性肠梗阻、蛔虫性肠梗阻、急性胆囊炎、胆石症、急性胰腺炎，以及某些热性疾病的高热，谵语，神昏，惊厥，发狂属里热实证者。

4．使用注意：注意本方的煎服法，应注意中病即止，以免耗损正气。另外对气虚阴亏，燥结不甚者，以及年老、体弱、孕妇等，均应慎用或禁用。

【附方】

方　名	组　成	功　效	主　治
小承气汤 《伤寒论》	大黄　厚朴　枳实	轻下热结	阳明腑实轻证。大便不通，谵语潮热，脘腹痞满，舌苔老黄，脉滑数
调胃承气汤 《伤寒论》	大黄　甘草　芒硝	缓下热结	阳明腑实燥热证。大便不通，恶热口渴，苔黄，脉滑数等

方名	组成	功效	主治
复方大承气汤 《中西医结合治疗急腹症》	芒硝　炒莱菔子 枳壳　桃仁　赤芍 大黄	通里攻下 行气活血	单纯性肠梗阻，属于阳明腑实而气胀较明显者

此四方均能泻下热结。大承气汤硝、黄并用后下，更加枳、朴，泻下与行气并重，其功峻下，主治阳明腑实证痞、满、燥、实俱备者；小承气汤不用芒硝，枳、朴量轻，其功轻下，主治痞、满、实之阳明腑实轻证；调胃承气汤不用枳、朴，甘草与大黄同煎，其功缓下，主治阳明腑实证燥、实而无痞、满者。复方大承气汤由大承气汤加莱菔子、桃仁、赤芍而来，行气活血力强，适用于单纯性肠梗阻气胀较重者，也可作为腹部手术后的预防性用药。

【现代研究】①促进肠蠕动、致泻。大承气汤能显著增加离体与在体肠道的蠕动，使收缩幅度增大；增强小鼠胃肠道推进功能，提高炭末推进度，使湿粪排出数增多，胃电试验能使家兔胃壁平滑肌慢幅度明显升高，提高胃紧张度，并能增加胃肠重量，扩大肠容积；能促进肠套叠的还纳和转复位。②增加肠血流量，改善肠管血运状态；能促进腹腔内陈旧性异种血吸收作用，能预防术后的腹腔内粘连。③抗菌、抗炎。大承气汤体外、体内均有抑制或杀灭金黄色葡萄球菌的作用，能抑制多种致炎剂所致毛细血管通透性亢进，降低透明质酸酶活性，减少炎性渗出，阻止炎症扩散，控制或治疗细菌引起的肠脓肿和粘连；能减少内毒素和生成与吸收，增强网状内皮细胞的吞噬功能，促进内毒素的灭活；抑制肿瘤坏死因子的诱生，降低前列腺素 E_2 水平。④对实验性肺水肿及多脏器损伤的影响。大承气汤能改善阳明腑实喘满证中肺水肿，促进肺泡上皮增生，特别是Ⅱ型上皮增生，保护多脏器功能，促进损伤修复的作用。⑤大量临床研究表明，大承气汤对免疫功能、肠源性内毒素、胃肠功能等都具有一定影响，对消化酶的活性和胰蛋白酶、脂肪酶、淀粉酶有明显抑制作用，能调节肝胆功能，对肾功能亦有保护作用。

大黄牡丹汤
《金匮要略》

【组成】大黄四两(12g)　牡丹一两(3g)　桃仁五十个(9g)　瓜子半(30g)　芒硝三合(9g)

【用法】以水六升，煮取一升，去滓，内芒硝，再煎沸，顿服之（现代用法：诸药先煎，汤成去滓，再入芒硝微煎溶化，顿服）。

【功用】泻热破瘀，散结消肿。

【主治】肠痈初起。右下腹疼痛拒按，或右足屈而不伸，伸则痛甚，甚则局部肿痞，或时时发热，自汗恶寒，舌苔薄腻而黄，脉滑数。

【方解】本方证为湿热郁蒸，气血凝聚，结于肠中所致。湿热、气血壅结，不通则痛，故右少腹疼痛拒按，甚成肿痞；喜屈右足而不伸，伸则痛剧，是为缩脚肠痈；时时发热，自汗恶寒，是邪酿成痈，营卫失和之征；湿热内蕴，则舌苔黄腻，脉滑数。"六腑以通为用"，"肠中既结聚不散，为肿为毒，非用下法，不能解散。"（《成方便读》）故治法泻热破瘀，散结消肿。方中大黄苦寒泻下，攻逐肠中湿热、瘀结毒邪；丹皮辛苦微寒，清热凉血，化瘀消肿，两者泻热破瘀，共为君药。芒硝咸寒，泻热导滞，软坚散结，助大黄荡涤肠中实热；桃仁苦平，性善破血，合君药以助破瘀消肿之功，俱为臣药。冬瓜子甘寒滑利下行，清肠利湿，排脓消痈，为佐使药。综观全方，泻下、破瘀、清利并行，使肠中湿热、瘀滞得除，肠腑得通，则肠痈自愈。

【运用】

1. 用方指征：本方为治疗湿热血瘀肠痈之常用方。临床以右少腹疼痛拒按，右足屈而不伸，舌苔黄，脉滑数为主要指征。

2. 临证加减：若热毒较重者，加蒲公英、金银花、败酱草以加强清热解毒之力；血瘀较重者，加赤芍、乳香、没药等以活血祛瘀。

3. 使用注意：凡肠痈溃后以及老人、孕妇、产后，均应忌用；对于重型急性化脓性或坏疽性阑尾炎、阑尾炎合并腹膜炎、婴儿急性阑尾炎，亦应禁用。

4. 现代应用：近年来广泛用于治疗盆腔炎、溃疡性结肠炎、嵌顿性内痔、术后腹胀、急性胰腺炎、急性重症胆系感染、粘连性肠梗、过敏性紫癜等多种具有湿热瘀滞证的疾病。亦可用于妇科急性盆腔炎、输卵管结扎后感染等属血分瘀热者。

【附方】

方名	组成	功效	主治
阑尾化瘀汤《新急腹症学》	银花 川楝子 大黄 牡丹皮 桃仁 木香 延胡索	行气活血清热解毒	急性阑尾炎瘀滞型。发热，右下腹疼痛拒按，腹胀恶心，便秘，苔白腻，脉弦紧
阑尾清化汤《新急腹症学》	金银花 蒲公英 丹皮 大黄 赤芍 川楝子 桃仁 甘草	清热解毒活血行气	急性阑尾炎蕴热期。发热，午后较甚，口渴，腹痛甚，便秘尿赤。也可用于脓肿早期，或轻型腹膜炎
阑尾清解汤《新急腹症学》	金银花 大黄 木香 冬瓜仁 蒲公英 甘草 牡丹皮 川楝子	清热解毒通下散结	急性阑尾炎热毒期。发热，面红目赤，口渴唇焦，恶心呕吐，腹痛拒按，按之痛甚，有抵抗感，便秘，舌红，苔黄腻或黄燥，脉洪大滑数或弦数

【现代研究】①增强肠蠕动的作用。对在体家兔及犬的肠蠕动均有显著增强作用，并能使阑尾节律性收缩，阑尾蠕动轻度增强，结肠蠕动增强。②扩张肠血管作用。能使肠管及阑尾的血运改善，促进炎症的消退。③提高免疫功能。该方加味方能促进网状内皮系统的增生与吞噬。④抗菌。对大肠杆菌、金黄色葡萄球菌均有抑制作用。

第二节 温 下

温下剂适用于里寒积滞实证。症见大便秘结，脘腹胀满，腹痛喜按，手足不温，脉沉紧等。组方配伍常以泻下药配合温里药为主，如大黄与附子、干姜等，选择配伍：①补气健脾药，如人参、甘草等；②行气止痛药，如厚朴、木香等；③养血活血药，如当归等。代表方如温脾汤。

温 脾 汤
《备急千金要方》

【组成】大黄五两(15g)　当归　干姜各三两(各9g)　附子　人参　芒硝　甘草各二两(各6g)

【用法】上七味，咬咀，以水七升，煮取三升，分服，日三服（现代用法：作汤剂，水煎温服。附子先煎，大黄后下，芒硝溶化）。

【功用】攻下寒积，温补脾阳。

【主治】寒积腹痛。便秘腹痛，脐下绞结，绕脐不止，手足欠温，苔白不渴，脉沉弦而迟。

【方解】本方证为脾阳不足，寒积中阻所致。寒实冷积阻滞肠间，阳气失运，推动乏力，则便秘腹痛，绕脐不止；脾阳不足，不能温养四肢，则手足欠温，脉沉弦。可见，脾阳不足，寒积中阻是其基本病机，治疗当攻逐寒积与温补脾阳并用。方中选用附子配大黄，共为君药。附子辛热，温补脾阳，祛除寒邪；大黄苦寒，荡涤泻下，攻逐积滞，两药相配，各自的作用特点得以充分发挥，体现温里攻下的主要治法。干姜助附子，温脾阳而祛寒；芒硝、当归助大黄，润肠软坚而下积，均为臣药。人参益气补脾，体现助阳须先益气之意，为佐药。甘草甘平，既合人参为佐药，益气补中，又调和诸药，为使药。诸药合用，寓温补于攻下之中，攻补兼施，为一首温下方剂。

【运用】

1. 用方指征：本方为温下剂的常用方剂。临床以腹痛，便秘，手足不温，畏寒喜热，苔白，脉沉弦而迟为主要指征。

2. 加减规律：若腹中胀痛者，加厚朴、木香以行气止痛；腹中冷痛，可加肉桂、吴茱萸增强温中散寒之力。

3. 现代应用：用于急性单纯性肠梗阻幽门梗塞、慢性痢疾、慢性肾功能不全等属于脾阳不足，冷积内停者。

【现代研究】①改善肾功能。对腺嘌呤诱发大鼠慢性肾功能不全的存活时间有明显延长作用，并能明显降低血中尿素氮、甲基胍和胍基琥珀酸等毒物，改善尿毒症。②煎法研究。采用 HPCE 法测定温脾汤中乌头碱及大黄游离蒽醌的含量，结果附子先煎 30分钟，乌头碱的含量能达到安全限量；大黄先浸泡 30 分钟，并于汤剂煎好前 10 分钟加入，大黄游离蒽醌的含量最高。说明温脾汤中附子应先煎，而大黄宜后下。

第三节 润 下

润下剂适用于肠燥津亏，大便秘结证。症见大便秘结，小便短赤，或有身热，口干，腹胀或痛，舌红苔黄，脉滑数等。组方配伍常以质润多脂的润下药如火麻仁、郁李仁等为主，选择配伍：①滋阴润燥药，如白芍、当归、柏子仁、生地等；②行气药，如枳实、厚朴、杏仁等。③肾虚精亏者，配伍温补滋润药，如肉苁蓉、牛膝、熟地等。代表方如麻子仁丸等。

麻子仁丸

《伤寒论》

【组成】麻子仁_二升(20g)　芍药_半斤(9g)　枳实_炙,半斤(9g)　大黄_去皮,一斤(12g)　厚朴_炙,去皮,一尺(9g)

杏仁_去皮、尖,熬,别作脂,一升(10g)

【用法】上六味为末，炼蜜为丸，如梧桐子大，饮服十丸，日三服。渐加，以知为度（现代用法：作汤剂剂量适当调整，作汤剂，水煎温服。中成药有麻子仁丸、软胶囊）。

【功用】润肠泻热，行气通便。

【主治】肠燥津亏，脾约便秘证。大便秘结，小便频数，口燥咽干，舌红少津，脉细数。

【方解】本方证为肠胃燥热，脾津不足所致。《伤寒论》称之为"脾约"。脾为胃行其津液，若胃中燥热伤津，脾受约束，津液不能四布，但输膀胱，故小便频数；燥热伤津，肠失濡润，则大便秘结，口燥咽干，舌红少津，脉细数。治当润肠泄热，行气通便。方中重用麻子仁甘平，质润多脂，滋脾润肠而通便，为君药。大黄苦寒泄热，攻积通便；杏仁肃肺降气，润肠通便；白芍养阴敛津，柔肝理脾，三味共为臣药。枳实、厚朴行气破结除满，以助推荡通便之力，共为佐药。蜂蜜润燥滑肠，调和诸药，为佐使药。诸药合用，滋润和攻下相结合，使津液充足，腑气通顺，泻下而又不伤正气。综观本方，以滋阴润肠为主，佐以泻下、降气，润而不腻，下不伤正，缓而图之，使腑气通，津液复，燥结行，成润下、缓下之剂。

【运用】

1. 用方指征：本方为治疗肠胃燥热便秘证的常用方。临床以大便秘结，小便频数，舌苔微黄为主要指征。

2. 临证加减：阴津亏甚者，可酌情加生地、玄参、麦冬等；若兼血虚血滞，可加当归、桃仁；胀满不甚，可酌减枳实、厚朴。

3. 现代应用：常用于习惯性便秘，老人便秘、产后便秘，中风后便秘、痔疮术后便秘等属肠胃燥热者。

4. 使用注意：年老体虚，津亏血少者，不宜久服，孕妇慎用。

【附方】

方名	组成	功效	主治
五仁丸《世医得效方》	桃仁　杏仁　松子仁　柏子仁　郁李仁　陈皮	润肠通便	津枯肠燥证。大便干燥，艰涩难出，以及年老、产后血虚便秘，舌燥，脉细涩
济川煎《景岳全书》	当归　牛膝　肉苁蓉　泽泻　升麻　枳壳	温肾益精润畅通便	肾虚精亏证。大便秘结，小便清长，腰膝酸软，头目眩晕，舌淡苔白，脉沉迟

此三方均能润肠通便。然麻子仁丸泻下力强，适用于肠胃燥热，津亏不足的便秘；五仁丸多脂而润，泻下力弱，适用于津枯肠燥，尤其是年老、产后血虚便秘；济川煎侧重温肾遗精，适用于肾虚精亏的便秘。

【现代研究】①致泻。麻子仁丸可使离体家兔肠管蠕动幅度增大，频率加快，增加在体肠最大振幅及平均振幅；能使小鼠排便粒数、重量均有显著增加；可以明显提高结肠肌电慢波振幅，增加结肠的肠蠕动，从而达到其治疗慢传输型便秘的作用；本方与液体石蜡相似，能显著增加肠管内容积。②降血糖、降血脂。麻子仁丸对 STZ 大鼠有一定降血糖作用；可以改善 STZ 大鼠的血脂水平，控制糖尿病高脂血症。同时还可改善 STZ 大鼠的肾功，尤其是可以降低血清肌酐、血清尿素氮水平。

第四节　逐　　水

逐水剂适用于水饮壅盛于里的实证。症见胸胁引痛，或水肿腹胀，大、小便不利，脉实有力等。组方配伍常以峻下逐水药如大戟、芫花、甘遂、牵牛子等为主，选择配伍：①健脾扶正药，如大枣等；②行气药，如青皮、陈皮、木香、槟榔等。代表方如十枣汤。

十　枣　汤
《伤寒论》

【组成】芫花熬　甘遂　大戟各等分

【用法】三味等分，各别捣为散。以水一升半，先煮大枣肥者十枚，取八合去滓，纳药末。强人服一钱匕（2g），羸人服半钱（1g），温服之，平旦服。若下后病不除者，明日更服，加半钱。得快下利后，糜粥自养（现代用法：三药研细末，或装入胶囊，每次服0.5~1g，每日1次，以大枣10枚煎汤送服，清晨空腹服。得快下利后，糜粥自养）。

【功用】攻逐水饮。

【主治】

1. 悬饮。咳唾胸胁引痛，心下痞硬，干呕短气，头痛目眩，或胸背掣痛不得息，舌苔滑，脉沉弦。

2. 水肿。一身悉肿，尤以身半以下为重，腹胀喘满，二便不利，脉沉实。

【方解】本方证为水饮壅盛，停聚于里，内外泛滥所致。饮停胸胁，上迫于肺，气机阻滞，则咳唾引胸胁疼痛，甚或胸背掣痛不得息；水饮停于心下，则心下痞硬，干呕短气；上扰清阳，则头痛目眩；水饮泛溢肢体，则成水肿；阻滞胸腹，气机壅塞，则腹胀喘满。此水饮壅盛之实证，治当遵循"留者攻之"、"有水可下之"的原则，宜攻逐水饮。方中甘遂苦寒有毒，善行经隧络脉之水湿；大戟苦寒有毒，善泻脏腑之水邪；芫花辛温有毒，善消胸胁伏饮痰癖；三药各有专功，合而用之，攻逐水饮之力俊猛，使体内积水迅速逐出体外，共为君药。大枣10枚，一则益气护胃，缓和诸药毒性，减少药后反应，二则培土制水，邪正兼顾，为佐使药。纵观全方，

【运用】

1. 用方指征：本方为攻逐水饮之峻剂，临床以咳唾胸胁引痛，或水肿腹胀，二便不利，脉沉弦为主要指征。

2. 临证加减：如兼水热内壅，可加大黄；水肿臌胀，气壅甚，可加青皮、陈皮、

木香、槟榔等；痰饮伏在胸膈，可加白芥子。

3. 现代应用：渗出性胸膜炎、肝硬化腹水、肾炎水肿，以及晚期血吸虫病所致的腹水等属水饮内停里实证者。

4. 使用注意：注意本方的用法、用量、剂型、服药时间和药后调理；年老体弱者慎用，孕妇忌服。

【现代研究】芫花、甘遂、大戟均属刺激性泻下药，具有强烈的泻下作用。芫花能兴奋肠道，使蠕动增加，张力提高，引起强烈水泻和腹痛，并可增加肝胆汁流量。甘遂的泻下作用以生者为强，但毒性也较大。小鼠实验表明，甘遂能增强其肠内的推进及推净速度。

第五节　攻补兼施

攻补兼施剂适用于正虚里实结滞之证。症见腹满便秘而兼气血不足（神倦少气，脉虚），或者阴津内竭（口干唇燥，脉细数）等。组方配伍常以攻下药（如大黄、芒硝等）与补益药（如人参、当归、生地黄、玄参等）相伍为主，适当配伍行气药，如枳实、厚朴等。代表方如黄龙汤、增液承气汤等。

黄　龙　汤
《伤寒六书》

【组成】大黄(9g)　芒硝(6g)　枳实(9g)　厚朴(9g)　甘草(3g)　人参(9g)　当归(6g)（原书未注用量）

【用法】水二盅，姜三片，枣子二枚，煎之后，再入桔梗一撮，热沸为度（现代用法：作汤剂，水煎温服）。

【功用】攻下热结，益气养血。

【主治】阳明腑实，气血不足证。自利清水，色纯青，或大便秘结，脘腹胀满，腹痛拒按，身热口渴，神倦少气，谵语，甚或循衣撮空，神昏肢厥，舌苔焦黄或焦黑，脉虚。

【方解】本方证为阳明腑实，兼气血两虚证。燥热内结，腑气不通，故大便秘结，或利清水，色纯青（即"热结旁流"），腹痛拒按；热结肠道，上扰心神，则见谵语，神昏；邪热伤阴，故身热口渴，舌苔焦黄；素体不足或里热实证误治、失治而耗伤气血，则见神倦少气，脉虚。治当泻下热结，益气养血。方中大黄苦寒泻下热结，为君药。芒硝咸寒润燥软坚，助大黄清热泻下之力，为臣药。枳实、厚朴行气导滞，合黄、硝取大承气汤之意，荡涤胃肠实热积滞；人参、当归益气养血，与前药相配，扶正祛邪，使攻下而不伤正，桔梗开宣肺气而通肠腑，共为佐药；生姜、大枣、甘草和中益胃，缓和黄、硝峻烈之性，为佐使药。纵观全方，一则攻补兼施，扶正祛邪，攻下不伤正；二则降中寓升，使"上窍开，下窍泄"（《医学三字经》），升清以降浊。

【运用】

1. 用方指征：本方为治疗阳明腑实，兼气血不足证的基础方。临床以大便秘结，或自利清水，脘腹胀满，身热口渴，神倦少气，舌苔焦黄，脉虚为主要指征。

2. 加减规律：阴虚甚者，加玄参、麦冬、生地等滋阴增液；若脘腹胀满不甚，可去枳实、厚朴苦燥，以缓下热结。

3. 现代应用：可用于单纯性肠梗阻、细菌性痢疾、尿毒症、流行性脑脊髓膜炎、乙型脑炎等病，见有阳明腑实，而兼气血不足者。

4. 使用注意：本方虽攻补兼施，但攻下之力较强，使用时要注意气血虚衰程度，合理选用补益药物。

【附方】新加黄龙汤（《温病条辨》）。细生地五钱(15g)　生甘草二钱(6g)　人参另煎,一钱五分(4.5g)　生大黄三钱(9g)　芒硝一钱(3g)　玄参五钱(15g)　麦冬连心,五钱(15g)　当归一钱五分(4.5g)　海参洗,二条(2条)　姜汁六匙(6匙)　功用：泄热通便，滋阴益气。主治：热结里实，气阴不足证。大便秘结，腹中胀满而硬，神倦少气，口干咽燥，唇裂舌焦，苔焦黄或焦黑燥裂。

本方为黄龙汤之演化方，其泻下之力较黄龙汤缓和，滋阴增液之力强，适用于热结里实，气阴不足较重者。

【现代研究】黄龙汤对实验动物有明显的泻下作用，能明显促进小鼠小肠的推进运动，对大鼠大肠推进的直接和间接作用均明显增加，且作用强于大承气汤。作用机理可能是黄龙汤有促进在体动物肠运动的作用。

增液承气汤
《温病条辨》

【组成】玄参一两(30g)　麦冬连心,八钱(25g)　细生地八钱(25g)　大黄三钱(9g)　芒硝一钱五分(5g)

【用法】水八杯，煮取二杯，先服一杯，不知，再服（现代用法：作汤剂，水煎温服）。

【功用】滋阴增液，泄热通便。

【主治】热结阴亏证。燥屎不行，下之不通，脘腹胀满，口干唇燥，舌红苔黄，脉细数。

【方解】本方证为阳明温病，热结阴亏所致。胃肠热结，津液受灼，肠道失去濡润，传导不畅，故燥屎不行，脘腹胀满；热结津亏致燥屎不下，而燥屎内结，热结愈久，则阴津愈枯，肠道更失濡润，使"津液不足，无水舟停"（《温病条辨》），故下之不通；口干唇燥，舌红苔黄，脉细数，皆为热伤津亏之象。治应滋阴增液，泄热通便。方中玄参甘咸性寒，滋阴降火，泄热软坚，重用为君药；麦冬、生地黄甘寒质润，助君药滋阴增液，泄热降火，共为臣药（即"增液汤"）；燥屎既结，故以大黄、芒硝泄热通便，软坚润燥，共为佐药。纵观全方，滋阴泻下并举，攻补兼施，共成"增水行舟"之剂。

【运用】

1. 用方指征：本方为治疗热结阴亏，肠燥便秘证的常用方。临床以燥屎不行，下之不通，口干唇燥，苔黄细数为主要指征。

2. 临证加减：若口渴甚，加天花粉；呕吐者，加竹茹；腹胀甚者，可酌加枳实、厚朴。

3. 现代应用：用于习惯性便秘、肠结核、痔疮，以及急性传染病的高热、便秘等属热结阴亏者。

4. 使用注意：热结阴亏，燥屎不行者，下之不通者，《温病条辨》主张先服增液汤，以增水行舟，如仍不下，再服增液承气汤。

小　　结

泻下剂共选常用正方7首，附方9首。按其功用分为寒下、温下、润下、攻补兼施、逐水五类。

1. 寒下：大承气汤大黄、芒硝与枳实、厚朴并用，峻下热结，为治疗阳明腑实证的代表方，主治痞、满、燥、实四证俱全者；大黄牡丹汤泻下瘀热，为治肠痈初起之主方。

2. 温下：温脾汤能温补脾阳，主治脾阳不足，冷积阻滞之便秘腹痛。

3. 润下：麻子仁丸是以润肠药合小承气汤组成，功能泻下热结，主治肠胃燥热，脾津不足之便秘。

4. 逐水：十枣汤为攻逐水饮的代表方剂，主治悬饮或水肿腹胀属实之证。

5. 攻补兼施：黄龙汤、增液承气汤均能泻热通便兼以扶正。但黄龙汤以大承气汤配合益气养血药而组成，主治阳明腑实兼气血不足者。增液承气汤则以寒下与滋阴增液并用，功能滋阴泻热通便，主治阳明热结阴亏之便秘证。

【复习思考题】

1. 试比较大承气汤、小承气汤和调胃承气汤在组成、功效、主治和组方意义等方面的异同。

2. 温脾汤适用于什么病证？请阐述其组方意义。

3. 润下剂的适应证是什么？麻子仁丸的组方意义是什么？

4. 如何正确使用十枣汤？

第三章 和 解 剂

凡是通过和解或调和的方法，用于少阳病、肝脾不和或肠胃失和以及表里同病等证的方剂，统称和解剂。属于"八法"中的"和"法。

和解剂主要具有和解或调和的作用。所谓和解即和而解之，是指内和正气而外解邪气，适用于邪居半表半里（少阳证）或表里同病等证。所谓调和就是调而使之和，是指要调理脏腑气机、协调脏腑机能，平调阴阳，以和为期，适用于脏腑气机失常，功能失调，表里、寒热失调的病症。因此，和解剂组方配伍常常是邪正兼顾、表里兼施、寒热并用、升降相因、肝脾并调，无明显寒热补泻之偏，作用平和，照顾全面。

由于少阳属胆，肝与胆相表里，胆经发病必影响于肝，而肝病也会及胆，同时，肝胆又常常累及脾胃、大小肠，从而形成肝脾不和，肠胃不和、寒热互结等病症；此外，又有"疟属少阳"之说，因此，对邪在少阳、肝脾不和、肠胃失调、表里同病以及疟疾等病证均列入和法范畴，其对应和解剂也相应分为和解少阳、调和肝脾、调和肠胃及表里双解等四类。

使用解表剂应注意：①明确辨证。凡邪在肌表，未入少阳，或邪已入里，阳明热盛者，都不宜使用和解剂；若脏腑虚弱，气血不足而见寒热往来之症，也应辨明病证，不宜妄用和解剂。②辨明兼证。兼虚者，宜补而和之；兼滞者，行而和之；兼寒者，温而和之；兼热者，凉而和之；兼里实者，攻而和之。

第一节 和解少阳

和解少阳剂适用于邪在少阳的半表半里证。症见往来寒热，胸胁苦满，心烦喜呕，默默不欲饮食，口苦，咽干，目眩，脉弦等。组方配伍规律常以辛开宣透的柴胡、青蒿等为主，选择配伍：①清（胆）热药，如黄芩、青黛、栀子等；②和胃降逆药，如半夏、生姜、竹茹等；③理气药，如陈皮、枳壳（枳实）等；④利湿化痰药，如茯苓、滑石、半夏等；⑤益气扶正药，如人参、大枣、甘草等。代表方剂如小柴胡汤、蒿芩清胆汤。

小 柴 胡 汤
《伤寒论》

【组成】柴胡半斤(24g)　黄芩三两(9g)　人参三两(9g)　半夏洗,半升(9g)　甘草炙,三两(6g)　生姜切,三两(9g)　大枣十二枚(4枚)

【用法】上七味，以水一斗二升，煮取六升，去滓，再煎，取三升，温服一升，日三服（现代用法：作汤剂，水煎温服。中成药有小柴胡颗粒、丸剂）。

【功用】和解少阳。

260

【主治】

1. 少阳病。症见口苦、咽干、目眩、往来寒热、胸胁苦满、默默不欲饮食、心烦喜呕、舌苔薄白、脉弦者。

2. 热入血室证。妇人伤寒，热入血室，经水适断，寒热发作有时；以及疟疾、黄疸等杂病见少阳症者。

【方解】本方证为邪犯少阳，邪热内扰，胆胃不和所致。少阳为三阳之枢，居于半表半里之间，邪犯少阳，正邪相争，徘徊于半表半里之间，正胜拒邪于表（太阳）则恶寒，邪胜内入于里（阳明）则发热，故见往来寒热；足少阳胆经起于目外眦，布于胸胁。邪犯少阳，气机不利，郁而化热，胆热上扰，故见胸胁苦满、心烦、口苦、咽干、目眩；胆热犯胃，胃失和降，则见不欲饮食、喜呕等症。肝胆相表里，足厥阴肝经"入毛际，扰阴器"，与胞胎相连。妇人经期，血海空虚，邪犯少阳，则内干于胞宫，致热与血结，故见经水适断，伴寒热时作；弦脉为肝胆之象。治宜和解少阳。方用柴胡苦平，归肝、胆经，性善发散，能透散少阳邪气，疏畅少阳气机，重用为君药；黄芩为臣，味苦性寒，善清胆经郁热，合柴胡外疏内清，以清透少阳邪热，为和解少阳的基础对药。半夏、生姜辛苦而降，降逆止呕；邪既从太阳内传少阳，正气必虚，故以人参、大枣、炙甘草补中益气，一可扶正祛邪，二可防邪气完全内陷，同时姜、枣合用，又可调营卫以解寒热，共为佐药；炙甘草调和诸药，同为使药。纵观全方，外解少阳而内护正气，舒利肝胆而兼和胃气；一表一里，胆胃同治，升降相宜，攻补兼施，使邪热解，胃气和，枢机利，诸症自除。故《伤寒论》有："上焦得通，津液得下，胃气因和，身濈然汗出而解。"

【应用】

1. 用方指征：本方为治疗少阳的基础方。临床以往来寒热、胸胁苦满、口苦、咽干、目眩、心烦喜呕、舌苔薄白、脉弦为主要指征。

2. 临证加减：原方加减："若胸中烦热而不呕者，去人参、半夏，加瓜蒌一枚；若口渴者，去半夏，加人参合前四两半、瓜蒌根四两；若腹中痛，去黄芩，加白芍三两；若胁下痞满，去大枣，加牡蛎四两；小便不利者，去黄芩，加茯苓四两；若不渴，外有微热者，去人参，加桂枝三两温服微汗愈；若咳者，去人参、生姜、大枣，加五味子半升、干姜二两。"妇人伤寒，去人参、大枣，加当归、桃仁、延胡索、香附；热伤阴血，加生地、丹皮；若产后外感，"有汗当减柴胡，无热当减黄芩，呕则倍生姜、半夏，虚则倍人参、半夏；又临证之变通也"（《医宗金鉴》）。

3. 现代应用：用于感冒、流行性感冒、疟疾、慢性肝炎、肝硬化、急慢性胆囊炎、胆结石、急性胰腺炎、胸膜炎、中耳炎、产褥热、急性乳腺炎、经前期紧张症、妊娠恶阻、产后发热、肾炎、睾丸炎、胆汁反流性胃炎、胃溃疡、中心性视网膜炎等属邪踞少阳，胆胃不和者。

4. 使用注意：阴虚阳亢，或肝火偏盛及阴虚出血等证，均宜慎用或禁用。

【附方】柴胡枳桔汤（《重订通俗伤寒论》）：柴胡_{一钱至钱半} 黄芩_{一钱至钱半} 半夏_{钱半} 生姜 枳壳_{钱半} 桔梗_{一钱} 陈皮_{钱半} 细茶叶_{一钱}。功用：和解透表，畅利胸膈。主治：寒热往来，头角疼痛，耳聋目眩，胸胁满痛，舌苔白滑，脉右弦滑，左弦而浮大。

本方由小柴胡汤去参、枣、草，加枳壳、桔梗、陈皮、茶叶而成。长于透半，兼能畅胸利膈、清利头目，适用于少阳经证偏半表者。

【现代研究】①解热。小柴胡汤合煎液与分煎合液均有显著的解热作用，但小柴胡汤合煎液在解热的显效及持续时间上优于分煎合液。②抗炎。小柴胡汤具有激素样及非激素样抗炎作用。有认为其抗炎作用与强的松龙相当，且能被类固醇阻断剂所拮抗，表明小柴胡汤有类似类固醇剂的作用机制，或通过促进肾上腺皮质激素因子的分泌或抑制糖皮质激素的负反馈抑制作用而起作用。小柴胡汤还能促进抗体产生，激活细胞性免疫的同时，从巨噬细胞诱导脂类皮质素，抑制磷脂酶 A_2 活性，通过抑制白细胞三烯和前列腺素及过氧化物的产生达到抗炎效果。与激素合用可增强抗炎能力，能拮抗激素对肾上腺皮质功能的抑制。③保肝。能显著减轻由四氯化碳、D-半乳糖等所造成的急性肝损伤。能通过促进肝内糖、蛋白质的合成，降低肝组织脂质过氧化物的水平，增强肝细胞对有害因子的抵抗能力，能很好地保护肝细胞膜系统，提高其稳定性；促进肝损害细胞的再生，保护、修复肝细胞；对慢性肝损害的转变有预防作用，能抑制肝胶原纤维的增生，使肝纤维化程度降低，从而防止肝硬变；能预防免疫性肝细胞伤害，预防酒精性脂肪肝的发生。④利胆。本方能提高胆汁中胆酸及胆红素的含量，增大胆固醇—胆盐系数，共同起利胆作用。⑤免疫调节。该方能显著激活巨噬细胞，提高巨噬细胞对乳胶微粒的吞噬率及吞噬指数，增加白细胞介素-1的产生，增强 TH 细胞与 B 细胞活化，诱导干扰素，增加抗体的产生，从而达到增强机体免疫功能的目的。同时小柴胡汤又能诱导抑制性 T 细胞活性，对48/80复合物引起的小鼠肥大细胞脱颗粒及组胺释放有明显的抑制作用。⑥抗病原微生物。小柴胡汤对 DHBV 的复制均有一定的抑制作用，而以20倍剂量组的抑制作用最佳；且小柴胡汤中不同的药味对 DBHV 均有一定的抑制作用，而全方作用较半方及单味柴胡为优；其次研究还发现，本方还具有镇静、抗癫痫、抗动脉硬化等作用。

蒿芩清胆汤
《重订通俗伤寒论》

【组成】青蒿脑钱半至二钱(6g)　淡竹茹三钱(9g)　仙半夏钱半(5g)　赤茯苓三钱(9g)　黄芩一钱半至三钱(5g)　生枳壳一钱半(5g)　陈广皮一钱半(5g)　碧玉散（滑石、甘草、青黛）包,三钱(9g)

【用法】作汤剂，水煎温服（原方未注用法）。

【功用】清胆利湿，和胃化痰。

【主治】少阳湿热证。寒热如疟，寒轻热重，口苦膈闷，吐酸苦水，或呕黄涎而黏，甚则干呕呃逆，胸胁胀疼，小便黄少，舌红苔白腻，脉数而右滑左弦者。

【方解】本方证为少阳胆经湿热，热重于湿，痰浊中阻，枢机不利所致。湿遏热郁，阻于少阳，致胆气不舒，三焦气机不畅，胆火乃炽，故见寒热如疟，寒轻热重，口苦膈闷，甚则胸胁胀疼；胆热犯胃，痰生内阻，胆胃不和，胃气上逆，故见吐酸苦水，或呕黄涎而黏，甚或干呕呃逆之证；湿热内阻，三焦水道不利，以致小便短少，其色黄赤。治宜清胆利湿，和胃化痰。方用青蒿苦寒芳香，擅清透少阳邪热；黄芩苦寒，清泄胆腑邪热，二药相合，既清胆胃湿热，又可邪从透少阳之邪外出，共为君药。竹茹清热化痰而止呕；半夏燥湿化痰，和胃降逆；枳壳、陈皮下气宽胸，消痞畅膈，四药辛开苦降，共为臣药。赤茯苓、碧玉散清热利湿，导湿热下行，共为佐使药。综合全方，苦辛甘淡，能清胆热、化痰湿、畅气机、和胃气。

【应用】

1. 用方指征：本方为治疗少阳湿热证的代表方。临床以寒热如疟，寒轻热重，胸胁胀疼，吐酸苦水，舌红苔腻，脉弦滑数为主要指征。

2. 临证加减：呕吐甚者，加黄连、苏叶，或合左金丸；湿重者，加藿香、薏苡仁、白蔻仁以化湿浊；小便不利，加车前子、泽泻、通草以利小便；湿热黄疸，热重于湿者，酌去陈皮、半夏，加茵陈、栀子；心悸、失眠者，加黄连、菖蒲、远志；若肢体酸疼，本方加薏苡仁、丝瓜络、防己。

3. 现代应用：用于肠伤寒、急性胆囊炎、急性黄疸型肝炎、胆汁反流性胃炎、肾盂肾炎、疟疾、盆腔炎、钩端螺旋体病属少阳湿热痰浊内阻者。

【类方比较】小柴胡汤、蒿芩清胆汤比较。

比较	方剂	小柴胡汤	蒿芩清胆汤
组成	相同	半夏 黄芩 甘草	
	不同	柴胡 黄芩 人参 生姜 大枣	青蒿 竹茹 茯苓 枳壳 陈皮 碧玉散
功用	相同	和解少阳、和胃止呕	
	不同	疏邪透表力强，兼可扶正	长于清泻胆胃湿热，化痰宽胸
主治	相同	邪在少阳：往来寒热，胸胁苦满，口苦，脉弦	
	不同	少阳证：兼见纳差，咽干，目眩，苔薄白	少阳湿热痰浊：寒轻热重，吐酸苦水，舌红苔白腻、兼现杂色，脉滑数

第二节　调和肝脾

调和肝脾剂，适用于肝郁乘脾，或脾虚木乘而致的肝脾不和证。症见胸胁或脘腹胀痛，不欲饮食，泄泻腹痛，或月经不调，寒热往来，脉弦等。组方配伍常以疏肝理气药如柴胡、枳实（枳壳）、陈皮等为主，选择配伍：①益气健脾药，如白术、茯苓、人参等；②养血柔肝药，如白芍、当归等；③和胃降逆药，如半夏、生姜等；代表方剂如四逆散、逍遥散、痛泻要方等。

四　逆　散·

《伤寒论》

【组成】柴胡炙(6g)　枳实破,水渍(6g)　芍药(6g)　炙甘草(6g)

【用法】上四味，捣筛，白饮和，服方寸匕，日三服（现代用法：作汤剂，水煎温服）。

【功用】透邪解郁，疏肝理脾。

【主治】

1. 阳郁厥逆证。手足不温，或咳、或悸、或小便不利、或腹痛、或泄利下重，脉弦。

2. 肝脾气郁证。胁肋胀闷，脘腹疼痛，脉弦。

【方解】本方原治"少阴病，四逆"证，为外邪内传入里，气机郁遏，升降失常所致。因气机郁遏，导致阳气内郁，不能达于四末，故见手足不温，即所谓"四逆"，但此四逆与阳衰阴盛的四肢厥逆不同。"此证虽云四逆，必不甚冷，或指头微温，或脉不沉微，乃阴中涵阳之证，惟气不宣通，是为逆冷。"（《医宗金鉴·订正伤寒论注》）气机郁滞，升降失常，脾失健运，故见胁肋或脘腹疼痛，或泄利下重；或犯及于肺、或累及于心，或气郁而水道不利，故见或咳、或悸、或小便不利等证。治宜透邪解郁，调畅气机。方用柴胡入肝胆而主升发，能透邪解肌，升发阳气，疏肝解郁，为君药；芍药养血柔肝，和里缓急，为臣药；二药相合，一散一收，一气一血，一刚一柔，补肝体而助肝用，发散而不伤阴。枳实苦泄，行气导滞，泄热破结，为佐药，与柴胡相配，一升一降，调畅气机，升清降浊；与白芍相配，理气和血而止痛。甘草益气补中，与芍药同用，缓急止痛，并调和诸药，为使药。纵观全方，补泻兼施，升清降浊，调畅气机，气血并调，使邪去气畅，气血调畅，肝脾调和，诸证自除。

见于本方能疏肝理脾，故后世常以之加减治疗肝脾气郁所致胁肋、脘腹疼痛诸症。

【应用】

1. 用方指征：本方为治疗阳郁厥逆、肝脾气郁证的基础方。临床以手足不温，胸胁、脘腹疼痛，或泄利、脉弦为主要指征。

2. 临证加减：咳者，加五味子、干姜；悸者，加桂枝；小便不利者，加茯苓；腹中痛者，加附子；食滞者，加麦芽、鸡内金、砂仁；气郁甚者，加香附、郁金以理气解郁；痛经者，加当归、香附、乌药、延胡索；有热者，加栀子；瘀血者，加川芎、丹参、蒲黄、五灵脂。

3. 现代应用：用于慢性肝炎、胆囊炎、胆石症、胆道蛔虫症、肋间神经痛、胃溃疡、胃炎、胃肠神经官能症、附件炎、输卵管阻塞、急性乳腺炎等属肝胆气郁，肝脾（或胆胃）不和者。

【附方】柴胡疏肝散（《景岳全书》）。陈皮醋炒　柴胡炙,各一钱半　枳壳　川芎　香附　芍药各一钱半　炙甘草五分。功用：疏肝行气，和血止痛。主治：肝气郁结，气血不和。胁肋疼痛，胸闷而喜太息，寒热往来，情志抑郁而善怒，脉弦等。

本方系四逆散以枳壳易枳实，加陈皮、川芎、香附而成，其疏肝理气，和血止痛之力较强，适用于肝气郁结，气血不和的胁肋疼痛诸证。

【现代研究】①镇静、降体温。小鼠腹腔注射10%四逆散煎剂0.1ml/10g和2.5%枳实煎剂0.1ml/10g，均能增加300mg/kg巴比妥钠的催眠效应，表明对中枢神经系统有镇静作用；并能调整中枢神经机能。于室温20℃，以20g/kg四逆散煎剂给小鼠灌胃，发现对小鼠正常体温有降温效能。②解痉、抗溃疡。能抑制家兔肠平滑肌的收缩运动，并能对抗乙酰胆碱、氯化钡所致的肠痉挛性收缩；对未孕家兔的离体子宫呈抑制作用，并能对抗肾上腺素对子宫的兴奋作用。四逆散具有抗大鼠实验性溃疡作用。③抗病毒、诱生干扰素。四逆散煎剂在细胞培养内具有一定抗VSV病毒作用，表现为该方具有直接灭活病毒、抑制病毒的繁殖和对病毒攻击细胞的保护作用；对 NDN 诱生干扰素有促进作用，并具有直接诱生干扰素作用。④强心、升压和抗休克。本方静脉给药，具有显著的强心、升压和抗休克的作用，能显著对抗内毒素性、失血性及心源性休克，同时具有抗心律失常，改善微循环尤其是重要脏器的循环作用，本方能改善脑组织微循环，提高脑血流量，促进网状结构与大脑皮质的正常电活动，对脑动脉硬化、神经衰弱者活动异常有一定的治疗作用；拆方研究还表明，该方改善微循环的重要成分可能是柴胡、白芍；提高血压的成分是枳实。此外，本方还具有降低胆固醇、抗缺氧、保肝、抗炎、镇静、镇痛等作用。

逍 遥 散
《太平惠民和剂局方》

【组成】柴胡_{去苗} 白芍 当归_{去苗，微炒} 茯苓_{去皮、白者} 白术_{各一两(30g)} 甘草_{微炙赤，五钱(15g)}

【用法】上为粗末，每服二钱，水一大盏，烧生姜一块切破，薄荷少许，同煎至七分，去滓热服，不拘时候（现代用法：作汤剂，水煎温服。中成药有逍遥丸、颗粒等）。

【功用】疏肝解郁，健脾养血。

【主治】用于肝郁血虚，两胁作痛，寒热往来，头痛目眩，口燥咽干，神疲食少，月经不调，乳房作胀等症。

【方解】本方证为肝郁血虚，脾失健运所致。肝主藏血而司疏泄，即体阴而用阳。七情郁怒，肝失条达，或阴血暗耗，或脾虚生化无源，肝体失养，皆可使肝失疏泄，经气不舒，故见两胁作痛，寒热往来，头痛目眩，口燥咽干，月经不调，乳房作胀；由于肝横乘脾，肝脾不和，故神疲食少。治宜疏肝解郁，健脾养血。方用柴胡疏肝解郁，条达肝气，为君药。当归甘辛苦温，气香善行，为血中之气药，养血和血；白芍养血柔肝，缓急止痛，共为臣药。二者与柴胡同用，疏肝养肝，使肝气疏，肝血和，气血调和，疏泄有常。白术、茯苓、煨姜、炙甘草健脾补中，一则资生气血，二则实脾而不受肝乘，即"见肝之病，知肝传脾，当先实脾"之意；薄荷少许，助柴胡散肝郁之热，共为佐药。炙甘草调和诸药兼为使药。纵观全方，补肝体而助肝用，肝脾同治，气血兼调。

【应用】

1. 用方指征：临床为治疗肝郁血虚，肝脾不和证的常用方。临床以两胁作痛，神疲食少，舌淡红，脉弦虚为主要指征。

2. 临证加减：偏气滞者，加香附、佛手、川芎、郁金等；偏血虚，经行腹痛，加熟地或生地，名黑逍遥散（《医略六书》）；肝郁化火，烦躁易怒，舌红脉弦数者，加栀子、丹皮，名加味逍遥散（《内科摘要》）。

3. 现代应用：用于慢性肝炎、肝硬化、胆囊炎、胆石症、胃及十二指肠溃疡、更年期综合证、经前期紧张症、盆腔炎、乳腺小叶增生、妇科疾病等属于肝郁血虚，脾失健运者。

【现代研究】①镇静、镇痛。逍遥散能增强硫喷妥钠、戊巴比妥钠等对小鼠的麻醉作用，延长其麻醉时间，增强麻醉效果，具有显著的镇静作用；对戊四氮所致小鼠惊厥有明显保护作用，具有一定的抗惊作用。醋酸扭体法实验表明，本方能显著减少小鼠扭体次数，具有明显的镇痛作用。对于中枢神经系统，本方能够使情感性精神病患者体内血浆中的 cAMP 含量明显增加，具有较好调节中枢神经系统的作用。②调节内分泌。逍遥散能够通过抑制血清泌乳素（PRL）的分泌，减少其对促卵泡成熟激素的拮抗作用恢复卵巢功能，具有温和的雌激素样活性。③保肝。本方能使血清谷丙转氨酶活力下降，肝细胞变性坏死减轻，并可使肝细胞内糖元与核糖核酸含量趋于正常；能使肝胶原蛋白含量下降，明显降低 sGPT 含量，使肝细胞变性和坏死减轻，从而防止肝硬化的发生，具有保肝和促进肝细胞再生的作用。另外，该方也具有减少抗癌药顺铂的不良反应的作用。

痛 泻 要 方
《丹溪心法》

【组成】白术 土炒(90g)　白芍 炒，二两(60g)　陈皮 炒，一两半(45g)　防风 二两(60g)

【用法】上细切，分作八服，水煎或丸服（现代用法：作汤剂用量参照原方比例酌定，水煎温服）。

【功用】补脾柔肝，除湿止泻。

【主治】肝旺脾虚之痛泻证。肠鸣腹痛，大便泄泻，泻必腹痛，舌苔薄白，脉两关不调，弦而缓。

【方解】本方证为土虚木乘，肝脾不和所致。土虚木乘，肝脾不和，气机不调，脾失健运，湿浊下注，故见肠鸣腹痛，大便泄泻，泻必腹痛。正如《医方考》所言："泻责之脾，痛责之肝；肝责之实，脾责之虚，脾虚肝实，故令痛泻。"治宜以扶土抑木之法，补脾柔肝，除湿止泻。方用白术甘温性燥，能益气补脾，燥湿健脾；白芍酸甘性凉，养血柔肝，缓急止痛，二药相合，培土抑木，肝脾同治，共为君药。陈皮辛苦而温，理气燥湿，醒脾和胃，为臣药。防风辛温升散，能散肝郁，舒脾气，胜湿止泻，还可引药入脾经，共为佐使药。纵观全方，补脾除湿而止泻，柔肝调气而止痛，标本兼顾，肝脾同调。

【应用】

1. 用方指征：本方为治疗肝旺脾虚之痛泻的代表方。临床以腹痛、腹泻并作，泻后仍腹痛，脉弦缓为主要指征。

2. 临证加减：久泻者，加炒升麻以升阳止泻；脾虚甚者，加人参、茯苓；气滞腹胀者，加香附、木香、乌药；食滞者，加山楂、神曲；兼湿热，苔黄腻者，加黄连、煨木香；兼外感风寒者，加苏叶、生姜等。

3. 现代应用：本方加减治疗急性肠炎、胃肠功能紊乱以及慢性溃疡性结肠炎属肝脾失调者，具有良好效果。

4. 使用注意：湿热痛泻或虚寒痛泻不宜使用。

【现代研究】本方水煎液可明显抑制家兔离体、在体肠运动，对对乙酰胆碱、氯化钡等所致的肠痉挛有明显的解痉作用；该方能阻断 M 受体，并有较强的抗组胺作用，能抑制小肠的推进运动。其次，本方能显著抑制胃酸分泌量，对大鼠幽门结扎性溃疡有显著的抑制作用；此外本方体外对痢疾杆菌、大肠杆菌及葡萄球菌均有抑制作用。

第三节 调和肠胃

调和肠胃剂适用于寒热、虚实夹杂的肠胃不和证。症见脘腹痞满，恶心呕吐或肠鸣泄泻或腹痛等为主要临床表现。组方配伍常以辛开苦降，温中除寒的半夏、干姜、生姜等，与苦寒清热泻痞的黄连、黄芩等为主，选择配伍：①补气药，如人参、甘草等；②理气药，如厚朴、枳实、陈皮等；③消食和胃药，如山楂、神曲、麦芽等。代表方有半夏泻心汤。

半夏泻心汤
《伤寒论》

【组成】半夏半升,洗(12g)　黄芩　干姜　人参各三两(9g)　黄连一两(3g)　大枣十二枚,擘(4枚)　甘草三两,炙(6g)

【用法】上七味，以水一斗，煮取六升，去渣，再煮，取三升，温服一升，日三服（现代用法：作汤剂，水煎温服）。

【功用】和胃降逆，开结除痞。

【主治】寒热互结之痞证。症见心下痞满不痛，干吐或呕吐，肠鸣下利，舌苔腻而微黄，脉弦数。

【方解】本方证为小柴胡汤证误下，损伤中阳，邪热内陷，以致寒热错杂所致。心下，即指胃脘；痞，指窒塞不通，满闷不舒。脾胃居中焦，为阴阳升降之枢。误下伤中，邪乘虚陷，以致寒热错杂，虚实相兼，气机升降失常，故见心下痞满不舒，呕吐、下利等。治当辛开苦降，调其寒热，和胃除痞，扶正祛邪。因此本方由小柴胡汤去辛散走表之柴胡、生姜，加平调寒热之黄连、干姜而成，即由和解少阳之剂，变为调和寒热之方。以半夏辛苦温降之性，散结除痞，降逆止呕，为君药；臣以辛热之干姜，温中散寒，苦寒之黄芩、黄连，泄热开痞。上四药相伍，辛开苦降，平调寒热。然寒热互结，又缘于中虚失运，升降失常，故方中又以人参、大枣甘温益气，以补脾虚，与半夏配合，有升有降，以复脾胃升降之常。使以甘草补脾和中而调诸药。总观全方，苦辛并进以复升降，寒热互用以和阴阳，补泻兼施以顾虚实。使寒热得解，升降复常，则痞、满、呕、利自愈。

【应用】

1. 用方指征：本方为治疗中气虚弱，寒热互结，升降失常，而致肠胃不和所致痞、呕、利的常用方。临床以心下痞满，呕吐，泻利，苔腻微黄为主要指征。

2. 临证加减：若中气不虚，或舌苔厚腻者，可去人参、大枣；干呕、嗳气甚者，加枳实、生姜、代赭石等降气止呕；兼食积者，加焦山楂、炒麦芽、鸡内金等；夹湿者，加藿香、茯苓、厚朴等。

3. 现代应用：急慢性胃肠炎、慢性结肠炎、神经性胃炎、胃溃疡、慢性肝炎、早期肝硬化等中气虚弱，寒热错杂者。

4. 使用注意：因气滞或食积所致的心下痞满，不宜使用。

【附方】

方　名	组　成	功　效	主　治
生姜泻心汤《伤寒论》	半夏泻心汤减干姜量，加生姜	和胃消痞宣散水气	水热互结痞证。见心下痞鞭，干噫食臭，腹中雷鸣下利等
甘草泻心汤《伤寒论》	半夏泻心汤加重甘草用量	和胃补中降逆消痞	胃气虚弱痞证。见腹中雷鸣下利，水谷不化，心上痞鞭而满，干呕，心烦不得安
黄连汤《伤寒论》	半夏泻心汤去黄芩，加桂枝	寒热并调和胃降逆	上热下寒证。见胸中烦闷欲呕，腹痛，或肠鸣泄泻，苔白滑，脉弦
附子泻心汤《伤寒论》	大黄　黄连　黄芩附子	泄热消痞扶阳固表	热结痞证。见心下痞满，兼有恶寒汗出者

【现代研究】①抗胃溃疡。本方对大鼠醋酸性胃溃疡有显著治疗作用，对幽门结扎型有预防作用；能促进黏膜的修复与再生，加速溃疡愈合。半夏泻心汤可通过降低 NO 含量、抗氧化损伤、减轻炎症反应、保护胃黏膜等发挥其治疗作用。②调节胃液分泌。半夏泻心汤全方及其拆方各组通过抑制胃泌素表达发挥治疗作用。拆方研究提示，辛味药、苦味药、甘味药均在胃液分泌的调节中发挥主要作用。而全方组在增高胃液游离酸、总酸度及胃蛋白酶活性方面表现出最佳效果。半夏、甘草、生姜三泻心汤均能降低正常大鼠胃黏液含量，三方相比并无明显差异；与胃黏液含量关联度最大的为黄连，可以显著降低其含量，其次为半夏、大枣和甘草的交互项，可增加胃黏液含量。③调节胃肠蠕动。半夏泻心汤全方组增加血浆胃动素、胃泌素的含量，调节老年大鼠胃动力的作用最为显著。半夏泻心汤对胃动力障碍大鼠胃电异常有明显的对抗作用。半夏泻心汤及其拆方各组药物，均具有不同程度的调节胃肌间神经丛 c-kit 阳性 ICC 含量的作用，以辛苦组的作用最强。④抗缺氧。本方具有显著的抗缺氧作用，可减少动物整体耗氧量，使急性缺氧的小鼠存活时间显著延长。能增加心肌细胞和组织细胞内耐缺氧的能力，提高脑组织对缺血的耐受力和降低脑组织的耗氧量。

第四节　表里双解

表里双解剂适用于外有表证，又有里实之证。症见恶寒发热，腹满便秘为主证。组方配伍常以解表药如柴胡、防风、荆芥等，配伍治里药：如清热药（黄芩、黄连、栀子、石膏等），或泻下药（如大黄、芒硝等），或利水渗湿药（泽泻、茯苓、木通等）组成。代表方如大柴胡汤、防风通圣散、葛根黄芩黄连汤。

大 柴 胡 汤
《金匮要略》

【组成】柴胡半斤(12g)　黄芩三两(9g)　芍药三两(9g)　半夏半升,洗(9g)　生姜五两,切(12g)　枳实四枚,炙(9g)　大枣十二枚,擘(4枚)　大黄四两(6g)

【用法】上八味，以水一斗二升，煮取六升，去滓，再煎，温服一升，日三服（现代用法：作汤剂，水煎温服）。

【功用】和解少阳，内泻热结。

【主治】少阳、阳明合病。往来寒热，胸胁苦满，呕不止，郁郁微烦，心下痞鞕或心下满痛，大便不解或协热下利，舌苔黄，脉弦数有力。

【方解】本方证为少阳未解，热结阳明所致。往来寒热，胸胁苦满乃少阳未解之症，邪热内陷阳明，热结成实，故见心下满痛，大便不解或协热下利，脉弦数有力的阳明实热证。胆热内扰，加之阳明热结，腑气不通，故见呕不止，郁郁微烦。此证以少阳为主，兼有阳明腑实，治宜和解少阳，兼内泻热结。故取小柴胡汤去甘补恋邪的人参、炙甘草，合小承气汤加减演化而成。仍重用柴胡为君，配黄芩以和解少阳，清透邪热；轻用小承气汤大黄、枳实内泻阳明实热，下气消痞；合为臣药。芍药柔肝缓急，和血止痛。此配大黄可治腹中实痛，配枳实行气活血止痛；半夏配大剂生姜和胃降浊止呕，共为佐药。大枣合生姜，既能和脾胃、生津液而调营卫，又可缓和大黄、枳实泻下伤胃之弊，为佐使药。纵观全方，表里双解，外以和解少阳为主，内能兼泻阳明热结。正如《医宗金鉴·删补名医方论》所言："斯方也，柴胡得生姜之倍，解半表之功捷；枳、芍得大黄之少，攻半里之效徐，虽云下之，亦下中之和剂也。"不悖少阳禁下之原则。因其作用较小柴胡汤专于和解少阳一经者为大，故名"大柴胡汤"。

【应用】

1. 用方指征：本方为治疗少阳阳明合病的代表方。临床以往来寒热，胸胁苦满，心下满痛，呕吐，苔黄，脉弦数为主要指征。

2. 临证加减：兼黄疸者，可加茵陈、栀子以清热利湿退黄；胁脘痛剧者，可加川楝子、延胡索以行气活血止痛；胆结石者，可加金钱草、海金砂、郁金等以利湿化石。

3. 现代应用：用于治急性胰腺炎、急性胆囊炎、胆石症、胆道蛔虫、痢疾以及胃及十二指肠溃疡等属少阳阳明合病者。

4. 使用注意：若少阳证而里实未成，或里实已盛而少阳已罢，均非本方所宜。

【附方】

方名	组成	功效	主治
复方大柴胡汤《中西医结合治疗急腹症》	柴胡 黄芩 枳壳 川楝子 延胡索 白芍 大黄 木香 蒲公英 甘草	和解表里清泻热结	溃疡病急性期缓解后，腹腔感染。症见上腹或右下腹压痛，肠鸣便燥，身热苔黄，脉数等
胆道排石汤《中西医结合治疗急腹症》	金钱草 茵陈 郁金 枳壳 木香 大黄	清热利湿行气止痛利胆排石	胆结石。症见右上腹疼痛，痛引肩背，或有黄疸、便秘等。

【现代研究】①保肝、利胆。大柴胡汤对 D－半乳糖、四氯化碳所致的肝损害及肝硬变具有抑制作用，能防止四氯化碳引起的大鼠急性肝损伤的发展和脂质过氧化的增长，改善肝损伤的氧代谢活性，并使各项指标均有所改善；能促进胆汁分泌，增加胆酸量，降低胆石形成率，并能降低括约肌张力，这对解除胆汁、胰腺的瘀滞无疑是有利

的。②抗溃疡。本方对乙醇和阿司匹林引起的胃黏膜损伤具有明显的保护作用，其效果优于西米替丁，能抑制组胺和五肽胃泌素所引起的胃酸分泌过多，能抑制乙醇和阿司匹林所引起的胃出血，有预防胃溃疡的作用；能调节胃肠功能，能对抗乙酰胆碱、氯化钡所致的胃肠平滑肌痉挛。③抗炎。本方具有显著的抗炎作用，其作用强于小柴胡汤。④降血脂。大柴胡汤对血清脂质、脂蛋白和肝脂质有较好的作用，能明显降低高血脂豚鼠的甘油三酯、胆固醇、低密度脂蛋白，升高高密度脂蛋白，防止动脉硬化的形成；此外，本方还能改善糖代谢，以及改善血液流变学，抑制体外血栓形成等作用。

【类方比较】小柴胡汤、大柴胡汤比较。

比较	方剂	小柴胡汤	大柴胡汤
组成	相同	柴胡 黄芩 半夏 生姜 大枣	
组成	不同	人参 甘草	枳实 大黄 芍药
功用	相同	和解少阳、和胃止呕	
功用	不同	专于和解少阳，兼可扶正	兼内泻热结，缓急止痛
主治	相同	邪在少阳：往来寒热，胸胁苦满，口苦，脉弦	
主治	不同	少阳证：兼见纳差，咽干，目眩，苔薄白。	少阳阳明合病证：呕不止，便秘腹痛，舌红苔黄、脉弦数

防风通圣散
《宣明论方》

【组成】防风 川芎 当归 芍药炒 荆芥 白术 栀子 大黄酒蒸 薄荷叶 麻黄 连翘 芒硝后下,各五钱(15g) 石膏 黄芩 桔梗各一两(30g) 滑石三两(90g) 甘草二两(60g)

【用法】上为末，每服二钱（6g），水一大盏，生姜三片，煎至六分，温服（现代用法：作汤剂用量按原方比例酌量增减，水煎温服。中成药有防风通圣丸）。

【功用】疏风解表，泻热通便。

【主治】风热壅盛、表里俱实之证。憎寒壮热，头目昏眩，目赤睛痛，口苦口干，咽喉不利，胸膈痞闷，咳呕喘满，涕唾稠黏，大便秘结，小便赤涩。并治疮疡肿毒，肠风痔漏，丹斑隐疹等。

【方解】本方证为外感风邪，内有蕴热，表里皆实所致。外感风邪，卫表不和，见憎寒壮热；内有蕴热，风热上攻，灼伤津液，故头目昏眩，目赤睛痛，咽喉不利，口苦口干，胸膈痞闷，咳呕喘满，涕唾稠黏，大便秘结；风热内壅，气血蕴阻致疮疡肿毒，肠风痔漏，丹斑隐疹等证。治宜疏风解表，泻热通便。方用防风、荆芥、麻黄、薄荷疏风解表，使风邪从汗而解；石膏、黄芩、连翘、桔梗清解肺胃之热；大黄、芒硝泄热通便，栀子、滑石清热利湿，导里热从二便而解。更以当归养血、川芎活血、白芍养血敛阴，理血祛风，即"治风先治血"之意；白术健脾燥湿，生姜、甘草和中益胃，以助运化，甘草兼可调和诸药。纵观全方，表里兼顾，上下并治，前后分消，通利三焦，攻中寓补，作用全面。正如王旭高所言："此表里、气血、三焦通治之剂"，"汗不伤表，下不伤里，名曰通圣，极言其用之效耳"（《王旭高医书六种》）。

【应用】

1. 用方指征：本方为治疗外感风邪，内有蕴热，表里俱实证的常用方。临床以憎寒壮热，无汗，二便秘涩，口苦咽干，脉数为主要指征。

2. 临证加减：若表证较轻，麻黄、荆芥等解表药可酌减；若发热不重，可去石膏；无便秘者，去芒硝；若里热壅盛，体质壮实者，可去当归、白芍、白术等；若皮肤痒疹，可加僵蚕、蝉蜕、金银花；里热伤津者，可加芦根、天花粉；下焦湿疹，可加苦参、白藓皮、黄柏、苍术。

3. 现代应用：用于治疗感冒、头面部疖肿、荨麻疹、湿疹、急性结膜炎、高血压、肥胖症、习惯性便秘、痔疮等，属于风热壅盛，表里俱实者。

4. 使用注意：本方虽攻中寓补，但清解、泻下之力较强，虚人及孕妇当慎用。

葛根黄芩黄连汤

《伤寒论》

【组成】葛根 半斤(15g)　　甘草 炙，二两(6g)　　黄芩 三两(9g)　　黄连 三两(9g)

【用法】上四味，以水八升，先煮葛根减二升，内诸药，煮取二升，去滓，分温再服（现代用法：作汤剂，水煎温服）。

【功用】解表清里。

【主治】协热下利。身热，下利臭秽，胸脘烦热，口中作渴，喘而汗出，舌红苔黄，脉数或促。

【方解】本方证为伤寒表证未解，邪热阳明所致。外感表证，邪在太阳，理应解表，而误下伤中，致表热内陷阳明，而成"协热下利"。因表证未解，里热已炽，故见身热，胸脘烦热，口中作渴；里热上蒸于肺则作喘，外蒸肌表则汗出；邪热下迫，则见泻下之物臭秽，肛门有灼热感。治宜外解肌表之邪，内清肠胃之热。方中重用葛根甘辛而平，既能解表退热，又能升发脾胃清阳而止下利，即所谓"解肌之力优，而清中之气锐"，故为君药。臣以黄芩、黄连清热燥湿，厚肠止利。使以甘草甘缓和中，协调诸药。纵观全方，解表清里并施，先煮葛根，后纳诸药者，则解肌之力优而清里之力锐，使表解里和，身热下利自愈。

【应用】

1. 用方指征：本方为治疗热泻、热痢的常用方，不论有无表证，皆可用之。临床以身热下利，苔黄脉数为主要指征。

2. 临证加减：腹痛者，加炒白芍以柔肝止痛；热痢里急后重者，加木香、槟榔以行气而除后重；兼食积者，加焦山楂、麦芽；呕吐者，加半夏。

3. 现代应用：用于急性肠炎、细菌性痢疾、肠伤寒、胃肠型感冒等，属表证未解，里热甚者，均可加减应用。

4. 使用注意：若虚寒下利者忌用。

【现代研究】①解热。对内毒素、五联疫苗所致的家兔发热均有显著的解热作用。②本方具有抗菌、抗病毒作用。100%该方煎剂，体外对金黄色葡萄球菌、肺炎双球菌、痢疾杆菌均有抑制作用；对体外肠道病毒中的小圆病毒、脊髓灰质病毒的增殖有抑制作

271

用；对轮状病毒腹泻患儿粪便中病毒 3 天内转阴率为 71.34% ~ 72.7%，临床 3 天内对病毒性腹泻治愈率达 75.8%。

小　　结

和解剂共选常用正方 9 首，附方 10 首。按其功用分为和解少阳、调和肝脾、调和肠胃、表里双解四类。

1. 和解少阳：小柴胡汤、蒿芩清胆汤二方均可和解少阳，均可用于寒热往来，胸胁不适之证。但小柴胡汤兼能扶正祛邪，为和解少阳代表方，应用广泛，适用于外感、疟疾、黄疸与以及多种内伤杂病而见少阳证者；蒿芩清胆汤善于清胆利湿，和胃化痰，适用于少阳热盛，痰湿阻胃，热重于湿者。

2. 调和肝脾：四逆散、逍遥散、痛泻药方均可疏理肝脾。但四逆散兼能透解郁热，用于阳郁不达所致的热厥证，后世作为调和肝脾的基础方；逍遥散养血健脾之力强，适用于肝郁血虚，脾失健运所致的胸胁疼痛，倦怠食少，以及妇人月经不调等证；痛泻药方重在扶中抑木，除湿止泻，适用于肝郁脾虚的痛泻证。

3. 调和肠胃：代表方半夏泻心汤，具有和胃降逆，开结除痞，平调寒热之功效，主治胃气不足，寒热互结之痞证。

4. 表里双解：大柴胡汤是由小柴胡汤衍化而来，具有和解少阳，内泻热结之功效，主治少阳、阳明合病者；防风通圣散具有疏风解表，泻热通便之功效，主治风热在表，表里俱实之证；葛根黄芩黄连汤具有解表清里之功效，用于热陷阳明之热泻、热痢证，不论有无表证，皆可用之。

【复习思考题】

1. 试比较小柴胡汤、蒿芩清胆汤的组成意义及其主治证的异同点。
2. 试比较逍遥散与痛泻要方的组成意义及其主治证的异同点。
3. 试分析半夏泻心汤的组成意义及其主治证的病机。
4. 试比较小柴胡汤、大柴胡汤两方的组成、功用和适应证有何异同？

第四章 清 热 剂

以清热药为主组成，具有清热、泻火、凉血、解毒、滋阴清热等作用，适用于热邪在里所致里热证的方剂，统称为清热剂。系根据《素问·至真要大论》"热者寒之"、"温者清之"的原则确立。属八法中"清"法。

里热证为温、热、火之病。温、热、火三者异名而同性，温为热之渐，火为热之极，其区别只是程度的差异。里热证形成的原因很多，如外感六淫入里化热；过食辛热酒醴生热；五志过极，脏腑偏胜亦可化火；内伤久病，阴液耗损，虚热乃生等；但总不外内生与外感两类。里热证的病理特点为津液损伤，故临床常症见但热不寒，口渴喜冷饮，小便黄赤，舌红脉数等。治疗应遵循"热者寒之"（《素问·至真要大论》），"疗热以寒药"（《神农本草经》）的原则以寒凉清热立法。依据里热证发生的阶段、部位的不同，虚实的不同及病情轻重缓急的差异而将本章方剂分为清气分热、清营凉血、清热解毒、清脏腑热、清虚热五类。

使用清热剂应注意以下几个方面：①明辨病证。即辨清热邪的部位、阶段。②明辨热证的虚实。要注意屡用清热泻火剂而热仍不退者是虚热之证，即"寒之不寒，是无水也"，治宜甘寒滋阴清热。③明辨真假，真寒假热者忌用。④使用反佐药物。病重邪盛，服清热药入口即吐者，可少佐辛温之药如姜汁，或采取凉药热服的方法。⑤注意保护脾胃。本类方剂多为寒凉之品，易伤脾胃，对平素阳虚胃弱者，宜慎用；必要时应配伍醒脾和胃之品，以免伤阳败胃。

第一节 清 气 分 热

清气分热剂适用于热在气分证。症见身热不恶寒，反恶热，大汗，烦渴饮冷，舌红苔黄，脉数有力等。组方配伍常以辛甘而寒或苦寒质润的清热药，如石膏、知母等为主，选择配伍：①养阴生津药，如芦根、天花粉、麦冬等；②补气药，如人参、炙草等；③养胃和中药，如粳米、甘草等。代表方如白虎汤、竹叶石膏汤。

白 虎 汤
《伤寒论》

【组成】石膏—斤,碎(50g)　　知母六两(18g)　　甘草二两,炙(6g)　　粳米六合(9g)

【用法】上四味，以水一斗，煮米熟汤成，去滓，温服一升，日三服。

【功用】清热生津。

【主治】阳明气分热盛证。症见壮热面赤，烦渴引饮，汗出恶热，脉洪大有力。

【方解】本方原治阳明经热证，后世温病学家又以此治疗气分热盛之证。系由伤寒化热内传阳明之经，或温热邪传气分所致。里热炽盛，故壮热面赤而恶热；热灼津伤，乃见烦渴引饮；里热蒸腾，迫津外泄，则大汗出；正邪交争剧烈而脉洪大有力。此里热盛属无形之热邪充斥，而未与有形之积相结，故不宜攻下；热盛津伤，又不能苦寒直折。唯以辛寒滋润，清热生津法最宜。方中生石膏重用为君药，辛甘大寒，入肺胃二经，功善清热且透热出表，又可生津止渴，以除阳明气分之热；知母为臣药，苦寒质润，既助石膏清肺胃之热，又滋阴润燥救已伤之阴津。君臣相须为用，使清热生津之功大增；佐以粳米、炙甘草益胃生津，亦可防止大寒之药伤中；炙甘草兼以调和诸药为使。四药相配，共奏清热生津，止渴除烦之功，使热清津复而诸症除。纵观全方，以辛甘寒、苦寒质润之品相配使清热生津之力倍增；粳米、甘草护胃使寒不伤中，寒而不遏。

【应用】

1. 用方指征：本方为治阳明气分热盛证的基础方。临床以身大热，汗大出，口大渴，脉洪大为主要指征。

2. 临证加减：若气血两燔，引动肝风者，加羚羊角、水牛角等；烦渴引饮甚者，加天花粉、芦根、麦门冬等；若兼阳明腑实者，加大黄、芒硝。

3. 现代应用：常用于大叶性肺炎、流行性乙型脑炎、流行性出血热、牙龈炎以及糖尿病、小儿夏季热、风湿性关节炎等属气分热盛者可选用本方加减。

4. 使用注意：表证未解的无汗发热，口不渴者；脉见浮细或沉者；血虚发热，脉洪不胜重按者；汗虽多而面色白的阳虚发热者；真寒假热的阴盛格阳证均不可使用。

【附方】

方名	组成	功效	主治
白虎加人参汤《伤寒论》	石膏 知母 粳米 炙甘草 人参	清热，益气，生津	气分热盛，气阴两伤证。症见身热、大汗、大渴，神疲乏力，脉浮大而芤
白虎加桂枝汤《金匮要略》	石膏 知母 粳米 炙甘草 桂枝	清热，通络，合营卫	温疟。症见其脉如平，身无寒但热，骨节疼烦，时呕；风湿热见壮热，气促烦躁，关节肿痛，口渴苔白，脉弦数
白虎加苍术汤《类证活人书》	石膏 知母 粳米 炙甘草 苍术	清热祛湿	湿温病热重于湿者。症见身热胸痞，汗多，舌红苔白腻；以及风湿热痹，身大热，关节肿痛等

此三方均由白虎汤加味而成，皆可清气分热。其中白虎加人参汤兼有益气生津之力；白虎加桂枝汤是清中有透邪、通络和营之力；白虎加苍术汤是兼有燥湿之功。

【现代研究】①解热作用。白虎汤有明显的解热作用，采用腹腔注入白虎汤药液5ml/kg观察其对内毒素所致发热家兔的解热作用，结果对照组、白虎汤组在用内毒素后体温皆有上升，对照组发热净增值最高，达1.372C°，白虎汤组为0.976C°。5h体温效应指数也有显著性差异（P<0.01），表明白虎汤组的体温与对照组相比有明显降低。②抗炎、抑菌。对巴豆油致小鼠耳肿胀均有抑制作用，能降低小白鼠腹腔毛细血管通透性；对多种病菌有不同程度的抑制作用，对肺炎双球菌及金黄色葡萄球菌最敏感，对乙

型链球菌敏感，对大肠杆菌不敏感。③增强免疫。可增强腹腔巨噬细胞吞噬功能，提高血清溶菌酶的含量，促进淋巴细胞转化，对再次免疫的抗体形成有促进作用，显著提高再次免疫抗体浓度，能显著减轻幼鼠脾脏的重量。④降血糖。对小鼠有明显的降糖作用，且呈现出良好的量效关系。

竹叶石膏汤
《伤寒论》

【组成】竹叶_二把(6g)　　石膏_一斤(50g)　　半夏_半升,洗(9g)　　麦门冬_一升,去心(20g)　　人参_二两(6g)　　甘草_二两,炙(6g)　　粳米_半升(10g)

【用法】上七味，以水一斗，煮取六升，去滓，内粳米，煮米熟，汤成去米，温服一升，日三服。

【功用】清热生津，益气和胃。

【主治】伤寒、温病、暑病余热未清，气津两伤证。症见身热多汗，心胸烦闷，气逆欲呕，口干喜饮，气短神疲，或虚烦不寐，舌红苔少，脉虚数。

【方解】本方证为热病后期，余热未清，气津两伤，胃气失和所致。热病后期，余热留恋气分，故见身热有汗不解、脉数；余热内扰，胃失和降，而气逆欲呕；上扰心神而见心胸烦闷，虚烦不寐；热邪伤津耗气，则见口干，气短神疲，舌红少苔，脉虚。此为热病后期，大热已去余热未除，留恋肺胃气分，且气津两伤，证属实中有虚。气分余热宜清，气津两伤宜补。故治以清热生津，益气和胃。方中竹叶、石膏为君，清透气分余热，除烦止渴；人参、麦冬为臣，补气养阴生津；半夏为佐，降逆止呕以和胃气。半夏虽温，但和甘寒之麦冬1：2比例配伍，则温燥之性去而降逆之用存，且使参、麦补而不滞；甘草、粳米为使，和中护胃。纵观全方，清补并用，清而不寒，补而不滞。

本方由白虎汤化裁而来。白虎汤证为热盛而正不虚，本证为热势已衰，余热未尽而气津两伤。故去苦寒质润的知母，加人参、麦冬益气生津，竹叶除烦，半夏和胃而成清补两顾之剂，正如《医宗金鉴》所说："以大寒之剂，易为清补之方。"

【应用】

1. 用方指征：本方为治疗热病后期，余热未清，气阴耗伤的常用方。临床以身热多汗，气逆欲呕，烦渴喜饮，舌红少津，脉虚数为主要指征。

2. 临证加减：若气分热犹盛者，可加知母、黄连等；胃阴不足，胃火上逆，口舌糜烂，舌红而干者，可加石斛、天花粉等。

3. 现代应用：用于流脑后期、夏季热、中暑等属余热未清，气津两伤者；糖尿病的干渴多饮属胃热阴伤者皆可选用本方加减。

4. 使用注意：本方清凉质润，如内有痰湿，或阳虚发热，均应忌用。

第二节　清营凉血

清营凉血剂适用于邪热传营或热入血分证。热入营分症见身热夜甚，时有谵语，心烦不寐，斑疹隐隐，舌绛少苔，脉细数等；热入血分症见神昏谵语，甚则狂乱，斑疹紫黑，出血，舌绛起刺，脉数等。组方配伍常以清营凉血药，如水牛角、生地、玄参等为主，选择配伍：①滋阴清热药，如生地、麦冬、玄参等；②透热解毒药，如银花、连翘、竹叶、黄连等以"透热转气"；③活血散瘀药，如丹参、丹皮、赤芍等。代表方如清营汤、犀角地黄汤。

清 营 汤
《温病条辨》

【组成】犀角（水牛角代）(30g)　生地黄五钱(15g)　元参三钱(9g)　竹叶心一钱(3g)　麦冬三钱(9g)　丹参二钱(6g)　黄连一钱五分(5g)　银花三钱(9g)　连翘二钱,连心用(6g)

【用法】上药，水八杯，煮取三杯，日三服（现代用法：作汤剂，水牛角镑片先煎，后下余药）。

【功用】清营解毒，透热养阴。

【主治】热入营分证。症见身热夜甚，神烦少寐，时有谵语，目常喜开或喜闭，口渴或不渴，斑疹隐隐，脉细数，舌绛而干。

【方解】本方证为热邪内传营分，灼伤营阴所致。邪热传营，伏于阴分，入夜阳气内归营阴，与热相并，故见身热夜甚；营气通于心，热扰心营，故心烦少寐，甚则神明欲乱而时有谵语；热入营分蒸腾营阴上承于口，则本应口渴而反不渴；若邪热初入营分，气分热邪未尽，灼伤肺胃阴津，则见口渴、苔黄燥。故口渴与否，可以作为判断热邪在气分或营分多少的依据。热在营迫及血分而见斑疹隐隐；舌绛而干，脉细数，亦为热伤营阴之象。遵《素问·至真要大论》"热淫于内，治以咸寒，佐以甘苦"之旨，治宜清营解毒为主，辅以透热养阴。故方用水牛角苦咸性寒，清营热毒，凉血散瘀，为君药；热伤营阴，又以生地黄凉血滋阴、麦冬清热养阴生津、玄参滋阴降火解毒，三药共用，甘寒养阴清热，助君药清营凉血解毒为臣药；君臣相配为咸寒与甘寒并用，清营热而养营阴，祛邪扶正兼顾。温邪初入营分，治可遵循"入营犹可透热转气"之法，故用银花、连翘、竹叶清热解毒，轻清透泄，使营分热邪有外达之机，促其透出气分而解；黄连苦寒，清心解毒；丹参清热凉血，又能活血散瘀，以防热与血结；上五味合为佐药。纵观全方，咸寒为主，佐以甘苦；轻清宣透，透热转气；清热凉血，活血散瘀。使营分热清毒解，营阴得复，诸证自愈。

【应用】

1. 用方指征：本方为治疗热邪初入营分证的常用方。临床以身热夜甚，神烦少寐，斑疹隐隐，舌绛而干，脉细数为主要指征。

2. 临证加减：若兼热痰者，加竹沥、天竺黄、川贝母；若气分热邪犹盛，可重用银花、连翘、黄连，或加石膏、知母、大青叶等；若舌干较甚者，可去黄连，以免苦燥伤阴；若热陷心包而窍闭神昏者，可与安宫牛黄丸或至宝丹合用；若营热动风而见痉厥抽搐者，可配用紫雪，或酌加羚羊角、钩藤、地龙等。

3. 现代应用：用于乙型脑炎、流行性脑脊髓膜炎、败血症、肠伤寒或其他热性病证属热入营分者可选用本方加减。

4. 使用注意：使用本方应注意舌诊，原著说："舌白滑者，不可与也"；"舌白滑，不惟热重，湿亦重矣，湿重忌柔润药"，即本方甘寒滋腻，用之易助湿留邪。

【附方】清宫汤（《温病条辨》）。元参心三钱(9g)　莲子心五钱(2g)　竹叶卷心二钱(6g)　连翘心二钱(6g)　犀角（水牛角代）(30g)　连心麦冬三钱(9g)。功用：清心解毒，养阴生津。主治：温病液伤，邪陷心包证。发热，神昏谵语。

本方与清营汤均可清营解毒，养阴生津。但本方重在清心包之热，兼以辟秽解毒；清营汤兼以透热转气。

【现代研究】①解热。采用家兔营分热证模型研究表明，本方有明显降低家兔营分证体温的作用。②改善血循环。使家兔全血黏度增高和血小板数减少，降低血小板聚集率，使缩短的 PT 延长，抑制体外血栓的形成，提高组织纤溶酶原激活物含量，减少纤溶酶原激活抑制物含量，提高 SOD 活性，降低 MDA 含量，调节血清电解质浓度，具有多方面的药理作用。③抗炎。对大鼠脑出血模型研究显示，本方可能通过减少细胞凋亡，抑制炎症，对脑出血后的继发性神经元损伤起保护作用。

犀角地黄汤（芍药地黄汤）

《小品方》，录自《外台秘要》

【组成】犀角（水牛角代）一两(30g)　生地黄半斤(24g)　芍药三分(12g)　牡丹皮一两(9g)

【用法】上药四味，咬咀，以水九升，煮取三升，分三服（现代用法：作汤剂，水煎服，水牛角镑片先煎，余药后下）。

【功用】清热解毒，凉血散瘀。

【主治】

1. 热入血分证。热扰心神，身热谵语，舌绛起刺，脉细数。

2. 热伤血络，斑色紫黑、吐血、衄血、便血、尿血等，舌红绛，脉数。

3. 蓄血瘀热，喜忘如狂，漱水不欲咽，大便色黑易解等。

【方解】本方证为热毒炽盛于血分所致。心主血而藏神，热入血分，热扰心神，致身热谵语甚则躁扰狂乱；热在血分迫血妄行，致血不循经，溢于脉外而见吐血、衄血、便血、尿血等多种出血，溢于皮下而见发斑；血分热毒煎熬血中津液，血因津少而浓稠，运行涩滞，渐聚成瘀而成蓄血；舌紫绛而干，脉细数亦为热在血分之征。治当以清热解毒，凉血散瘀为主。正如叶天士所说"入血就恐耗血动血，直须凉血散血"。方用苦咸寒之犀角为君，直入血分而凉血清心解毒，使火降热平，毒解血宁。以甘苦寒之生地为臣，清热凉血，养阴生津，既助犀角清热凉血而止血；又可复已失之阴血。用苦微寒之赤芍与辛苦寒之丹皮共为佐药，清热凉血，活血散瘀，可收化斑消瘀之功。纵观全方，清热凉血与活血散瘀并用，使热清血宁而无耗血动血之虑，凉血止血又无冰伏留瘀之弊。

【应用】

1. 用方指征：本方是治疗温热病热入血分证的常用方。临床以各种失血，斑色紫黑，神昏谵语，身热舌绛为主要指征。

2. 临证加减：若吐血者，加石膏、白及、三七等；衄血者，加黄芩、栀子、侧柏叶等；便血者，加地榆、槐花等；尿血者，加白茅根，小蓟；皮下出血者，加紫草、仙鹤草、茜草；若瘀热互结蓄血者，加大黄、黄芩。

3. 现代应用：用于重症肝炎、肝昏迷、弥漫性血管内凝血、尿毒症、过敏性紫癜、急性白血病、败血症等属血分热盛者可选用本方加减。

4. 使用注意：阳虚失血，脾胃虚弱者忌用。

【现代研究】实验研究表明：给家兔经耳静脉注射五联疫苗 2ml/kg，造成发热模型，口服本方后可使其体温明显下降，但其效较缓，给药 4 小时后与对照组比较才有显著性差异；其作用与阿司匹林（0.2mg/kg）相似，持续时间达 6h 以上。

【类方比较】清营汤、犀角地黄汤的比较。

比较		清营汤	犀角地黄汤
组成	相同	水牛角　生地黄	
	不同	元参　麦冬　竹叶心　丹参　黄连　银花　连翘	赤芍　丹皮
功用	相同	清热凉血解毒、养阴	
	不同	配伍清透之品，有透热转气之力	凉血散血
主治	相同	热入营血证	
	不同	热邪初入营分证。症见身热夜甚，时有谵语，斑疹隐隐等	热入血分证。症见身热谵语甚则躁扰狂乱，斑色紫黑、吐血、衄血、便血、尿血等

第三节　清热解毒

清热解毒剂适用于瘟疫、温毒、火毒及疮疡疔毒等证。如瘟疫热毒充斥内外之证；三焦火毒炽盛之证；温毒上攻头面证；热毒内聚胸膈证；外科痈疽疔毒证等。常症见壮热烦渴，躁扰狂乱或头面焮肿，或口糜咽肿，或疔疮疖肿，局部红肿热痛，舌红苔黄，脉数等。

由于热毒有轻重之别，病位有上下内外之分，兼夹证亦有不同，故组方配伍常以苦寒直折的清热解毒药为主，如黄芩、黄连、山栀子、金银花、连翘、大青叶、板蓝根等，选择配伍：①若热毒壅于上焦，攻冲头面者，配辛凉疏散药，如薄荷、牛蒡子、僵蚕等；②若气分热盛津伤者，配清热生津药，如石膏、知母、天花粉等；③若热毒聚于上中二焦，兼见便秘溺赤者，配导热下行药，如大黄、芒硝等；④若热毒侵淫血分者，配凉血解毒药，如水牛角、生地、丹皮等；⑤若为疮疡肿毒，热毒壅聚，气血不畅者，配理气活血，软坚散结药，如归尾、赤芍、陈皮、贝母等。代表方如黄连解毒汤、凉膈散、普济消毒饮、仙方活命饮。

黄连解毒汤
方出《肘后备急方》，名见《外台秘要》引崔氏方

【组成】黄连三两(9g)　黄芩　黄柏各二两(各6g)　栀子十四枚,擘(9g)

【用法】上四味切，以水六升，煮取二升，分二服（现代用法：水煎服）。

【功用】泻火解毒。

【主治】三焦火毒证。症见大热烦躁，口燥咽干，错语不眠；或热病吐血、衄血；

或热甚发斑，或身热下利，或湿热黄疸；或外科痈疡疔毒，小便黄赤，舌红苔黄，脉数有力。

【方解】本方证为火毒壅盛三焦，充斥表里，上下内外所致。火毒炽盛，内外皆热，上扰神明，故大热烦躁，错语不眠；热灼津伤，故口燥咽干；血为热迫，随火上逆，则为吐衄；热伤络脉，血溢肌肤，则为发斑；热迫脏腑而见下利、黄疸等；热壅肌肉，则为痈肿疔毒；舌红苔黄，脉数有力，皆为火毒炽盛之证。综上诸症，皆为实热火毒为患，治宜泻火解毒，苦寒直折热毒。方中以大苦大寒之黄连清泻心火为君，兼泻中焦之火。火主于心，泻火必先清心，心火宁则诸经之火自降。臣以黄芩清上焦之火。佐以黄柏泻下焦之火；栀子清泻三焦之火，导热下行，引邪热从小便而出。纵观全方，苦寒直折，三焦同治。使三焦之火邪去而热毒解，诸症可愈。

【应用】

1. 用方指征：本方为苦寒直折，清热解毒的基础方。临床以大热烦躁，口燥咽干，舌红苔黄，脉数有力为主要指征。

2. 临证加减：便秘者，加大黄，名栀子金花汤（《医宗金鉴》）；吐血、衄血、发斑者，酌加玄参、生地、丹皮等；发黄者，加茵陈、大黄等；疔疮肿毒者，加蒲公英、银花、连翘等。

3. 现代应用：用于败血症、脓毒血症、痢疾、肺炎、泌尿系感染、流行性脑脊髓膜炎、乙型脑炎等属热毒为患者可选用本方加减。

4. 使用注意：本方为大苦大寒之剂，久服或过量易伤脾胃，非实火盛者不宜使用。

【附方】

方名	组成	功效	主治
泻心汤 《金匮要略》	大黄　黄连　黄芩	泻火消痞	邪热壅滞心下，气机痞塞证。症见心下痞满，按之柔软，心烦口渴，小便黄赤，大便不爽或秘结，或吐血衄血，舌红苔薄黄，脉数
清瘟败毒饮 《疫疹一得》	生石膏　知母　生地　犀角　赤芍　丹皮　黄连　黄芩　栀子　玄参　连翘　桔梗　鲜竹叶　甘草	清热解毒 凉血泻火	瘟疫热毒，气血两燔证。症见大热渴饮，头痛如劈，干呕狂躁，谵语神昏，或发斑，或吐血、衄血，四肢或抽搐、或厥逆，脉沉数，或脉沉细而数，或浮大而数，舌绛唇焦

此二方与黄连解毒汤均可清热解毒，但黄连解毒汤以黄连为君药，泻三焦之火从小便而去；泻心汤以大黄为君药，泻热消痞，泻火止血，并导热邪从大便分消；清瘟败毒饮以大量石膏为君药，又配芩、连、栀子泻火，犀、地凉血解毒，具有气血两清，凉血解毒之功。

【现代研究】①抗菌。对金黄色葡萄球菌、表皮葡萄球菌、乙型链球菌、变形杆菌、痢疾杆菌的抑制作用强；②抗内毒素。在体外抗内毒素的实验中有较显著的减毒作用，不仅可通过提高网状内皮系统的吞噬功能加速内毒素的廓清，亦可对细菌毒素直接中和；③脑保护作用。对东莨菪碱致记忆获得障碍、NaNO2 致记忆巩固障碍、乙醇致记忆再现障碍、脑缺血再灌注致记忆障碍、D－半乳糖致衰老的记忆障碍小鼠有显著改善作用均呈现极显著差异；④降糖、调脂作用。具有降糖、调脂、抗炎、改善胰岛素抵抗等作用。

凉 膈 散
《太平惠民和剂局方》

【组成】川大黄　朴硝　甘草_{炙,各二十两(各600g)}　　山栀子仁　薄荷_{去梗}　黄芩_{各十两(各300g)}
连翘_{二斤半(1250g)}

【用法】上药为粗末，每服二钱（6g），水一盏，入竹叶七片，蜜少许，煎至七分，去滓，食后温服。小儿可服半钱，更随岁数加减服之。得利下，住服（现代用法：上药共为粗末，每服6~12g，加竹叶3g，蜜少许，水煎服。亦可作汤剂煎服）。

【功用】泻火通便，清上泄下。

【主治】上中二焦邪郁生热证。症见烦躁口渴，面赤唇焦，胸膈烦热，口舌生疮，睡卧不宁，谵语狂妄，或咽痛吐衄，便秘溲赤，或大便不畅，舌红苔黄，脉滑数。

【方解】本方证为上、中二焦脏腑积热，聚于胸膈所致。火热上炎，故见面红目赤、口舌生疮、咽痛吐衄；火热内扰心神，则见睡卧不宁，甚则谵语狂妄；燥热内结，而有便秘溲赤；火热伤津，则口渴、咽燥、唇焦；舌红苔黄，脉滑数均为里热炽盛之象。此上焦郁热炽盛，中焦燥热内结，立法自当清透上焦之郁热，泻下中焦之燥结，清泻兼施。故治宜泻火通便，清上泄下。方中连翘重用为君药，轻清透散，长于清热解毒，透散上焦之郁热。配黄芩以清胸膈郁热；山栀泻三焦之火，从小便而去；大黄、芒硝泻火通便，以荡涤中焦燥热内结，寓"以泻代清"之义。四药合用，清上泻下，分消郁热，而共为臣药。薄荷、竹叶轻清疏散，助连翘、黄芩清透上焦之热，有"火郁发之"之义为佐药。甘草、白蜜，既能缓和硝、黄峻泻之力，又能生津润燥，调和诸药为使药。纵观全方，一则内清外疏，火郁发之，以除胸膈郁热；二则清上泻下，以泻代清，上下分消。如此使郁热解，诸症自除。

【应用】

1. 用方指征：本方为治疗上、中二焦火热炽盛的常用方。临床以胸膈烦热，面赤唇焦，烦躁口渴，舌红苔黄，脉数为主要指征。

2. 临证加减：若上焦热重，心胸烦热口渴者，重用栀子，加天花粉、麦冬以清热生津；若心经热盛，口舌生疮者，加黄连、生地等；若咽喉红肿痛甚，壮热，烦渴欲饮，大便不燥者，可去硝、黄，加石膏、桔梗、山豆根、板蓝根以清热利咽。

3. 现代应用：用于咽炎、口腔炎、急性扁桃体炎、胆道感染、急性黄疸型肝炎等属上、中二焦火热者可选用本方加减。

普济消毒饮
《东垣试效方》

【组成】黄芩_{酒炒}　黄连_{酒炒,各五钱(15g)}　陈皮_{去白}　甘草_{生用}　玄参　柴胡　桔梗_{各二钱(各6g)}
连翘　板蓝根　马勃　牛蒡子　薄荷_{各一钱(各3g)}　僵蚕　升麻_{各七分(各2g)}

【用法】上药为末，汤调，时时服之，或蜜拌为丸，嚼化（现代用法：水煎服）。

【功用】清热解毒，疏风散邪。

【主治】大头瘟。症见恶寒发热，头面红肿掀痛，目不能开，咽喉不利，舌燥口渴，舌红苔白兼黄，脉浮数有力。

【方解】本方主治大头瘟（原书称大头天行），为感受风热疫毒之邪，壅于上焦，发于头面所致。风热疫毒上攻头面，气血壅滞，乃致头面红肿热痛，触之疼痛，甚则目不能开；温毒壅滞上焦，熏蒸咽喉，灼伤津液则见咽喉不利或肿痛，舌燥口渴；初起风热时毒侵袭肌表，卫阳被遏，正邪相争，可见恶寒发热；舌苔黄燥，脉数有力均为里热炽盛之征。此时疫毒宜清解，风热宜疏散，病位在上又宜因势利导。故治宜清热解毒，疏风散邪以祛除上焦之疫毒、风热之邪。解毒散邪兼施而以清热解毒为主。方中重用黄连、黄芩苦寒泻火，清热解毒，酒炒以使药力直达头面，为君药。以牛蒡子、连翘、薄荷、僵蚕辛凉透邪，疏散风热，为臣药。玄参、马勃、板蓝根合用加强清热解毒之力；合甘草、桔梗又可清利咽喉；陈皮理气疏壅，以散邪消肿，共为佐药。升麻、柴胡疏散风热，并引诸药上达头面，且升阳散火，寓"火郁发之"之意，为佐使之用。纵观全方，清疏并用，内清外疏，以清为主；苦降辛散，升降共投，相反相成。

【应用】

1. 用方指征：本方为治疗大头瘟的常用方剂。临床以头面红肿掀痛，咽喉不利，恶寒发热，舌红苔黄，脉浮数为主要指征。

2. 临证加减：若里热较甚者，加金银花、青黛等；若大便秘结者，加大黄、芒硝、枳实等；若肿硬难消者，加丹皮、贝母、丝瓜络、夏枯草等；腮腺炎并发睾丸炎者，加川楝子、龙胆草等。

3. 现代应用：用于丹毒、流行性腮腺炎、急性扁桃体炎、头面部蜂窝织炎、淋巴结炎伴淋巴管回流障碍等属风热邪毒为患者。

4. 使用注意：本方药物多苦寒辛散，阴虚者慎用。

仙方活命饮
《校注妇人良方》

【组成】白芷六分(3g)　贝母　防风　赤芍药　当归尾　甘草节　皂角刺炒　穿山甲炙　天花粉　乳香　没药各一钱(各6g)　金银花　陈皮各三钱(9g)

【用法】用酒一大碗，煎五七沸服（现代用法：水煎服，或水酒各半煎服）。

【功用】清热解毒，消肿溃坚，活血止痛。

【主治】阳证痈疡肿毒初起。症见红肿掀痛，或身热凛寒，苔薄白或黄，脉数有力。

【方解】本方所治疮疡肿毒初起属阳证者，多为热毒壅聚，血瘀痰结而成。热毒壅聚，营卫不和，气滞血瘀；津液不布，痰热内生而致瘀血、痰热博结于肌肤，壅聚于经络皮肉之间，故见局部红肿热痛；邪正交争于表，故身热凛寒；脉数有力为正邪俱盛之象。治宜清热解毒为主，辅以理气活血、消肿散结。方中金银花甘寒质轻，清热解毒最善疗疮，前人称之为"疮疡圣药"，故重用为君。又以当归尾、赤芍、乳香、没药、陈皮行气活血，通络散结，消肿止痛，共为臣药，以活血散瘀消肿。疮疡初起，其邪多羁留于肌肤腠理之间，更用辛散之白芷、防风，通滞散结，使热毒透解于外；血瘀痰结，故用贝母、花粉清热化痰，散结消肿；山甲、皂刺解毒消肿，通行经络，透脓溃坚，合为佐药。甘草调和诸药，并清热解毒；加酒煎药者，借其活血通络而行周身，助药力直达病所，共为使药。诸药合用，共奏清热解毒，活血止痛，消肿溃坚之功。

综观全方，以清热解毒，活血化瘀，消肿溃坚为主，佐以透表、行气、化痰散结，体现了外科阳证疮疡内治"消"法的用药配伍特点。前人称本方为"疮疡之圣药，外科之首方"，若用之得当，脓未成者即消，已成者即溃。

【应用】

1．用方指征：本方是治疗热毒痈肿的常用方，凡阳证而体实的各类疮疡肿毒初起均可运用。临床以局部红肿焮痛，甚则伴有身热凛寒，脉数有力为主要指征。

2．临证加减：若热毒重，红肿痛甚者，可加蒲公英、连翘、紫花地丁、野菊花等；便秘者，加大黄、芒硝等；血热盛者，加丹皮、生地等；疮疡范围不大不深者，去穿山甲、皂刺；此外，还可以根据疮疡肿毒所在部位的不同，适当加入引经药，如头部加川芎，颈项部加桔梗，胸部加瓜蒌，胁部加柴胡等以使药力直达病所。不善饮酒者可用酒水各半或用清水煎服。本方除煎煮取汁内服外，其药渣可捣烂外敷。

3．现代应用：常用于治疗化脓性炎症，如蜂窝织炎、化脓性扁桃体炎、乳腺炎、脓疱疮、疖肿、深部脓肿等属阳证、实证者。

4．使用注意：本方只可用于痈肿未溃之前，若脓已溃不可使用；阴证疮疡忌用；脾胃阳虚，气血不足者也应慎用。

【附方】

方 名	组 成	功 效	主 治
五味消毒饮《金匮要略》	金银花 野菊花 蒲公英 紫花地丁 紫背天葵子 无灰酒	清热解毒 消散疔疮	疔疮初起，发热恶寒，疮形如粟，坚硬根深，状如铁钉，以及痈疡疖肿，红肿热痛，舌红苔黄，脉数
四妙勇安汤《伤寒论》	金银花 玄参 当归 甘草	清热解毒 活血止痛	热毒炽盛之脱疽。患肢暗红微肿灼热，溃烂腐臭，疼痛剧烈，或见发热口渴，舌红脉数

此二方与仙方活命饮均为治疗阳证疮疡的常用方，都有清热解毒之功。但仙方活命兼活血止痛，消肿溃坚之功，故为痈疮初起之要方；五味消毒饮重在清热解毒，长于清解疔毒；四妙勇安汤药少量大而力专而长于治疗热毒炽盛之脱疽。

【现代研究】①抗炎。体外抑菌实验表明，对粪肠球菌、金黄色葡萄球菌有抑制作用。②解热。对蛋白胨诱发的家兔体温升高有显著降温作用。③增强机体免疫力。④抗炎及改善局部血液循环等作用。

第四节 清 脏 腑 热

清脏腑热剂适用于邪热偏盛于某一脏腑所产生的火热证。其由于热邪所在脏腑不同，证候各异。组方配伍常根据所治脏腑火热证候的不同而有所区别。如：（1）心经热盛者，常以清心泻火药如黄连、栀子、莲心为主，选择配伍：①清热利水药，如木通、车前子等；②清热养阴药，如生地、麦冬等。（2）肝胆实火者，常以清肝泻火药如龙胆草、夏枯草、青黛为主，选择配伍：①清热利湿药，如木通、泽泻等；②滋阴养血药，如当归、生地等。（3）肺经有热者，常以清泄肺热药如桑白皮、黄芩、地骨皮为主；选择配伍：逐瘀化痰排脓药，如冬瓜仁、薏苡仁等。（4）脾胃热盛者，常以清泻脾胃火热药如石膏、黄连、知母为主，选择配伍：①升散郁热药，如升麻、藿香、防风等；②凉血养阴药，如生地、麦冬等。（5）大肠热盛者，常以清肠解毒药如白头翁、黄连、黄柏为主，选择配伍：行血调气药如，当归、白芍木香、槟榔等。代表方如导赤散、龙胆泻肝汤、左金丸、清胃散等。

导 赤 散
《小儿药证直诀》

【组成】生地黄　木通　生甘草梢各等分(各6g)

【用法】上药为末，每服三钱（9g），水一盏，入竹叶同煎至五分，食后温服（现代用法：水煎服，用量按原方比例酌情增减）。

【功用】清心利水养阴。

【主治】心经火热证。症见心胸烦热，口渴面赤，意欲饮冷，以及口舌生疮；或心热移于小肠，小便赤涩刺痛，舌红，脉数。

【方解】本方证为心经热盛或下移于小肠所致。心火循经上炎，灼伤阴液，故见心胸烦热、面赤口渴、意欲饮冷、口舌生疮；心与小肠相表里，心热下移小肠，泌别失职，则见小便短赤、尿时刺痛；舌红、脉数，均为内热之象。治宜清心热兼养阴津，利小便以导热下行，使蕴热从小便而出即所谓"导赤"之义。方用木通苦寒，入心与小肠经，清心利水而降火，引热下行；生地甘寒，入心肾经，清心凉血，养阴生津而制心火。两药相配，滋阴制火而不恋邪，利水通淋而不伤阴，共为君药。竹叶甘淡，清心除烦，淡渗利水，为臣药。生甘草梢清热解毒，直达茎中而止痛，又和中护胃以防木通、生地之寒凉伤胃，并能调和诸药，为方中佐使。四药合用，共奏清热利水养阴之效。纵观全方，清心养阴兼顾，滋阴而不恋邪，利水而不伤阴，泻火而不伐胃。

【应用】

1. 用方指证：本方为清心利水的常用方。临床以心胸烦热，口渴，口舌生疮或小便赤涩，舌红脉数为为主要指征。

2. 临证加减：若心火较盛者，可加黄连、连翘、栀子等；心热移于小肠者，可加车前子、赤茯苓、萹蓄、瞿麦等；阴伤较甚者，加麦冬、元参等；血淋涩痛者，可加白茅根、小蓟、旱莲草等。

3. 现代应用：常用于口腔炎、鹅口疮、小儿夜啼等属心经有热者；急性泌尿系感染属心热移于小肠者皆可选用本方加减。

4. 使用注意：方中木通苦寒，生地阴柔寒凉，故脾胃虚弱者慎用。

龙胆泻肝汤

《医方集解》

【组成】龙胆草酒炒(6g)　黄芩炒(9g)　栀子酒炒(9g)　泽泻(12g)　木通(6g)　当归酒炒(3g)　生地黄酒炒(9g)　柴胡(6g)　生甘草(6g)　车前子(9g)（原书无用量）

【用法】水煎服，亦可制成丸剂，每服6~9g，日2次，温开水送下。

【功用】清泻肝胆实火，清利肝经湿热。

【主治】

1. 肝胆实火上炎证。症见头痛目赤，胁痛，口苦，耳聋，耳肿，舌红苔黄，脉弦数有力。

2. 肝经湿热下注证。症见阴肿，阴痒，筋痿，小便淋浊，或妇女带下黄臭等，舌红苔黄腻，脉弦数有力。

【方解】本方证为肝胆实火或湿热循经上炎或下注所致。肝经绕阴器，布胁肋，循喉咙，连目系，入巅顶；胆经起于眼内角，布耳前后入耳中，一支入股中，绕阴部，另一支布胁肋。肝胆之火循经上炎，则见巅顶疼痛，口苦目赤，耳聋耳肿，两胁疼痛等；湿热之邪循经下注，则见小便淋浊，阴痒阴肿，筋痿，或带下黄臭等。治宜清泻肝胆实火，清利肝经湿热。方中龙胆草大苦大寒，既专于清泻肝胆实火，又长于清利肝经湿热，泻火除湿二者兼顾，故为君药。黄芩、栀子苦寒，泻火燥湿，加强君药泻火除湿之力，为臣药。泽泻、木通、车前子清利湿热，引实火、湿热从小便而去，使邪有出路；肝乃藏血之脏，体阴而用阳。实火易伤阴血；且以上药物多为寒凉苦燥渗利之品不仅伤阴也易郁遏肝胆气机，故用当归、生地养血滋阴以养肝，柴胡疏畅气机以疏肝，并能引诸药归于肝胆之经，二者相合柔肝调肝，以上共为佐药。甘草调和诸药，护胃安中，为使药。纵观全方，清泻与渗利兼顾；泻中有补，祛邪不伤正；降中寓升，泻肝而不抑肝。

【应用】

1. 用方指征：本方为治肝胆实火上炎，湿热下注所致多种病证的常用方。临床以口苦溺赤，舌红苔黄，脉弦数有力为主要指征。

2. 临证加减：若肝胆实火较盛者，可酌去木通，加黄连；若湿盛热轻者，可酌去黄芩、生地，加滑石、薏苡仁等；头痛头胀者，加钩藤、石决明等；目赤肿痛者，加桑叶、菊花等；阴痒阴肿者，加地肤子、白藓皮等；带下黄浊臭秽者，加黄柏易黄芩，加薏仁、苍术等。

3. 现代应用：常用于治疗高血压头痛、头部湿疹、急性黄疸型肝炎、急性胆囊炎、急性结膜炎、中耳炎、急性膀胱炎、尿道炎、外阴炎、睾丸炎、急性盆腔炎、带状疱疹等属肝经实火、湿热者。

4. 使用注意：方中药多苦寒，易伤脾胃，故不宜久服；脾胃虚寒及阴虚阳亢之证不宜使用。

【附方】泻青丸（《小儿药证直诀》）。当归去芦头,切,焙　龙脑（即龙胆草）　川芎　山栀子仁　川大黄湿纸裹煨　羌活　防风去芦头,切,各等分(各3g)。功用：清肝泻火。主治：肝经火郁证。目赤肿痛，烦躁易怒，不能安卧，尿赤便秘，脉洪实；以及小儿急惊，热盛抽

284

搐等。

龙胆泻肝汤与泻青丸均为泻肝经实火之剂，前方清泻肝火之力较强，并能清利湿热，用于治疗肝经实火上炎或湿热下注证；后方清泻肝火之力较弱，兼能疏散肝经郁热伏火，故用于肝火内郁证。

【现代研究】①抗炎。对巴豆油致小鼠耳郭肿胀、角叉菜胶致大鼠足肿胀有显著抑制作用；能明显降低小鼠腹腔毛细血管通透性。②镇痛。小鼠扭体法和热板法都显示本方具有显著的镇痛作用。③保肝利胆。对四氯化碳、半乳糖胺造成的急性肝损伤有保护作用；可明显增加大鼠的胆汁分泌量。④增强免疫。可提高动物血清溶菌酶含量、溶血素抗体的含量和 T 淋巴细胞的转化率，有增强机体的非特异性免疫提高细胞免疫和体液免疫的作用。⑤抗病毒、抑菌。从临床应用的报道来看，本方对带状疱疹病毒的疗效最好。在体外对疱疹病毒的抗病毒实验中也有很好的抗病毒作用。⑥其他的作用，如抗过敏、降血压、利尿等。

左 金 丸
《丹溪心法》

【组成】黄连六两(180g)　吴茱萸一两(30g)

【用法】上药为末，水丸或蒸饼为丸，白汤下五十丸（60g）（现代用法：为末，水泛为丸，每服 2～3g，温开水送服。亦可作汤剂，用量参考原方比例酌定）。

【功用】清泻肝火，降逆止呕。

【主治】肝火犯胃证。症见胁肋疼痛，嘈杂吞酸，呕吐口苦，舌红苔黄，脉弦数。

【方解】本方证为肝郁化火，横逆犯胃，肝胃不和所致。肝气郁滞，郁而化火，循经而发则胁肋胀痛；肝火犯胃而胃失和降，则嘈杂吞酸、呕吐口苦；舌红苔黄，脉弦数乃肝经火郁之象。火热当清，气逆当降。故治宜清泻肝火为主，兼以降逆止呕。方中重用苦寒之黄连为君，清泻肝火，使肝火清则不横逆犯胃；亦清胃热，使胃火降则其气自和，一药两功，标本兼顾。然气郁化火之证，纯用苦寒又恐郁结不开，故配少量辛热之吴茱萸，一取其下气之用，以助黄连和胃降逆止呕；二取其辛热既可疏肝解郁，使肝气畅达，郁结得开，又可反佐以制黄连之寒凉，使泻火而无凉遏之弊，为佐使。二药合用，共收清泻肝火，降逆止呕之效。

纵观全方，辛开苦降，寒热并用，肝胃同治。泻火而不至凉遏，辛热而不碍散火郁。使肝火得清，胃气得降，则诸症自愈。

【应用】

1. 用方指征：本方是治疗肝火犯胃，肝胃不和证的常用方。临床以呕吐吞酸，胁痛口苦，舌红苔黄，脉弦数为主要指征。

2. 临证加减：若胁肋疼甚者，可合四逆散或加川楝子、元胡索等；吞酸重者，加乌贼骨、煅瓦楞等；湿阻中焦者，加苍术、厚朴等。

3. 现代应用：常用于胃炎、食道炎、胃溃疡等属肝火犯胃者可选用本方加减。

4. 使用注意：黄连与吴茱萸用量比例为 6：1；吞酸属胃虚寒者不宜使用。

【附方】

方 名	组 成	功 效	主 治
戊己丸 《太平惠民合剂局》	黄连　吴茱萸 白芍 各五两	疏肝理脾 清热和胃	肝脾不和证。症见胃痛吞酸， 腹痛泄泻
香连丸 《太平惠民合剂局》	黄连　吴茱萸二味 同炒，去吴茱萸， 加木香	清热燥湿 行气化滞	湿热痢疾。症见下利赤白相兼， 腹痛，里急后重

此二方与左金丸都为辛开苦降的配伍特点。区别在于：左金丸中黄连6倍于吴茱萸，重在清泻肝火，和胃降逆，主治肝火犯胃之胁肋胀痛，吞酸呕吐；戊己丸中连、萸等量，即清热与开郁并重，加白芍和中缓急，主治肝脾（胃）不和之胃痛吞酸，腹痛泄泻；香连丸连、萸同炒后去吴茱萸，意在清热燥湿为主，加木香以行气止痛，主治湿热痢疾，脓血相兼，腹痛里急后重。

【现代研究】①抑制胃酸分泌。本方明显抑制幽门结扎大鼠的胃液分泌，降低了总酸流量。②抗溃疡。能促使实验性大鼠胃小弯溃疡的愈合，明显对抗盐乙醇氢氧化钠、阿司匹林所致急性胃黏膜损伤。③抑菌。对金黄色葡萄球菌、霍乱弧菌、乙型链球菌的抑菌较强，对大肠杆菌、伤寒杆菌的抑制作用稍次，能杀灭HP，此外还能增强人体白细胞及肝脏网状内皮系统的吞噬能力。④镇痛抗炎。用热板法及扭体法实验都显示显著的镇痛作用；可抑制棉球肉芽组织增生。

苇 茎 汤
《外台秘要》引《古今录验方》

【组成】苇茎切，二升，以水二斗，煮取五升，去滓(60g)　薏苡仁半升(30g)　瓜瓣半升(24g)　桃仁三十枚(9g)

【用法】㕮咀，内苇汁中，煮取二升，服一升，再服，当吐如脓（现代用法：水煎服）。

【功用】清肺化痰，逐瘀排脓。

【主治】肺痈，热毒壅滞，痰瘀互结证。症见身有微热，咳嗽痰多，甚则咳吐腥臭脓血，胸中隐隐作痛，舌红苔黄腻，脉滑数。

【方解】本方所治之肺痈为热毒壅肺，痰瘀互结所致。痰热壅肺，肺失清肃则咳嗽痰多；痰热犯肺，伤及血脉，致热壅血瘀，日久则血败肉腐，酿成肺痈；痈脓溃破，从口而出，故见咳吐腥臭黄痰脓血；痰热瘀血壅结胸中，而胸中隐隐作痛；舌红苔黄腻，脉滑数皆痰热内壅之征。治当清肺化痰，逐瘀排脓。方用苇茎（芦根）为君药，甘寒轻浮，善清肺热，《本经逢源》称："专于利窍，善治肺痈，吐脓血臭痰"，为肺痈必用之品。瓜瓣（冬瓜子）清热化痰，利湿排脓，能清上彻下，合苇茎则清肺宣壅，涤痰排脓；薏苡仁甘淡微寒，上清肺热而排脓，下利肠胃而渗湿，共为臣药。桃仁活血逐瘀，且润燥通便，与瓜瓣合可使痰瘀从下而去以助消痈，为佐药。方仅四药，结构严谨，药性平和，共具清热化痰、逐瘀排脓之效。

【应用】

1. 用方指征：本方为治肺痈的常用方剂，不论肺痈脓之将成或已成，均可使用。

临床以胸痛，咳嗽，吐腥臭痰或吐脓血，舌红苔黄腻，脉数为主要指征。

2. 临证加减：若肺痈脓未成者，可加金银花、鱼腥草等；脓已成者，可加桔梗、生甘草、贝母等。

3. 现代应用：常用于肺脓肿、大叶性肺炎、支气管炎、百日咳等属肺热痰瘀互结者可选用本方加减。

【附方】桔梗汤（《金匮要略方论》）。桔梗一两(30g)　甘草二两(60g)。功用：宣肺止咳，祛痰排脓。主治：肺痈。咳而胸痛，振寒，脉数，咽干不渴，时出浊唾腥臭，久久吐脓如米粥者。

泻 白 散
《小儿药证直诀》

【组成】地骨皮　桑白皮炒,各一两(各30g)　甘草炙,一钱(3g)

【用法】上药锉散，入粳米一撮，水二小盏，煎七分，食前服（现代用法：水煎服）。

【功用】清泻肺热，止咳平喘。

【主治】肺热喘咳证。症见气喘咳嗽，皮肤蒸热，日晡尤甚，舌红苔黄，脉细数。

【方解】本方证为肺中伏火郁热所致。肺主气，宜清肃下降，则一身之气顺行。若火热郁结于肺，则气逆不降而发为喘咳气急；肺合皮毛，肺中伏火郁蒸，故皮肤蒸热；郁热渐伤阴分，故热以午后为甚，并见舌红苔黄，脉细数。治宜清泻肺中郁热，平喘止咳。方中桑白皮甘寒入肺，清泻肺热，止咳平喘。清肺泻肺而不伤肺，故为君药。地骨皮甘寒入肺肾，可助君药清泻肺中伏火，且生津养阴，为臣药。炙甘草、粳米养胃和中以培土生金，扶正祛邪共为佐使。

纵观全方，清中有润，泻中有补，培土生金。针对本证为肺中伏火郁热，且小儿为稚阴稚阳之体，与肺为娇脏不耐寒热之生理病理特点，本方有泻肺而不伤肺，清热而兼养阴，扶正祛邪兼顾的特点。

【应用】

1. 用方指征：本方是治疗肺热喘咳的常用方剂。临床以咳喘气急，皮肤蒸热，舌红苔黄，脉细数为为主要指征。

2. 临证加减：若肺经热重者，可加黄芩、知母等；若燥热咳嗽者，可加瓜蒌皮、川贝母等；若热伤阴津，烦热口渴者，加花粉、芦根等；若阴虚潮热者，加银柴胡、青蒿、鳖甲等。

3. 现代应用：用于小儿麻疹初期、肺炎或支气管炎等属肺中伏火郁热者。

4. 使用注意：外感风寒之咳嗽或肺虚喘咳者不宜使用。

【附方】葶苈大枣泻肺汤（《金匮要略》）。葶苈子熬令色黄,捣丸如弹子大(9g)　大枣十二枚(4枚)。上药先以水三升煮枣，取二升，去枣，内葶苈，煮取一升，顿服。功用：泻肺行水，下气平喘。主治：痰水壅实之咳喘胸痛。

本方与泻白散均有泻肺作用，但本方是泻肺中痰水，而泻白散是泻肺中伏火。

清 胃 散

《脾胃论》

【组成】生地黄　当归身_{各三分(各6g)}　牡丹皮_{半钱(9g)}　黄连_{六分(6g),夏月倍之}　升麻_{一钱(9g)}

【用法】上药为细末，都作一服，水一盏半，煎至七分，去滓，放冷服之（现代用法：作汤剂，水煎服）。

【功用】清胃凉血。

【主治】胃火牙痛。症见牙痛牵引头疼，面颊发热，其齿喜冷恶热，或牙宣出血，或牙龈红肿溃烂，或唇舌腮颊肿痛，口气热臭，口干舌燥，舌红苔黄，脉滑数。

【方解】本方证为胃有积热、伏火，循经上攻所致。足阳明胃经循面颊，环唇夹口入上齿龈，上交头额；手阳明大肠经上项贯颊入下齿龈。胃中热盛，循经上攻，故牙痛牵引头痛、面颊发热、唇舌腮颊肿痛；阳明胃为多气多血之腑，胃热伤及血络，故牙宣出血，甚则牙龈溃烂；口气热臭，口干舌燥，舌红苔黄，脉滑数俱为胃热津伤之候。治宜清胃凉血。方中黄连苦寒直折，清胃泻火解毒，为君药。升麻甘辛微寒，既清热解毒；又轻清升散透发，寓"火郁发之"之义，助黄连清泄胃火，重用为臣。黄连配升麻，泻火而无凉遏之弊，散火而无升焰之虞。胃热盛已伤阴动血，故以生地、丹皮清热凉血，滋阴养血，皆为臣药。当归养血活血，以助消肿止痛，为佐药。升麻兼以引经为使。诸药合用，共奏清胃凉血之效。

【应用】

1. 用方指征：本方为治胃火牙痛的常用方，凡胃热证或胃经血热火郁者均可使用。临床以牙痛牵引头痛，口气热臭，舌红苔黄，脉滑数为主要指征。

2. 临证加减：若胃火盛，口渴饮冷者，加石膏、花粉以清热生津；若兼肠燥便秘者，加大黄以导热下行；若胃火炽盛之牙衄，可加牛膝、白茅根；若酗酒、恣食肥甘厚味，湿热内蕴者，加藿香、白豆蔻等芳香化浊。

3. 现代应用：常用于口腔炎、牙周炎、三叉神经痛等属胃火上攻者。

4. 使用注意：风寒牙痛或肾虚火炎所致的牙龈肿痛，牙宣出血者不宜使用。

【附方】

方 名	组 成	功 效	主 治
泻黄散 《小儿药证直诀》	藿香叶　山栀子 石膏　甘草　防风	泻脾胃伏火	脾胃伏火。症见口疮口臭，烦渴易饥，口燥唇干，舌红脉数，以及脾热弄舌等
玉女煎 《景岳全书》	生石膏　熟地　麦冬　知母　牛膝	清胃热，滋肾阴	胃热阴虚。症见牙痛头痛，牙龈出血，牙齿松动，烦热口渴，舌红苔黄而干，脉细数。亦治消渴，多食易饥，属胃热阴虚者

此二方与清胃散均可清胃热。清胃散清胃凉血，散火解毒，用于胃火牙痛；玉女煎清胃热又兼滋肾阴，用于胃热阴虚之牙痛。泻黄散清热散火，脾胃兼顾，用于脾胃伏火之口疮、弄舌。

芍 药 汤

《素问病机气宜保命集》

【组成】芍药一两(30g)　当归半两(15g)　黄连半两(15g)　槟榔　木香　甘草炒,各二钱(各6g)　大黄三钱(9g)　黄芩半两(15g)　官桂二钱半(5g)

【用法】上药㕮咀，每服半两（15g），水二盏，煎至一盏，食后温服（现代用法：水煎服）。

【功用】清热燥湿，调气和血。

【主治】湿热痢疾。症见腹痛，便脓血，赤白相兼，里急后重，肛门灼热，小便短赤，舌苔黄腻，脉弦数。

【方解】本方证为湿热壅滞肠中，气血失和所致。湿热下注大肠，搏结气血，蒸腐成脓，故便脓血，赤白相兼；肠道气机阻滞则腹痛、里急后重；肛门灼热，小便短赤，舌苔黄腻，脉象弦数等俱为湿热内蕴之征。湿热壅阻肠道，气血不和，故治宜清热燥湿，调和气血。方中黄芩、黄连苦寒，入大肠经，清热燥湿解毒，以除致病之因为君药。重用芍药养血和营、缓急止痛，配以当归养血活血，寓"行血则便脓自愈"之义，且可兼顾湿热熏灼肠络，伤耗阴血之虑；木香、槟榔行气导滞，即所谓"调气则后重自除"，四药相配，调和气血为臣药。佐以大黄苦寒，助芩、连清热燥湿，合归、芍而活血行气，且可导湿热积滞从大便而去，体现"通因通用"之法。以少量肉桂，取其辛热温通之性，既可助归、芍行血和营，又可制芩、连之苦寒，使无凉遏滞邪之弊，佐助兼反佐之用。炙甘草和中调药，与芍药相配，又能缓急止痛，亦为佐使。纵观全方，清热燥湿，气血并治，兼以通因通用。故此方不同与一般纯用苦寒以治湿热下痢之方。

【应用】

1. 用方指征：本方为治疗湿热痢疾的常用方。临床以腹痛，里急后重，痢下赤白，苔腻微黄为主要指征。

2. 临证加减：若热毒重者，加白头翁、金银花等增强解毒之力；若痢下赤多白少，或纯下血痢，加丹皮、地榆凉血止血；若兼有食积，加山楂、神曲以消导。原方后有"如血痢则渐加大黄；汗后脏毒加黄柏半两"之经验，可参考。

3. 现代应用：常用于细菌性痢疾、阿米巴痢疾、过敏性结肠炎、急性肠炎等属湿热为患者。

4. 使用注意：痢疾初起有表证者不宜使用；久痢及虚寒痢亦不宜使用。

【附方】黄芩汤（《伤寒论》）。黄芩三两(9g)　芍药二两(9g)　甘草二两(3g),炙　大枣十二枚(4枚),擘。功用：清热止利，和中止痛。主治：热泻热痢。身热，口苦，腹痛下利，舌红苔黄，脉数。

【现代研究】抗炎、抑菌。本方能明显减轻巴豆油所致小鼠耳郭的充血水肿，具有抗炎作用；通过采用培养基打孔法做体外抗菌实验，显示本方对大肠杆菌、铜绿假单胞菌、变形杆菌、金黄色葡萄球菌有抑制效果，其中对变形杆菌效果更为明显。

白头翁汤

《伤寒论》

【组成】白头翁二两(15g)　黄柏三两(12g)　黄连三两(6g)　秦皮三两(12g)

【用法】上药四味，以水七升，煮取二升，去滓，温服一升，不愈再服一升（现代用法：水煎服）。

【功用】清热解毒，凉血止痢。

【主治】热毒痢疾。症见腹痛，里急后重，肛门灼热，下痢脓血，赤多白少，渴欲饮水，舌红苔黄，脉弦数。

【方解】本方证为热毒深陷血分，下迫大肠所致。热毒深陷血分，血败肉腐，化为脓血，下迫大肠故见下痢脓血、赤多白少；热毒阻滞大肠气机，则腹痛里急后重；渴欲饮水，舌红苔黄，脉弦数皆为热邪炽盛之象。治宜清热解毒，凉血止痢。方中白头翁为君药，苦寒而入血分，清热解毒，凉血止痢，为治疗热毒痢疾之要药。黄连、黄柏苦寒，清热解毒，燥湿止痢，共为臣药。秦皮苦涩性寒，清热解毒兼收涩止痢，为佐使药。四药合用，共奏清热解毒，凉血止痢之功。

【应用】

1. 用方指征：本方为治疗热毒血痢之常用方。临床以下痢赤多白少，腹痛，里急后重，舌红苔黄，脉弦数为主要指征。

2. 临证加减：若脓血多者，加赤芍、丹皮、地榆以凉血和血；里急后重较甚，加木香、槟榔、枳壳以调气止痛；若发热急骤，利下鲜紫脓血，壮热口渴，烦躁舌绛，属疫毒痢者，加金银花、生地、丹皮凉血解毒。

3. 现代应用：用于阿米巴痢疾、细菌性痢疾属热毒偏盛者可选用本方加减。

【附方】白头翁加甘草阿胶汤（《金匮要略》）。白头翁二两(20g)　甘草(6g)　阿胶二两(10g)　黄柏　黄连　秦皮各三两(10g)。功用：凉血解毒，养阴止痢。主治：血虚热痢。症见下痢脓血，里急后重，腹痛隐隐，身热口渴，舌红苔黄干，脉细数。

本方与白头翁汤均可清热解毒，凉血止痢。但本方兼有滋阴养血之力，白头翁汤专于凉血解毒。

【现代研究】①抑菌。对志贺氏、施氏等痢疾杆菌有较强的抑制作用，而对弗氏和宋氏菌作用较弱，对多种沙门氏菌作用很弱或无抑制作用，对金黄色葡萄球菌及卡他球菌等也有较强的抑制作用；具有明显的抗大肠杆菌内毒素作用。②抗炎。可通过抑制促炎因子白介素-21B（IL-21B）、白介素-26（IL-26）的表达从而发挥了在炎症性肠病中的治疗作用。

【类方比较】芍药汤、白头翁汤的比较。

比较	方剂	芍药汤				白头翁汤
组成	相同	黄连				
	不同	芍药　当归　黄连　槟榔　木香 甘草　大黄　黄芩　官桂				白头翁　黄柏　秦皮

比较	方剂	芍药汤	白头翁汤
功用	相同	清热解毒，燥湿治痢	
	不同	兼调气行血，通因通用	凉血止痢
主治	相同	热痢：便下脓血，里急后重，腹痛拒按，舌红苔黄，脉弦数	
	不同	湿热痢：下痢赤白相兼，苔黄腻	热毒赤痢：下痢赤多白少，口渴，苔黄

第五节　清热祛暑

清热祛暑剂适用于暑热证。暑热证为夏天感受暑邪而致，因暑为阳邪，其性炎热，故症见身热心烦，口渴汗多，小便短赤，舌红，脉数等。组方配伍常以祛暑清热药如西瓜翠衣、金银花、荷叶、石膏、知母等为主，选择配伍：①益气药，如西洋参、黄芪等；②养阴生津药，如麦冬、石斛、沙参等；③理气化湿药，如厚朴、扁豆、扁豆花等；④利水渗湿药，如滑石、泽泻、猪苓等；⑤解表祛暑药，如香薷、藿香等。代表方如六一散、清暑益气汤等。

六　一　散
《黄帝素问宣明》

【组成】滑石六两(180g)　　甘草一两(30g)

【用法】上为细末，每服三钱（9g），加蜜少许，温水调下，或无蜜亦可，每日三服。或欲冷饮者，新井泉调下亦得（现代用法：为细末，每服9～18g，包煎，或温开水调下，日2～3服，亦常加入其他方中煎服）。

【功用】清暑利湿。

【主治】暑湿证。症见身热烦渴，小便不利，或泄泻。

【方解】本方证为暑邪加湿所致。暑为阳邪，其性炎上，暑热扰心，耗伤津液，而见身热烦渴；暑邪挟湿，暑湿内阻，膀胱气化不利，则小便不利；湿走肠间则泄泻。治宜清暑利湿。方中滑石甘淡性寒，体滑质重，归心与膀胱经。既可清热解暑除烦，又可利水通淋，使三焦内蕴之湿热，从小便而出。故重用为君药。生甘草甘凉，清热泻火，益气和中。与滑石相配，可甘寒生津使利水而不伤阴，且可防止滑石寒重而伤胃，为佐使药。二药合用，清热而不留湿，利水而不伤阴，寒凉而不伤胃。

本方原名益元散，又名天水散，后人又据该方的药物用量比例名为六一散，取"天一生水，地六成之"之义。

【应用】

1. 用方指征：本方是治疗暑湿证的基础方，亦为治疗湿热证的基础方。临床以身热烦渴，小便不利为主要指征。

2. 临证加减：若暑热重者，可加西瓜翠衣、金银花、竹叶等；若心烦火旺者，可加竹叶、黄连等；若津伤渴甚者，可加麦冬、沙参等；若小便涩痛或砂淋者，可加海金沙、金钱草、车前子等。

3. 现代应用：用于膀胱炎、尿道炎、泌尿系统结石等，或胃肠炎、湿疹等属湿热证者。

4. 使用注意：若阴虚内无湿热者，或小便清长者忌用。

【附方】

方名	组成	功效	主治
益元散《伤寒直格》	六一散加辰砂，灯心汤调服	清心解暑，兼能安神	暑湿证兼心悸、失眠多梦者
碧玉散《伤寒直格》	六一散加青黛，令如浅碧色	清解暑热	暑湿证兼有肝胆郁热者
鸡苏散《伤寒直格》	六一散加薄荷	疏风解暑	暑湿证兼微恶风寒，头痛头胀，咳嗽不爽者

此三方与六一散均可清热祛湿，但益元散兼镇心安神，碧玉散兼清泻肝火，鸡苏散兼可解表。

清暑益气汤
《温热经纬》

【组成】西洋参$_{(5g)}$　石斛$_{(15g)}$　麦冬$_{(9g)}$　黄连$_{(3g)}$　竹叶$_{(6g)}$　荷梗$_{(15g)}$　知母$_{(6g)}$　甘草$_{(3g)}$　粳米$_{(15g)}$　西瓜翠衣$_{(30g)}$（原书未著用量）

【用法】水煎服。

【功用】清暑益气，养阴生津。

【主治】暑热气津两伤证。症见身热汗多，口渴心烦，小便短赤，体倦少气，精神不振，脉虚数。

【方解】本方证为暑热耗伤气津所致。暑为阳邪，其性炎热。暑热伤人则身热心烦；暑邪升散使腠理开泄而汗出；汗出过多，伤津耗气，故见口渴、体倦少气、精神不振、脉虚。治宜清热祛暑，益气生津。方中西瓜翠衣甘凉，清热解暑，生津止渴；西洋参甘苦凉，益气生津，养阴清热，共为君药。取荷梗助西瓜翠衣清暑解热；石斛、麦冬甘凉，助西洋参养阴生津，共为臣药。黄连苦寒，泻火以助清热祛暑之力；知母苦寒质润，清热滋阴；竹叶甘淡，清热除烦，合为佐药。甘草、粳米益气生津，和胃护中，为使药。纵观全方，虚实兼顾，清补兼施使暑热得清，气津得复，诸症自除。

【应用】

1. 用方指征：本方为治疗暑热气津两伤证之常用方。临床以身热汗多，口渴心烦，体倦少气，脉虚数为主要指征。

2. 临证加减：若暑热甚者，可加石膏、金银花等以清热解暑；若津伤气耗甚者，可去黄连，重用西洋参、麦冬、石斛益气生津；用于小儿夏季发热者，可去黄连、知母，加白薇、地骨皮等。

3. 现代应用：用于中暑、小儿夏季热、功能性发热等属气津不足者。

4. 使用注意：本方因有滋腻养阴之品，故暑病夹湿，舌苔厚腻者不宜使用。

【附方】清暑益气汤（《脾胃论》）。黄芪汗少，减五分　苍术泔浸，去皮，以上各一钱五分（各4.5g）　升麻一钱(3g)　人参去芦　泽泻　神曲炒　橘皮　白术以上各五分（各2g）　麦门冬去心　当归身　炙甘草以上各三分（各2g）　青皮去白，二分半(1.5g)　黄柏酒洗，去皮，二分或三分(2克)　葛根二分(1.5g)　五味子九枚(2g)。功用：清暑益气，除湿健脾。主治：平素气虚，又受暑湿证。身热头痛，口渴自汗，四肢困倦，不思饮食，胸满身重，大便溏薄，小便短赤，苔腻，脉虚者。

上二方同名，均可清暑益气，但《温热经纬》之方于清暑益气外，重在养阴生津，《脾胃论》之方清暑生津之力较弱，而侧重于健脾燥湿之功。

第六节　清　虚　热

清虚热剂适用于热病后期，阴液已伤，邪伏阴分，症见暮热早凉，舌红少苔；或肝肾阴虚所致的骨蒸潮热，盗汗面赤，久热不退的虚热证。组方配伍常以滋阴清热药如鳖甲、地骨皮、生地、知母等为主，选择配伍：①清透伏热药，如青蒿、秦艽、银柴胡等；②清热凉血药，如丹皮、赤芍等；③热甚者，配苦寒泻火药，如黄连、黄柏等。代表方如青蒿鳖甲汤、当归六黄汤等。

青蒿鳖甲汤
《温病条辨》

【组成】青蒿二钱(6g)　鳖甲五钱(15g)　细生地四钱(12g)　知母二钱(6g)　丹皮三钱(9g)

【用法】水五杯，煮取二杯，日再服（现代用法：水煎服）。

【功用】养阴透热。

【主治】温病后期，邪伏阴分证。症见夜热早凉，热退无汗，舌红苔少，脉细数。

【方解】本方证为温病后期，阴液已伤，而余邪深伏阴分所致。人体卫阳之气，日行于表，而夜入于里。入夜阳气入阴分，而热邪深伏阴分，两阳相加，阴不制阳，故见夜热；早晨卫气行于表，阳出于阴，故见热退身凉；热退无汗为温病后期，阴液已伤，加之邪热深伏阴分，则阴津益耗，无津作汗。舌红少苔，脉象细数亦为阴虚有热之象。此阴虚热伏之证，治当养阴透热并用，虚实兼顾。方中鳖甲咸寒，直入阴分，滋阴退热，入络搜邪；青蒿苦辛寒且气味芳香，清热透络，引邪外出。两药相配，滋阴清热，内清外透，使阴分伏热得以透解，共为君药。二药配伍，正如吴瑭所说："有先入后出之妙，青蒿不能直入阴分，有鳖甲领之入也；鳖甲不能独出阳分，有青蒿领之出也"。取生地甘寒，滋阴凉血；知母苦寒质润，滋阴降火，共为臣药，以助鳖甲养阴退虚热。丹皮辛苦凉，泄血中伏火，助青蒿清透阴分之伏热，为佐药。纵观全方，滋清并用，清中有透，标本兼顾。养阴而不恋邪，祛邪而不伤正，使阴复邪去热退。

【应用】

1. 用方指征：本方适用于温热病后期，余热未尽而阴液不足之虚热证。临床以夜热早凉，热退无汗，舌红少苔，脉细数为主要指征。

2. 临证加减：若暮热早凉，汗解渴饮者，可去生地，加天花粉以清热生津止渴；若热甚者，可加地骨皮、白薇等以退虚热；若阴虚甚者，可加沙参、麦冬、石斛等；若

293

小儿夏季热，可加白薇、荷梗祛暑退热。

3. 现代应用：用于原因不明的发热、各种传染病恢复期低热、肺结核、肾结核等属阴虚内热者。

4. 使用注意：阴虚欲作动风者不宜使用。

【附方】清骨散（《证治准绳》）。银柴胡一钱五分(6g) 胡黄连 地骨皮 秦艽 青蒿 鳖甲醋炙 知母各一钱(各3g) 甘草五分(2g)。功用：清虚热，退骨蒸。主治：虚劳发热。骨蒸潮热，或低热日久不退，形体消瘦，唇红颧赤，困倦盗汗，或口渴心烦，舌红少苔，脉细数等。

本方与青蒿鳖甲汤均可滋阴清热，但青蒿鳖甲汤清热养阴并举，标本兼治；而本方重在清虚热，透骨蒸，侧重于治标。

当归六黄汤
《兰室秘藏》

【组成】当归 生地 黄芩 黄连 黄柏 熟地黄各等分(各6g) 黄芪加一倍(12g)

【用法】上药为粗末，每服五钱（15g），水二盏，煎至一盏，食前服，小儿减半服之（现代用法：水煎服）。

【功用】滋阴泻火，固表止汗。

【主治】阴虚火旺盗汗。症见发热盗汗，面赤心烦，口干唇燥，大便干结，小便黄赤，舌红苔黄，脉数。

【方解】本方证为阴虚火旺所致之盗汗。心肾者，水火既济。若肾阴不足，不能上济心火，则心火偏亢，相火妄动，而成阴虚火旺之证。且阴愈虚火愈旺，火旺则迫津外泄见发热盗汗；虚火上炎而面赤心烦，小便黄赤，舌红苔黄，脉数；阴虚津亏而见口唇干燥，大便干结。治宜滋阴泻火，固表止汗。方中用当归、生地、熟地，入肝肾，取滋阴养血以制火，为君药。用黄连、黄芩、黄柏，泻火以除烦，清热以坚阴，使热清则火不内扰，阴坚则汗不外泄，为臣药。汗出过多，卫外不固，故倍用黄芪，益气实卫而固表；黄芪合当归、熟地又可益气养血，为佐药。纵观全方，一则滋阴养血与泻火除热并用，标本兼治。二则益气固表与育阴泻火相配，内外兼顾。

【应用】

1. 用方指征：本方为治疗阴虚火旺之盗汗的基础方。临床以盗汗面赤，心烦溲赤，舌红，脉数为主要指征。

2. 临证加减：若汗出多者，可合牡蛎散；若阴虚而内火较轻者，可去黄连、黄芩，加知母，以泻火而不伤阴。

3. 现代应用：用于结核病、甲状腺功能亢进、更年期综合征等的发热盗汗属阴虚火旺者。

4. 使用注意：脾胃虚弱，食少便溏者，不宜使用。

小　　结

　　清热剂共选常用正方 20 首，附方 22 首。按其功用不同，分为清气分热、清营凉血、清热解毒、清脏腑热、清热祛暑、清虚热六类。

　　1. 清气分热：白虎汤与竹叶石膏汤均为清气分热证的常用方剂。白虎汤清热生津之力强，适用于气分热盛，邪盛正不虚者；竹叶石膏汤清热之力弱，但兼益气养阴，降逆和胃，适用于热病后期，余热未尽，气津两伤兼胃气失和。证属虚实夹杂者。

　　2. 清营凉血：清营汤与犀角地黄汤为治疗营、血分证的代表方剂。清营汤清营解毒、养阴透热，适用于邪热初传营分之证；犀角地黄汤凉血解毒、活血散瘀，适用于热入血分之证。

　　3. 清热解毒：黄连解毒汤为清热解毒的基础方，以苦寒直折，泻火解毒为主，适用于三焦火毒炽盛之证；凉膈散泻火通便、清上泄下，适用于上、中二焦郁热伏火之证；普济消毒饮清热解毒之中兼可疏风散邪，内清外透，适用于风热疫毒发于头面的大头瘟；仙方活命饮清热解毒、活血止痛、溃坚消肿，适用于阳证痈疮肿毒初起，脓未成或脓成未溃者。

　　4. 清脏腑热：本类方剂针对不同脏腑火热偏盛之证而设。导赤散清心利水养阴，适用于心火上炎或下移于小肠之证；龙胆泻肝汤与左金丸均能清泻肝火，前者清泄肝胆实火之力强，兼除肝经湿热，适用于肝胆实火上炎，或肝经湿热下注之证；后者清泻肝火，兼可降逆止呕，适用于肝火犯胃之证。苇茎汤与泻白散均可清肺热，但前者功在清肺化痰，逐瘀排脓，用于肺痈；后者善于清肺热，平咳喘，用于肺中伏火之证。清胃散与玉女煎均可清胃火治牙痛，前者清胃凉血，兼以散火解毒，适用于胃中实火积热之牙痛；玉女煎清胃火，兼补肾阴，适用于胃火盛、肾阴虚之虚实夹杂之牙痛。芍药汤与白头翁汤均为治疗痢疾的常用方剂。前者是调和气血与清热燥湿并用，适用于湿热痢疾；后者长于清热解毒，凉血止痢，适用于热毒血痢。

　　5. 祛暑剂：六一散为清暑利湿的基础方，适用于暑湿轻证；清暑益气汤清解暑热兼益气养阴，适用于暑热内侵，耗气伤津的虚实错杂证。

　　6. 清虚热：青蒿鳖甲汤养阴透热并重，适用于温病后期，阴伤邪伏之证；当归六黄汤滋阴泻火，固表止汗，适用于阴虚有火之盗汗发热之证。

【复习思考题】

1. 使用清热剂应注意什么？
2. 何谓透热转气？清营汤是如何体现的？
3. 清营凉血方中配伍活血化瘀药的意义何在？
4. 龙胆泻肝汤中配伍生地、当归、柴胡的意义何在？
5. 清胃散与玉女煎在功用、主治及组方配伍方面有何异同？
6. 芍药汤与白头翁汤在功用、主治及组方配伍方面有何异同？

第五章 温 里 剂

以温热药为主组成，具有温里助阳、散寒通脉等作用，适用于寒邪在里所致里寒证的方剂统称温里剂。系根据《素问·至真要大论》"寒者热之"、"治寒以热"等原则确立的。属八法中"温"法。

里寒证常因外寒入里，深入脏腑经络；或素体阳虚；或失治误治、过服寒药等而致，但总不外乎寒邪直中与寒从内生两方面。其病理特点都为阳气的损伤，故临床常症见但寒不热，喜暖蜷卧，口淡不渴，小便清长，舌淡苔白，脉沉迟或缓等。治疗应遵循"寒淫于内，治以甘热"，"寒淫所胜，平以辛热"（《素问·阴阳应象大论》）的原则以温阳祛寒立法。依据寒邪所在脏腑、经络部位的不同，病情轻重缓急的差异，本章方剂分为温中祛寒、回阳救逆和温经散寒三类。

使用温里剂应注意以下几个方面：①明确辨证。辨清里寒证的部位、真假，真热假寒者禁用。②因人、因时、因地制宜。素体阳虚之人，或时值冬季，或居住北方者，则可重用，反之宜轻用。③酌情反佐。若阴寒太盛，服热药入口即吐者，可少佐寒凉之品，或采用热药冷服法，此即寒因寒用的反佐治法。④常配伍补气药温补并用。⑤素体阴虚或失血之人，慎用本剂，以免辛热之品劫阴动血。

第一节 温中祛寒

温中祛寒剂适用于中焦虚寒证。症见脘腹疼痛，食欲不振，呕吐下利，四肢不温，口淡不渴，舌淡苔白滑，脉沉细或沉迟等。组方配伍常以温中祛寒药，如干姜、吴茱萸、蜀椒等为主，选择配伍：①补气健脾药，如人参、白术、大枣、甘草等；②养血益阴药，如芍药、当归等；③化痰和胃药，如半夏、生姜等；④理气药，如陈皮、木香等。代表方如理中丸、小建中汤、吴茱萸汤。

理 中 丸
《伤寒论》

【组成】人参 干姜 甘草炙 白术各三两(各90g)

【用法】上为末，炼蜜为丸，如鸡子黄许大（9g）。以沸汤数合，和一丸，研碎温服之，日三四服，夜二服；腹中未热，益至三四丸。汤法：以四物依两数切，用水八升，煮取三升，去滓，温服一升，日三服。服汤后，如食顷，饮热粥一升许，微自温，勿发揭衣被（现代用法：上药研末，炼蜜为丸，重9g，每次1丸，温开水送服，每日2~3次。或水煎服，用量参考原方酌情增减）。

【功用】温中祛寒，补气健脾。

【主治】

1. 脾胃虚寒证。症见脘腹疼痛，喜温喜按，呕吐下利，腹满不食，畏寒肢冷，口

296

不渴，舌淡苔白润，脉沉细或沉迟无力。

2. 阳虚失血证。吐血、衄血，便血或崩漏等，血色暗淡，质清稀。

3. 脾胃虚寒所致的小儿慢惊；或病后多涎唾；或胸痹等。

【方解】本方所治诸证皆为脾胃虚寒所致。中阳不足，寒从内生。阳虚失温，寒凝气滞，故畏寒肢冷、脘腹绵绵作痛、喜温喜按；脾胃同主中焦，职司运化，升降相济。脾胃虚寒，纳运升降失常，故腹满不食、呕吐、下利；口不渴，舌淡苔白润，脉沉细或沉迟无力皆为虚寒之象。治宜温中祛寒，益气健脾。方中干姜大辛大热，温脾胃，化阴凝，祛寒湿，以达温中祛寒之功，为君药。人参甘温入脾，补中益气，气旺则阳复为臣药。君、臣相配，温中健脾。脾虚则易生湿，故用白术苦甘温，燥湿健脾为佐药。三药一温一补一燥，辛热祛中寒，甘温复中阳，苦温除其湿。再以炙甘草为佐使药，既合参、术以助益气健脾，又缓急止痛，且可调和诸药。纵观全方，温补并用，以温为主，以补为辅。温中阳，益脾气，助运化，故曰"理中"。

中焦虚寒，脾阳不足，统摄无权，血不循经而致吐血，衄血、便血、妇女崩漏等失血证，见血色暗淡，质清稀，舌淡脉弱者以本方加减治疗。

小儿慢惊，多由大病、久病后，损伤脾胃阳气所致者，见手足抽搐，目睛上视，形气羸瘦、手足不温、神疲食少、舌淡苔白、脉细迟或沉细缓弱者，亦可用本方治疗。

病后多生涎唾，久久不已，是中焦虚寒，脾不能摄津，津上溢于口所致者，亦可以本方治疗。

胸痹一证，病因颇多，若为中焦虚寒，阳虚不运，阴寒阻滞胸中，阴乘阳位之痹阻而痛者，亦可用本方治疗。

本方所治病证表现虽多，但其病机皆属中焦虚寒，故皆以理中丸治之，属异病同治之理。本方在《金匮要略》中作汤剂，称"人参汤"。汤剂较丸剂作用力强而迅速，临床可视病情之缓急酌定使用剂型。

【应用】

1. 用方指征：本方为治疗中焦脾胃虚寒证的基础方。临床以脘腹冷痛，呕吐便溏，畏寒肢冷，舌淡苔白润，脉沉细为主要指征。

2. 临证加减：若阳虚寒甚者，加附子、肉桂，名桂附理中汤(《三因方》)；呕吐甚者，可加生姜、半夏；下利甚者，可加茯苓、泽泻；脘腹胀满者，加枳实、茯苓，名枳实理中汤(《太平惠民和剂局方》)；阳虚失血者，可将干姜易为炮姜，加艾叶、阿胶；胸痹者，可加薤白、桂枝；唾涎沫者，加益智仁、山药；兼风寒表证者，加桂枝，名桂枝人参汤(《伤寒论》)

3. 现代应用：用于急慢性胃肠炎、胃及十二指肠溃疡、胃痉挛、胃下垂、胃扩张、慢性结肠炎等属脾胃虚寒者可选用本方加减。

4. 使用注意：中焦湿热内蕴或脾胃阴虚有热者禁用。

【附方】

方 名	组 成	功 效	主 治
附子理中丸《太平惠民和剂局方》	附子 干姜 人参 白术 炙甘草	温阳祛寒 益气健脾	脾胃虚寒较甚，或脾肾阳虚证。症见脘腹疼痛，下利清稀，恶心呕吐，畏寒肢凉，或霍乱吐痢转筋
理中化痰丸《证治准绳》	干姜 人参 白术 炙甘草 茯苓 半夏	温中健脾 祛湿化痰	脾胃虚寒，痰涎内停者。症见食少呕吐，咳唾痰涎，或大便不实者
连理丸《症因脉治》	干姜 人参 白术 炙甘草 黄连	温中祛寒 清热化湿	脾胃虚寒，湿热内蕴者。症见泻痢烦渴，吞酸腹胀，小便赤涩，心痛口糜等

此三方均是在理中丸的基础上加味而成，都具有温中健脾之功。但附子理中丸温中散寒之力强，且能温肾助阳；理中化痰丸兼化痰祛湿之力；连理丸兼清热化湿之功。

【现代研究】①对消化等系统具有明显地药效学作用。对醋酸引起的小鼠腹痛有明显的镇痛作用；对士的宁硝酸盐、印防己毒素、咖啡碱所造成小鼠痉挛有明显的抗痉挛作用；对番泻叶所致的小鼠泄泻有明显地止泻作用；对实验性小鼠胃溃疡有抑制作用等。②可增强机体免疫力。通过升高脾 T 淋巴细胞增殖功能，升高血清中 IFN-γ、TNF-α、IL-1，降低 IL-6 的含量，对脾虚大鼠免疫功能有一定的调节作用。③抗毒。可抑制药物遗传毒性，提高体内 SOD 活性。对抗癌药物环磷酰胺（CTX）产生的遗传毒性能明显地起到抑制作用。

小 建 中 汤
《伤寒论》

【组成】桂枝_{去皮,三两(9g)}　甘草_{炙,二两(6g)}　大枣_{擘,十二枚(6枚)}　芍药_{六两(18g)}　生姜_{切,三两(9g)}　胶饴_{一升(30g)}

【用法】上六味，以水七升，煮取三升，去渣，内饴糖，更上微火消解。温服一升，日三服（现代用法：上药水煎取汁，兑入饴糖，文火加热溶化，分两次温服）。

【功用】温中补虚，和里缓急。

【主治】中焦虚寒，肝脾不和证。症见腹中拘急疼痛，喜温喜按，神疲乏力，虚怯少气；或心中悸动，虚烦不宁，面色无华；或手足烦热，咽干口燥。舌淡苔白，脉细弦。

【方解】本方证为中焦虚寒，肝脾失和，化源不足所致。中焦虚寒，肝木乘土，故腹中拘急疼痛，喜得温按；脾胃为气血生化之源，中焦虚寒，化源匮乏，气血俱虚，无以奉心，则见虚烦心悸，面色无华；营卫化生不足，阴阳失调，而见手足烦热，咽干口燥，劳则加重。治宜温中补虚，和里缓急。方中重用饴糖为君，甘温质润入脾，温中补虚，缓急止痛；臣以桂枝辛甘温，温阳气，祛寒邪；酸寒之白芍重用，养营益阴，柔肝

298

缓急止痛。且饴糖与桂枝相伍，辛甘化阳，温中补虚；饴糖与芍药相合，酸甘化阴，养阴缓急而止腹痛。佐以生姜温胃散寒，大枣补脾益气。炙甘草为佐使，益气和中，调和诸药。六药配合，使中气强健，阴阳气血生化有源，肝、脾调和则诸证可解，故以"建中"名之。

【应用】

1. 用方指征：本方既是温中补虚，缓急止痛之剂，又为温中补虚，调和阴阳之常用方。临床以腹中拘急疼痛，喜温喜按，舌淡苔白，脉细弦为为主要指征。

2. 临证加减：气虚者加黄芪，名黄芪建中汤（《金匮要略》）；血虚者，可加当归，名当归建中汤（《千金翼方》）；若中焦寒重者，可加干姜、蜀椒；若兼有气滞者，可加木香、陈皮；便溏者，可加白术、茯苓。

3. 现代应用：常用于胃及十二指肠溃疡、慢性胃炎、再生障碍性贫血、神经衰弱、慢性肝炎、功能性发热等属中焦虚寒者。

4. 使用注意：呕吐或中满者不宜使用；阴虚火旺之胃脘疼痛忌用。

【现代研究】①提高免疫力。本方可增强消化和循环系统的功能，促进新陈代谢，补充营养，提高机体的免疫能力。②解痉、镇痛。③抗炎、抗溃疡。对幽门螺杆菌感染的小鼠胃黏膜有较好的抗感染和抗损伤作用；对二甲苯所致小鼠耳郭肿胀及醋酸诱发小鼠血管通透性增加有明显的抑制作用；通过降低 IL-6 含量，提高 GAS 含量，对脾胃虚寒型大鼠起到抗炎、保护胃黏膜的作用。

【附方】大建中汤（《金匮要略》）。蜀椒去汗,二合(6g)　干姜四两(12g)　人参二两(6g)　饴糖一升(30g)。功用：温中补虚，降逆止痛。主治：中阳衰弱，阴寒内盛之脘腹剧痛证。腹痛连及胸脘，痛势剧烈，其痛上下走窜无定处，或腹部时见块状物上下攻撑作痛，呕吐剧烈，不能饮食，手足厥冷，舌质淡，苔白滑，脉沉伏而迟。

本方与小建中汤皆可温中补虚，缓急止痛。但小建中汤以辛甘温为主，并重用酸寒之芍药。阴阳并补，以温阳为主；大建中汤纯用辛甘温阳之品，其补虚散寒之力远较小建中汤为峻，且有降逆止呕之力。

【类方比较】小建中汤、桂枝汤比较。

比较	方剂	小建中汤	桂枝汤
组成	相同	桂枝　芍药　生姜　大枣　炙甘草	
	不同	以饴糖为君，倍用芍药	以桂枝为君，桂枝、芍药等量
功用	相同	调和营卫、阴阳	
	不同	重在温中补虚，缓急止痛	重在发表解肌，调和营卫
主治	相同	营卫、阴阳失和	
	不同	中焦虚寒，肝脾不和。以脘腹拘急疼痛、喜温喜按、脉弦细为主症	风寒客表，营卫不和。以发热恶风汗出，脉浮缓为主症

吴茱萸汤

《伤寒论》

【组成】吴茱萸 一升,洗(9g) 人参 三两(9g) 生姜 切,六两(18g) 大枣 擘,十二枚(4枚)

【用法】上四味,以水七升,煮取二升,去滓。温服七合,日三服（现代用法：水煎服）。

【功用】温中补虚,降逆止呕。

【主治】中焦虚寒,浊阴上逆证。症见食谷欲呕,畏寒喜热,或胃脘痛,吞酸嘈杂;或厥阴头痛,干呕吐涎沫;或少阴吐利,手足厥冷,烦躁欲死。

【方解】本方证为中焦虚寒,浊阴上逆所致。胃属阳明,主受纳腐熟水谷,以降为顺。胃中虚寒,不能纳谷,则吞酸嘈杂;浊阴上逆故见呕吐,或食后欲吐,或干呕吐涎沫;寒凝气滞而见胃脘疼痛,畏寒喜热。厥阴肝经挟胃属肝,上行与督脉会于头顶部,胃中浊阴循肝经上扰于头,故见巅顶头痛;肾阳不足,火不暖土,故见吐利频作,手足逆冷,烦躁欲死。上虽见厥阴头痛和少阴吐利之证但病机亦为中焦虚寒,浊阴上逆。故治宜温中补虚,降逆止呕。方中吴茱萸味辛苦而性热,归脾胃肝肾经。温胃暖肝以散寒止痛,又善和胃降逆以止呕,且可温肾止泻,一药而三功,为君药。重用生姜六两,温胃散寒,降逆止呕,为臣药。君臣相和,温中散寒,降逆止呕之力强。病乃虚寒,宜当温补。人参甘温,益气健脾以复中虚,且生津、安神,兼顾吐利伤津及烦躁不安,为佐药。大枣甘平,合人参以益脾气,合生姜以调脾胃,并能调和诸药,是佐使之药。纵观全方,温中降逆药与补气益胃药相伍,温补并施,而以温降为主。

【应用】

1. 用方指征：本方是治疗中焦虚寒,浊阴上逆的常用方。临床以食后欲吐,或巅顶头痛,干呕吐涎沫,畏寒肢凉,舌淡苔白滑,脉弦细而迟为主要指征。

2. 临证加减：若呕吐较甚者,可加半夏、陈皮、砂仁等;若头痛较甚者,可加川芎、当归等;若中焦寒甚者,加附子、干姜等;若吞酸嘈杂甚者,加乌贼骨、煅瓦楞等。

3. 现代应用：用于慢性胃炎、妊娠呕吐、神经性呕吐、神经性头痛、耳源性眩晕等属肝胃虚寒者可选用本方加减。

4. 使用注意：胃热呕吐吞酸,或肝阳上亢之头痛均禁用本方。

【现代研究】①止呕。用硫酸铜诱导家鸽呕吐、小鼠胃排空和乙酰胆碱（Ach）、5 -羟色胺（5-HT）作用的离体大鼠胃条实验中发现,吴茱萸汤水煎液及其醇提物有十分显著的止呕效应,且副作用较小,其作用可能与拮抗 Ach、5-HT、组胺受体有关。②止泻。对生大黄冷浸液灌胃引起的小鼠泄泻有明显的止泻效果,能显著降低小鼠小肠推进率,并能对抗新斯的明引起的小肠推进机能亢进,促进肠内水分和电解质的吸收。③镇痛、镇静。小鼠镇痛实验（热板法、醋酸法）显示本方有明显的镇痛作用;对正常小鼠有一定的镇静作用。④抗溃疡。对胃溃疡大鼠模型胃液量、总酸度及胃蛋白酶活性有明显的抑制作用,能显著增加胃液中 NO 含量,能使胃组织中 SOD 活性明显升高,对胃溃疡有明显的促进愈合作用。

第二节 回阳救逆

回阳救逆剂适用于阳气衰微，阴寒内盛，甚则阴盛格阳、戴阳的危重病证。症见四肢逆冷、恶寒蜷卧、精神萎靡、下利清谷，甚则大汗淋漓，脉微细或欲绝等。组方配伍常以大辛大热之药，如附子、干姜等为主，选择配伍：①补气药，如人参、白术、黄芪、甘草；②敛汗固脱药，如五味子、龙骨、牡蛎等。代表方有四逆汤。

四 逆 汤
《伤寒论》

【组成】甘草炙,二两(6g)　干姜一两半(6g)　附子生用,去皮,一枚,破八片(15g)

【用法】上三味，以水三升，煮取一升二合，去滓，分温再服。强人可大附子一枚，干姜三两（现代用法：水煎服）。

【功用】回阳救逆。

【主治】心肾阳衰寒厥证。症见四肢厥逆，恶寒蜷卧，神衰欲寐，腹痛下利，呕吐不渴，面色苍白，舌苔白滑，脉微细。

【方解】本方证系心肾阳衰，阴寒内盛所致。肾阳为一身阳气之根本，能温煦五脏六腑。心肾阳衰不能温煦周身四末，而见四肢厥逆、恶寒蜷卧；不能鼓动血行，脉微细而欲绝。"阳气者，精则养神，柔则养筋。"（《素问·生气通天论》）阳气衰微而神失所养，则见神衰欲寐；肾阳衰微无力温煦脾阳，脾胃升降失调，则腹痛吐利。此阳衰阴盛之证，非大辛大热纯阳之品，不足以破阴回阳而救逆。方中以大辛大热之附子为君，入心肾脾经，温壮元阳，破散阴寒，回阳救逆，生用则使药力迅速布达全身。以辛热之干姜为臣，入脾胃心肾经，温中散寒，助阳通脉。二药相须而用，一温先天以生后天，一温后天以养先天，使回阳救逆之力更强，故有"附子无姜不热"之说，是回阳救逆的常用组合。以炙甘草为佐使，一则合干姜，温健脾阳，脾阳得健则水谷运化正常以滋助先天；二则甘缓姜、附峻烈之性，使其破阴回阳而无暴散之虞及劫伤阴津之弊；三则调和诸药，并使药力作用持久。综观全方，药简力专，大辛大热，使阴散阳复厥回，故名"四逆汤"。

【应用】

1. 用方指征：本方是回阳救逆的基础方。临床以四肢厥逆，神衰欲寐，面色苍白，舌淡苔白，脉微细为为主要指征。

2. 临证加减：阳衰寒甚者，重用附子、干姜，名通脉四逆汤(《伤寒论》)；体虚脉弱者，加红参（党参）、黄芪；脾气不足者，加焦白术、炒山药；腰痛者，加桑寄生、杜仲；下肢浮肿，小便少者加茯苓、泽泻。

3. 现代应用：用于心肌梗死、心力衰竭、急性胃肠炎吐泻过多、或某些急证大汗而见休克属阳衰阴盛者。亦用于久泻久痢，水肿，带下等属于脾肾阳虚者。

4. 使用注意：本方纯用辛热之品，中病手足温和即止，不可久服。若服药呕吐者，可采用冷服法。真热假寒者忌用。

301

【附方】

方名	组成	功效	主治
四逆加人参汤《金匮要略》	附子 干姜 炙甘草 人参	回阳救逆 益气固脱	少阴病，气脱阴伤。症见四肢厥逆，恶寒蜷卧，脉微而复自下利，利虽止而余症仍在者
参附汤《伤寒论》	附子 人参	益气回阳 固脱	阳气暴脱证。症见四肢厥逆，冷汗淋漓，呼吸微弱，脉微欲绝者

此二方与四逆汤均为救急回阳之剂，用治阳气亡脱之厥逆证。但四逆加人参汤在四逆汤的基础上加大补元气之人参，故兼益气固脱之力，凡四逆汤证而见气短、气促者均可用四逆加人参汤急救；参附汤药少力专，为峻补救脱之剂。凡阳气暴脱、元气大亏之证，如妇女产后或月经暴崩，大病虚极欲脱，疮疡久溃，血脱亡阳者可用之急救。

【现代研究】①强心作用。可提高实验兔缺氧心肌细胞的存活量，减少细胞膜损伤，延长缺氧状态下心肌细胞的搏动时间及减缓收缩力的衰减，表现出对心肌细胞直接的保护作用；对失血性休克大鼠有强心升压作用，其作用机制可能与调节肾上腺素 α 和 β 受体有关。②调节血压。通过调节肾血管性高血压大鼠血浆和肾组织中血管活性物质 Ang II、GRP 的水平，发挥其血压调节和保护高血压靶器官的作用。③抗动脉粥样硬化。可明显缩小家兔小主动脉内膜脂质斑块面积，降低血清总胆固醇、甘油三酯、低密度脂蛋白—胆固醇、载脂蛋白 B 及血浆 ET 浓度，提高血清 NO 及载脂蛋白 A 含量。

第三节 温经散寒

温经散寒剂适用寒凝经脉证。症见手足厥寒，或肢体痹痛，或发为阴疽等，多由阳虚血弱，寒客经脉所致。组方配伍常以温经散寒药如桂枝、细辛等为主，选择配伍：①养血和血药，如当归、白芍、熟地等；②补气药，如党参、黄芪等；③温化寒痰药，如白芥子、半夏、天南星等；④活血化瘀药，如桃仁、红花等。代表方有当归四逆汤、阳和汤。

当归四逆汤

《伤寒论》

【组成】当归 三两(12g)　桂枝 去皮，三两(9g)　芍药 三两(9g)　细辛 三两(3g)　甘草 二两炙(6g)　通草 二两(6g)　大枣 擘，二十五枚(8枚)

【用法】上七味，以水八升，煮取三升，去滓。温服一升，日三服（现代用法：水煎服）。

【功用】温经散寒，养血通脉。

【主治】血虚寒厥证。症见手足厥寒，或腰、股、腿、足、肩臂疼痛，或麻木，口不渴，舌淡苔白，脉沉细或细而欲绝。

【方解】本方证由营血虚弱，寒凝经脉，血行不利所致。素体血虚阳弱而又寒客经脉，寒凝血滞，阳气不能达于四肢末端，营血不能充盈血脉，而见手足厥寒不温、脉细而欲绝。寒凝经脉致气血运行不畅，而见局部青紫，甚则可见腰、股、腿、足疼痛、麻木。治宜温经散寒，养血通脉。本方以桂枝汤去生姜，倍用大枣，加当归、通草、细辛组成。方中当归苦辛甘温，补血和血；桂枝辛甘温，温经通脉，以祛经脉之寒邪而畅血行，共为君药。细辛辛温走窜，温经散寒，助桂枝温通血脉之力；白芍酸甘养阴益营，助当归补益营血之力，共为臣药。通草甘淡微寒，通血脉而利关节；大枣、甘草，益气健脾，养血益营，共为佐药。重用大枣，既合归、芍以补营血，又防桂枝、细辛燥烈太过，伤及阴血。甘草兼调药性而为使药。纵观全方，温阳与散寒并用，养血与通脉兼施，温而不燥，补而不滞。

【应用】

1. 用方指征：本方是治疗血虚寒厥证的常用方。临床以手足厥寒，舌淡，脉细欲绝为主要指征。

2. 临证加减：若血虚寒凝之腰、股、腿、足疼痛者，加独活、川断、牛膝、鸡血藤等以活血止痛，强筋健骨；若血虚寒凝之妇女经期少腹冷痛，或男子寒疝者，加乌药、小茴香、高良姜、木香等以暖肝理气止痛，若加吴茱萸、生姜，名当归四逆加吴茱萸生姜汤（《伤寒论》），治除当归四逆汤证外，又见巅顶痛，呕吐白沫等属内有久寒，胃有水饮者；若手足冻疮属血虚寒凝所致的，亦可加减运用。

3. 现代应用：用于血栓闭塞性脉管炎、无脉症、雷诺病、妇女痛经、冻疮、风湿性关节炎、肩周炎等属血虚寒凝者。

4. 使用注意：本方只适用于血虚寒凝之四肢逆冷，其他原因之肢厥不宜使用。

【附方】黄芪桂枝五物汤（《金匮要略》）。黄芪三两(9g) 桂枝三两(9g) 芍药三两(9g) 生姜六两(18g) 大枣十二枚(4枚)。功用：益气温经，和血通痹。主治：血痹，肌肤麻木不仁，脉微涩而紧者。

本方与当归四逆汤皆由桂枝汤变化而来，都有散寒通脉的作用。但本方长于益气温经，主治血痹证；当归四逆汤长于养血温经，主治血虚寒厥证。

【现代研究】①抗炎。对巴豆油所致小鼠耳廓肿胀和角叉菜胶致大鼠足跖肿胀均有抗炎消肿作用。②镇痛。显著抑制酒石酸锑钾和电流对小鼠的致痛反应。③促进血液循环。显著延长小鼠凝血时间；显著降低大鼠全血比黏度，抑制动静脉旁路血栓形成，降低大鼠血小板聚集性，并促进小鼠自身皮下血肿的吸收。

【类方比较】四逆散、四逆汤与当归四汤比较。

方名	症状	病机	治法	病性	药物
四逆散	手足不温，冷不过肘膝，身热，胁肋胀闷，脘腹疼痛，脉弦	外邪传经入里，气机阻滞，阳气不达四末	透邪解郁，疏肝理脾	热厥	柴胡　芍药 枳实　炙甘草
四逆汤	四肢厥逆，恶寒倦卧，腹痛下利，神衰欲寐，脉微细欲绝	阳衰寒盛	回阳救逆	寒厥	附子　干姜 炙草

方名	症状	病机	治法	病性	药物
当归四逆汤	手足厥寒，口不渴，或腰、股、腿、足疼痛	血虚寒客经脉	温经养血散寒通脉	寒厥	当归 桂枝 芍药 细辛 甘草 通草 大枣

此三方均出自于《伤寒论》，皆以"四逆"命名，但三方其病机、用药、功用全然不同，正如周扬俊所言："四逆汤全在回阳起见，四逆散全在和解表里起见，当归四逆汤全在养血通脉起见。"（《温热暑疫全书》）

阳 和 汤
《外科证治全生集》

【组成】熟地黄 一两(30g)　　麻黄 五分(2g)　　鹿角胶 三钱(9g)　　白芥子 炒研,二钱(6g)　　肉桂 去皮,研粉,一钱(3g)　　生甘草 一钱(3g)　　炮姜炭 五分(2g)

【用法】水煎服。

【功用】温阳补血，散寒通滞。

【主治】阴疽。如贴骨疽、脱疽、痰核、流注、鹤膝风等。症见患处漫肿无头，皮色不变，酸痛无热，口中不渴，舌淡苔白，脉沉细或迟细。

【方解】阴疽诸证多由素体阳虚血弱，寒邪乘虚入里，而致寒凝痰滞，痹阻于肌肉、血脉、筋骨、关节而成。阴寒为病，故见局部肿势弥漫、酸痛无热，皮色不变，或呈灰白色；并可伴有全身虚寒证候。治宜温阳补血，散寒通滞。方中重用熟地黄温补营血，填精补髓；鹿角胶温肾阳，益精血，强筋骨，共为君药。二药配伍意在于大补阴血之中寓"阴中求阳"之义，而达温阳补血以治本。肉桂、姜炭药性辛热，均入血分，温阳散寒，温通血脉，从而解散寒凝以治标，为臣药。少量麻黄，辛温达卫，开肌腠，散寒凝，以驱散在皮表之寒邪；白芥子辛温，温化寒痰，通络散结，除皮里膜外之寒痰湿滞，为佐药。如此配伍，使阴寒之邪从筋骨、血脉、肌肉、皮里膜外，皮表逐层得到宣透，且方中甘温补益之鹿角胶、熟地黄与辛散宣通之姜、桂、芥、麻相和，则补而不滞；温散而不伤正。生甘草为使，解毒而调诸药。综观全方，补阴药与温阳药并用，辛散与滋腻之品相伍，使阳虚得补，营血得充，寒凝痰滞得除，治疗阴疽犹如离照当空，使阴霾四散，化阴凝，布阳和，则阴疽诸证自除，故名"阳和汤"。

【应用】

1. 用方指征：本方是治疗阴疽的常用方。临床以患处漫肿无头，皮色不变，酸痛无热，舌淡苔白，脉沉细为主要指征。

2. 临证加减：若阴寒重者，加附子、肉桂等以温阳散寒；若寒湿凝滞较甚者，肉桂亦可改桂枝，加细辛等以散寒通滞；若疼痛甚者，加乳香、没药活血止痛；若兼气虚不足者，可加党参、黄芪等甘温补气。

3. 现代应用：用于骨结核、腹膜结核、慢性骨髓炎、骨膜炎、类风湿性关节炎、血栓闭塞性脉管炎、慢性淋巴结炎、肌肉深部脓疡等属阴寒凝滞者。

4. 使用注意：阳证疮疡红肿热痛，或阴虚有热，或疽已溃破者，均不宜使用本方。

如马培之说："此方治阴证，无出其右，用之得当，应手而愈。乳岩万不可用，阴虚有热及破溃日久者，不可沾唇。"（《马评外科全生集》）

【现代研究】①镇痛、抗炎。能显著抑制醋酸引起的小鼠扭体反应，对二甲苯所致小鼠耳肿胀有明显的抑制作用。②抗肿瘤。可增强阿霉素对 MCF-7 肿瘤细胞抑制作用，其机制与易化肿瘤细胞凋亡和诱导肿瘤细胞分化有关。③保护骨关节。对实验兔骨关节炎可通过调控软骨细胞外基质中 MMP21 及 TIMP21 表达变化而维持软骨的动态平衡，延缓骨关节炎中软骨退变。

小　　结

温里剂共选常用正方 6 首，附方 7 首。根据功效不同，分为温中祛寒、回阳救逆、温经散寒三类。

1. 温中祛寒：本类方剂均可温中散寒，适用于中焦虚寒证。其中理中丸长于温中祛寒、益气健脾，是治疗中焦虚寒之腹痛、吐利的基础方；小建中汤长于温中补虚、缓急止痛，是治疗中焦虚寒，肝脾失和之虚劳腹痛诸证的常用方；吴茱萸汤长于温中降逆，是治疗中焦虚寒、浊阴上逆之呕吐、头痛的常用方。

2. 回阳救逆：本类方剂具有回阳救逆之功，适用于心肾阳衰，阴寒内盛的危重急证。四逆汤是回阳救逆的基础方，用于阴寒内盛，厥、利并见的阳衰四逆证；参附汤益气固脱，药少力专，用于元气大亏、阳气暴脱之证。

3. 温经散寒：本类方剂均可温经散寒，适用于阳虚血弱，寒凝经脉之证。其中当归四逆汤长于温经散寒、养血通脉，是治疗血虚寒厥之手足不温或肢体疼痛的常用方；阳和汤长于温阳补血、散寒通滞，是治疗阴疽的常用方。

【复习思考题】

1. 温里剂的定义、适用证及分类是什么？使用注意事项是什么？

2. 理中丸的主治、功用及组方意义如何？临床常用的附方有哪些？

3. 小建中汤与桂枝汤在组成、功用及主治方面有何区别？

4. 四逆汤与当归四逆汤均治厥逆，其病机、功用及主治有何不同？

5. 阳和汤主治、功用及配伍意义如何？

第六章 补 益 剂

凡以补益药为主组成，具有补养人体气、血、阴、阳等作用，主治各种虚证的方剂，统称补益剂。属于"八法"中的"补法"。《内经·素问》"虚者补之"、"损者益之"为立论依据。

此类方剂以补益机体虚损为主要功效，用于人体虚损不足诸证。导致机体虚损不足的成因甚多，但概括而言不外乎先天不足与后天失调（如饮食劳倦、情志不畅、病后失调等）两方面。虚证有气虚、血虚、阴虚、阳虚等不同，虚证又不离脏腑，脏腑虚损亦分气虚、血虚、阴虚、阳虚，因而以气、血、阴、阳为纲将补益剂相应分为补气、补血、补阴、补阳四大类。

气能生血，血能载气，二者关系密切，故血虚补血时，常酌配补气之品，以助生化，正如李杲所说"血不自生，须得生阳气之药，血自旺矣"（《脾胃论》）；如因大失血而致血虚者，又当大补元气以固脱，正所谓"有形之血不能速生，无形之气所当急固"（《成方便读》）。对于气虚，一般以补气药为主，较少配伍补血药，以免其滋腻碍胃。至于气血两虚者，则宜气血双补。

阴与阳互根互用，孤阴不生，独阳不长，故阴虚补阴时，常佐以补阳之品，使阴有所化，并防阴柔之品损伤阳气之虞；阳虚补阳时，常佐以补阴之品，使阳有所附，并制阳药之温燥，使温补而不伤津。正如张介宾所说："善补阳者，必于阴中求阳，则阳得阴助而生化无穷；善补阴者，必于阳中求阴，则阴得阳升而泉源不竭"（《类经·十四卷》。若阴阳两虚，则应阴阳并补。

补益五脏虚损，可直接补益，亦可间接补益。肺虚补肺，肾虚补肾，即直补虚损之脏腑，此为直接补益；亦可根据脏腑相生理论"补母生子"，如肺虚补脾，培土生金或通过培补先、后天以补养虚损之脏，此为间接补益。

使用补益剂应注意以下几个方面：①辨明虚证属性，明确病位。即分清气血阴阳究竟哪方面不足，何脏何腑，再结合脏腑相互资生关系，予以补益。②辨别虚实真假。所谓"大实有羸状，至虚有盛候"。真虚假实，误用攻伐则虚者更虚；真实假虚，误用补益则实者更实。③注意调理脾胃。补益药多甘温、滋腻，易壅滞脾胃，尤其对脾胃功能不足者，应适当配伍理气醒脾之品，以资运化，使之补而不滞。④注意煎服法。补益药味厚，宜慢火久煎；服药时间以空腹或饭前为佳，若急证则不拘时服。

第一节 补 气

补气剂适用于脾肺气虚证。症见肢体倦怠乏力，少气懒言，语音低微，动则气促，面色萎白，食少便溏，舌淡苔白，脉虚弱，甚或虚热自汗，或脱肛、或子宫脱垂等。组方配伍常以补气药，如人参、党参、黄芪、白术、甘草等为主，选择配伍：①行气药，如陈皮、木香等；②利水渗湿药，如茯苓、薏苡仁等；③升阳举陷药，如升麻、柴胡等；④养血药，如当归、白芍等。代表方如四君子汤、参苓白术散、补中益气汤、生脉散等。

四 君 子 汤
《太平惠民和剂局方》

【组成】人参去声　白术　茯苓去皮　甘草炙，各等份（各10g）

【用法】为细末，每服二钱，水一盏，煎至七分。通口服，不拘时，入盐少许，白汤点亦得（现代用法：水煎服）。

【功用】益气健脾。

【主治】脾胃气虚证。面色萎白，语声低微，四肢无力，食少或便溏，舌质淡，脉细缓。

【方解】本方证为脾胃气虚，运化不健所致。脾胃为后天之本，气血生化之源，脾胃气虚，气血生化不足，气血不能上荣于面，故面色萎白；气虚则语声低微，气短乏力；脾胃气虚，胃之受纳与脾之运化功能不健，故纳差食少，大便溏薄；舌淡，苔薄白，脉虚弱，均为脾胃气虚之象。正如《医方考》所说："夫面色萎白，则望之而知其气虚矣；言语轻微，则闻之而知其气虚矣；四肢无力，则问之而知其气虚矣；脉来虚弱，则切之而知其气虚矣。"治当补气健脾。方中人参甘温，能大补脾胃之气，故用之为君。脾喜燥恶湿，白术健脾燥湿，与人参相伍，益气补脾之力更著，为臣药。茯苓健脾渗湿，与白术合用，增其健脾祛湿之力，为佐助之用。炙甘草益气和中，合人参、白术可加强益气补中之功，又能调和诸药，故为佐使。全方以益气补脾为主，配伍祛湿助运之品，补中兼行，温而不燥，为平补脾胃之良方。

【应用】

1. 用方指征：本方是治疗脾胃气虚证的常用方，亦为补气之基础方。临床以面萎纳差、气短乏力、舌淡苔白、脉虚弱为主要指征。

2. 临证加减：胸膈痞满者，加陈皮、枳壳等以行气宽胸；呕吐者，加半夏、生姜以降逆止呕；兼畏寒腹痛者，加附子、干姜以温中祛寒。

3. 现代应用：用于慢性胃炎、胃及十二指肠溃疡等消化系统疾病及冠心病、慢性肾炎、妊娠胎动不安、小儿低热等辨证属脾胃气虚证者。

【附方】

方名	组成	功效	主治
异功散 《小儿药证直诀》	人参　白术　茯苓 炙甘草　陈皮 生姜　大枣	益气健脾， 行气化滞	脾胃气虚兼气滞证。症见食欲不振、大便溏薄、胸脘痞闷不舒、或呕吐泄泻等
六君子汤 《妇人良方》	人参　白术　茯苓 炙甘草　陈皮 半夏	益气健脾， 燥湿化痰	脾胃气虚兼痰湿证。症见不思饮食、恶心呕吐、胸脘痞闷、大便不实、或咳嗽痰多稀白等

307

方名	组成	功效	主治
香砂六君子汤《古今名医方论》	人参　白术　茯苓 炙甘草　陈皮 半夏　木香　砂仁	益气化痰，行气温中	脾胃气虚，湿阻气滞证。症见脘腹胀满或疼痛，纳呆，嗳气呕吐，或气虚肿满等

此三方与四君子汤均可益气健脾，但异功散，益气健脾，辅以理气和胃；六君子汤，补脾气，化痰湿，标本兼顾；香砂六君子汤，除益气化痰外，又能行气散寒止痛。

【现代研究】①调节免疫。本方能增强机体的免疫功能，其中党参、白术、茯苓两两配伍或三药配伍，都能提高小鼠腹腔巨噬细胞的吞噬功能，单味党参作用最为显著，炙甘草为一拮抗剂，其拮抗作用与本品在配伍中的用量有关（含1/3时，拮抗作用明显，含1/5或1/7时，作用不明显）。本方去甘草后煎汤内服，可使人体血清 IgG 含量较显著地上升。②抑制胃肠运动。本方能够抑制动物离体和在体胃肠道的运动，从而有利于食物的化学消化和营养吸收过程，并发现其益气健脾作用与调整胃肠激素失衡有关。③抗肿瘤、抗突变。本方煎剂，对小鼠 S180 荷瘤有明显的抑制作用，可延长腹水型 S180 小鼠的存活时间，并有显著的抗突变作用。④抗脂质过氧化。本方有显著的抗氧化、抗衰老作用。

【类方比较】四君子汤与理中丸比较表。

比较\方剂		四君子汤	理中丸
组成	相同	人参、白术、炙甘草	
	不同	茯苓	干姜
功用	相同	益气健脾	
	不同	功专益气健脾	功善温中祛寒
主治	相同	脾胃虚弱证：面色萎白，食少或便溏，舌淡，脉弱	
	不同	脾胃气虚证：少气懒言，四肢无力	脾胃虚寒证：畏寒肢冷，脘腹绵绵作痛，喜温喜按，呕吐便溏

参苓白术散

《太平惠民和剂局方》

【组成】莲子肉去皮，一斤(500g)　薏苡仁一斤(500g)　缩砂仁一斤(500g)　桔梗炒令深黄色，一斤(500g)　白扁豆姜汁浸，去皮，微炒，一斤半(750g)　白茯苓二斤(1000g)　人参二斤(1000g)　甘草炒，二斤(1000g)　白术二斤(1000g)　山药二斤(1000g)

【用法】上为细末。每服二钱（6g），大枣汤调下（现代用法：散剂，每服6~10g；汤剂，水煎服，用量按原方比例酌情增减）。

【功用】益气健脾，渗湿止泻。

【主治】脾虚湿盛证。饮食不化，胸脘痞闷，肠鸣泄泻，四肢乏力，形体消瘦，面色萎黄，舌淡苔白腻，脉虚缓。亦可用治肺脾气虚，痰湿咳嗽。

【方解】本方证为脾虚湿盛所致。脾主运化，胃主受纳，脾胃虚弱，纳运乏力，故饮食不化；湿滞中焦，阻遏气机，则胸脘痞闷；湿浊下趋，则肠鸣泄泻；四肢无力，形体消瘦，面色萎黄，舌淡均为脾虚之象；苔白腻，脉虚缓为脾虚湿盛之征。治当益气健脾，渗湿止泻。方中人参大补脾胃之气，白术、茯苓健脾渗湿，共为君药。山药、莲子肉既能健脾，又有涩肠止泻之功，二药可助参、术健脾益气，兼以厚肠止泻；白扁豆健脾化湿，薏苡仁健脾渗湿，二药助术、苓健脾助运，渗湿止泻，四药共为臣药。佐以砂仁芳香醒脾，行气和胃，既助除湿之力，又畅达气机；桔梗宣开肺气，通利水道，并能载药上行，以益肺气而成培土生金之功。炒甘草健脾和中，调和药性，共为佐使。纵观全方，一是以益气健脾药配伍渗湿止泻药，虚实并治；二是配伍桔梗上行入肺，宣肺利水又载药上行，培土生金；三是药性平和，利而不峻。

【应用】

1. 用方指征：本方是治疗脾虚湿盛泄泻及体现"培土生金"治法的常用方剂。临床以泄泻、舌苔白腻、脉虚缓为主要指征。

2. 临证加减：兼里寒而腹痛者，可加干姜、肉桂以温中祛寒止痛；纳差食少可加焦三仙以消食和胃。

3. 现代应用：用于慢性胃肠炎、贫血、慢性支气管炎、慢性肾炎及妇女带下病等属脾虚湿盛者。

4. 使用注意：对中焦湿热及肺有痰热者，禁用之。

【现代研究】①调节胃肠收缩功能。本方小剂量时能轻度兴奋胃肠运动，而较大剂量则有明显的解痉作用。②增强肠管吸收功能。本方能增强肠管对水和氯化物的吸收，有以参苓白术散加减而成的脾胃1号方能显著的改善脾虚泄泻患儿的小肠的吸收功能。③改善免疫。本方有改善肾上腺皮质功能及增加细胞免疫功能的作用。

【附方】

方名	组成	功效	主治
七味白术散《小儿药证直诀》	人参 茯苓 炒白术 甘草 藿香叶 木香 葛根	健脾止泄，和胃生津	脾胃虚弱，津虚内热证。症见呕吐泄泻，肌热烦渴，乳食不进，羸瘦虚弱

此方与参苓白术散均为健脾止泻之剂，但参苓白术散补脾渗湿力强，并可培土生金而能益肺；七味白术散补脾渗湿力稍逊，而能和胃生津。

补中益气汤
《脾胃论》

【组成】黄芪 病甚,劳倦热甚者一钱(18g)　甘草 炙,各五分(9g)　人参 去芦,三分(6g)　当归 酒焙干或晒干,二分(3g)　橘皮 不去白,二分或三分(6g)　升麻 二分或三分(6g)　柴胡 二分或三分(6g)　白术 三分(9g)

【用法】上㕮咀，都作一服，水二盏，煎至一盏，去滓，食远稍热服（现代用法：水煎服）。

【功用】补中益气，升阳举陷。

【主治】

1. 脾不升清证。头晕目眩，视物昏瞀，耳鸣耳聋，少气懒言，面色萎黄，纳差便溏，舌淡脉弱。

2. 气虚下陷证。脱肛，子宫脱垂，久泻，久痢，崩漏等，气短乏力，舌淡，脉虚。

3. 气虚发热证。身热自汗，渴喜热饮，气短乏力，舌淡，脉虚大无力。

【方解】本方证为脾胃气虚，清阳不升所致。脾胃虚弱，纳运乏力，气血生化乏源，故饮食减少，大便稀溏，面色萎黄，少气懒言；脾主升清，若清阳不升，水谷精微不能上输头面，清窍失养，则头昏目眩，甚则头痛或耳鸣耳聋；若中气下陷，升举无力，则可见脱肛、子宫下垂等；若清阳陷于下焦，郁遏不达则会出现发热，因非实火，故其热不甚，病程较长，时发时止、手心热甚于手背，与外感发热之热甚不休、手背热甚于手心者不同，且劳则加重，脉虚大无力，李杲称之为"阴火"。治宜补益脾胃中气，升阳举陷。黄芪，味甘微温，入脾肺经，补中益气，升阳固表，故重用为君。配伍人参、炙甘草、白术补气健脾，与黄芪合用，可增强其补中益气之功，三药共为臣药。血为气之母，气虚时久，营血亦亏，故又以当归养血和营；药多温补，伍陈皮理气和胃，使诸药补而不滞，共为佐药。清阳不升，入少量升麻、柴胡升阳举陷，助益气之品升提下陷之中气。正如李杲所说："胃中清气在下，必加升麻、柴胡以引之，引黄芪、人参、甘草甘温之气味上升。"(《内外伤辨惑论》卷中)且二药又为"脾胃引经最要药也"(《本草纲目》)，故为佐使。炙甘草调和诸药，亦为使药。全方用药，一是以补气药与升提药配伍，使气虚得补，气陷得升；二是轻用升麻、柴胡，全方总量亦轻。

【应用】

1. 用方指征：本方为补气升阳，甘温除热的代表方。临床以清阳不升或中气下陷之症，或长期发热伴见体倦乏力、面色萎黄、舌淡脉弱为主要指征。本方亦可用于虚人感冒。

2. 临证加减：若兼腹中痛者，加白芍以柔肝止痛；若头痛者，加蔓荆子、川芎；兼气滞者，加木香、枳壳以理气解郁。用于虚人感冒，可加苏叶少许以增辛散之力。

3. 现代应用：用于内脏下垂、久泻、久痢、脱肛、重症肌无力、乳糜尿、慢性肝炎等；妇科之子宫脱垂、妊娠及产后癃闭、胎动不安、月经过多；眼科之眼睑下垂、麻痹性斜视等属脾胃气虚，清阳不升或中气下陷者。

4. 使用注意：阴虚发热及内热炽盛者忌用。

【附方】

方 名	组 成	功 效	主 治
升阳益胃汤 《内外伤辨惑论》	黄芪 半夏 人参 甘草 独活 防风 白芍 羌活 橘皮 茯苓 柴胡 泽泻 白术 黄连 生姜 大枣	益气升阳，清热除湿	脾胃气虚，湿郁生热证。症见怠惰嗜卧，四肢不收，肢体重痛，口苦舌干，饮食无味，食不消化，大便不调

此方与补中益气汤均有益气升阳之功，但补中益气汤功偏升阳举陷，既能升举下陷之脏器，也可升举下陷之清阳；升阳益胃汤，擅长升阳散火，清热除湿。

【现代研究】①兴奋子宫。对在体或离体子宫及其周围组织有选择性兴奋作用。有升麻、柴胡的制剂作用明显,去掉则作用减小且不持久。②调节胃肠运动。本方小剂量对家兔十二指肠自发性活动呈兴奋作用,剂量较大时则呈抑制作用。③抗溃疡。本方可调整胃黏膜,恢复胃黏膜细胞功能,降低细胞膜的通透性,促进胃组织蛋白质合成,加强胃黏膜的保护和修复。④调节免疫。本方对细胞免疫具有促进作用,对体液免疫有双向调节作用。

生 脉 散
《医学启源》

【组成】人参五分(9g)　麦冬五分(9g)　五味子七粒(6g)

【用法】长流水煎,不拘时服(现代用法:水煎服)。

【功用】益气生津,敛阴止汗。

【主治】

1. 温热、暑热,耗气伤阴证。汗多神疲,体倦乏力,气短懒言,咽干口渴,舌干红少苔,脉虚数。

2. 久咳伤肺,气阴两虚证。干咳少痰,短气自汗,口干舌燥,脉虚细。

【方解】本方证为温热、暑热之邪耗气伤阴或久咳伤肺所致。温、暑之邪均为热邪,感之则腠理开泄,大汗伤阴,而气随汗泄,导致气阴两伤,故汗多体倦,气短,懒言,咽干,脉虚。若咳嗽日久,则肺气肺阴渐耗,亦致气阴两伤,肺阴匮乏则干咳少痰,余皆为气虚阴伤之象。治宜益气生津,敛阴止汗之法。方中人参甘温,既大补肺脾之气,又生津液,用为君药。麦冬甘寒,养阴清热,润肺生津,与人参相合,则气阴双补,为臣药。五味子酸敛,既敛阴止汗,又能收敛耗散之肺气而止咳,为佐药。三药相合,一补一润一敛,既补气阴之虚,又敛气阴之散,使气复津生,汗止阴存,脉气得充,则可复生,故名"生脉"。

【应用】

1. 用方指征:本方是治疗气阴两虚证的常用方。临床以体倦、气短、咽干、舌红,脉虚为主要指征。

2. 临证加减:方中人参性味甘温,若气阴不足,阴虚有热者,可用西洋参代替;病情急重者,全方用量宜加重。

3. 现代应用:用于冠心病、心绞痛、心律不齐、急性心肌梗死、病毒性心肌炎等心血管疾病,肺心病、肺结核、慢性支气管炎等呼吸系统疾患,以及中暑等各种休克属气阴两虚者。生脉散经剂型改革后制成的生脉注射液,药理研究证实,该制剂毒性小,安全度大,临床疗效可靠。

4. 使用注意:温病、暑病,气阴虽伤,余热未清者或久咳肺虚,仍有痰热者均不宜应用。

【现代研究】①改善心功能。生脉液能改善心脏功能,增加心搏出量,这与其增强心肌收缩力及轻度降低血管阻力有关。②增加冠脉流量,抗心肌缺血。生脉注射液能使大鼠离体心脏灌流量明显增加;生脉煎剂能延长缺血性心脏的存活时间。③调整心肌代谢,降低耗氧量,提高机体的耐缺氧能力。④改善微循环,抗休克,调节血压。本方能改善微循环，对实验性休克有保护效果，对血压有双向调节作用。

玉 屏 风 散
《丹溪心法》

【组成】防风　黄芪各一两(30g)　白术二两(60g)

【用法】研末，每服三钱，水一盏半，姜三片，煎服（现代用法：散剂，每服6～10g；汤剂，水煎服）。

【功用】益气固表止汗。

【主治】表虚自汗证。汗出恶风，面色㿠白，舌淡，苔薄白，脉浮虚。亦治虚人腠理不固，易感风邪。

【方解】本方所治之自汗，是因气虚卫表不固所致。卫气虚弱，腠理失固，毛窍疏松，故恶风。营阴不能内守，津液外泄，则常自汗。卫气虚弱，风寒之邪易乘虚而入，则易于感冒。面色㿠白，舌淡，苔薄白，脉浮虚，均为气虚之象。治宜益气实卫，固表止汗。方中黄芪甘温，内可大补脾肺之气，外可固表止汗，为君药。白术益气健脾，培土生金，协黄芪以益气固表实卫，为臣药。二药相合，使气旺表实，则汗不外泄，风邪不得侵袭。佐以辛润之防风以祛风邪，黄芪得防风，则固表而不留邪。方名玉屏风者，谓其功用似御风之屏障，有贵重如玉之意。

【应用】

1. 用方指征：本方为治疗表虚自汗的常用方剂。临床以自汗恶风、面色㿠白、舌淡脉虚为主要指征。

2. 临证加减：自汗较重者，可加浮小麦、煅牡蛎、麻黄根，以加强固表止汗之效；表虚外感风寒者，可与桂枝汤合用以解表散寒，益气固表、调和营卫。

3. 现代应用：用于治疗或预防小儿及成人反复发作的上呼吸道感染、过敏性鼻炎、荨麻疹、支气管哮喘等每因外受风邪而反复发作的过敏性疾病。

4. 使用注意：若外感自汗，阴虚盗汗，不宜应用。

【现代研究】①调节免疫。本方对机体免疫功能呈现双向调节作用，能使 cAMP 低者升高，高者则能降低。拆方研究表明：双向调节的药物主要是黄芪。②抗病毒、抗细菌。本药在鸡胚内不仅能抑制病毒，而且能灭活病毒。通过观察玉屏风散对慢性肾功能衰竭并发感染的作用，结果：抗感染有效率达74%，与抗生素组相似。③抗过敏。本药对变态反应性鼻炎确有较好的改善及治疗作用。

完 带 汤
《傅青主女科》

【组成】白术一两(30g),土炒　山药一两(30g),炒　人参二钱(6g)　白芍五钱(15g),酒炒　车前子三钱(9g),酒炒　苍术二钱(9g),制　甘草一钱(3g)　陈皮五分(2g)　黑芥穗五分(2g)　柴胡六分(2g)

【用法】水煎服。

【功用】补脾疏肝，化湿止带。

【主治】脾虚肝郁，湿浊带下。带下色白或淡黄，清稀无臭，面色㿠白，倦怠便溏，舌淡苔白，脉缓或濡弱。

【方解】本方所治白带乃由脾虚肝郁、带脉失约、湿浊下注所致。肝郁伤脾，脾虚生湿，湿浊下注，带脉不固致带下色白或淡黄，量多清稀无臭；面色㿠白，倦怠便溏，舌淡苔白，脉濡弱均为脾虚湿盛之象。治宜补脾益气，疏肝解郁，化湿止带。方中重用白术健脾燥湿，重用山药健脾补中并能固肾止带，二药共为君。以人参补中益气，助君补脾之力；苍术燥湿运脾，助君祛湿化浊之功；白芍柔肝理脾，使肝木条达而脾土自强；车前子利湿清热，令湿浊从小便分利，四药共为臣。以陈皮理气燥湿，既可使补药补而不滞，又可行气以化湿；柴胡疏肝解郁，升阳止带；黑芥穗入血，祛风胜湿以止带。三药量小，共为佐药。甘草益气补中，调和诸药为佐使。诸药相伍，使脾气健旺，肝气条达，清阳得升，湿浊得化，则带下自止。全方寓补于散，寄消于升，培土抑木，肝脾同治。

【应用】

1. 用方指征：本方为治脾虚肝郁，湿浊下注带下之常用方，临床以带下绵绵，清稀色白无臭，舌淡苔白，脉濡缓为主要指征。

2. 临证加减：若兼湿热，带下兼黄色者，加黄柏、龙胆草以清热燥湿；兼寒湿，小腹疼痛者，加肉桂、盐茴香以温中散寒；腰膝酸软者，加杜仲、续断以补益肝肾；日久病滑脱者，加煅龙骨、煅牡蛎以固涩止带。

3. 现代应用：用于阴道炎、宫颈炎、盆腔炎等属脾虚肝郁，湿浊下注者。

4. 使用注意：带下证属湿热下注者，非本方所宜。

第二节 补 血

补血剂，适用于血虚证。症见面色无华，头晕眼花，唇甲色淡，心悸失眠，舌淡，脉细，或妇女月经不调，量少色淡，或经闭不行等。组方配伍常以补血药如熟地、当归、芍药、阿胶等为主，选择配伍：①补气药，如人参、黄芪；②活血祛瘀药，如川芎、红花；③理气药，如陈皮、木香。代表方如四物汤、当归补血汤、归脾汤等。

四 物 汤

《仙授理伤续断秘方》

【组成】当归去芦,酒浸炒(9g) 川芎(6g) 白芍(9g) 熟干地黄酒蒸(12g),各等份

【用法】上为粗末，每服三钱，水一盏半，煎至八分，去渣，空心食前热服（现代用法：水煎服）。

【功用】补血调血。

【主治】营血虚滞证。头晕目眩，心悸失眠，面色无华，或妇人月经不调，量少或经闭不行，脐腹作痛，舌淡，脉细弦或细涩。

【方解】本方治证是由营血亏虚，血行不畅，冲任虚损所致。肝主藏血，血虚不能上荣，则头晕目眩。心主血，藏神，血虚则心神失养，故心悸失眠。营血亏虚，故面色无华。妇人肝血不足，冲任虚损，加之血行不畅，故月经量少，或前或后，脐腹疼痛，甚者经闭不行。脉细弦或细涩为营血亏虚，血行不畅之象。治宜补养营血为主，辅以调畅血脉。方中熟地甘温味厚质润，为滋阴补血之要药，为君药。当归补血和血，与熟地

相伍，既补血之力，又行营血之滞，为臣药。白芍养血敛阴，柔肝缓急，与地、归相协则滋阴补血之力更著，又可缓急止痛；川芎活血行气，与当归相协则行血之力益彰，二药共为佐药。全方用药，以补血药配伍活血之品，动静结合，补血而不滞血，和血而不伤血。

【应用】

1. 用方指征：本方为补血的基础方，也是调经的常用方。临床以头晕心悸，面色无华，舌淡，脉细为主要指征。

2. 临证加减：兼气虚者，加人参、黄芪以补气生血；以瘀血为主者，加桃仁、红花，白芍易赤芍，以加强活血祛瘀之力；血虚有寒者，加肉桂、炮姜、吴茱萸以温通血脉；血虚有热者，加黄芩、丹皮，熟地易生地，以清热凉血；妊娠胎漏者，加阿胶、艾叶，以止血安胎。

3. 现代应用：用于妇女月经不调、胎产疾病以及荨麻疹等慢性皮肤病、骨伤科疾病、过敏性紫癜、神经性头痛等属营血虚滞者。

4. 使用注意：湿盛中满，大便溏泄者忌用。

【附方】

方名	组成	功效	主治
胶艾汤《金匮要略》	川芎 阿胶 甘草 艾叶 当归 芍药 干地黄	养血止血，调经安胎	妇人冲任虚损，血虚有寒证。症见崩漏下血，月经过多，淋漓不止；产后或流产损伤冲任，下血不绝；或妊娠胞阻，胎漏下血，腹中疼痛
桃红四物汤《医宗金鉴》	四物汤加桃仁、红花	养血活血	血虚兼血瘀证。症见妇女经期超前，血多有块，色紫稠黏，腹痛等
八珍汤《正体类要》	人参 白术 茯苓 当归 白芍 熟地 川芎 炙甘草 生姜 大枣	益气补血	气血两虚证。症见面色苍白或萎黄，头晕眼花，四肢倦怠，气短懒言，心悸怔忡，食欲减退，舌质淡，苔薄白，脉细或脉虚

此三方与四物汤均有补血之功，胶艾汤侧重于养血止血，兼以调经安胎；桃红四物汤偏重于活血化瘀；八珍汤则为气血双补之剂。

【现代研究】①抗贫血。对放血所致的小鼠急性失血性贫血，本方可使骨髓的造血功能改善，促进贫血的恢复。②抗血栓。本方对血小板聚集有明显的抑制作用，在抗体外血栓实验中，四物汤组无血栓出现，说明本方有抗血栓形成作用。③抗缺氧。本方能提高对缺氧的耐受力。④抗自由基损伤。本方具有明显的抗自由基损伤的功能，能延缓衰老。

314

当归补血汤
《内外伤辨惑论》

【组成】黄芪_{一两（30g）} 当归_{酒洗，二钱（6g）}

【用法】以水二盏，煎至一盏，去滓温服，空心食前（现代用法：水煎服）。

【功用】补气生血。

【主治】血虚发热证。肌热面赤，烦渴欲饮，脉洪大而虚，重按无力。亦治妇人经期、产后血虚发热头痛，或疮疡溃后，久不愈合者。

【方解】本方所治之发热是因血虚阳浮所致。血能载气，若劳倦内伤，阴血耗损，阴不维阳，则阳气浮越于外，故肌热面赤，烦渴欲饮。此种烦渴，每每时烦时止，渴喜热饮；女子素有气血不足，复加经期或产后，气血更为虚弱，血不维气，气浮于外而上攻，则发热头痛；疮疡日久，气血虚弱而不能滋养肌肤，则疮疡久不愈合；脉洪大而虚，重按无力，是血虚气弱，阳气浮越之象，是血虚发热的辨证关键。有形之血不能速生，无形之气所当急固，否则外浮之阳气恐有亡散之虞，故此虚热证，治宜补气生血。方中重用黄芪，五倍于当归，取其量大力宏，补气固表，以急固浮阳，且补气又助生血，使阳生阴长，气旺血生，故以之为君。配以少量当归养血和营，并得黄芪生血之助，使阴血渐充，则浮阳秘敛，虚热自退，诸症亦除。全方用药，以大剂补气药配伍少量补血之品，益气固表以治阳浮之标，补气生血以复血虚之本。

【应用】

1. 用方指征：本方为补气生血之常用方，也是体现李东垣"甘温除热"治法的代表方。临床以肌热面赤，渴喜热饮，脉大而虚，重按无力为主要指征。

2. 临证加减：血虚而无阳浮发热者，黄芪量宜减；妇人经期、或产后感冒发热头痛者，可加葱白、豆豉、生姜以疏风解表；疮疡久不愈，气血两虚而又余毒未尽者，可加银花、甘草以清热解毒。

3. 现代应用：用于妇人经期、产后血虚发热等属血虚阳浮者，以及各种贫血、过敏性紫癜、疮疡久溃不愈等属气血虚弱者。

4. 使用注意：阴虚潮热者，慎用。

【现代研究】①抗贫血。本方能显著提高正常小鼠的红细胞数和血红蛋白浓度，对不同贫血模型都有抗贫血作用。②抗缺氧。本方可显著延长小鼠常压下缺氧后的生存时间。③抗血栓。本方对正常大鼠体外血小板聚集有非常显著的抑制作用，其注射液有明显抑制体内血栓形成的作用。

归 脾 汤
《济生方》

【组成】白术_{（9g）} 茯神_{去木（9g）} 黄芪_{去芦（12g）} 龙眼肉_{（12g）} 酸枣仁_{炒，去壳，各一两（12g）} 人参_{（6g）} 木香_{不见火，各半两（9g）} 甘草_{炙，二钱半（3g）} 当归_{（9g）} 远志_{（6g）}（当归、远志从《内科摘要》补入）

【用法】上㕮咀，每服四钱（12g），水一盏半，加生姜五片，枣一枚，煎至七分，去滓温服，不拘时候（现代用法：加生姜、大枣，水煎服）。

【功用】益气补血，健脾养心。

【主治】

1. 心脾气血两虚证。心悸怔忡，健忘失眠，盗汗虚热，食少体倦，面色萎黄，舌淡，苔薄白，脉细弱。

2. 脾不统血证。便血，皮下紫癜，以及妇女崩漏，月经超前，量多色淡，或淋漓不止，舌淡，脉细弱。

【方解】本方证多因思虑过度，劳伤心脾，气血亏耗所致。心脾气血暗耗，神无所主，意无所藏，故见心悸怔忡，健忘失眠。脾虚则化源不足，气血衰少，而见气短乏力，面色萎黄，舌质淡，苔薄白，脉细弱。脾虚如不能摄血，则表现为各种出血症。治宜益气健脾与养血安神兼施。方中以参、芪、术、草大队甘温之品，健脾益气；当归、龙眼肉甘温补血养心；茯神、酸枣仁、远志宁心安神；木香理气醒脾，与补气养血药配伍，使补而不滞。煎时少加姜、枣，调和脾胃，以资化源。诸药相伍，一是心脾同治，重在补脾，使脾旺则气血生化有源，故方以"归脾"名之；二是气血并补，重在补气，气旺而能生血，血足则心有所养。

【应用】

1. 用方指征：本方是治疗心脾气血两虚及脾不统血证的常用方，临床以心悸失眠、体倦食少、便血或崩漏、舌淡、脉细弱为主要指征。

2. 临证加减：若崩漏下血偏寒者，可加艾叶炭、炮姜炭以温经止血；偏热者，宜加生地炭、阿胶珠、棕榈炭以清热止血。

3. 现代应用：用于胃及十二指肠溃疡出血、功能性子宫出血、再生障碍性贫血、血小板减少性紫癜、神经衰弱等属心脾气血两虚及脾不统血者。

【现代研究】①抗胃溃疡。本方对小鼠应急性胃溃疡抑制作用。②改善学习和记忆力。用跳台、避暗和水迷宫法观察归脾汤对小鼠记忆行为的影响发现：该方有明显的增强小鼠记忆力获得的作用。③激活酶活性。本方对老龄大鼠有激活胆碱能神经系统功能的作用。

炙甘草汤（复脉汤）

《伤寒论》

【组成】甘草四两(12g)，炙　生姜三两(9g)，切　人参二两(6g)　生地黄一斤(30g)　桂枝三两(9g)，去皮　阿胶二两(6g)　麦门冬去心，半升(12g)　麻仁半升(12g)　大枣三十枚，擘(10枚)

【用法】上九味，以清酒七升，水八升，先煮八味，取三升，去滓，内胶烊消尽，温服一升，日三服（现代用法：水酒各半煎服，阿胶烊化）。

【功用】滋阴养血，益气温阳，复脉定悸。

【主治】

1. 阴血阳气虚弱，心脉失养证。脉结或代，心动悸，虚羸少气，舌光少苔，或质干而瘦少者。

2. 虚劳肺痿。咳嗽，涎唾多，形瘦气短，虚烦不眠，自汗或盗汗，咽干舌燥，大便干结，脉虚数。

【方解】本方在《伤寒论》中治"伤寒脉结代，心动悸"，是由阴血不足，阳气虚弱所致。心阳、心气虚弱，无力鼓动血脉运行，脉气不得相接续，而为结代。心阴、心血不足，血脉无以充盈，心失所养，故心动悸。舌为心之苗，心之气血虚少，故舌光少苔或质干而瘦小。治宜滋心阴，养心血，益心气，温心阳，以复脉定悸。方中重用生地黄滋养阴血为君。《名医别录》谓地黄"补五脏内伤不足，通血脉，益气力"。配伍炙甘草、人参、大枣益心气，补脾气，以资气血生化之源；阿胶、麦冬、麻仁滋心阴，养心血，充血脉，共为臣药。佐以桂枝、生姜辛温走散，温心阳，通血脉。诸药相配，使阴血足而血脉充，阳气旺而心脉通，共成阴阳气血并补之剂。如此则气血充足，阴阳调和，悸定脉复，故本方又名"复脉汤"。用法中加酒煎服，以清酒辛热，可温通血脉，以行药力。全方气血阴阳并补，但重用生地、炙甘草，功偏滋阴益气。

虚劳肺痿属气阴两伤者，使用本方，取其益气滋阴而补肺。

【应用】

1. 用方指征：本方为阴阳气血并补之剂。临床以脉结代、心动悸、虚羸少气、舌光少苔为主要指征。

2. 临证加减：阴血虚甚，舌光而萎者，生地易熟地，以增强滋阴补血之力；失眠者，可加酸枣仁、柏子仁以养心安神；惊悸者，可加龙骨、磁石以重镇安神；虚劳肺痿阴伤肺燥甚者，宜酌减桂枝、生姜、酒之剂量或不用，以防温燥更伤阴。

3. 现代应用：用于功能性心律不齐、期外收缩、风湿性心脏病、冠心病、病毒性心肌炎、甲状腺功能亢进等而有心悸、气短、脉结代等属心阴阳气血俱虚证者。

4. 本方用药偏温，阴虚内热者慎用。

【现代研究】①抗心律失常。本方对多种原因所致的动物实验性心律失常有明显的抑制作用。②保护心肌缺血再灌注损伤。本方能明显降低大鼠心肌缺血再灌注诱发的室早和心律失常发生率，缩小再灌注后心肌梗死范围，减少灌注后心肌肌酸激酶和乳酸脱氢酶的释放以及减少脂质过氧化产物丙二醛的生成。③抗缺氧。本方能延长小鼠减压缺氧窒息死亡时间，降低小鼠缺氧死亡率。④促进核酸、蛋白质的合成。本方能促进心肌DNA 和心肌细胞质蛋白的合成，对改善心肌结构，促进细胞功能的恢复有非常重要意义。

第三节 补 阴

补阴剂，适用于阴虚证。症见形体消瘦，头晕耳鸣，潮热颧红，五心烦热，盗汗失眠，腰酸遗精，咳嗽咯血，口燥咽干，舌红少苔，脉细数等。组方配伍常以补阴药如熟地、麦冬、沙参、阿胶、龟板等为主，选择配伍：①清虚热药，如黄柏、知母；②补阳药，如鹿角胶、菟丝子。代表方如六味地黄丸、大补阴丸、一贯煎等。

六味地黄丸（地黄丸）

《小儿药证直诀》

【组成】熟地黄八钱(24g) 山茱萸 干山药各四钱(各12g) 泽泻 牡丹皮 茯苓去皮,各三钱(9g)

【用法】上为末，炼蜜为丸，如梧桐子大。空心温水化下三丸（现代用法：蜜丸，每服9g，每日2~3次；汤剂，水煎服）。

【功用】滋阴补肾。

【主治】肾阴虚证。腰膝酸软，头目眩晕，耳鸣耳聋，盗汗，遗精，骨蒸潮热，手足心热，口燥咽干，或消渴，或虚火牙痛，牙齿动摇，或足跟痛或小便淋漓以及小儿囟门迟闭，舌红少苔，脉沉细数。

【方解】本方证为肾阴亏虚，兼有虚火内扰所致。肾为先天之本，主骨生髓，腰为肾之府，齿为骨之余，肾阴亏虚则精亏髓少，骨失所养，故腰膝酸软、牙齿动摇、小儿囟门迟闭；脑为髓之海，肾阴虚则髓海不充，则头晕目眩、耳鸣耳聋；肾藏精，为封藏之本，肾阴虚，相火内扰精室，则遗精；阴虚生内热，甚者虚火上炎，则潮热盗汗、消渴、舌红少苔，脉细数；治当滋补肾阴，兼以清降虚火。方中重用熟地黄，味甘纯阴，主入肾经，滋阴补肾，填精益髓，为君药。山茱萸酸温，主入肝经，肝肾同源，益肝血以生肾精，并能涩精；山药甘平，主入脾经，脾胃为后天之本，补后天以充先天，亦能固精，共为臣药。三药相配，肾肝脾三阴并补，是为"三补"，但以补肾阴为主且熟地黄的用量为山茱萸与山药之和。配伍泽泻甘寒，利湿而泄肾浊，并能减熟地之滋腻；牡丹皮苦微寒，清泄相火，并制山茱萸之温；茯苓甘平，淡渗脾湿，并助山药之健运，三药为"三泻"，以泻助补且用量小，共为佐药。纵观全方，一是三补配三泻，以补为主；二是肝脾肾三阴并补，以补肾为主；三是寒温相配，平补肾阴；四是补中兼涩。

本方系将《金匮要略》的肾气丸，减去桂枝、附子而成，原名"地黄丸"，用治小儿肝肾不足诸证。

【应用】

1. 用方指征：本方是治疗肾阴虚证的基础方。临床以腰膝酸软，头晕目眩，口燥咽干，舌红少苔，脉沉细数为主要指征。

2. 临证加减：阴虚而火旺者，加知母、黄柏等以加强清热降火之功；有腹胀纳差者，加焦白术、砂仁、陈皮等健脾和胃，以免碍气滞脾。

3. 现代应用：用于慢性肾炎、高血压病、糖尿病、甲状腺功能亢进、无排卵性功能性子宫出血、更年期综合征等属肾阴不足为主者。

4. 使用注意：脾虚食少及便溏者慎用。

【附方】

方 名	组 成	功 效	主 治
知柏地黄丸《医宗金鉴》	六味地黄丸加盐知母、盐黄柏	滋阴降火	阴虚火旺证。症见虚火牙痛、潮热盗汗、腰脊酸痛、遗精等
杞菊地黄丸《医级》	六味地黄丸加枸杞子、菊花	滋肾养肝明目	肝肾阴虚而致两目昏花，视物模糊或眼睛干涩、迎风流泪等
都气丸《医贯》	六味地黄丸加五味子	滋肾纳气	肾虚气喘，或呃逆之证
麦味地黄丸《寿世保元》	六味地黄丸加麦冬、五味子	滋补肺肾	肺肾阴虚，或喘或咳者

方名	组成	功效	主治
左归丸《景岳全书》	熟地、山药、山茱萸、枸杞、川牛膝、菟丝子、龟板胶、鹿角胶	滋阴补肾填精益髓	真阴不足证。症见头晕目眩，腰酸腿软，遗精滑泄，自汗盗汗，口燥舌干，舌红少苔，脉细

以上五方与六味地黄丸均有滋阴补肾之功。其中知柏地黄丸偏于滋阴降火；杞菊地黄丸偏于养肝明目；都气丸偏于滋肾纳气；麦味地黄丸偏于滋肾敛肺；左归丸峻补肾阴，纯补无泻。

【现代研究】①增强细胞免疫。本方能提高淋巴细胞的转化率，对淋巴细胞转化具有激发作用。②降血脂、抗动脉硬化。本方能明显降低实验性高血脂大鼠的总胆固醇和肝中脂肪含量，还能明显升高高密度脂蛋白胆固醇，证明本方对动脉粥样硬化有良好的防治作用。③保护肾功能。本方能促进肾脏对体内代谢产物——尿素的排泄，保护肾功能。④降血糖。本方能明显降低正常动物和阴虚动物的血糖含量。⑤降血压。本方的降压作用可能是通过扩张外周血管，降低外周阻力来实现的。⑥抗衰老。本方具有抗氧化损伤，抗衰老作用。

大补阴丸（大补丸）

《丹溪心法》

【组成】熟地黄酒蒸　龟板酥炙,各六两(各180g)　黄柏炒褐色　知母酒浸,炒,各四两(各120g)

【用法】上为末，猪脊髓蒸熟，炼蜜为丸。每服七十丸（6～9g）空心盐白汤送下（现代用法：上为细末，猪脊髓适量蒸熟，捣如泥状；炼蜜，混合拌匀和药粉为丸，每丸约重15g，每日早晚各服1丸，淡盐水送服；或作汤剂，水煎服，用量按原方比例酌减）。

【功用】滋阴降火。

【主治】阴虚火旺证。骨蒸潮热，盗汗遗精，咳嗽咯血，心烦易怒，足膝疼热，舌红少苔，尺脉数而有力。

【方解】本方证为肾阴亏虚，虚火亢盛所致。肾居下焦，内寄相火，阴精亏损，阴不制阳，则相火亢盛而生虚火、虚热之证，故骨蒸潮热、盗汗遗精、足膝疼热、舌红少苔，尺脉数而有力等；虚火上炎，灼伤肺金，损伤肺络，则咳嗽咯血；虚火上扰心神，则心烦易怒。治宜滋阴降火为法，正如朱丹溪所云"阴常不足，阳常有余，宜常养其阴，阴与阳齐，则水能制火"。方中重用熟地、龟板大补真阴，壮水制火以培其本，共为君药。以黄柏苦寒泻相火以坚阴；知母苦寒而润，滋肾水，润肺金，清虚火，二药共为臣药以清其源。又以猪脊髓、蜂蜜为丸，取其血肉甘润之品，既能助熟地、龟板填精益髓，又能制黄柏之苦燥，俱为佐使。全方以滋阴药与清热降火药相配，培本清源，但重用滋阴之熟地、龟板并入猪脊髓、蜂蜜，是以滋阴培本为主，因其滋阴之力较著，故以"大补阴丸"名之。与六味地黄丸相比较，"是方能骤补真阴，以制相火，较之六味功用尤捷"（《删补名医方论》）。

【应用】

1. 用方指征：本方为滋阴降火治法的代表方。临床以骨蒸潮热，舌红少苔，尺脉数而有力为主要指征。

2. 临证加减：阴虚较重者，可加天门冬、麦门冬以润燥养阴；阴虚盗汗者，可加地骨皮以退热除蒸；咯血、吐血者，可加仙鹤草、旱莲草、白茅根以凉血止血；遗精者，可加金樱子、芡实、桑螵蛸、山茱萸以固精止遗。

3. 现代应用：用于甲状腺功能亢进、肺结核、肾结核、糖尿病等属阴虚火旺者。

4. 使用注意：脾虚食少或便溏，以及火热属于实证者不宜使用。

【附方】

方　名	组　成	功　效	主　治
虎潜丸《丹溪心法》	黄柏　龟板　知母　熟地　陈皮　白芍　锁阳　虎骨　干姜	滋阴降火，强筋壮骨	肝肾不足，阴虚内热之痿证。症见腰膝酸软，筋骨痿弱，腿足消瘦，步履乏力，或眩晕，耳鸣，遗精，遗尿，舌红少苔，脉细弱

本方与大补阴丸均有滋补肝肾，清降虚火之功，但大补阴丸滋补精血力强；虎潜丸补血养肝力佳，并有强筋壮骨之效。

【现代研究】①增强免疫。本方具有增强机体非特异性免疫、抑制细胞免疫、调节细胞因子等多种免疫功能。②降血糖。本方对正常及四氧嘧啶糖尿病小鼠有降血糖作用，对阴虚小鼠的血糖降低有保护作用。

一　贯　煎

《续名医类案》

【组成】北沙参　麦冬　当归身各三钱(各9g)　生地黄六钱至一两五钱(18～45g)　枸杞子三钱至六钱(9～18g)　川楝子一钱半(4.5g)

【用法】水煎服。

【功用】滋阴疏肝。

【主治】肝肾阴虚，肝气不疏证。胸脘胁痛，吞酸吐苦，咽干口燥，舌红少津，脉细弱或虚弦。亦治疝气瘕聚。

【方解】本方证为肝肾阴虚，肝气不疏所致。肝体阴而用阳，性喜条达疏泄。情志不遂，气火内郁或肝病日久，每致肝阴渐耗。肝阴不足，不能濡养肝脉，又兼肝气不疏，则胸胁隐痛，绵绵不休；肝气横逆犯胃，胃失和降，则胃脘作痛，吞酸吐苦。阴虚液耗，津不上承，且有虚火，故咽干口燥，舌红少津；肝气不疏，肝脉郁滞，久则可结为疝气瘕聚。治宜滋养肝肾之阴血为主，兼以条达肝气。方中重用生地，滋阴养血，补益肝肾，为君药，并有滋水涵木之意；北沙参、麦冬、当归身、枸杞子滋阴养血以柔肝，助生地黄以补肝体，共为臣药。佐以少量川楝子疏肝泄热，理气止痛，以遂肝木条达之性。全方用药，在大队的滋阴养血药中少佐一味川楝子，养肝体为主，兼和肝用，又使滋阴不遏气机，理气不伤阴血。

320

【应用】

1. 用方指征：本方是治疗阴虚肝郁而致胁脘疼痛的常用方。临床以胁肋隐痛、绵绵不休，吞酸吐苦、舌红少津、脉虚弦为主要指征。

2. 临证加减：胁痛甚，可加合欢花、玫瑰花等以疏肝调气；口苦燥，少加酒炒黄连；大便秘结，加瓜蒌仁；有虚热或汗多，加地骨皮；若痰多，加川贝母；舌红而干，阴亏过甚，加石斛；胁胀痛，按之硬，加鳖甲；烦热而渴，加知母、石膏；腹痛，加芍药、甘草；两足痿软，加牛膝、苡仁；不寐，加酸枣仁。

3. 现代应用：用于慢性肝炎、慢性胃炎、胃及十二指肠溃疡、肋间神经痛、神经官能症等属阴虚肝郁者。

4. 使用注意：方中滋腻之药较多，对于有停痰积饮而舌苔白腻，脉沉弦者，不宜使用。

【现代研究】①抗肝损伤。本方对小鼠实验性肝损伤具有保护作用。②抗胃溃疡。在不影响胃液分泌的情况下，对四种实验性胃溃疡均有显著保护作用。③抗炎、抗菌。本方对大肠杆菌、金黄色葡萄球菌等均有显著的抑制作用。④增强巨噬细胞吞噬功能。本方能显著提高腹腔巨噬细胞的吞噬功能。

【类方比较】逍遥散与一贯煎比较表。

比较\方剂		逍遥散	一贯煎
组成	相同	柴胡（川楝子）、当归	
	不同	白术、茯苓、芍药、炙甘草	沙参、麦冬、生地、枸杞子
功用	相同	疏肝养血	
	不同	疏肝健脾养血作用强	滋养肝肾作用强
主治	相同	肝郁胁痛	
	不同	肝郁血虚之胁痛：胁痛，神疲食少，舌淡苔白，脉弦虚	肝肾阴虚之胁痛：胁痛绵绵，吞酸吐苦，舌红少津，脉虚弦

第四节 补 阳

补阳剂，适用于阳虚证。症见面色苍白，形寒肢冷，腰膝酸痛，下肢软弱无力，小便不利，或小便频数，尿后余沥，少腹拘急，男子阳痿早泄，女子宫寒不孕，舌淡苔白，脉沉细，尺部尤甚等。组方配伍常以补阳药如附子、肉桂、巴戟天、肉苁蓉、仙灵脾、鹿角胶、仙茅等为主，选择配伍：①补阴药，如熟地、山茱萸；②渗利药，如茯苓、泽泻。代表方如肾气丸等。

肾 气 丸
《金匮要略》

【组成】干地黄_{八两(240g)} 薯蓣（即山药） 山茱萸_{各四两(120g)} 泽泻 茯苓 牡丹皮_{各三两(各90g)} 桂枝 附子_{炮,各一两(各30g)}

【用法】上为细末，炼蜜和丸，如梧桐子大，酒下十五丸（6g），日再服（现代用法：蜜丸，每服6~9g，日2~3次，白酒或淡盐汤送下；汤剂，水煎服）。

【功用】补肾助阳。

【主治】肾阳不足证。腰痛脚软，下半身常有冷感，少腹拘急，小便不利，或小便反多，入夜尤甚，阳痿早泄，舌淡而胖，脉虚弱，尺部沉细，以及痰饮，水肿，消渴，脚气，转胞等。

【方解】此方证为肾阳不足所致。肾阳为一身阳气之根本，腰为肾之府，肾阳不足，不能温煦下焦，则腰膝酸痛，身半以下常有冷感；肾司二便，肾阳虚，不能化气利水，水停于内，则少腹拘急，小便不利；若肾阳虚衰，膀胱失约，则小便反多，入夜阴盛，故夜尿尤频；舌淡而胖，脉虚弱，尺部沉细，乃肾阳虚弱之象。其他如脚气、痰饮、消渴、转胞等证，均可因肾阳不足，气化失常而致。治宜补肾助阳之法，"益火之源，以消阴翳"。然肾藏真阴真阳，阳无阴则不化，正如张景岳所说"善补阳者，必于阴中求阳，则阳得阴助，而生化无穷"（《类经》），故方中重用干地黄滋补肾阴，填精益髓，辅以山茱萸、山药补肝脾，助地黄补肾中之阴，使肾阳生化有源；加入少量附子、桂枝温补肾中之阳，意在微微生长少火以生肾气，如柯琴所言"此肾气丸纳桂附于滋阴剂中十倍之一，意不在补火，而在微微生火，即生肾气也"（《医宗金鉴》）。又以泽泻、茯苓利水渗湿，丹皮清泄肝火，使补中有行，补乃得力且补而不腻。纵观全方，一是以补阴为主，从阴奠基，阴中求阳；二是少用桂附，意在微微生长少火以生肾气。

【临床运用】

1. 用方指征：本方为补肾助阳的常用方。临床以腰痛脚软，小便不利或反多，舌淡而胖，脉虚弱而尺部沉细为主要指征。

2. 临证加减：方中干地黄、桂枝，现多改用熟地、肉桂；畏寒肢冷者，可加重桂、附之量；夜尿多者，可加五味子；若用于阳痿，尚需加淫羊藿、补骨脂、巴戟天等以助壮阳起痿之力；用于痰饮咳喘，加干姜、细辛、半夏以温肺化饮。

3. 现代应用：用于慢性肾炎、糖尿病、醛固酮增多症、甲状腺功能低下、性神经衰弱、肾上腺皮质功能减退、慢性支气管哮喘、更年期综合征等属肾阳不足者。

4. 使用注意：对阴虚火旺、燥热伤津之病证，均不宜运用本方。

【附方】

方 名	组 成	功 效	主 治
加味肾气丸（又名《济生》肾气丸）《济生方》	附子 茯苓 泽泻 山茱萸 山药 车前子 丹皮 官桂 川牛膝 熟地黄	温肾化气，利水消肿	肾（阳）虚水肿。症见腰重脚肿，小便不利
右归丸《景岳全书》	熟地 山药 山茱萸 枸杞子 菟丝子 鹿角胶 杜仲 肉桂 当归 制附子	温补肾阳，填精益髓	肾阳不足，命门火衰证。症见年老或久病气衰神疲，畏寒肢冷，腰膝软弱，阳痿遗精，或阳衰无子，或饮食减少，大便不实，或小便自遗，舌淡苔白，脉沉迟

此二方均由肾气丸化裁而成，均有温补肾阳之功。加味肾气丸功善温肾利水以消肿；右归丸纯补无泻，温补力更强，为温补肾阳之峻剂。

【现代研究】 ①抗衰老。本方可提高肾阳虚模型动物血、脑中 SOD 的活力，有一定抗衰老作用。②改善男性生育力。可使大鼠附睾重量、精子数、活动精子百分率及睾丸组织 cAMP 量、血清睾丸酮量明显增加。③增强免疫。本方能提高小鼠巨噬细胞功能，使吞噬率和吞噬指数升高。④防治动脉硬化。

小　　结

本章共选正方 14 首，按其功用不同分为补气、补血、补阴、补阳 4 类。

1. 补气：四君子汤为补气健脾的基础方，适用于脾胃气虚证；参苓白术散功偏渗湿止泄，适用于脾虚湿盛之泄泻证，也可用治久咳肺虚；补中益气汤长于升阳举陷，适用于脾不升清的头昏耳鸣，中气下陷的脱肛、子宫脱垂及气虚发热等证；玉屏风散功专益气固表止汗，适用于表虚自汗证，亦常用于体虚易感风邪者；生脉散益气养阴之剂，兼能生津止汗和敛肺止咳，善治暑热多汗，耗气伤阴以及久咳肺虚，气阴两伤之证；完带汤补脾化湿疏肝，主治脾虚肝郁，湿浊下注之带下证。

2. 补血：四物汤为补血的基础方，也是妇科调经的常用方，适用于营血虚滞证及妇女冲任虚损所致月经不调，痛经等证；当归补血汤重在补气生血，甘温除热，常用于劳倦内伤，血虚发热之证；归脾汤以益气补血，健脾养心为主，适用于心脾气血两虚证及脾不统血证；炙甘草汤滋阴养血，益气温阳，善治阴血不足，阳气虚弱之脉结代，心动悸。

3. 补阴：六味地黄丸为滋补肾阴的基础方，适用于肾阴虚而虚火不甚之证；大补阴丸能大补真阴，功善滋阴降火，培本清源，适用于阴虚火旺之重证；一贯煎以滋补肝肾之阴为主，兼以疏肝，适用于肝肾阴虚，肝气不舒之证。

4. 补阳：肾气丸是补肾助阳的常用方，适用于肾阳不足诸证。

【复习思考题】

1. 补益剂临床应用时应注意些什么？

2. 以四君子汤、四物汤为基础方，两方各发展出哪些方剂？主治有何不同？

3. 参苓白术散、补中益气汤、归脾汤均有益气健脾之功，如何区别应用？

4. 当归补血汤主治血虚发热证，为何重用黄芪为君？

5. 试阐释六味地黄丸三补三泻的配伍特点。

6. 如何理解肾气丸重用地黄为君及少用桂、附的道理？

第七章 固 涩 剂

以固涩药为主组成，具有收敛固涩作用，适用于气、血、精、津滑脱散失之证的方剂，统称为固涩剂。系根据《素问·至真要大论》"散者收之"的原则确立，属十剂中的涩剂。

气、血、精、津是营养人体的基本物质。在正常情况下，人体的气、血、精、津不断被消耗，又不断被补充，盈亏消长，周而复始地维持人体正常的生命活动。在病理状态下，人体脏腑失调，正气内虚，失于统摄，则导致气、血、精、津滑脱不固、散失不禁，轻则有碍健康，重则危及生命。因此，应遵循"急则治其标"、"散者收之"（《素问·至真要大论》）的原则，收敛固涩滑脱散失之气血精津，以存人体生命之本。然而，由于引起滑脱散失之证的病因及发病部位不同，散失物质亦有气、血、精、津之殊，因而，其临床表现各不相同，如自汗、盗汗、久泻不止、遗精滑泄、小便失禁、崩漏、带下等。因此，将固涩剂相应分为固表止汗、涩肠固脱、涩精止遗、固崩止带等四类。

使用固涩剂应注意以下几个方面：①明辨病证的虚实。凡热病多汗，热痢初起，食滞泄泻，实火、湿热扰动精室或下注所致遗精、尿频、尿急以及带下崩漏等属实证、热证者，均不可运用本类方剂治疗。②固涩不忘祛邪，以免"闭门留寇"。本类方剂具有收敛固涩的作用，只适应于纯虚无邪，滑脱不禁的病证。若外邪未清，或余邪未净者，不可过早使用，用之则有闭门留寇之弊。③明辨标本缓急。固涩剂所治之证以正气内虚为本，而以气、血、精、津滑脱散失为标，治疗应根据气、血、精、津耗伤程度的不同，配伍相应的补益药，兼顾标本。如若正虚而滑脱散失较重者，致元气大虚，亡阳欲脱，症见大汗淋漓、小便失禁或崩中不止，则需根据"急则治其标"的原则，以大剂人参、附子之类回阳固脱为先，然后再施以补益之法治其本。

第一节 固 表 止 汗

固表止汗剂适用于体虚卫外不固，阴液不能内守之自汗，盗汗。组方配伍常以固表收敛药，如牡蛎、麻黄根、浮小麦等为主，选择配伍益气固表药，如黄芪、白术等。代表方如牡蛎散。

牡 蛎 散
《太平惠民和剂局方》

【组成】黄芪去苗、土　麻黄根洗　牡蛎米泔浸，刷去土，火烧通赤，各一两（各30g）

【用法】上三味为粗散。每服三钱（9g），水一盏半，小麦百余粒（30g），同煎至八分，去渣热服，日二服，不拘时候（现代用法：为粗散，每服9g，加小麦30g，水煎温服；亦可作汤剂，水煎温服，用量按原方比例酌减）。

【功用】敛阴止汗，益气固表。

【主治】体虚自汗、盗汗。症见身常自汗出，夜卧更甚，心悸惊惕，短气烦倦，舌淡红，脉细弱。

【方解】本方证为卫气不固，阴液外泄，日久阴伤，心阳不潜，心气耗损所致。卫气虚不能固密肌表，致阴液乘虚外泄，故常自汗出；夜属阴，夜卧时卫阳入里，肌表更虚，加之汗出过多，心阴不足而阳不潜藏，故汗出夜卧更甚；汗出过多，不但心阴受损，而且耗伤心气，故心悸惊惕，短气烦倦。治当敛阴止汗，益气固表。方中煅牡蛎咸涩，收敛固涩，敛阴潜阳以止汗，为君药。生黄芪味甘微温，益气实卫，固表止汗，为臣药，君臣相配，标本兼顾，固表益气，潜阳止汗。麻黄根甘平，长于收敛止汗，为佐药。浮小麦甘凉，专入心经，益心气，退虚热又可止汗，为佐使药。纵观全方，重在敛汗止汗以治标，兼可益气固表，养阴潜阳以治本，使得气阴得复，汗出得止。

【应用】

1. 用方指征：本方为治疗体虚卫外不固之自汗，盗汗的常用方。临床以身常汗出，心悸，短气，舌淡红，脉细弱为主要指征。

2. 临证加减：若气虚明显者，可加人参、白术以益气健脾补肺；偏阳虚者，加附子、白术以助阳固表；偏阴虚者，加生地、白芍以养阴敛汗。

3. 现代应用：病后、术后及妇女产后体弱、肺结核、植物神经功能失调等所致自汗、盗汗属卫外不固，兼心阳不潜者可选用本方加减。

第二节 涩肠固脱

涩肠固脱剂适用于脾肾虚寒所致泻痢日久不止，大便滑脱不禁的病证。组方配伍常以涩肠止泻药如肉豆蔻、赤石脂、罂粟壳、乌梅等为主，选择配伍：①温补脾肾药，如肉桂、干姜、白术、补骨脂等；②滋阴养血药，如白芍、当归等；③理气药：如木香等。代表方如真人养脏汤、四神丸等。

真人养脏汤
《太平惠民和剂局方》

【组成】人参　当归去芦　白术焙,各六钱(各18g)　肉豆蔻面裹,煨,半两(15g)　肉桂去粗皮　甘草炙,各八钱(各24g)　白芍药一两六钱(48g)　木香不见火,一两四钱(42g)　诃子去核,一两二钱(36g)　罂粟壳去蒂,盖,蜜炙,三两六钱(60g)

【用法】上锉为粗末。每服二大钱（6g），水一盏半，煎至八分，去滓，食前温服。忌酒、面、生、冷、鱼腥、油腻（现代用法：共为粗末，每服6g，水煎去渣，饭前温服；亦可作汤剂，水煎去滓，饭前温服，用量按原方比例酌减）。

【功用】涩肠固脱，温补脾肾。

【主治】久泻久痢，脾肾虚寒证。症见泻痢无度，滑脱不禁，甚则脱肛，脐腹疼痛，喜温喜按，倦怠食少，舌淡苔白，脉沉迟细。

【方解】本方证为泻痢日久，脾肾虚寒，肠失固摄所致。久泻久痢，损伤脾肾，肠失固摄，故见大便滑脱不禁，甚则脱肛坠下；脾肾虚寒，寒凝气滞，气血不和，故脐腹疼痛，喜温喜按；脾胃虚弱，运化无力，故食少体倦，甚则不思饮食。治当涩肠固脱为主，兼以温补脾肾，调补气血。方中重用罂粟壳涩肠固脱止泻，兼可缓急止痛，为君药。臣以诃子苦涩酸收，涩肠止泻；肉豆蔻“暖脾胃，固大肠”（《本草纲目》），助君药增强涩肠止泻之功效，以治其标。佐以肉桂辛热之品，温肾暖脾；人参、白术益气健脾，三药合用温补脾肾以治其本。泻痢日久伤及阴血，故又佐以当归、白芍养血和血，以补耗伤之阴血；木香调气行滞，与归芍相配，调和气血，既体现“行血则便脓自愈，调气则后重自除”之法，除下痢脓血，里急后重等症，又可使诸补涩之品补而不滞，涩不留邪。炙甘草益气和中，调和诸药，合人参、白术以补中益气，合白芍以缓急止痛，为佐使药。纵观全方，一则标本兼治，重在治标；二则脾肾同调，补脾为主；三则涩中寓通，补而不滞；四则活血行气，气血同调。

【应用】

1. 用方指征：本方为治疗久泻久痢，脾肾虚寒证的常用方剂。临床以大便滑脱不禁，腹痛喜温，神疲食少，舌淡苔白，脉沉迟为主要指征。

2. 临证加减：脾肾虚寒，手足不温者，加干姜、附子以温肾暖脾；脱肛坠下者，加升麻、黄芪或合补中益气汤以升阳举陷；食积者加神曲、山楂以消食和胃；滑脱者，加石榴皮、柿蒂以增涩肠之力。

3. 现代应用：慢性结肠炎、慢性肠炎、慢性痢疾、肠结核等属脾肾虚寒，日久不愈者可选用本方加减。

4. 使用注意：本方为固涩之剂，湿热积滞之泻痢禁用。

【实验研究】①抗炎。在溃疡性结肠炎动物模型慢性期可以调节炎症因子的分泌，减轻炎症反应的持续和扩大，缓解局部损伤。②促进胃溃疡愈合。可通过中和胃酸、抑制胃蛋白酶活性、减少胃液、消化蛋白质，从而抑制溃疡的发生和保护溃疡面而促进愈合。

四 神 丸

《内科摘要》

【组成】肉豆蔻二两(60g)　补骨脂四两(120g)　五味子二两(60g)　吴茱萸浸,炒,一两(30g)

【用法】上为末，用水一碗，煮生姜四两（120g），红枣五十枚，水干，取枣肉为丸，如桐子大。每服五、七十丸（6～9g），空心食前服（现代用法：以上4味，粉碎成细粉，过筛，混匀。另取生姜200g，捣碎，加水适量压榨取汁，与上述粉末泛丸，干燥，即得。每服9g，一日1～2次，临睡用淡盐汤或温开水送服；亦作汤剂，加姜、枣水煎，临睡温服，用量按原方比例酌减）。

【功用】温肾暖脾，涩肠止泻。

【主治】脾肾阳虚之肾泄。症见五更泄泻，久泻不愈，不思饮食，脐腹疼痛，喜温喜按，神疲乏力，腰酸肢冷，舌淡，苔白，脉沉迟无力。

【方解】本方证为命门火衰，火不暖土，脾失健运所致。五更，为黎明之前，此时正是“鸡鸣至平旦，天之阴，阴中之阳也”（《素问·金匮真言论》），人体阴气盛极，阳气萌发之际。而命门火衰之人，阳气当至而不至，脾土失于温煦，清阳不升，水谷下趋，故见黎明前五更泄泻，久泻不愈。脾失健运，不能生化气血，不思饮食，神疲乏力。脾肾阳虚，阴寒凝聚，故腰酸肢冷，脐腹疼痛，喜温喜按。舌淡，苔白，脉沉迟无力为脾肾虚寒之象。治当温肾暖脾，涩肠止泻。方中重用补骨脂苦辛大温，兼涩性，善补命门之火以暖脾土，温固下元，为君药。肉豆蔻温中行气，涩肠止泻，为臣药，助君药增强温肾暖脾，涩肠之力，又可温散寒邪。吴茱萸温阳散寒，五味子酸温收敛，固肾涩精止泻，共为佐药，以助温涩止泻之力。生姜、大枣温补脾胃，以复中焦运化之功。纵观全方，温补脾肾，又以温肾为主。四药合用使命门火旺，脾得健运，大肠得以固涩，诸证自愈，效果迅速如神，为丸剂，故名"四神丸"。正如《绛雪园古方选注》曰："四神者，四种之药治肾泄有神功也。"

【应用】

1. 用方指征：本方为治疗命门火衰，脾肾虚寒五更泄或久泻的代表方。临床以五更泄泻，久泻不止，不思饮食，舌淡苔白，脉沉迟无力为主要指征。

2. 临证加减：阳虚甚，可合用理中丸增强温运脾阳之力；腹痛甚者，加小茴香、木香以散寒理气止痛；腰酸肢冷者，加肉桂、附子增强温阳补肾之力。

3. 现代应用：慢性结肠炎、过敏性肠炎、肠易激综合征、肠结核等属脾肾虚寒者可选用本方加减。

【实验研究】①止泻。既可降低药物致泻小鼠的腹泻率与稀便率，又可明显减轻小鼠的腹泻程度。同时，对正常小鼠的小肠推进功能有明显抑制作用。②促进损伤肠组织修复。可明显缓解结肠局部充血水肿，减轻炎症细胞浸润程度，减少溃疡数目，促进结肠上皮损伤修复、溃疡愈合。③调整肠道菌群。脾虚小鼠给予本方治疗后，肠杆菌、肠球菌、双歧杆菌、类杆菌、乳酸杆菌数量可逐渐恢复正常。

【类方比较】四神丸与真人养脏汤比较。

比较		四神丸	真人养脏汤
组成	相同	肉豆蔻	
	不同	补骨脂　五味子　吴茱萸	人参　当归　白术　白芍　肉桂　炙甘草　木香　诃子　罂粟壳
功用	相同	涩肠止泻，温补脾肾	
	不同	重在温肾	重在固涩、健脾
主治	相同	脾肾虚寒之久泻，食少，舌淡苔白，脉沉迟等	
	不同	命门火衰，火不暖土之五更泄泻，久泻不止等	脾肾虚寒，久泻久痢，大便滑脱不禁等

第三节　涩精止遗

涩精止遗剂适用于肾虚封藏失职，精关不固所致的遗精滑泄，或肾虚不摄，膀胱失约所致的尿频、遗尿等。组方配伍常以涩精止遗药如沙苑蒺藜、桑螵蛸、芡实、莲须等为主，选择配伍：①肾气虚寒者，配温肾药，如乌药、杜仲、川断等；②肾虚精亏者，配补肾填精药，如熟地、山萸肉等；③心肾不交者，配补心安神、交通心肾药，如人参、茯神、远志、菖蒲等。代表方如金锁固精丸、桑螵蛸散等。

金锁固精丸

录自《医方集解》

【组成】沙苑蒺藜_炒 芡实_蒸 莲须_{各二两（各60g）} 龙骨_{酥炙} 牡蛎_{盐水煮一日一夜，煅粉，各一两（各30g）}

【用法】莲子粉糊为丸，盐汤下（现代用法：共为细末，以莲子粉糊丸，每服9g，每日2～3次，空腹淡盐汤送下；亦作汤剂，用量按原方比例酌减，加莲子肉适量，水煎服）。

【功用】涩精补肾。

【主治】肾虚不固之遗精。症见遗精滑泄，腰痛耳鸣，四肢酸软，神疲乏力，舌淡苔白，脉细弱。

【方解】本方证为肾虚精关不固所致。肾主藏精，为封藏之本。肾虚则封藏失职，精关不固，故遗精滑泄；精亏则气弱，故神疲乏力，四肢酸软；腰为肾之府，肾开窍于耳，精亏失养，故腰痛耳鸣。治当补涩兼顾，补肾涩精。方中沙苑蒺藜甘温，补肾固精，《本经逢原》谓之"性降而补，益肾，为泄精虚劳要药，最能固精"，故为君药。臣以莲子、芡实甘涩而平，补脾益肾，固精止遗，兼可益气宁心安神。《金匮翼》曰："动于心者，神摇于上，而精遗于下"，故佐以煅龙骨、煅牡蛎、莲须涩精止遗，兼可宁心安神。纵观全方，既能补肾，又能涩精，实为标本兼顾，偏于治标的一首良方。因其能补肾气，固精关，犹如"金锁"，故名为金锁固精丸。

【应用】

1. 用方指征：本方为治疗肾虚精关不固的常用方。临床以遗精滑泄，腰痛耳鸣，舌淡苔白，脉细弱为主要指征。

2. 临证加减：若大便干结者，可加熟地、肉苁蓉、当归以补精血而通大便；大便溏泄者，加补骨脂、菟丝子、五味子以补肾固涩；腰膝酸痛者，加杜仲、续断、狗脊等以补肾而壮腰膝；兼见阳痿者，加锁阳、淫阳藿、巴戟天等以补肾壮阳。

3. 现代应用：性神经功能紊乱、慢性前列腺炎、乳糜尿以及妇科带下、崩漏属肾虚精关不固者可选用本方加减。

4. 使用注意：本方多为收涩之品，如属下焦湿热或相火偏旺所扰致遗精、带下者禁用。

【实验研究】①调节水液代谢。可能通过上调肾虚多尿模型大鼠 HPA 系统的功能，发挥其治疗肾虚不固所致多尿、尿频病症的作用。②改善肾功能。加用黄芪、水蛭等而成的金锁固精丸加味方，对大鼠阿霉素肾病具有良好的降低尿蛋白、调节血脂、升高血清总蛋白和白蛋白等作用。

桑 螵 蛸 散

《本草衍义》

【组成】桑螵蛸 远志 菖蒲 龙骨 人参 茯神 当归 龟甲_{酥炙，以上各一两（各30g）}

【用法】上为末，夜卧人参汤调下二钱（6g）（现代用法：除人参外，共研细末，每服6g，睡前以人参汤调下；亦作汤剂，水煎，睡前服，用量按原方比例酌定）。

【功用】调补心肾，涩精止遗。

【主治】心肾两虚之遗尿或遗精。症见小便频数，或尿如米泔，甚或遗尿，或遗精，心神恍惚，健忘，舌淡苔白，脉细弱。

【方解】本方证为心肾两虚，水火不交，摄纳无权所致。肾与膀胱互为表里，肾虚固摄无权，膀胱失约，故小便频数，或尿如米泔，甚或遗尿；肾虚封藏失职，精关不固，故遗精；肾中精气不足，不能上济于心，心虚则神失所养，故心神恍惚，健忘。治当调补心肾，涩精止遗。方中桑螵蛸甘咸入肾，补肾固精止遗，为治肾虚尿频，遗尿之首选药，为君药。臣以龙骨涩精止遗，敛心安神，助固涩止遗之力；龟板益肾填精，潜阳安神，增强补肾益精之效。人参、当归补心气，养心血，宁心神；茯神、菖蒲、远志交通心肾，安神定志，合用为佐药，在补肾涩精止遗的基础上，养心安神，促进心肾相交，针对病本。纵观全方，既滋肾填精，又补心安神，心肾两调，交通上下，精固遗止。

【应用】

1. 用方指征：本方为治疗心肾两虚之尿频或遗尿、遗精的常用方。临床以小便频数或遗尿，心神恍惚，舌淡苔白，脉细弱为主要指征。

2. 临证加减：遗尿者，加益智仁、覆盆子、乌药以增强温肾止遗之力；遗精者，加山茱萸、沙苑蒺藜以固精止遗；失眠者，加五味子、酸枣仁、柏子仁以养心安神。

3. 现代应用：神经性滑精、尿频、小儿遗尿及糖尿病、神经衰弱等属于心肾两虚，水火不交者可选用本方加减。

4. 使用注意：下焦火盛或湿热内扰而致尿频或遗尿、遗精则非本方所宜。

【附方】

方 名	组 成	功 效	主 治
缩泉丸《校注妇人良方》	天台乌药 益智仁	温肾祛寒，缩尿止遗	膀胱虚寒证。症见小便频数，或遗尿，小腹不温，舌淡，脉沉弱

此方与桑螵蛸散均可固涩止遗，但本方重在温肾祛寒，适用于下元虚寒所致小便频数或遗尿；桑螵蛸散偏于调补心肾，适用于心肾两虚所致小便频数或遗尿。

【实验研究】镇静作用。桑螵蛸散可调节应激大鼠下丘脑中的 NE 和 E，并能调节 5-HT/DA 比值至正常，从而对惊恐应激大鼠的情绪变化有积极的影响，改善惊恐状态。

【类方比较】金锁固精丸与桑螵蛸散的比较。

比较	方剂	金锁固精丸	桑螵蛸散
组成	相同	龙骨	
	不同	沙苑蒺藜 芡实 莲须 牡蛎 莲子粉	桑螵蛸 远志 菖蒲 人参 茯神 当归 龟甲
功用	相同	补肾固精止遗	
	不同	功专补肾涩精。补涩之中，偏于固涩，重在治标	功偏调补心肾，标本兼顾

比较	方剂	金锁固精丸	桑螵蛸散
主治	相同	肾虚精关不固之遗精滑泄	
	不同	肾虚不固之遗精滑泄，腰痛耳鸣，舌淡苔白，脉细弱	心肾两虚之小便频数，遗尿，遗精，心神恍惚，健忘等

第四节 固 崩 止 带

固崩止带剂适用于妇人崩中漏下或带下淋漓不尽等。组方配伍常以固崩止带药如煅龙骨、煅牡蛎、海螵蛸等为主，选择配伍：①益气健脾药，如黄芪、白术、山药、芡实等；②补益肝肾药，如山萸肉、白芍等；③滋阴清热药，如龟板、黄芩、黄柏等；④利湿化浊药，如车前子、薏苡仁等；⑤疏肝理气药，如香附、柴胡等。代表方如固冲汤、固经丸、易黄汤等。

固 冲 汤
《医学衷中参西录》

【组成】白术炒，一两(30g)　生黄芪六钱(18g)　龙骨煅，捣细，八钱(24g)　牡蛎煅，捣细，八钱(24g)　萸肉去净核，八钱(24g)　生杭芍四钱(12g)　海螵蛸捣细，四钱(12g)　茜草三钱(9g)　棕边炭二钱(6g)　五倍子轧细，五分(1.5g)，药汁送服

【用法】水煎服。

【功用】固冲摄血，益气健脾。

【主治】脾肾虚弱，冲脉不固证。症见月经过多，或猝然血崩，或漏下不止，色淡，质稀，头晕肢冷，心悸气短，神疲乏力，腰膝酸软，舌淡，脉微弱。

【方解】本方证为脾肾虚弱，统摄无权，冲脉不固所致。正常情况下，脾为后天之本，气血生化之源；肾为先天，主封藏。脾气充盛，肾气健固，则冲脉盛，血海充盈，月事以时下，按时而来，适度而止。若脾虚失于统摄，肾虚封藏失司，致冲脉不固，故猝然血崩，或漏下不止，或月经过多，色淡质稀。随之气血亏虚，失于荣养，故头晕肢冷，心悸气短，体倦乏力，腰膝酸软，舌淡，脉细弱等。根据《医学衷中参西录》所言"然当其血大下之后，血脱而气亦随之下脱……此证诚至危急之病也"，治当以"急则治其标"为原则，固冲摄血为主，益气健脾补肾为辅。方中白术、黄芪益气健脾，令脾气旺而统摄有权，则冲脉得固而摄血，为君药。臣以山萸肉、白芍酸涩之品，既可补益肝肾，又可敛阴养血，使肾得养而封藏有司，肝得养而疏泄有度，且阴血得补，辅助君药增强固冲摄血之力。煅龙骨、煅牡蛎、棕榈炭、海螵蛸、五倍子味涩收敛，善于收涩止血；茜草既可止血，又能化瘀，使血止而无留瘀之弊，共为佐药。纵观全方，一则标本兼顾，以众多收敛固涩止血治标为主，以健脾益气固冲治本为辅；二则止血与化瘀并用，血止而无留瘀之弊；三则健脾补肾益肝，以固冲脉。

【应用】

1. 用方指征：本方为治疗脾肾虚弱，冲脉不固之崩漏或月经过多的常用方。临床上以经血过多，色淡质稀，腰膝酸软，舌质淡，脉细弱为主要指征。

2. 临证加减：肢冷汗出，脉微欲绝者，重用黄芪，或加附子、炮姜、人参以益气回阳；肝郁易怒者，加柴胡以疏肝理气。

3. 现代应用：功能性子宫出血、产后出血过多等属脾肾虚弱，冲脉不固证者可选用本方加减。

4. 使用注意：凡属血热妄行所致崩漏或月经过多者，忌用本方。

【类方比较】固冲汤与归脾汤的比较。

比较	方剂	固冲汤	归脾汤
组成	相同	黄芪　白术	
	不同	山萸肉　白芍　煅龙骨　煅牡蛎　棕榈炭　海螵蛸　五倍子　茜草	人参　炙甘草　龙眼肉　当归　酸枣仁　茯神　远志　木香　生姜　大枣
功用	相同	益气健脾	
	不同	益气健脾与收涩止血并用，标本兼顾，功偏收涩，重在治标	以益气健脾为主，功偏补益，重在治本
主治	相同	脾气虚弱，脾不统血之崩漏	
	不同	本虚标急之崩漏，势较重者	脾不统血证之崩漏，势缓者

固 经 丸
《丹溪心法》

【组成】黄芩炒　白芍炒　龟板炙,各一两(各30g)　黄柏炒,三钱(9g)　椿树根皮七钱半(22.5g)　香附二钱半(7.5g)

【用法】上为末，酒糊丸，如梧桐子大，每服50丸（6g），空心温酒或白汤送下（现代用法：以上六味，粉碎成细粉，过筛，混匀，用水泛丸干燥，即得。每服6g，每日2次，温开水送服；亦可作汤剂，水煎服，用量按原书比例酌定）。

【功用】滋阴清热，固经止血。

【主治】阴虚火旺之崩漏。症见月经过多，或崩中漏下，血色深红或紫黑黏稠，手足心热，腰膝酸软，舌红，脉弦数。

【方解】本方证为肝肾阴虚，相火炽盛，迫血妄行所致。阴虚火旺，冲任不固，故月经过多，或崩中漏下，血色深红或紫黑黏稠；肝肾阴虚，虚热内扰，故手足心热，腰膝酸软，舌红，脉弦数。治当滋阴清热，固经止血。方中重用龟板咸甘性平，益肾滋阴而降火；白芍敛阴益血而养肝，共为君药以滋补肝肾，清降相火。黄芩、黄柏苦寒，清热泻火，止血坚阴，为臣药；椿根皮苦涩，固经止血；香附辛微温，调气活血，既可防芩、柏寒凉太过，又可使血止而无留瘀之弊，同为佐药。纵观全方，滋阴以补肝肾，清热以降相火，血气同调以固经止血。

331

【应用】

1. 用方指征：本方为治疗阴虚血热之月经过多或崩漏的常用方。临床以月经过多，血色深红或紫黑黏稠，舌红，脉弦数为主要指征。

2. 临证加减：出血日久者，可加生地炭、茜草炭、侧柏炭等以固涩止血；虚热明显者，可加女贞子、墨旱莲以养阴凉血。

3. 现代应用：功能性子宫出血、慢性附件炎等属于阴虚血热证者可选用本方加减。

易 黄 汤
《傅青主女科》

【组成】山药炒,一两(30g)　芡实炒,一两(30g)　黄柏盐水炒,二钱(6g)　车前子酒炒,一钱(3g)　白果碎,十枚(12g)

【用法】水煎服。

【功用】补肾清热，祛湿止带。

【主治】肾虚湿热带下。症见带下黏稠量多，色黄如浓茶汁，其气腥秽，舌红，苔黄腻。

【方解】本方证为肾虚有热，湿浊下注所致。肾虚有热，津液不化为精而反化为湿邪，湿热循经下注于前阴，故带下黏稠量多，色黄如浓茶汁，其气腥秽。治当补肾清热，祛湿止带。方中炒山药、炒芡实两药一偏重于补，一偏重于涩，补脾益肾，固涩止带，相得益彰，共为君药。白果收涩止带，兼可除湿热，为臣药。黄柏苦寒，清热燥湿；车前子甘寒，清热利湿，同为佐药。纵观全方，补涩结合，辅以清利湿热，使肾虚得补，热清湿祛，带下自愈。

【应用】

1. 用方指征：本方为治疗肾虚湿热带下的常用方。临床以带下色黄，其气腥秽，舌红，苔黄腻为主要指征。

2. 临证加减：湿重者，可加土茯苓、泽泻、薏苡仁以祛湿；热重者，可加苦参、蒲公英、败酱草、金银花以清热解毒。

3. 现代应用：宫颈炎、阴道炎等属于肾虚湿热下注者可选用本方加减。

小　　结

固涩剂共选常用正方8首，附方1首。按其功效不同，分为固表止汗、涩肠固脱、涩精止遗、固崩止带等四类。

1. 固表止汗：牡蛎散长于敛阴止汗，益气固表，适用于卫气不固，阴液外泄，日久阴伤，心阳不潜，心气耗损所致自汗、盗汗。

2. 涩肠固脱：真人养脏汤、四神丸均有涩肠止泻的作用，适用于脾肾虚寒之久泻。其中真人养脏汤重在固涩、健脾，适用于脾肾虚寒之久泻久痢。四神丸重在温肾，适用于命门火衰，火不暖土之五更泄泻。

3. 涩精止遗：金锁固精丸、桑螵蛸散均有涩精止遗的作用，适用于肾虚精关不固所致的遗精或遗尿。其中金锁固精丸长于涩精补肾，适用于肾虚精关不固所致遗精。桑螵蛸散长于调补心肾，涩精止遗，适用于心肾两虚，水火不交，摄纳无权所致遗尿或遗精。

4. 固崩止带：固冲汤、固经丸、易黄汤均适用于妇人崩漏或带下。其中固冲汤重在固冲摄血，益气健脾，适用于脾肾虚弱，统摄无权，冲脉不固所致崩漏或月经过多。固经丸重在滋阴清热，固经止血，适用于肝肾阴虚，相火炽盛，迫血妄行所致崩漏。易黄汤重在补肾清热，祛湿止带，适用于肾虚有热，湿浊下注所致黄带。

【复习思考题】

1. 试述固涩剂的概念、适用范围、分类及应用注意事项。

2. 牡蛎散与玉屏风散同治疗自汗，临床如何区别应用？

3. 真人养脏汤与四神丸在组成、功效、主治上有何异同？

4. 试述易黄汤的组方配伍及主治病证。

第八章 安 神 剂

以安神药为主组成，具有安神定志作用，适用于神志不安病证的方剂，称为安神剂。

神志不安多表现为心悸怔忡，失眠健忘，心神不宁，烦躁惊狂等，是由于脏腑的功能偏盛偏衰，或相互间功能失调所引起，如：郁怒伤肝，肝火扰心；思虑太过，耗伤心脾，心失所养；外受惊恐，神魂不守等。其中因心藏神，肝藏魂，肾藏志，故神志不安之疾病主要责于心、肝、肾三脏，尤以心为主。根据神志不安的证候表现，可分为虚实两大类：实证常表现为惊恐、善怒、烦躁不安等，根据《素问·至真要大论》"惊者平之"和"十剂"中"重可去怯"的原则，治宜重镇安神。虚证多表现为心悸、健忘、虚烦不眠等，根据"虚则补之"的原则，治宜滋养安神。因此，将安神剂也相应分为重镇安神和滋养安神两类。

使用安神剂应注意以下几个方面：①补泻兼顾。如上所述，神志不安一般可按虚实辨证论治，但由于临床上虚实二者之间常互相影响，兼夹出现，所以在选方遣药时，又必须补泻兼顾，重镇安神与滋养安神亦可配合运用。②审因论治，以治其本。神志不安也可因火、因痰、因瘀等多种原因引起，因此使用安神剂时，还应结合病因而治疗。如因火热而狂躁者，当清热泻火；因痰而惊狂者，则宜祛痰；因瘀而发狂者，又应祛瘀。诸如此类，可与有关章节互参或选择有关适宜药物配伍使用。③辅助心理治疗。神志不安常与情绪波动有关，故应药物治疗与心理治疗同时并举，才能收到较好的效果。④本类方剂中的重镇安神剂多由金石、贝壳之类的药物组成，入煎剂宜打碎先煎；因其易伤脾胃，且朱砂类药物有一定毒性，故只宜暂服，不能久用；脾胃虚弱者可以配伍神曲、麦芽等消食和胃之品。

第一节 重 镇 安 神

重镇安神剂适用于心肝火盛，扰乱心神证。症见心神烦乱，失眠多梦，惊悸怔忡，癫痫等。组方配伍常以朱砂、磁石、龙骨、珍珠母等重镇安神药为主，选择配伍：①清热泻火药，如黄连、栀子等；②滋阴养血药，如生地、当归等；③化痰药，如胆南星、贝母、茯苓等；④健脾和胃药，如神曲、甘草等。代表方如朱砂安神丸、磁朱丸等。

朱砂安神丸
《内外伤辨惑论》

【组成】朱砂另研,水飞为衣,五钱(15g)　黄连去须,净,酒洗,六钱(18g)　炙甘草五钱半(16.5g)　生地黄一钱半(4.5g)　当归二钱半(7.5g)

【用法】上药除朱砂外，四味共为细末，汤浸蒸饼为丸，如黍米大。以朱砂为衣，每服十五丸或二十丸（3～4g），食后津唾咽之，或温水、凉水少许送下亦得（现代用

334

法：上药研末，炼蜜为丸，每次 6~9g，临睡前温开水送服；亦可作汤剂，用量按原方比例酌减，朱砂研细末水飞，以药汤送服）。

【功用】镇心安神，清热养阴。

【主治】心火亢盛，阴血不足证。症见失眠多梦，心神烦乱，惊悸怔忡，胸中烦热，舌红，脉细数。

【方解】本方证为五志过极，心火内炽，灼伤阴血所致。心居胸中，心火炽盛，内扰神明，故心神烦乱，胸中烦热；热灼伤阴，阴血不足，心失所养，故失眠多梦，惊悸怔忡，舌红，脉细数。治当镇心清热养阴以安神。方中朱砂甘寒质重，色赤通心，重以镇心，寒以清热，可镇心安神，兼清心火，为君药。黄连苦寒，入心经，清心泻火除烦，平息内炽之心火而安神，为臣药。君臣配伍，直入于心，一镇一清，是清心除烦，镇心安神之药对。佐以生地甘寒，入肾，滋阴清热，并可滋补肾水以上济于心，使心火不亢；当归甘润，养血润燥，合生地补阴血以养心宁神。甘草益气护胃，以防黄连之苦寒伤中，朱砂之质重碍胃，并可调和诸药，为佐使药。纵观全方，一则镇清养三法具备，而以镇清见长；二则标本兼顾，而以治标为主，使心火得清，阴血得补，心神得宁。

【应用】

1. 用方指征：本方为治疗心火偏盛，阴血不足所致心神不安的常用方。临床以惊悸，失眠，舌红，脉细数为主要指征。

2. 临证加减：惊恐较重者，加龙骨、龙齿、牡蛎镇惊；心中烦乱较重者，加栀子、莲子以清心除烦；胸闷失眠，兼有痰热者，加瓜蒌、竹茹、枳实以清热化痰。

3. 现代应用：神经衰弱、精神抑郁症属心火偏亢，阴血不足证者可选用本方加减。

4. 使用注意：方中的朱砂含硫化汞，有毒，不宜多服、久服，以防引起汞中毒。作汤剂时，朱砂冲服，不能入煎，以免汞析出中毒。

【附方】

方名	组成	功效	主治
生铁落饮《医学心悟》	生铁落　天门冬 麦门冬　贝母 胆南星　橘红 远志　石菖蒲 连翘　茯苓　茯神 元参　钩藤　丹参 朱砂	镇心坠痰，安神定志	痰火扰心之癫狂。症见烦躁发狂，喜怒无常，不避亲疏，舌红，脉弦

此方与朱砂安神丸均可重镇安神，但生铁落饮偏于清热涤痰，镇心安神；朱砂安神丸偏于清心养阴，镇心安神。

【实验研究】①催眠作用。朱砂安神丸水煎剂可明显减少失眠大鼠的觉醒时间，延长失眠大鼠总睡眠时间。能明显缩短猫睡眠的清醒期，延长慢波睡眠Ⅰ期及总睡眠时间，但对慢波睡眠Ⅱ期及异相睡眠无明显影响；且能缩短临睡眠Ⅰ期、Ⅱ期及异相睡眠的潜伏期，能翻转对氯苯丙氨酸的睡眠剥夺效应。②抗心律失常。实验研究表明：朱砂安神丸、朱砂、去朱砂之安神丸均有对抗氯仿—肾上腺素和草乌注射液所致心律失常的作用，其作用强度为：朱砂安神丸＞朱砂＞去朱砂之安神丸。

磁 朱 丸
《备集千金要方》

【组成】神曲四两(120g)　　磁石二两(60g)　　光明砂一两(30g)

【用法】上三味末之，炼蜜为丸，如桐子大，饮服三丸（6g），日三服（现代用法：共研为细末，炼蜜为丸，一日2次，每次6g，温开水送服；亦可作汤剂，水煎服，用量按原方比例酌定，朱砂冲服）。

【功用】重镇安神，交通心肾。

【主治】心肾不交证。症见心悸失眠，耳鸣耳聋，视物昏花，头目眩晕。亦治癫痫。

【方解】本方证为肾阴不足，水不济火，心阳偏亢所致。阳亢扰心，心神不宁，故心悸失眠，甚则癫痫；肾阴不足，精不上承，窍失滋养，故耳鸣耳聋，视物昏花，头目眩晕。治当重镇安神，益阴潜阳，交通心肾。方中磁石质重入肾，益阴潜阳，重镇安神，既济水火，为君药。朱砂甘寒入心，清心降火，重镇安神，为臣药，君臣配伍，既可增强重镇安神之效，又可交通心肾。神曲、蜂蜜健脾和胃补中，以缓和药力，防金石之类损伤脾胃。纵观全方，重镇之中寓滋肾清心，使心肾相交，诸症自除。

【应用】

1. 用方指征：本方为治疗心肾不交所致神志不安的常用方。临床以惊悸失眠，耳鸣耳聋，舌红，苔黄，脉弦数为主要指征。

2. 临证加减：肾阴虚重者，可合用六味地黄丸；心神不安者，加远志、茯神宁心安神；痰多者，加胆南星、竹茹、半夏等祛痰。

3. 现代应用：神经衰弱、癫痫、青光眼、高血压等属于心肾不交证者可选用本方加减。

4. 使用注意：本方为质重之剂，脾胃虚弱者不宜多用。

第二节　滋 养 安 神

滋养安神剂适用于阴血不足，心神失养证。症见心悸怔忡，虚烦不眠，健忘，舌红少苔等。组方配伍常以酸枣仁、柏子仁、远志等养心安神药为主，选择配伍：①补血药，如当归、阿胶等；②滋阴清热药，如麦冬、天冬、生地、知母等；③益气药，如人参、茯苓、甘草等；④重镇安神药，如朱砂、龙齿等。代表方如酸枣仁汤、天王补心丹、甘麦大枣汤等。

酸 枣 仁 汤
《金匮要略》

【组成】酸枣仁炒,二升(15g)　　甘草一两(3g)　　知母二两(6g)　　茯苓二两(6g)　　芎䓖二两(6g)

【用法】上五味，以水八升，煮酸枣仁得六升，内诸药，煮取三升，分温三服（现代用法：水煎，分3次温服）。

【功用】养血安神，清热除烦。

【主治】肝血不足，虚热内扰证。症见虚烦失眠，心悸不安，咽干口燥，头晕目眩，舌红，脉弦细。

【方解】本方证为肝血亏虚，心神失养，虚热内扰所致。肝血不足，则魂不守舍，血不养心，则心神失养，加之阴虚则生内热，虚热内扰，故心悸失眠，虚烦不宁。肝血不足，清窍失养，加之虚火上扰清空，故头晕目眩，脉弦细；虚火上炎，故咽干口燥，舌红。治当养血安神，清热除烦。方中重用酸枣仁为君药，以其性平味甘酸，质润，入心肝经，养肝血，敛心阴，安心神。知母滋阴降火，清热除烦；茯苓健脾宁心安神，共为臣药，助君药加强养血安神，清热除烦之功。川芎血中之气药，活血行气，条达肝气，与君药相伍，一收一散，养血调肝；与知母同用，一润一燥，缓和辛燥之性，为佐药。甘草和中缓急，调和诸药，为使药。纵观全方，一则养肝血以宁心神，清内热以除虚烦；二则酸收与辛散并用，养血调肝，体现了《内经》"肝欲散，急食辛以散之，用辛补之，酸泻之"，"肝苦急，急食甘以缓之"的治疗原则。

【应用】

1. 用方指征：本方为治疗肝血不足，虚火扰心而致虚烦不眠的常用方。临床以虚烦不眠，咽干口燥，舌红，脉弦细为主要指征。

2. 临证加减：具体运用时，可加夜交藤、柏子仁增宁心安神之功；盗汗较重者，加牡蛎、浮小麦、五味子、白芍以敛阴止汗；血虚甚者，加当归、枸杞子以养血；内热口苦者，加栀子、黄连以清热；虚火较甚者，去川芎，加白芍、生地养阴退热；心悸多梦，时有惊醒者，加党参、龙齿益气镇惊安神。

3. 现代应用：神经衰弱的失眠症、阵发性心动过速、高血压、更年期综合征、精神病等属于肝血不足，虚热内扰致心神不安者可选用本方加减。

【实验研究】①镇静催眠作用。实验表明大剂量的酸枣仁汤能减少小鼠自主活动次数，中剂量的酸枣仁汤能显著延长注射戊巴比妥钠的小鼠的睡眠时间，但该作用并不呈现剂量依赖性。②抗抑郁。显著改善慢性应激大鼠的兴趣丧失、活动能力下降等精神运动性抑郁症状，明显增加抑郁大鼠的脑内单胺类神经递质含量。③抗焦虑作用。酸枣仁汤传统汤剂（水提液）的抗焦虑作用的机制可能涉及对中枢神经递质、神经调质、免疫细胞因子、下丘脑—垂体—肾上腺轴的整体调控。初步证明了其中的黄酮和多糖部分是其抗焦虑效用的主要物质基础。④改善记忆。通过水迷路法实验和跳台法实验，发现酸枣仁汤对正常小鼠的学习记忆有促进作用，对东莨菪碱及乙醇所致的记忆获得障碍均有显著的改善作用。

天王补心丹

《校注妇人良方》

【组成】人参去芦 茯苓 玄参 丹参 桔梗 远志各五钱(各15g) 当归酒浸 五味 麦门冬去心 天门冬 柏子仁 酸枣仁炒、各一两(各30g) 生地黄四两(120g)

【用法】上为末，炼蜜为丸，如梧桐子大，用朱砂为衣，每服二三十丸（6～9g），临卧，竹叶煎汤送下（现代用法：上药共为细末，炼蜜为小丸，用朱砂水飞9～15g为衣，每服6～9g，温开水送下，或竹叶煎汤送服；亦可改为汤剂，用量按原方比例酌减)。

【功用】滋阴清热，养血安神。

【主治】心肾阴血亏虚，神志不安证。症见心悸怔忡，虚烦失眠，神倦健忘，或遗精，手足心热，口舌生疮，大便干结，舌红少苔，脉细数。

【方解】本方证为思虑过度，暗耗心肾阴血，心失所养，虚火内扰所致。心肾阴血亏虚，心失所养，加之虚火内扰，故虚烦少寐，心悸怔忡，神倦健忘；阴虚生热，虚火扰动，故梦遗，手足心热，口舌生疮，大便干结，舌红少苔，脉细数。治当滋阴清热，养血安神。方中重用生地养心血，滋肾阴，壮水以制火，为君药。玄参、天冬、麦冬养阴清热；当归补血养血；丹参清心活血，共助生地滋阴养血清热，并以酸枣仁、柏子仁、五味子养心宁心安神，同为臣药。人参、茯苓益气健脾，以资气血生化之源，并能宁心安神；远志交通心肾；朱砂镇心安神，共为佐药，加强安神之力。桔梗为舟楫，载药上行，使药力缓缓留于上部心经，同时宣畅气机，与丹参相伍，行气活血，使上述滋补之品，滋而不腻，补而不滞，为佐使药。纵观全方，一则以滋阴养血，补心安神为主，兼可滋阴降火，补中寓清，标本兼顾；二则补中寓通，使补而不滞；三则培补后天，以滋其化源。

【应用】

1. 用方指征：本方为治疗心肾阴亏血少所致神志不安的常用方。临床以心悸失眠，手足心热，舌红少苔，脉细数为主要指征。

2. 临证加减：失眠较重者，加龙眼肉、夜交藤以补心安神；心悸较重者，加龙骨、磁石、龙齿以镇心安神；遗精较重者，加金樱子、芡实以涩精止遗；盗汗明显者，加麻黄根、浮小麦、黄芪以敛汗。

3. 现代应用：神经衰弱、精神分裂症、神经官能症、原发性高血压、阵发性心动过速、心脏病、甲状腺功能亢进以及复发性口疮、荨麻疹、慢性肝炎等多种病证属阴虚血少，心神不安者可选用本方加减。

4. 使用注意：本方滋腻药物较多，脾胃虚弱，胃纳欠佳，痰湿留滞者，均不宜长期服用。

【附方】

方名	组成	功效	主治
柏子养心丸《体仁汇编》	柏子仁　枸杞子　麦门冬　当归　石菖蒲　茯神　玄参　熟地黄　甘草	养心安神滋阴补肾	阴血亏虚，心肾两虚证。症见精神恍惚，惊悸怔忡，夜寐多梦，健忘盗汗，舌红少苔，脉细数

此方与天王补心丹均能滋阴养血安神，同治阴血亏虚之虚烦不眠。但天王补心丹滋阴清热之力较强；柏子养心丸滋阴清热之力较逊。

【实验研究】①改善睡眠。天王补心丹能使失眠大鼠模型呼吸频率显著降低，心率显著减慢，动脉血压下降，耳温降低，调整昼夜节律的作用。②改善脑微循环。方中桔梗配伍丹参对改善大鼠脑微循环有促进作用。③延缓衰老。可增强衰老小鼠的记忆力，提高脾脏和胸腺指数，提高血清和肝组织的 SOD 活性，降低 MDA 含量。其中以中剂量组延缓衰老的效果最好。④提高记忆。对小鼠记忆获得性障碍、巩固障碍、再现障碍均有明显改善作用。⑤调节缺血心肌的血液供应，提高其对乏氧的耐受性，并能改善其生化代谢，故对冠状动脉硬化性心脏病，尤其是对梗塞前综合征有较好的疗效。本方尚能增强机体非特异性抵抗力，并具缓下通便作用。

【类方比较】酸枣仁汤与天王补心丹的比较。

比较	方剂	酸枣仁汤	天王补心丹
组成	相同	酸枣仁	
组成	不同	川芎　茯苓　知母　甘草	柏子仁　远志　朱砂　生地黄 麦门冬　天门冬　玄参　当归 丹参　人参　茯苓　五味子　桔梗
功用	相同	养心安神，滋阴清热	
功用	不同	重在养肝血而除烦	重在滋阴补血，宁心安神
主治	相同	阴血不足，心神失养之虚烦失眠，心悸，舌红，脉细	
主治	不同	肝血不足，虚火扰心证，兼见头目眩晕，脉弦细	阴虚血少，心神不安证，兼见手足心热，舌红少苔，脉细数

甘麦大枣汤
《金匮要略》

【组成】甘草三两(9g)　小麦一升(15g)　大枣十枚(10枚)

【用法】上三味，以水六升，煮取三升，温分三服（现代用法：水煎，分3次温服）。

【功用】养心安神，和中缓急。

【主治】脏躁。症见精神恍惚，常悲伤欲哭，不能自主，心中烦乱，睡眠不安，甚则言行失常，呵欠频作，舌淡红苔少，脉细微数。

【方解】本方证为忧思过度，心阴受损，肝气失和所致。心阴不足，心失所养，故见精神恍惚，睡眠不安，心中烦乱；肝气失和，疏泄失常，则悲伤欲哭，不能自主，甚则言行妄为。治宜养心安神，和中缓急。方中浮小麦养阴补心，除烦安神，为君药。甘草补气和中，缓肝之急，为臣药。大枣甘平质润，益气和中，润燥缓急，为佐使药。纵观全方，甘润平补，养心调肝，脏躁自除。

【应用】

1. 用方指征：本方为治疗脏躁的常用方。以精神恍惚，悲伤欲哭，舌淡红，苔少，脉细数为主要指征。

2. 临证加减：心烦不眠者，可加百合、酸枣仁以养肝宁心；心肾两虚者，加山萸肉、党参以补养心肾；虚火甚者，加麦冬、生地以养阴清火。

3. 现代应用：癔病、更年期综合征、神经衰弱、小儿夜啼等属心阴不足，肝气失和证者可选用本方加减。

【实验研究】改善睡眠。甘麦大枣汤及加入不同药物后的各种制剂，均能延长戊巴比妥钠诱导小鼠的睡眠时间。其中加枳实、竹茹（组）有较好的抗惊厥作用，同时在延长小鼠睡眠时间、入睡率等方面也优于其他中药组。

小　　结

安神剂共选常用正方5首，附方2首。按其功效不同，分为重镇安神和滋养安神两类。

1. 重镇安神：朱砂安神丸与磁朱丸，均有重镇安神的作用，可用于神志不安偏于实证者。其中朱砂安神丸长于清心镇心，适用于心火偏盛，阴血不足所致的失眠多梦，心神烦乱，惊悸怔忡，胸中烦热等症。磁朱丸偏于重镇安神，益阴潜阳，适用于肾阴不足，水不济火，心阳偏亢所致的惊悸失眠，耳鸣耳聋，视物昏花等症。

2. 滋养安神：酸枣仁汤、天王补心丹、甘麦大枣汤均有养心安神的作用，可用于神志不安偏于虚证者。其中酸枣仁汤重在养肝血以宁心神，清内热以除虚烦，适用于肝血不足之虚烦失眠者。天王补心丹滋阴养血，补心安神，兼可滋阴降火，适用于心肾阴虚血少所致的心悸失眠，手足心热等症。甘麦大枣汤甘润平补，养心调肝，适用于心阴受损，肝气失和所致的脏燥证。

【复习思考题】

1. 试述安神剂的概念、适用范围、分类及应用注意事项。
2. 试分析朱砂安神丸的组方配伍、适应证及使用注意事项。
3. 归脾汤与天王补心汤两方在药物组成、功用及主治证方面有何异同？
4. 试分析酸枣仁汤的组方配伍与适应证。

第九章 开窍剂

以芳香开窍药为主组成，具有开窍醒神作用，治疗窍闭神昏证的方剂，统称开窍剂。系根据"宣可去壅"的原则确立的，属"十剂"中的宣剂，并寓"八法"的"温法"、"清法"于其中。

窍闭神昏证多由于邪气壅盛，蒙蔽心窍所致。根据闭证的临床表现，可分为热闭和寒闭两大类。热闭多由于温热之邪内陷心包，痰热蒙蔽心窍所致，表现为高热烦躁，神昏谵语，脉数而有力，治宜清热开窍；寒闭多由于寒湿气郁，痰浊蒙闭所致，表现为突然昏倒，牙关紧闭，苔白脉迟，治宜温通开窍。故开窍剂相应分凉开和温开两大类。

使用开窍剂应注意以下几个方面：①辨别病证之虚实，即注意辨别闭证与脱证。开窍剂只适用于邪盛气实之闭证，症见神志昏迷，口噤握拳，声息粗鼾，二便不通，脉实有力。若见神志昏迷，大汗肢冷，口开手撒，气色无神，声息微弱，脉微欲绝，则属气虚，阳虚之脱证，则应禁用。②辨别闭证之寒热，以正确选用温开或凉开之剂。③阳明腑实证而见神昏谵语者，应根据"泄可去闭"的原则，治宜寒下，不宜应用开窍剂。至于阳明腑实而兼有邪陷心包之证，应根据病情的缓急轻重，或先投寒下，或开窍与泻下并用，才能切合病情。④开窍剂多为芳香药物，其性辛散走窜，久服则易伤元气，故临床多用于急救，中病即止，不可久服。神清之后，根据不同的证候表现，辨证求因，以治其本。⑤本类方剂选用药物多为芳香之品，多制成丸、散剂或注射剂，一般宜温开水化服或冲服，不宜加热煎煮。神昏口噤不能口服者，采用鼻饲法。⑥本类方剂多含辛香走窜之品，有碍胎元，故孕妇慎用。

第一节 凉　开

凉开剂适用于温热邪毒内陷心包之热闭证。症见高热烦躁，神昏谵语，痰盛气粗，甚至抽搐，舌红，脉数等。组方配伍常以麝香、牛黄、冰片、安息香、郁金等芳香开窍药为主，选择配伍：①清热解毒凉血药，如水牛角、黄连、黄芩、石膏等；②镇心安神药，如朱砂、磁石、琥珀、珍珠等；③清热化痰药，如胆南星、浙贝母、天竺黄、雄黄等；④熄风止痉药，如羚羊角、玳瑁等。代表方如安宫牛黄丸、紫雪、至宝丹等。

安宫牛黄丸
《温病条辨》

【组成】牛黄_一两(30g)　郁金_一两(30g)　犀角_(水牛角代)一两(50g)　黄连_一两(30g)　朱砂_一两(30g)　梅片_二钱五分(7.5g)　麝香_二钱五分(7.5g)　真珠_五钱(15g)　山栀_一两(30g)　雄黄_一两(30g)　黄芩_一两(30g)

【用法】上为极细末，炼老蜜为丸，每丸一钱（3g），金箔为衣，蜡护。脉虚者人参汤下，脉实者银花、薄荷汤下，每服一丸。大人病重体实者，日再服，甚至日三服；小儿服半丸，不知，再服半丸（现代用法：以水牛角浓缩粉50g替代犀角。以上11味，

341

珍珠水飞或粉碎成极细粉，朱砂、雄黄分别水飞成极细粉；黄连、黄芩、栀子、郁金粉碎成细粉；将牛黄、水牛角浓缩粉、麝香、冰片研细，与上述粉末配研，过筛，混匀，加适量炼蜜制成大蜜丸。每服1丸，每日1次；小儿3岁以内每次1/4丸，4~6岁每次1/2丸，每日1次；或遵医嘱。亦作散剂：按上法制得，每瓶装1.6g。每服1.6g，每日1次；小儿3岁以内每次0.4g，4~6岁每次0.8g，每日1次；或遵医嘱）。

【功用】清热解毒，开窍醒神。

【主治】邪热内陷心包证。症见神昏谵语，身热烦躁，痰盛气粗，舌謇肢厥，舌红或绛，苔黄垢腻，脉数有力。亦可治疗中风、中暑昏厥，小儿惊厥属于邪热内闭者。

【方解】本方证为温热病，热邪炽盛，内陷心包所致。邪热内陷心包，扰及神明，故高热烦躁，神昏谵语；里热炽盛，炼津成痰，故见痰涎壅盛，痰盛气粗；邪热挟痰浊上蒙清窍，势必加重神昏谵语之症；心开窍于舌，邪热闭窍，故舌謇不语；热深则厥亦深，且见舌红或绛，苔黄垢腻，脉数有力。所治中风、中暑昏厥，小儿惊厥，亦属邪热内闭心包所致者。治宜清解内陷心包之热毒，豁痰开窍为主，兼以镇心安神。方中牛黄味苦性凉，能清心解毒，豁痰开窍，息风定惊；犀角咸寒，入营血，清心凉血解毒，与牛黄同属清灵透发之品，善透包络热邪于外；麝香芳香走窜，善通达十二经而通诸窍，能开窍醒神；三药相合，是为清心凉血，开窍解毒的常用组合，共为君药。冰片、郁金辛散苦泄，芳香辟秽，通窍开闭，可助麝香开窍醒神；黄芩、黄连、栀子大苦大寒，清热泻火解毒，可助牛黄、犀角清解心包之热毒；俱为臣药。佐以雄黄助牛黄豁痰解毒定惊；珍珠、朱砂、以金箔为衣，可镇心安神。以蜂蜜为使药，和胃调中。纵观全方，以清心泻火，凉血解毒之品为主，配以芳香开窍和镇心安神之品，使热邪得清，痰热得除，则心神得安，故名"安宫"。

【应用】

1. 用方指征：本方清热解毒、开窍醒神，是为凉开法的代表方剂，亦是治疗热病邪陷心包证的常用方。以高热，神昏谵语，舌红或绛，苔黄垢腻，脉数有力为主要指征。

2. 临证加减：热入心包，神昏谵语，兼腑实证者，可开窍与攻下并用，用本丸两丸化开，调生大黄末三钱（9g）内服，可先服一半，不效再服，名"牛黄承气汤"（《温病条辨》）；脉虚，有内闭外脱之势者，以人参汤送服本方，益气防脱；脉实者，以银花、薄荷煎汤送服本方，以加强其清透邪热的作用。

3. 现代应用：可用于流行性乙型脑炎、流行性脑脊髓膜炎、中毒性肺炎、中毒性痢疾、尿毒症、脑血管意外、肝昏迷、中毒等属邪热内闭心包证者。

4. 使用注意：孕妇慎用。

【实验研究】①解热、镇静、镇痛作用。能对抗苯丙胺的兴奋作用，显著延缓阵挛发作，明显对抗惊厥和降低死亡率，表明其对大脑皮层有非常显著的抑制作用，对生命中枢有一定的保护作用。其次，对各种原因引起的昏迷均具有复苏及脑保护作用。②强心作用。能增强小鼠常压耐缺氧能力及增加冠脉流量、降低血压。此外，安宫牛黄丸尚具有保肝作用、抗炎消肿作用。③取方中的牛黄、麝香、冰片、郁金、黄芩、黄连、栀子制成的醒脑静注射液，对肝昏迷、脑部疾患等各种原因引起的中毒昏迷、抽搐有一定的苏醒、镇静解痉、退热作用，并能改善肝、脑的实质损害。④用本方去牛黄加猪胆酸、牛胆酸；去犀角、珍珠加水牛角、珍珠母；去黄连加板蓝根；去朱砂、金箔，配制成清开灵Ⅰ号注射液，以及随后改良成的Ⅱ、Ⅲ号注射液、滴鼻液，经临床验证，对感染所致的高热效果良好。

紫　雪

《苏恭方》，录自《外台秘要》

【组成】黄金百两(3.1kg)　寒水石三斤(1.5kg)　石膏三斤(1.5kg)　磁石三斤(1.5kg)　滑石三斤(1.5kg)　玄参一斤(500g)　羚羊角屑,五两(150g)　犀角（水牛角代）屑,五两(150g)　升麻一斤(500g)　沉香五两(150g)　丁香一两(30g)　青木香五两(150g)　甘草炙,八两(240g)

【用法】上十三味，以水一斛，先煮五种金石药，得四斗，去滓后内八物，煮取一斗五升，去滓。取硝石四升（2kg），芒硝亦可，用朴硝精者十斤（5kg）投汁中，微火上煮，柳木篦搅，勿住手，有七升，投入木盆中，半日欲凝，内研朱砂三两（90g），细研麝香五分（1.5g），内中搅调，寒之二日成霜雪紫色。病人强壮者，一服二分（0.6g），当利热毒；老弱人或热毒微者，一服一分（0.3g），以意节之（现代用法：以上13味，石膏、寒水石、滑石、磁石砸成小块，加水煎煮3次。玄参、木香、沉香、升麻、甘草、丁香用石膏等煎液煎煮3次，合并煎液，滤过，滤液浓缩成膏，芒硝、硝石粉碎，兑入膏中，混匀，干燥，粉碎成中粉或细粉；羚羊角锉研成细粉；朱砂水飞成极细粉；将水牛角浓缩粉、麝香研细，与上述粉末配研，过筛，混匀即得。每瓶装1.5g。口服，每次1.5～3g，每日2次；周岁小儿每次0.3g，5岁以内小儿每增加1岁，递增0.3g，每日1次；5岁以上小儿酌情服用）。

【功用】清热开窍，息风止痉。

【主治】热闭心包，热盛动风证。症见高热烦躁，神昏谵语，痉厥，口渴引饮，唇焦齿燥，尿赤便秘，舌红绛，苔黄燥，脉数有力或弦数；以及小儿热盛惊厥。

【方解】本方证为邪热内陷心包，热甚动风所致。邪热炽盛，热扰心神，故高热烦躁，神昏谵语；热极引动肝风，故痉厥抽搐；热盛津伤，故口渴引饮，唇焦齿燥，尿赤便秘，舌红绛，苔黄燥，脉数有力或弦数。小儿热盛惊厥亦是邪热内闭，肝风内动之症。治宜清热开窍，息风止痉。方中犀角清心凉血解毒，羚羊角凉肝息风止痉，麝香芳香开窍醒神，三药合用，清心凉肝，开窍息风，为君药。生石膏、寒水石、滑石清热泻火，滑石兼可导热从小便而出；升麻清热透邪，玄参养阴生津，均为臣药。佐以青木香、丁香、沉香芳香行气通窍；磁石、朱砂、黄金镇心安神；更以芒硝、硝石"釜底抽薪"，泄热散结，导邪热由下窍而出。炙甘草益气安中，调和诸药，防寒凉、金石伤胃之弊，为佐使药。纵观全方，一则清心开窍与凉肝息风止痉并用，心肝并治；二则以芳香之品开上窍，以滑利之品及通泄之品导热下行，上下同治。

【应用】

1. 用方指征：本方为治疗热闭心包，热盛动风证的常用方。以高热烦躁，神昏痉厥，尿赤便秘，舌红绛，苔黄燥，脉数有力为主要指征。

2. 临证加减：兼痰热者，加牛黄、川贝母、胆南星等清热豁痰；伴见气阴两伤者，以生脉散煎汤送服。

3. 现代应用：流行性乙型脑炎、流行性脑脊髓膜炎、重症肺炎、化脓性感染等各种感染性疾病所致高热、神昏或小儿高热惊厥，小儿麻疹属热毒炽盛，肝风内动证可选用本方加减。

4. 使用注意：芳香之品易耗损元气，故中病即止。孕妇禁用。

至 宝 丹
《灵苑方》引郑感方，录自《苏沈良方》

【组成】生乌犀（水牛角代） 生玳瑁 琥珀 朱砂 雄黄各一两(各30g) 牛黄一分(0.3g) 龙脑一分(0.3g) 麝香一分(0.3g) 安息香一两半(45g)，酒浸，重汤煮令化，滤过滓，约取一两净末(30g) 金银箔各五十片

【用法】上丸如皂角子大，人参汤下一丸，小儿量减（现代用法：上药研末，混匀，加适量炼蜜制成大蜜丸，每丸重3g。每次1丸，每日1次，温开水送服。小儿用量酌减）。

【功用】清热开窍，化浊解毒。

【主治】温病，痰热内闭心包证。症见神昏谵语，身热烦躁，痰盛气粗，舌红，苔黄垢腻，脉滑数。亦治中风、中暑、小儿惊厥属痰热内闭者。

【方解】本方证为热陷心包，痰浊蒙蔽心窍所致。痰热内扰心神，故见神昏谵语，身热烦躁；痰涎壅盛，阻塞气道，故见喉中痰鸣，气息粗大；舌红，苔黄垢腻，脉滑数，系痰热内闭之征。治宜清热开窍，化浊解毒。方中麝香芳香开窍醒神，牛黄豁痰开窍，共为君药，开心窍，化痰浊。冰片、安息香芳香开窍，辟秽化浊，增强麝香开窍醒神之功；玳瑁清热解毒，镇惊安神，增强牛黄、犀角清心解毒之效，同为臣药。佐以雄黄豁痰解毒，以除痰结；朱砂、琥珀、金银箔镇心安神，以安心神。纵观全方，以化浊开窍为主，清热解毒之力较弱，兼可镇心安神，使痰去而窍开，热清而神宁。

原方用人参汤送服，意在以人参益气养心之力助诸药祛邪开窍，主要适用于正虚而病重者。

【应用】

1. 用方指征：本方为治疗痰热内闭心包的常用方。以神昏谵语，身热烦躁，痰盛气粗，舌红，苔黄垢腻，脉滑数为主要指征。

2. 临证加减：证见内闭外脱之势，急用人参煎汤送服；清热之力较弱，可用《温病条辨》清宫汤送服本方，加强清心解毒之力。

3. 现代应用：流行性乙型脑炎、流行性脑脊髓膜炎、肝昏迷、急性脑血管病、中暑、癫痫等属痰热内闭证者可选用本方加减。

4. 使用注意：孕妇慎用。

【类方比较】安宫牛黄丸、紫雪、至宝丹三方比较。

比较 方剂		安宫牛黄丸	紫雪	至宝丹
药性		最凉	次之	最弱
功效	相同	清热开窍		
	不同	长于清热解毒	长于息风止痉	长于开窍化浊

344

比较 方剂		安宫牛黄丸	紫雪	至宝丹
主治	相同	热闭证，症见高热烦躁，神昏谵语，脉数而有力		
	不同	邪热内陷心包证。高热谵语明显者	热陷心包，热盛动风证。抽搐痉厥明显者	痰热内闭心包证。神昏痰浊较甚者

安宫牛黄丸、紫雪、至宝丹三方都是凉开法的代表方剂，均可清热开窍，治疗热闭证，并称为"凉开三宝"。

第二节 温 开

温开剂适用于中风、中寒、气郁、痰厥等属于寒邪、痰浊内闭之证。症见突然昏倒，不省人事，牙关紧闭，苔白脉迟等。组方配伍常以麝香、苏合香、冰片等芳香开窍药为主，选择配伍：①行气解郁，散寒化浊药，如青木香、白檀香、沉香、丁香、香附等；②补气敛气药，如白术、诃子等；③清心解毒，镇心安神药，如水牛角、朱砂。代表方如苏合香丸。

苏 合 香 丸
《广济方》，录自《外台秘要》

【组成】吃力伽（即白术） 光明砂研 麝香 诃黎勒皮 香附子中白 沉香重者 青木香 丁子香 安息香 白檀香 荜茇上者 犀角（水牛角代）各一两(30g) 熏陆香 苏合香 龙脑香各半两(各15g)

【用法】上为极细末，炼蜜为丸，如梧桐子大。腊月合之，藏于密器中，勿令泄气。每朝用四丸，取井花水于净器中研破服。老小每碎一丸服之，另取一丸如弹丸，蜡纸裹，绯袋盛，当心带之。冷水暖水，临时斟量（现代用法：上15味，除苏合香、麝香、冰片、水牛角浓缩粉外，朱砂水飞成极细粉；其余安息香等十味粉碎成细粉。将麝香、冰片、水牛角浓缩粉研细，与上述粉末配研，过筛，混匀。再将苏合香炖化，加适量炼蜜与水制成蜜丸，低温干燥；或加适量炼蜜制成大蜜丸。口服，一次1丸，小儿酌减，每日1~2次，温开水送服。昏迷不能口服者，可鼻饲给药）。

【功用】芳香开窍，行气止痛，散寒化浊。

【主治】寒闭证。症见突然昏倒，牙关紧闭，不省人事，苔白，脉迟；或心腹卒痛，甚则昏厥。亦治感受时行瘴疠之气，属寒闭证者。

【方解】本方证为寒邪痰浊，闭阻气机，蒙蔽清窍所致。寒邪或痰浊，气郁闭阻，蒙闭清窍，扰乱神明，故突然昏倒，牙关紧闭，不省人事；寒凝气滞，故心腹卒痛；苔白，脉迟是阴寒内盛之征。治宜辛香走窜以开窍，芳香辟秽以化浊为主，辅助温中以散寒，辛散行气以止痛。方中麝香、苏合香、安息香、龙脑香芳香开窍，辟秽化浊，共为君药。以香附、丁香、木香、沉香、檀香、乳香为臣药，以其辛香温热之性，行气解郁，宣畅气血，散寒止痛。佐以辛热荜茇，温中散寒，合以上十香增强散寒止痛，行气开郁之力；大队温热之品中又佐以水牛角清心解毒，朱砂镇心安神，两药既可加强开窍安神之效，又可使诸药温而不燥；再佐白术益气健脾，燥湿化浊；诃子收涩敛气，二药补敛结合，补气收敛，可防诸辛香药物走窜太过，耗散正气。纵观全方，一则以十香为主体，既可芳香开窍，又可行气解郁，散寒化浊；二则寒热共济，热多寒少，温而不燥；三则散中有收，散中兼补，相反相成，以防辛散太过，耗散正气。

【应用】

1. 用方指征：本方为温开法的代表方剂，是主治寒闭证及心腹疼痛属于寒凝气滞证的常用方。以突然昏倒，不省人事，牙关紧闭，苔白，脉迟为主要指征。

2. 现代应用：常用于治疗急性脑血管意外、癔病性昏厥、突然受精神刺激而昏厥、癫痫、脑震荡昏厥期等属寒邪痰浊气郁闭阻神明者。亦用治冠心病心绞痛发作，属寒凝气滞者。

3. 使用注意：本方只宜于寒闭实证，热闭、脱证者忌用。药物芳香走窜，又损胎气，孕妇慎用。

【附方】

方名	组成	功效	主治
冠心苏合香丸《中华人民共和国药典》	苏合香　冰片乳香　檀香青木香	理气活血宽胸止痛	心绞痛和胸闷憋气属于痰浊气滞血瘀者
紫金锭《丹溪心法附余》	雄黄　五倍子山慈姑　红芽大戟千金子　朱砂麝香	辟秽解毒祛痰开窍消肿散结	暑令时疫，症见脘腹胀闷疼痛，恶心呕吐，泄泻，痢疾，舌润而不燥，苔厚腻或浊腻

冠心苏合香丸是从苏合香丸中筛选衍化而成，兼具开窍和行气活血之功效，对心绞痛属痰浊气滞血瘀者，宽胸止痛效果良好。紫金锭长于祛痰开窍，辟秽解毒，消肿散结，内服可治疗秽恶痰浊所致呕恶泄泻，外敷可治疮疡疖肿等属热毒壅结者。

小　　结

开窍剂共选常用正方4首，附方2首。按其功效不同，分为凉开和温开两类。

1. 凉开：安宫牛黄丸、紫雪、至宝丹均有清热开窍醒神的作用，其中安宫牛黄丸长于清热解毒，开窍醒神，适用于热邪炽盛，内陷心包所致高热，神昏谵语者。紫雪长于清热开窍，息风止痉，适用于邪热内陷心包，热甚动风所致高热烦躁，神昏痉厥者。至宝丹长于清热开窍，化浊解毒，适用于热陷心包，痰浊蒙蔽心窍所致神昏谵语，身热烦躁，痰盛气粗等症。

2. 温开：苏合香丸具有芳香开窍，行气止痛，散寒化浊的作用，适用于寒邪痰浊闭阻气机，蒙蔽清窍所致突然昏倒，不省人事，牙关紧闭等症。

【复习思考题】

1. 所谓"凉开三宝"是指什么？它们在功用方面有何异同？

2. 试分析苏合香丸的组方配伍特点，并阐明其功效和主治证是什么？

第十章 理 气 剂

以理气药为主组成，具有行气或降气的作用，适用于气滞、气逆病证的方剂，统称为理气剂。系根据《素问·六元正纪大论》"逸者行之"、"结者散之"、"高者抑之"的原则确立的。属八法中的"消"法。

气为一身之主，贵在流通，升降出入，内而脏腑，外而肌腠，周行全身，以维持人体正常的生理活动，故《难经·八难》曰："气者，人之根本也"。若情志失调，饮食失节或寒温不适时，均可引起脏腑功能失调，气机升降失常，而产生多种疾病。故《素问·举痛论》曰："百病生于气"。

气的病证很多，但概括起来有气虚、气陷、气滞、气逆四类，前两类已在补益剂中介绍，本章主要讨论气滞与气逆的治法与方剂。气滞以脾胃气滞、肝气郁滞为主；气逆以肺气上逆、胃气上逆为主。气滞者治以行气，气逆者治以降气。故理气剂分为行气和降气二类。

使用理气剂应注意以下几个方面：①首先要辨清虚实兼夹。若气滞实证需行气，误用补气则使郁滞更重；若气虚证需补气，误用行气，则更伤其气。气滞兼有气逆者，宜行气与降气并用；若兼气虚者，则宜配伍补气之品，以虚实兼顾。②结合病因治疗。气滞、气逆有因寒、热、痰等的不同，从病因治疗才能保证疗效。③理气剂多属芳香辛燥之品，易伤津耗气，应适可而止，慎勿过剂，尤其对年老体弱或阴虚火旺者以及孕妇等，均当慎用。

第一节 行 气

行气剂适用于气机郁滞之证。以脾胃气滞和肝气郁滞为主。脾胃气滞常症见脘腹胀满，嗳气吞酸，呕恶食少，大便失常等；肝气郁滞常症见胸胁胀痛，或疝气痛，或月经不调，或痛经等。组方配伍常以疏理脾胃气机药，如陈皮、厚朴、木香、枳壳、砂仁等；或疏肝理气药，如香附、乌药、川楝子、青皮、郁金等为主，选择配伍：①活血药，如川芎、当归、桃仁等；②温里药，如干姜、高良姜、小茴香等；③清热药，如栀子、丹皮等；④化痰药，如半夏、瓜蒌等；⑤滋阴养血药，如当归、枸杞之类。代表方如越鞠丸、半夏厚朴汤、天台乌药散等。

越鞠丸（芎术丸）
《丹溪心法》

【组成】香附　川芎　苍术　栀子　神曲 各等分(各6～10g)

【用法】上为末，水丸如绿豆大（原书未著用法用量。现代用法：水丸，每服6～9g，温开水送服。汤剂可参考原方用量比例水煎服）。

【功用】行气解郁。

【主治】六郁证。症见胸膈痞闷，脘腹胀痛，嗳腐吞酸，恶心呕吐，饮食不消。

【方解】本方证为七情失调，或饮食失节、寒温不适等所致气、血、火、湿、食、痰六郁之证。六郁之中以气郁为主。肝喜条达，为藏血之脏，内居相火。气郁而肝失条达，则见胸膈痞闷；气郁使血行不畅而成血郁，故见胸胁胀痛；气血郁久化火，则见嗳腐吞酸吐苦之火郁；此气、血、火郁病在肝。肝病最易传脾，脾主运化，喜燥恶湿。脾胃气滞，运化失司，升降失常，则聚湿生痰，或食滞不化致湿、食、痰郁，则见胀满不食、恶心呕吐等。此气、血、火、湿、食、痰之郁，实为肝脾郁结所致，且以气郁为主。故治宜行气解郁为主，使气行则血行，气行则痰、湿、火、食诸郁自解。方中香附为君药，辛香入肝，行气解郁，以治气郁；川芎辛温入肝胆，为血中气药，活血行气，既可治血郁，又可助香附行气解郁；栀子苦寒清热泻火，以治火郁；苍术辛苦温燥，燥湿运脾，以治湿郁；神曲消食导滞，以治食郁，四药共为臣佐。诸药配合，使气行血活，湿祛热清，食化脾健，气、血、火、湿、食五郁得解，而痰郁乃气滞湿聚而成，若气行湿化，则痰郁随之而解。纵观全方，以五药治六郁，意在治病求本；诸法并举，重在调理气机。

本方所谓行气解郁，目的在于示人以大法。临证难得六郁并见，应视何郁为主而调整其君药并加味运用，使方证相符，切中病机。

【应用】

1. 用方指征：本方为治疗六郁证的代表方。临床以胸膈痞闷，脘腹胀痛，饮食不消等为主要指征。

2. 临证加减：若气郁偏重者，可重用香附，酌加木香、枳壳、厚朴等；血郁偏重者，重用川芎，酌加桃仁、赤芍、红花等；湿郁偏重者，重用苍术，酌加茯苓、泽泻；食郁偏重者，重用神曲，酌加山楂、麦芽等；火郁偏重者，重用山栀，酌加黄芩、黄连；痰郁偏重者，酌加半夏、瓜蒌。

3. 现代应用：常用于胃神经官能症、胃证及十二指肠溃疡、慢性胃炎、胆石症、胆囊炎、肝炎、肋间神经痛、痛经、月经不调等属六郁者可选用本方加减。

4. 使用注意：本方所治诸郁均为实证，因虚所致的郁证则不宜用。

瓜蒌薤白白酒汤
《金匮要略》

【组成】薤白半升(12g)　　瓜蒌一枚(12g)　　白酒七升(适量)

【用法】三味同煮，取二升，分温再服（现代用法：用适量黄酒加水煎服）。

【功用】通阳散结，行气祛痰。

【主治】胸痹。症见胸部满痛，甚至胸痛彻背，喘息咳唾，短气，舌苔白腻、脉沉弦或紧。

【方解】本方证为胸阳不振，痰气互结于胸中所致。胸中阳气不振，津液不布，凝聚为痰，痰阻气机，闭塞于胸，则胸满而痛，甚则胸痛彻背；痰阻气滞，肺失宣降，见咳唾喘息、短气。治当通阳散结，行气祛痰。方中瓜蒌甘寒，涤痰散结，宽胸理气，为君药；薤白辛温，通阳散结，行气止痛，为臣药。二药合，能散胸中凝滞之阴寒，化上焦结聚之痰浊，宣胸中之阳气以宽胸，为治疗胸痹之要药。白酒辛温，宣发助阳，通行

348

气血为佐药，三药合用使阳气宣通，痰浊消除，则气机调畅，胸痹自愈。

【应用】

1. 用方指征：本方为治疗痰气互结之胸痹的常用方剂，临床以胸背部疼痛，舌苔白腻，脉沉弦为主要指征。

2. 临证加减：若胸痹遇寒发作而痛剧、脉沉迟者，可加干姜、附子；若痰浊结聚较甚，胸部疼痛较剧者，加半夏，名瓜蒌薤白半夏汤（《金匮要略》）；若气滞胀闷明显者，可加枳实、厚朴，名枳实薤白桂枝汤（《金匮要略》）；若心血瘀阻，势如绞痛，唇舌紫暗者，可加丹参、红花、川芎、赤芍。

3. 现代应用：用于冠心病心绞痛，肋间神经痛、肋软骨炎、慢性支气管炎等属胸阳不振，痰阻气滞者可选用本方加减。

4. 使用注意：本方药味较温燥，如阴虚肺痨胸痛，或肺热痰喘胸痛均不宜使用；方中白酒可改用黄酒，一般可用 30~60ml。如患者平素不善饮酒，可酌情减量。

【现代研究】①保护心肌细胞。能明显扩张冠状动脉，增加冠状动脉血流量，改善缺血心肌氧气和能量的供需平衡，减慢心率，提高缺氧耐受力。②改善血循环。能扩张外周血管，改善血液循环，并能抑制血小板聚集，降低血黏度。

【附方】

方名	组成	功效	主治
瓜蒌薤白半夏汤 《金匮要略》	薤白　瓜蒌　白酒 半夏	通阳散结 祛痰宽胸	胸痹而痰浊较甚，胸痛彻背，不能安卧者
枳实薤白桂枝汤 《金匮要略》	薤白　瓜蒌　白酒 枳实　厚朴　桂枝	通阳散结， 祛痰下气。	胸痹而痰气互结较甚者。胸满而痛，甚或胸痛彻骨，喘息咳唾，短气，气从肋下冲逆，上攻心胸，舌苔白腻，脉沉弦或紧

此二方与瓜蒌薤白白酒汤均有通阳散结，行气祛痰之功。其中，瓜蒌薤白白酒汤药力最小，瓜蒌薤白半夏汤祛痰散结之力较强；枳实薤白桂枝汤通阳散结之力尤大，且长于下气消痞除满。

半夏厚朴汤
《金匮要略》

【组成】半夏 一升(12g)　厚朴 三两(9g)　茯苓 四两(12g)　生姜 五两(15g)　苏叶 二两(6g)

【用法】以水七升，煮取四升，分温四服，日三夜一服（现代用法：水煎服）。

【功用】行气散结，降逆化痰。

【主治】梅核气。症见咽中如有物阻，咯吐不出，吞咽不下，胸膈满闷，或咳或呕，舌苔白润或白滑，脉弦缓或弦滑。

【方解】本方证为七情失调，痰气郁结于咽喉所致。情志不遂，肝气郁结，肺胃宣降失常，津液不布，聚而为痰，痰气相搏，逆于咽喉，遂呈咽中如有物阻、吐之不出、咽之不下；气机郁滞，痰气上逆，肺胃失和，故见胸膈满闷；或咳嗽喘急；或恶心呕吐等。气不行则郁不解，痰不化则结难散，故治宜行气散结、化痰降逆。方中半夏为君药，化痰散结，降逆和胃；厚朴为臣药，行气开郁，下气除满。二药均为苦辛温燥之品，半夏长于祛痰，厚朴长于理气。且半夏之散结降逆，有助于厚朴理气开郁；厚朴之理气燥湿，有助于半夏化痰散结，二者配伍，痰气并治。茯苓甘淡健脾渗湿，以助半夏化痰之力；生姜辛温散郁结，化痰涎，和胃止呕，以助半夏且制半夏之毒；本病之病位主要在咽喉，喉为肺系。苏叶质轻入肺，芳香疏散，助厚朴行气宽胸、宣通郁结之气，共为佐药。纵观全方，辛苦合用，辛以行气散结，苦以燥湿降逆，使郁气得开，痰涎得化，则痰气郁结之梅核气自除。

【应用】

1. 用方指征：本方为治疗痰气互结所致梅核气之常用方。临床以咽中如有物阻，吞吐不得，胸膈满闷，苔白腻，脉弦滑为主要指征。

2. 临证加减：若气郁较甚者，加香附、郁金以行气解郁；胁肋疼痛者，加川楝子、元胡以疏肝理气止痛；咽痛者，加玄参、桔梗以解毒散结，宣肺利咽。

3. 现代应用：用于癔病、胃神经官能症、慢性咽炎、慢性支气管炎、食道痉挛等属气滞痰阻者可选用本方加减。

4. 使用注意：方中多辛温苦燥之品，易于伤阴助热，故阴虚津亏或火旺者不宜使用。

【现代研究】①镇吐、镇静。能明显抑制喉反射而镇吐，消除咽部异物感，能促进胃肠功能、助消化；显著抑制大鼠的自发运动，具有镇静作用。②抗抑郁。采用小鼠强迫游泳、悬尾、育亨宾增强、高剂量阿扑吗啡拮抗等实验，都显示半夏厚朴汤具有显著的抗抑郁作用。

金 铃 子 散
《太平圣惠方》，录自《袖珍方》

【组成】金铃子　元胡索各一两(各30g)

【用法】上为细末，每服三钱，酒调下（现代用法：为末，每服6～9g，酒或开水送下；亦可作汤剂，水煎服，用量按原方比例酌定）

【功用】疏肝泄热，活血止痛。

【主治】肝郁化火证。症见胸腹胁肋诸痛，时发时至，口苦，或痛经，或疝气痛，舌红苔黄，脉弦数。

【方解】本方证为肝郁气滞，气郁化火所致。肝藏血主疏泄，性喜条达而恶抑郁。若情志失和，肝郁气滞则疏泄失常，血行不畅，故见胸腹胁肋诸痛，其疼痛于情志有关而表现为时发时止；肝郁化火，则口苦，舌红苔黄，脉弦数。治宜疏肝泄热，活血止痛。方用川楝子（金铃子），味苦性寒入肝经，疏肝气，泄肝火，止疼痛以除诸痛为君药；元胡索辛苦性温入肝经，行气活血，擅长止痛，增强川楝子行气止痛之功，为臣佐药。二药相配，使气行血畅，疼痛而解。

【应用】

1. 用方指征：本方为治疗肝郁化火之胸腹胁肋疼痛的常用方，亦是治疗气郁血滞而致诸痛的基础方。临床以胸腹胁肋诸痛，口苦，舌红苔黄，脉弦数为主要指征。

2. 临证加减：可依据疼痛发生的具体部位适当加味，如用于治疗胸胁疼痛者，可酌加郁金、柴胡、香附等；脘腹疼痛者，可酌加木香、陈皮、砂仁等；少腹疝气痛者，可酌加乌药、橘核、荔枝核等；妇女痛经者，可酌加当归、益母草、香附等。

3. 现代应用：用于肝炎、胆囊炎及胆石症、胃炎、消化性溃疡、肋间神经痛等属肝郁化火者可选用本方加减。

4. 使用注意：若肝气郁滞属寒者，不宜单独使用。

【现代研究】镇痛抗炎。在小鼠扭体法、热板法致痛实验中都显示了明显的止痛作用；且能明显抑制角叉菜胶所致大鼠足肿胀，巴豆油引起的小鼠耳肿胀。

天台乌药散
《圣济总论》

【组成】天台乌药　木香　小茴香微炒　青皮汤浸，去白，焙　高良姜炒，各半两（各15g）　槟榔锉，二个（9g）　川楝子十个（12g）　巴豆七十粒（12g）

【用法】上八味，先将巴豆微打破，同川楝子用麸炒黑，去巴豆及麸皮不用，合余药共研为末，和匀，每服一钱（3g），温酒送下（现代用法：巴豆与川楝子同炒黑，去巴豆，水煎取汁，充入适量黄酒服）。

【功用】行气疏肝，散寒止痛。

【主治】肝经气滞寒凝证。症见小肠疝气，少腹痛引睾丸，偏坠肿胀，苔白，脉沉弦。亦治妇女痛经、癥聚。

【方解】本方证为寒凝肝脉，气机阻滞所致。古人有："诸疝皆归肝经"之说。足厥阴肝经抵少腹，络阴器。寒凝肝脉，气机阻滞，则见少腹疼痛、痛引睾丸、偏坠肿胀之小肠疝气；亦可发为痛经、癥聚等。张景岳："治疝必先治气"（《景岳全书》）。故治宜行气疏肝，散寒止痛。方中乌药辛温，入肝经。行气疏肝，散寒止痛作用甚强，为君药。木香、青皮疏肝理气，小茴香、高良姜散寒止痛，四药皆为辛温芳香之品，行气散结，祛寒除湿，以助乌药之力，共为臣药。又以槟榔直达下焦，行气化滞而破坚；取苦寒之川楝子与辛热之巴豆同炒，去巴豆而用川楝子，既可减川楝子之寒，又能增强其行气散结之效，共为佐使药。纵观全方，以行气为主，散寒为辅。使气滞得疏，寒凝得散，肝脉和调，疝痛可愈。

【应用】

1. 用方指征：本方为治疗寒疝腹痛实证的常用方。临床以少腹痛引睾丸，苔白，脉沉弦为主要指征。

2. 临证加减：若偏坠肿胀，疝痛为甚者，加橘核、荔枝核等；若寒甚者，可加肉桂、吴茱萸等；若兼有瘀滞者，加桃仁、红花、当归、川芎等；若癥聚者，可加枳实、厚朴等。

3. 现代应用：用于腹股沟斜疝、睾丸炎、附睾炎及痛经等属寒凝气滞者可选用本方加减。

4. 使用注意：湿热下注之疝痛不宜使用。

【附方】橘核丸（《济生方》）：橘核炒　海藻洗　昆布洗　海带洗　川楝子去肉，炒　桃仁麸炒，各一两（各30g）　厚朴去皮，姜汁炒　木通　枳实麸炒　元胡索　桂心不见火　木香不见火，各半两（15g）。

上为细末，洒糊为办，如橘桐子大。每服70丸（9g），空心温酒盐汤送下。功用：行气止痛，软坚散结。主治：寒湿疝气。睾丸肿胀偏坠，或坚硬如石，或痛引脐腹，甚则阴囊肿大，轻者时出黄水，重者成脓溃烂。

此方与天台乌药散均可行气疏肝，散寒止痛。但本方长于软坚散结，化痰、活血，故用于寒湿疝气，以睾丸肿大坚硬为特征；天台乌药散长于行气散寒，用于寒凝气滞之疝气，以少腹痛引睾丸为特征。

暖 肝 煎
《景岳全书》

【组成】当归_二钱(6g)　枸杞子_三钱(9g)　小茴香_二钱(6g)　肉桂_一钱(6g)　乌药_二钱(6g)　沉香（木香亦可）_一钱(3g)　茯苓_二钱(6g)

【用法】水一盅半，加生姜三五片，煎七分，食远温服（现代用法：水煎服）。

【功用】温补肝肾，行气止痛。

【主治】肝肾不足，寒滞肝脉证。症见睾丸冷痛，或小腹疼痛，畏寒喜暖，舌淡苔白，脉沉迟。

【方解】本方证为肝肾不足，寒客肝脉，气机郁滞所致。肝肾不足，寒易客之，寒为阴邪，其性收引凝滞，使肝脉失和，气机不畅，故见睾丸冷痛、或少腹冷痛；畏寒喜暖，舌淡苔白，脉沉迟亦为肝肾不足之征。治宜温补肝肾，行气止痛。方中肉桂辛甘大热，温肾暖肝，散寒止痛；小茴香味辛性温，暖肝散寒，理气止痛，二药共用为君药，以温肾暖肝散寒。当归辛甘性温，养血补肝；枸杞子味甘性平，补肝益肾，合用以补肝肾不足之本；乌药、沉香辛温散寒，行气止痛，以除阴寒冷痛之标，同为臣药。阳虚阴盛，水湿易生，故以茯苓甘淡，渗湿健脾；少量生姜辛温，散寒和胃，为佐药。诸药和用，使下元虚寒得温，寒凝气滞得散，则疝气之睾丸冷痛、少腹疼痛诸症可愈。纵观全方，温补肝肾以治其本，行气祛寒以治其标，标本兼顾。

【应用】

1. 用方指征：本方为治疗肝肾不足，寒凝气滞之少腹疼痛，疝气痛的常用方。临床以睾丸或少腹冷痛，畏寒喜温，舌淡苔白，脉沉迟为主要指征。

2. 临证加减：若腹痛甚者，加香附行气止痛；睾丸痛甚者，加青皮、橘核疏肝理气。原书有："如寒甚者加吴茱萸、干姜，再甚者加附子。"说明寒有轻重，用药亦当相应增减，可参考之。

3. 现代应用：用于睾丸炎、附睾炎、鞘膜积液、腹股沟疝、慢性阑尾炎等属肝肾不足，寒凝气滞者可选用本方加减。

4. 使用注意：若因湿热下注，阴囊红肿热痛者，不宜使用。

【类方比较】天台乌药散、暖肝煎的比较。

比较	方剂	天台乌药散	暖肝煎
组成	相同	乌药　小茴香	
	不同	木香　青皮　高良姜　槟榔　川楝子	肉桂　当归　沉香　茯苓　生姜

比较 方剂		天台乌药散	暖肝煎
功用	相同	行气散寒止痛	
	不同	行气散寒力强	长于暖肝温肾
主治	相同	寒凝气滞：少腹疼痛，疝气痛，苔白，脉弦	
	不同	寒凝气滞的实证：少腹痛引睾丸，偏坠肿胀	肝肾不足虚寒证：少腹拘急冷痛，畏寒喜暖

第二节 降 气

降气剂适用于气逆之证，以肺气上逆和胃气上逆为主。肺气上逆常症见咳嗽短气，胸闷气喘等，组方配伍以降气平喘，止咳祛痰药如紫苏子、杏仁、紫菀、款冬花、厚朴等为主，选择配伍：①化痰降气药，如半夏、陈皮等；②温肾纳气药，如肉桂、沉香等；③解表宣肺药，麻黄、桂枝等；代表方如苏子降气汤、定喘汤。胃气上逆常症见呕吐、呃逆、嗳气等，组方配伍以降逆药如旋覆花、代赭石、半夏、生姜、柿蒂为主，选择配伍：①补中益气药，如人参、甘草等；②温胃散寒药，如丁香、吴茱萸等；③清热药，如黄连、黄芩、竹茹等；代表方如旋覆代赭汤。

苏子降气汤
《太平惠民和剂局方》

【组成】紫苏子 半夏汤洗七次，各二两半(各75g) 川当归去芦，两半(45g) 甘草爁，二两(60g) 前胡去芦 厚朴去粗皮，姜汁拌炒，各一两(各30g) 肉桂去皮，一两半(45g) [一方有陈皮去白一两半(45g)]

【用法】上为细末，每服二大钱（6g），水一盏半，入生姜二片，枣子一个，苏叶五叶，同煎至八分，去滓热服，不拘时候（现代用法：加生姜2片，枣子1个，苏叶2g，水煎服，用量参考原方比例酌定）。

【功用】降气平喘，祛痰止咳。

【主治】上实下虚喘咳证。症见痰涎壅盛，胸膈满闷，喘咳短气，呼多吸少，或腰疼脚弱，肢体倦怠，或肢体浮肿，舌苔白滑或白腻，脉弦滑。

【方解】本方证为痰涎壅肺，肾阳不足所致。"上实"，是指痰涎壅肺，肺失宣降，气机不畅，而见胸膈满闷、喘咳痰多；"下虚"，是指肾阳虚衰，温养无能而腰疼脚弱；纳气无力而呼多吸少、喘逆短气；气化不利而致水泛为痰、外溢为肿等。其中"上实"是病之标，"下虚"为病之本，证属上实下虚，但以上实为主。故治以降气平喘，祛痰止咳为主，兼顾温补下元。方中紫苏子辛温而润，降气平喘，祛痰止咳，为君药。半夏燥湿化痰降逆，厚朴下气宽胸除满，前胡降气祛痰止咳，三药共为臣药，助紫苏子降气祛痰平喘之功，君臣相配以治上实。肉桂辛甘大热，温补下元，纳气平喘，以治下虚；当归辛苦温润，既可养血补虚，助肉桂温补下虚之效，又可治咳逆上气，尚可制约半夏、厚朴之辛燥；略加生姜、苏叶以散寒宣肺，共为佐药。甘草、大枣和中调药，为使药。诸药合用，使气降痰消，喘咳自除。纵观全方，①标本兼顾，重在治标；②上下兼治，重在治上；③行中有补，润燥结合。

本方原书注"一方有陈皮去白一两半"，则理气燥湿祛痰之力增强。

【应用】

1. 用方指征：本方为治疗痰涎壅盛，上实下虚之喘咳的常用方。临床以咳喘气急，痰多稀白，胸膈满闷，苔白滑或白腻为主要指征。

2. 临证加减：若痰涎壅盛，喘咳气逆难卧者，可酌加沉香、代赭石、白芥子、莱菔子、葶苈子等以加强其降气平喘之功；兼表证者，可酌加麻黄、杏仁以宣肺平喘，疏散外邪；兼气虚者，可酌加人参等益气

3. 现代应用：用于慢性支气管炎、肺气肿、支气管哮喘等属上实下虚者可选用本方加减。

4. 使用注意：本方药性偏温燥，对于肺肾阴虚的喘咳，或肺热痰喘均不宜使用。

【附方】三子养亲汤(《皆效方》：录自《杂病广要》)：紫苏子主气喘咳嗽，白芥子主痰，莱菔子主食积（各9g）（原书未著剂量）。看何证多，则以所主者为君，余次之。三药微炒，捣碎，布包微煮，频服。功用：温肺化痰，降气消食。主治：痰壅气逆食滞证。咳嗽喘逆，痰多胸痞，食少难消，舌苔白腻，脉滑。

本方与苏子降气汤均可降气祛痰、止咳平喘，用于治疗痰涎壅肺，气逆喘咳，痰多胸闷。但本方兼能消食，善治年老脾胃虚弱，生痰停食者；苏子降气汤兼温肾纳气，故长于治疗痰涎壅肺且肾阳虚乏者。

【现代研究】①解痉平喘。本方对磷酸组胺和乙酰胆碱混合液所致的动物实验性哮喘有明显保护作用，使哮喘潜伏期延长；对枸橼酸所致的豚鼠咳嗽有明显镇咳作用；对磷酸组胺及氯化乙酰胆碱所致豚鼠离体气管平滑肌均有明显松弛作用。②祛痰、抗炎。本方能增强酚红在小白鼠支气管的排泄；能对抗由二甲苯引起的足部炎症反应；对哮喘模型Th1/Th2类细胞因子失衡有调节作用，能明显下调哮喘大鼠变应性炎症发生中的效应细胞（EOS）的数量。③调节免疫。本方能明显提高小鼠外周血淋转率，有调节机体免疫的作用。

定 喘 汤
《摄生众妙方》

【组成】白果（去壳，砸碎炒黄，二十一枚）(9g)　麻黄（三钱）(9g)　苏子（二钱）(6g)　甘草（一钱）(3g)　款冬花（三钱）(9g)　杏仁（去皮尖，一钱五分）(4.5g)　桑白皮（蜜炙，三钱）(9g)　黄芩（微炒，一钱五分）(6g)　法制半夏（三钱）(9g)，如无，用甘草汤泡七次，去脐用

【用法】水三盅，煎二盅，作二服，每服一盅，不用姜，不拘时候，徐徐服（现代用法：水煎服）。

【功用】宣降肺气，清热化痰。

【主治】痰热内蕴，风寒外束证。症见咳喘痰多气急，痰稠色黄，或微恶风寒，舌苔黄腻，脉滑数者。

【方解】本方证为风寒外束，痰热壅肺所致之咳喘。素体多痰，又感风寒，肺气壅闭，痰浊郁而化热，肺宣降不得。故症见咳喘气急，痰多色黄，质稠不易咯出等。治宜

354

宣降肺气，定喘止咳，清热祛痰。方用麻黄辛温，既可宣肺平喘以止咳，又可辛温疏散以解表；白果甘涩性平，敛肺定喘，祛痰浊，共为君药，一散一收，相反相成，既可加强平喘止咳之功，又可防麻黄耗散肺气。桑白皮、黄芩清泄肺热，化痰止咳，共为臣药。苏子、杏仁、半夏、款冬花降气平喘，止咳祛痰，共为佐药。甘草调和诸药为使。纵观全方，①散收同用，宣降合施。②表里兼顾，寒热并用。使肺得宣降，痰热、风寒得解，诸症自除。

【应用】

1. 用方指征：本方是治疗痰热内蕴，风寒外束之哮喘的常用方。临床以咳喘气急，痰多色黄，苔黄腻，脉滑数为主要指征。

2. 临证加减：若无表证者，以宣肺定喘为主，麻黄可减量，或用炙麻黄；痰稠难咯者，可酌加瓜蒌、胆南星等；肺热偏重者，酌加石膏、鱼腥草；若胸闷明显者，加枳壳、厚朴等。

3. 现代应用：用于支气管哮喘、慢性支气管炎等属痰热壅肺者可选用本方加减。

4. 使用注意：若新感风寒，虽恶寒发热、无汗而喘，但内无痰热者；或哮喘日久，肺肾阴虚者，皆不宜使用。

【类方比较】定喘汤、苏子降气汤的比较。

<table>
<tr><td colspan="2">比较   方剂</td><td>定喘汤</td><td>苏子降气汤</td></tr>
<tr><td rowspan="2">组成</td><td>相同</td><td colspan="2">苏子　半夏　甘草</td></tr>
<tr><td>不同</td><td>麻黄　白果　杏仁　款冬花　黄芩
桑白皮</td><td>前胡　厚朴　肉桂　当归</td></tr>
<tr><td rowspan="2">功用</td><td>相同</td><td colspan="2">降肺气、祛痰平喘</td></tr>
<tr><td>不同</td><td>清化热痰、宣肺散邪</td><td>温化寒痰、温肾纳气</td></tr>
<tr><td rowspan="2">主治</td><td>相同</td><td colspan="2">喘咳、痰多、苔腻等</td></tr>
<tr><td>不同</td><td>内蕴痰热，外束风寒之哮喘证。痰黄稠，苔黄腻，微恶风寒等</td><td>上实下虚喘咳证。痰多稀白，腰痛脚弱，肢肿，苔白腻等</td></tr>
</table>

旋覆代赭汤

《伤寒论》

【组成】旋覆花三两(9g)　人参二两(6g)　生姜五两(15g)　代赭石一两(6g)　甘草炙,三两(9g)　半夏洗,半升(9g)　大枣十二枚,擘(4枚)

【用法】以水一斗，煮取六升，去滓再煎，取三升，温服一升，日三服（现代用法：水煎服）。

【功用】降逆化痰，益气和胃。

【主治】胃虚痰阻气逆证。症见心下痞硬，噫气不除，或反胃呕逆，吐涎沫，舌淡，苔白腻，脉缓或滑。

【方解】本方证为胃气虚弱，痰浊内阻所致胃气上逆。原书用于伤寒发汗后，又误用吐、下之法，表证虽解，但中气已伤，不能运化水湿，而湿聚成痰，痰阻气滞，胃失和降而上逆。故见心下痞硬，嗳气，或反胃呕逆，吐涎沫。胃虚当补、痰浊当化、气逆当降，故治宜降逆化痰，益气补虚。方中旋覆花苦辛性温而善下气消痰，降逆止嗳，为君药。代赭石质重而沉降，善镇冲逆以助旋覆花，但味苦气寒，故用量稍小为臣药；生姜重用，既可和胃降逆以增止呕之效，又可宣散水气以助祛痰之力，且可制约代赭石的寒凉之性，使其镇降逆气而不伐胃；半夏辛温，祛痰散结，降逆和胃，共为臣药；人参、大枣、炙甘草益脾胃，补气虚，扶助已伤之中气，为佐使。诸药配合，使痰涎得消，逆气得平，中虚得复。纵观全方，降逆化痰以治标，益气和胃以治本，标本兼顾。

【应用】

1. 用方指征：本方为治疗胃虚痰阻气逆证之常用方。临床以胃脘痞闷或胀满，按之不痛，嗳气频作，或呕吐，呃逆，苔白腻，脉缓或滑为主要指征。

2. 临证加减：若痰多者，可加茯苓、陈皮等；若胃气不虚者，可去人参、大枣，加重代赭石用量；若寒较甚者，可易方中生姜为干姜，或加丁香，吴茱萸等。

3. 现代应用：用于胃神经官能症、慢性胃炎、胃及十二指肠溃疡、胃扩张、幽门不完全性梗阻、神经性呃逆、膈肌痉挛等属胃虚痰阻者可选用本方加减。

【附方】橘皮竹茹汤（《金匮要略》），橘皮二斤(15g)　竹茹二升(15g)　生姜半斤(9g)　大枣三十枚(5根)　甘草五两(6g)　人参二两(6g)。功用：降逆止呃，益气清热。主治：胃虚有热之呃逆。呃逆或干呕，虚烦少气，口干，舌红嫩，脉虚数。

本方与旋覆代赭汤均可益气和胃，降逆止呕，用于治疗胃虚之呕吐或呃逆。但本方兼可清热，可用于胃虚有热的呃逆、干呕；旋覆代赭汤兼可祛痰，故用于胃虚痰阻之噫气、呃逆或反胃呕吐。

【现代研究】①止呕。可延长家鸽呕吐潜伏期，减少呕吐次数。②保护胃黏膜。可明显抑制大鼠醋酸性胃溃疡的发生，与西咪替丁比较，无明显差异，可能与旋覆代赭汤阻滞 H_2 受体，抑制组织胺对胃酸的分泌有关。③保护食管黏膜。能降低模型大鼠食管黏膜 NO 浓度，减轻炎症反应，减少下食管括约肌松弛，从而改善反流性食管炎模型大鼠食管黏膜的病理状况。

小　　结

理气剂共选常用正方9首，附方5首。根据其功效不同，分为行气与降气两类。

1. 行气：本类方剂具有行气开郁之功，适用于肝气郁滞或脾胃气滞的病证。越鞠丸长于行气解郁，适用于气血痰火湿食六郁之证，常以气郁为主；半夏厚朴汤与瓜蒌薤白白酒汤均可行气祛痰散结，但半夏厚朴汤又能开郁降逆，适用于痰气互结咽喉之梅核气；瓜蒌薤白白酒汤长于通阳散结，适用于胸阳不振、痰气阻滞胸中之胸痹。金铃子散长于行气止痛，兼可清肝活血，适用于肝郁化火，气血不和的心腹胁肋诸痛；天台乌药散与暖肝煎均可行气散寒止痛，用治寒疝腹痛，但天台乌药散行气散寒之力较强，适用于寒凝气滞较重的实证；暖肝煎温散之中兼可补虚，适用于寒凝气滞且肝肾不足者。

2. 降气：本类方剂均有降气之功，适用于肺、胃之气上逆的病证。苏子降气汤和定喘汤均能降肺气、祛痰平喘，但前者温化寒痰，兼温肾纳气，适用于上实下虚之痰喘；后者清化热痰，兼宣肺散邪，适用于痰热内蕴，风寒外束之哮喘。旋覆代赭汤降逆化痰、益气和胃，适用于胃虚痰阻之噫气不除或反胃呕吐。

【复习思考题】

1. 理气剂与降气剂各适用于何类病证？在组方时配伍用药的特点是什么？
2. 分析越鞠丸的组方意义和运用变化。
3. 天台乌药散和暖肝煎怎样区别使用？
4. 苏子降气汤、定喘汤和小青龙汤均能治咳喘，其组成、功用及主治有何不同？
5. 旋覆代赭汤、橘皮竹茹汤均能治呃逆、呕吐，其组成、功用及主治有何不同？

第十一章 理 血 剂

凡以理血药为主，具有活血或止血作用，以治血瘀或出血在证的方剂，统称理血剂。

理血剂是为血病而设的。引起血病的原因虽多，但其证候无非血虚、血瘀与出血等三者，因此其治法主要有补血、活血祛瘀、止血三者。补血已在补益剂中作了论述，本章着重讨论活血祛瘀和止血两种治法，故相应分为活血祛瘀剂和止血剂两大类。

使用理血剂应注意以下几个方面：①辨明病因，分清标本缓急，做到急则治其标，缓则治其本，或标本兼顾。②活血祛瘀剂性多破泄，易于动血、伤血，过用逐瘀易于伤正，必要时可配伍补益之品，而对有出血、月经过多及孕妇等均当慎用。③止血剂凝敛固涩，易致留瘀，同时离经之血亦为瘀血，故止血之中适当配伍活血药，使血止而不留瘀。④急性出血者，当急则治其标，以止血为主；若气随血脱者，宜急用大补元气；出血较缓或血止之后，治当先固其本，或标本兼顾。

第一节 活 血 祛 瘀

活血祛瘀剂适用于蓄血及各种瘀血阻滞病证。如瘀血疼痛、经闭、痛经、癥瘕、中风后遗症、外伤瘀痛等。症见刺痛有定处，舌紫黯，舌上有青紫或紫点，脉涩；腹中或其他部位有肿块，疼痛拒按，按之坚硬，固定不移为特点。组方配伍常以活血祛瘀药如川芎、桃仁、红花、赤芍、丹参等为主，选择配伍：①理气药，如柴胡、枳壳、桔梗等；②养血药，如当归、地黄、白芍、阿胶等；③补气药，如黄芪、人参等；④血瘀偏寒者，配温经祛寒药，如吴茱萸、桂枝、炮姜等；⑤血瘀偏热者，配清热凉血药，如生地、丹皮、赤芍等；③痰瘀互结者，配利湿化痰，软坚散结药，如茯苓、半夏、鳖甲等。代表方如桃核承气汤、血府逐瘀汤、补阳还五汤、温经汤、复元活血汤、桂枝茯苓丸等。

桃核承气汤

《伤寒论》

【组成】桃核 去皮尖，五十个(12g)　　大黄 四两(12g)　　桂枝 二两(6g)　　甘草 炙，二两(6g)　　芒硝 二两(6g)

【用法】上四味，以水七升，煮取二升半，去滓，内芒硝，更上火，微沸，下火，先食，温服五合，日三服，当微利（现代用法：作汤剂，水煎温服）。

【功用】破血下瘀。

【主治】下焦蓄血。症见少腹急结，其人如狂，小便自利，甚或谵语烦渴、至夜发热，以及血瘀经闭，痛经，脉沉实或涩等。

【方解】本方证为太阳邪气不解，化热传腑，瘀热互结所致。瘀热结于下焦，故少腹急结；病在血分，膀胱气化未受影响，故小便自利；热在血分，瘀热内扰，故至夜发热，其人如狂，谵语烦渴。证属瘀热互结下焦，治当因势利导，逐瘀泄热。方以调胃承气汤加桃仁、桂枝组成。桃仁苦甘平，破血祛瘀；大黄苦寒，下瘀泄热，两药同用，瘀热并治，共为君药。芒硝咸苦而寒，软坚散结，助大黄下瘀泄热；桂枝辛甘温，温通经脉，助桃仁破血祛瘀，又监制硝、黄寒凉凝血之弊，共为臣药；炙甘草调胃和中，缓和诸药峻烈之性，邪去而不伤正，为佐使药。纵观全方，破血下瘀泻热并行，服后"微利"，使蓄血除，瘀热清，而邪有出路，诸症自平。

【应用】

1. 用方指征：本方为治疗下焦蓄血证的主方，瘀热互结是其基本病机。临床以少腹急结，小便自利，烦躁，舌质紫，脉沉实或沉涩为主要指征。

2. 临证加减：血瘀内阻所致月经不调、闭经、痛经、恶露不下等症，可合四物汤，兼气滞者，加香附、乌药、枳实、青皮等；痛甚者，加延胡索、五灵脂；跌打损伤，瘀血疼痛者，酌加赤芍、当归尾、红花、苏木、三七等以活血祛瘀止痛；火旺而血郁于上之吐血、衄血，可以本方釜底抽薪，引血下行，并酌加生地、丹皮、栀子等以清热凉血。

3. 现代应用：应用于急慢性盆腔炎，胎盘滞留，附件炎，肠梗阻，前列腺增生，膀胱结石等属瘀热互结者。

4. 使用注意：表证未解者，当先解表，而后用本方；本方为破血下瘀之剂，孕妇禁用。

【附方】

方 名	组 成	功 效	主 治
下瘀血汤《金匮要略》	大黄 桃仁 䗪虫	破血下瘀	干血内结之产妇腹痛，以及瘀血而致经水不利证
抵当汤《伤寒论》	大黄 桃仁 水蛭 虻虫	攻逐蓄血	下焦蓄血

以上三方均有大黄、桃仁，可破血下瘀，主治瘀血留滞病证。但下瘀血汤配伍䗪虫，专于破血下瘀，主治产妇干血内结的腹痛拒按，按之有硬块，以及血瘀日久所致的经水不利；桃核承气汤配芒硝软坚散结，助大黄下瘀泄热，复佐桂枝温通血脉，适用于瘀热互结下焦之少腹急结、至夜发热、经闭等症。

【现代研究】①改善血循环。本方通过降低血黏度，延长凝血时间，抑制血栓形成和血小板凝聚，对出血性脑血管病、出血性脑卒中、缺血性脑卒中都取得一定临床疗效。研究发现，给瘀血证者服桃核承气汤后，在各切线速度的全血黏度的变化，男性没有变化，女性稍有降低。对糖尿病大鼠、血液流变异常的大鼠灌胃给药，均能明显降低全血黏度与还原血黏度及血浆比黏度；抑制兔体外血栓形成和抑制血小板聚集的功能。②降血脂。本方能降低糖尿病大鼠血清甘油三酯和总胆固醇浓度；对6个月龄的雌性ddy小鼠及自然发病的幼年糖尿病小鼠（NOD），灌服桃核承气汤提取剂1000mg/（kg·d），6个月后生存率明显上升；TC，TG，β-Lip明显降低，血浆、脑的LPO亦明显降低。③改善肾功能。本方能明显降低大鼠实验性肾衰竭血清 BUN、Cr、Mg、P 水平，升高血钙浓度。临床也有报道治疗慢性肾盂肾炎、慢性肾功能不全、慢性肾衰及泌尿系疾病均有良好的疗效。此外，本方还有降低血糖、抗惊厥、泻下、解热等作用。

血府逐瘀汤
《医林改错》

【组成】桃仁四钱(12g)　红花三钱(9g)　生地黄三钱(9g)　川芎一钱半(5g)　赤芍二钱(6g)　牛膝三钱(9g)　桔梗一钱半(5g)　当归三钱(9g)　柴胡一钱(3g)　枳壳二钱(6g)　甘草一钱(3g)

【用法】水煎温服。中成药有血府逐瘀丸、口服液、胶囊、颗粒等制剂。

【功用】活血祛瘀，行气止痛。

【主治】胸中血瘀证。胸痛、头痛日久，痛如针刺而有定处，或呃逆日久不止，或内热烦闷，或心悸失眠，急躁易怒，入暮渐热，唇暗或两目暗黑，舌黯红或有瘀斑，脉涩或弦紧。

【方解】本方证为瘀血内阻胸部，气机郁滞所致。胸为气之宗，血之所聚，肝经循行之分野。血瘀胸中，气机阻滞，清阳不达，则胸痛、头痛日久不愈，痛如针刺，且有定处；胸中血瘀，影响及胃，胃气上逆，故呃逆干呕，甚则水入即呛；瘀久化热，则入暮潮热，内热瞀闷；瘀热扰心，则心悸怔忡，失眠多梦；郁滞日久，肝失条达，故急躁易怒；痛如针刺而有定处，舌黯红或有瘀斑，脉涩或弦紧，皆为瘀血征象。治宜活血化瘀，行气止痛。方中桃仁破血行滞，合红花活血祛瘀以止痛，共为君药。赤芍、川芎助君药活血祛瘀；牛膝活血通经，引瘀血下行，共为臣药。生地、当归养血活血，益阴清热；桔梗、枳壳，一升一降，宽胸行气；柴胡疏肝解郁，升达清阳，与桔梗、枳壳、牛膝相合，理气行滞，调理气血，共为佐药。桔梗兼能载药上行，与甘草调和诸药，同为使药。纵观全方，是以活血祛瘀之桃红四物汤合疏肝理气之四逆散，再加桔梗、牛膝而成。其特点，一是活血行气，气血并调；二是祛瘀养血，消补兼施；三为升阳降浊，升降兼顾。

【应用】

1. 用方指征：本方为治疗血瘀胸中的常用方剂。临床以胸痛，痛有定处，舌黯红或有瘀斑为主要指征。

2. 临证加减：若气滞较重，酌加香附、川楝子、青皮等；若瘀痛入络，血瘀重者，加三棱、莪术、丹参、水蛭、地龙、全蝎等；若血瘀经闭、痛经者，可去桔梗，加香附、益母草、泽兰等以活血调经止痛；胁下有痞块者，可加郁金、丹参、䗪虫、水蛭等以活血祛瘀，消癥化积。

3. 现代应用：用于冠心病心绞痛、风湿性心脏病、胸部挫伤与肋软骨炎之胸痛，以及脑血栓形成、高血压病、高脂血症、神经官能症、脑震荡后遗症之头痛、头晕等属血瘀气滞者。

4. 使用注意：本方活血祛瘀力猛，孕妇忌服。

【附方】

方名	组成	功效	主治
通窍活血汤《医林改错》	桃仁 红花 赤芍 川芎 老葱 生姜 麝香 黄酒	活血通窍	瘀阻头面。症见头痛昏晕，或耳聋，或脱发，面色青紫，或酒渣鼻，或白癜风，妇女干血痨等
膈下逐瘀汤《医林改错》	五灵脂 当归 川芎 桃仁 丹皮 赤芍 乌药 延胡索 甘草 香附 红花 枳壳	活血祛瘀行气止痛	膈下瘀血。或小儿痞块；或肚腹疼痛，痛处不移，或卧则腹坠
少腹逐瘀汤《医林改错》	当归 川芎 赤芍 蒲黄 五灵脂 官桂 小茴香 干姜 延胡索 没药	活血祛瘀温经止痛	少腹瘀血。症见少腹积块胀满疼痛，或经期腰痛、少腹胀，或月经不调，或崩漏兼少腹疼痛，或久不受孕等证
身痛逐瘀汤《医林改错》	桃仁 红花 川芎 甘草 秦艽 羌活 没药 当归 五灵脂 香附 牛膝 地龙	活血行气祛瘀通络通痹止痛	气血痹阻经络。症见肩痛、腰痛、腿痛、或周身疼痛，经久不愈

以上述五方，均以桃红、红花、当归、川芎、赤芍为基础组成，具有活血祛瘀止痛的作用。其中通窍活血汤通阳开窍之力强，主治瘀阻头面诸证；血府逐瘀汤兼可行气宽胸，重在宣理胸胁气血，适用于胸中瘀阻证；膈下逐瘀汤善于疏肝行气，故行气止痛力好，主治瘀阻膈下，肝郁气滞之两胁及腹中胀痛；少腹逐瘀汤重在温经止痛，适用于血瘀少腹的月经不调、痛经等证；身痛逐瘀汤通络宣痹止痛之力强，适用于瘀血痹阻经络所致的肢体痹痛或周身疼痛等证。

【现代研究】①对心功能及血液循环的影响。血府逐瘀汤对外周血管有收缩舒张双重效应；有显著的抗心律失常作用。服用血府逐瘀汤的患者，全血比黏度、血浆比黏度、血球压积、血沉、纤维蛋白原含量以及体外血栓形成等各项血液流变学指标均见明显改善。高脂血家兔拌饲血府逐瘀汤浓缩煎剂，3周后其全血还原黏度明显低于对照组，改善红细胞压积及红细胞电泳速度；并可显著降低血清胆固醇含量，但对甘油三酯无明显影响。能明显改善由高分子右旋糖酐造成的大鼠急性微循环障碍，可使细动脉及细静脉口径明显扩张，毛细血管开放数量明显增多，血流速度加快，红细胞聚集及白细胞贴壁、滚动及堆积等现象明显改善，血流停滞现象消失。同时，该方还能防止急性微循环障碍造成的血压急剧下降，有利于组织器官血流灌注，促进微循环障碍的恢复。该方还能显著阻断或延缓肝纤维化和门脉高压的病理过程，其作用明显优于秋水仙碱。②抑制血小板聚集。能抑制 ADP 诱导的家兔血小板聚集，促进血小板解聚，并能复活肝脏的清除能力。此外，本方还具有显著的抗炎、镇痛、抗缺氧，免疫调节，以及抑制肺纤维化等作用。

复元活血汤

《医学发明》

【组成】柴胡 半两(15g) 瓜蒌根 当归 各三钱(各9g) 红花 甘草 穿山甲 炮,各二钱(6g) 大黄 酒浸,一两(30g) 桃仁 酒浸,去皮尖,研如泥,五十个(9g)

【用法】除桃仁外，锉如麻豆大，每服一两（30g），水一盏半，酒半盏，同煎至七分，去滓，大温服之，食前，以利为度，得利痛减，不尽服（现代用法：作汤剂，水煎温服）。

【功用】活血祛瘀，疏肝通络。

【主治】跌打损伤。瘀血留于胁下，痛不可忍。

【方解】本方证为跌打损伤，瘀血滞留胁肋，气机阻滞所致。胁为肝经循行部位，瘀滞胁下，血瘀气滞，以致痛不可忍。治宜活血祛瘀，兼以疏肝通络。方中重用大黄，酒制善行血分，能荡涤留瘀败血，导瘀下行，推陈致新；柴胡味苦微寒，疏肝行气，引诸药入肝经，合大黄一升一降，调理气机，治胸胁痛胀，共为君药。桃仁、红花活血祛瘀，消肿止痛；当归补血活血，使祛瘀不伤正；共为臣药。穿山甲破瘀通络，消肿散结，瓜蒌根"续绝伤"（《神农本草经》），"消仆损瘀血"（《日华子本草》），既能入血分助诸药而消瘀散结，又可清热润燥，符合血气郁久化热化燥之治，共为佐药。甘草缓急止痛，调和诸药，是为使药。纵观全方，升降同用，调畅气血；祛瘀生新，破瘀而不伤血，使"去者去，生者生，痛自舒而元自复矣"（《成方便读》），故名"复元活血汤"。

【应用】

1. 用方指征：本方用治跌打损伤，瘀血阻滞的有效方。临床以胁肋瘀肿疼痛，痛不可忍为主要指征。

2. 临证加减：瘀重而痛甚者，加三七或酌加乳香、没药、元胡等活血祛瘀，消肿止痛；气滞重者，可加川芎、香附、郁金、青皮等助行气止痛。

3. 现代应用：可用于肋间神经痛、肋软骨炎、胸胁部挫伤、血栓性静脉炎等属血瘀气滞者。

4. 使用注意：本方破瘀之力较强，虚人慎用，孕妇忌服。

【附方】七厘散（《良方集腋》）：血竭 麝香 冰片 乳香 没药 红花 朱砂 儿茶。功用：活血散瘀，止痛止血；外敷止血生肌。主治：跌打损伤，筋断骨折之瘀血肿痛，或刀伤出血。并治一切无名肿毒，烧伤烫伤等。

两方均能活血消肿止痛，治疗跌打损伤之瘀血肿痛。然复元活血汤长于活血破瘀，兼可疏肝通络，主治瘀血留于胁下瘀肿疼痛；七厘散善于止血生肌，适用于外伤瘀血肿痛，或刀伤出血者。既可内服，又可外敷。

【现代研究】①抗炎及镇痛。复元活血汤可不同程度提高小鼠热板痛阈值，延长扭体潜伏期，减少扭体次数；抑制二甲苯致小鼠耳郭肿胀，降低腹腔毛细血管通透性，显示其镇痛、抗炎作用。②改善微循环。能显著延长小鼠凝血时间、凝血酶时间、血浆复钙时间；能降低大鼠全血粘度，抑制动—静脉旁路血栓形成，扩张后肢血管，使灌流量增加；扩张小鼠耳郭微动脉、微静脉，改善微循环。③促进骨痂生长。对闭合性骨折大鼠骨痂生长有促进作用，可明显提高骨钙含量，并降低血液黏度，改善血液循环。④抗肝硬化。对饲喂法形成的大鼠肝硬化模型通过显微病理分析显示，复元活血汤能有效地抑制大鼠实验性肝硬化的形成。

补阳还五汤
《医林改错》

【组成】黄芪生,四两(60g)　当归尾二钱(6g)　赤芍一钱半(6g)　地龙一钱(6g)　川芎一钱(3g)　红花一钱(3g)　桃仁一钱(3g)

【用法】水煎温服。

【主治】中风后遗证。以半身不遂，口眼歪斜，语言謇涩，口角流涎，小便频数或遗尿不禁，舌黯淡，苔白，脉缓为主证。

【功用】补气，活血，通络。

【方解】本方证为气虚血滞，脉络瘀阻所致。气虚不能行血，致脉络瘀阻，筋脉肌肉失养，故见半身不遂，口眼歪斜；气虚血滞，舌本失养，故见语言謇涩；气虚不固，则见口角流涎，小便频数或遗尿不禁；舌暗淡，苔白，脉缓无力为气虚血瘀之象。此方证以气虚为本，血瘀为标，"因虚致瘀"。治当以补气为主，活血通络。方中重用生黄芪，大补元气，使气旺血行，瘀去络通而不伤正，为君药。当归尾长于活血，且化瘀而不伤血，是为臣药。川芎、赤芍、桃仁、红花助当归尾活血祛瘀；地龙善行入络，通经活络，为佐药。纵观全方，重用补气药以治本，佐以活血通络药以治标，标本兼顾，补气不壅滞，活血不伤正，使气旺血行，瘀祛络通，诸症自可渐愈。

【应用】

1. 用方指征：本方是体现王清任所创气虚血瘀理论的代表方剂。常用于中风后遗症。临床以半身不遂，口眼歪斜，苔白脉缓或脉细无力为主要指征。

2. 临证加减：若半身不遂以上肢为主者，可加桑枝、桂枝以引药上行，温经通络；下肢为主者，加牛膝、杜仲以引药下行，补益肝肾；日久效果不显著者，加水蛭、虻虫、全蝎以破瘀通络；语言不利者，加石菖蒲、郁金、远志等以化痰开窍；口眼歪斜者，可合用牵正散以化痰通络；痰多者，加制半夏、天竺黄以化痰；偏寒者，加熟附子以温阳散寒；脾胃虚弱者，加党参、白术以补气健脾。

3. 现代应用：常用于脑血管意外后遗症、冠心病、小儿麻痹后遗症，以及其他原因引起的偏瘫、截瘫、或单侧上肢、或下肢痿软等属气虚血瘀者。

4. 使用注意：黄芪用量独重，可从小量（一般30~60g）开始，效果不佳时逐渐增加；活血祛瘀药用量较轻，使用时可根据病证适当加大；使用本方需久服缓治，疗效方显；愈后还应继续服用一段时间，以巩固疗效，防止复发。

【现代研究】①抗栓、溶栓。补阳还五汤2g/kg灌胃给药，能显著抑制大鼠体内血栓的形成；对和凝血酶凝固纤维蛋白原的活性有抑制作用；能非常显著抑制由ADP诱导的家兔血小板聚集；显著增强家兔实验性小动脉血栓的溶栓作用。②改善血液的流变性。由复合法复制家兔脑梗死模型，灌服补阳还五汤能显著降低模型动物全血高、低切黏度和血浆比黏度，还降低血清胆固醇含量。能显著提高红细胞膜的流动性。③扩张脑血管。补阳还五汤不仅有扩张家兔脑血管的作用，降低脑血管阻力，且能对抗收缩脑血管的作用。④预防急性脑损伤。该方能预防脑组织缺血后再灌注的损伤；能明显降低脑蛋白、糖原、丙二醛和水的含量；增强脑组织中超氧化物歧化酶和过氧化物酶活性；使脑组织中 Cu^{2+}、Zn^{2+} 含量和铜锌比值（Cu^{2+}/Zn^{2+}）增高。⑤修复神经损伤。能显著修复豚鼠脊髓损伤引起的神经元损伤，对周围神经损伤亦有修复作用，能显著提高损伤神经传导速度的恢复率。⑥强心，改善心肌供血。本方有正性肌力作用，具有显著而持久增加心肌收缩幅度的作用。能显著增加心肌营养性血流量。⑦降血脂、抑制动脉粥样硬化斑块形成。能明显降低高脂饲料喂饲家兔所致高血脂和动脉粥样硬化模型中血清胆固醇，动脉粥样硬化斑块显著消退；对因造型引起的心率加快有显著抑制作用，并能抑制体重增加。⑧抗炎、调节免疫。能明显抑制二甲苯致小鼠耳肿胀和醋酸致毛细血管通透性增加，并显著增加免疫器官胸腺和脾脏的重量；增加特异性抗体溶血素含量；增加巨噬细胞吞噬功能；此外，该方还具有耐缺氧、抗疲劳等作用。

温 经 汤
《金匮要略》

【组成】吴茱萸_三两(9g)　当归_二两(9g)　芍药_二两(9g)　川芎_二两(6g)　人参_二两(6g)　桂枝_二两(6g)　阿胶_二两(9g)　牡丹皮_二两,去心(6g)　生姜_二两(6g)　甘草_二两(6g)　半夏_半升(9g)　麦冬_去心,一升(9g)

【用法】上十二味，以水一斗，煮取三升，分温三服（现代用法：作汤剂，水煎温服）。

【功用】温经散寒，祛瘀养血。

【主治】冲任虚寒，瘀血阻滞证。漏下不止，月经不调，或前或后，或一月再行，或经停不至，而见入暮发热，手心烦热，唇口干燥，小腹冷痛，亦治妇人久不受孕。

【方解】本方证为冲任虚寒，瘀血阻滞所致。冲为血海，任主胞胎，二经皆起于胞宫而循于小腹，与经、产密切相关。冲任虚寒，血凝气滞，胞宫失养，故小腹冷痛、月经不调，或经停不至或久不受孕；瘀血阻滞，血不循经，加之冲任不固，则月经先期、或一月再行，甚或崩中漏下；瘀血不去，新血不生，濡润不足，故唇口干燥；阴血耗损，虚热内生，则入暮发热，手心烦热。证属冲任虚寒，瘀血阻滞，寒热、虚实错杂之证，治当温经散寒，祛瘀养血，兼清虚热。方中吴茱萸辛苦性温，暖肝肾，温冲任，行气止痛；桂枝温经散寒而通血脉，共为君药。当归、川芎、芍药活血祛瘀，养血柔肝，调经止痛，丹皮既可活血祛瘀，又能清退虚热，共为臣药。阿胶养血止血，滋阴润燥，麦冬养阴清热，并制吴茱萸、桂枝之温燥；人参、甘草益气补中而资生化之源，使阳生阴长，气旺血充；半夏、生姜通降胃气，辛开散结，与参、草相伍，健运脾胃，生化气血，以助祛瘀调经。共为佐药。甘草调和诸药兼为使药。纵观全方，温清补消并用，而以温通补养为主；消而能补，温而有清，温经散寒以活血，补养冲任以固本，滋阴清热而润燥，则瘀血去，新血生，虚热退，月经调而病自除。

【应用】

1. 用方指征：本方为妇科调经常用方剂，主要用于冲任虚寒而有瘀滞的月经不调、

364

痛经、崩漏、不孕等证。临床以月经不调，小腹冷痛，经行有瘀块，时发烦热，舌质暗红，脉细涩为主要指征。

2. 临证加减：若小腹冷痛甚者，可去丹皮、麦冬，以肉桂易桂枝，或加艾叶、小茴香等以助散寒止痛；气滞者，加香附、乌药；气虚者加黄芪、白术；漏下色淡不止者，去丹皮，加艾叶、熟地、炮姜；傍晚发热甚者，加银柴胡、地骨皮以清虚热。

3. 现代应用：用于功能性子宫出血、慢性盆腔炎、痛经、不孕症等，属冲任虚寒，瘀血阻滞证候者。

4. 使用注意：月经不调等属实热证者不能用；服药期间忌食生冷之物。

【现代研究】①调节内分泌。温经汤能在垂体水平刺激促性腺激素的合成与释放；能通过下丘脑催乳素释放激素（LHRH）来促进垂体释放催乳素（LH）；可以直接作用于卵巢，促进雌二醇、孕酮的分泌，促进黄体生成素的分泌。并能促进排卵。从而为温经汤应用于卵巢功能低下患者提供了理论依据。②改善血液流变性。对实验性虚寒型血瘀大鼠，以温经汤灌胃，能显著改善血液流变学多项指标，降低血瘀大鼠的 RBC 压积、全血黏度、纤维蛋白黏度、血浆黏度。③促进造血。能使小鼠急性大出血的 Hb 和 RBC 恢复，具较强补血作用。④镇痛。温经汤 50g/kg 灌服，能减少醋酸所致小鼠扭体反应次数，延长扭体反应出现的时间。

生 化 汤
《傅青主女科》

【组成】 全当归八钱(24g)　　川芎三钱(9g)　　桃仁去皮尖,十四枚(各6g)　　干姜炮黑,五分(2g)　　甘草炙,五分(2g)

【用法】黄酒、童便各半煎服（现代用法：作汤剂，水煎温服，可加黄酒同煎。中成药有生化丸）。

【功用】活血化瘀，温经止痛。

【主治】产后瘀血腹痛。恶露不行，小腹冷痛，舌淡，脉细而涩。

【方解】本方证由产后血虚寒凝，瘀血内阻所致。妇人产后，血亏气弱，寒乘虚人，致寒凝血瘀，故恶露不行，舌淡，脉细而涩；瘀阻胞宫，不通则痛，故小腹冷痛。治宜活血养血，温经止痛。方中重用全当归为君药，补血活血，化瘀生新。川芎活血行气，桃仁活血祛瘀，助全当归祛瘀之力，为臣药。炮姜人血分，温经散寒止痛，黄酒温通血脉以助药力，加童便取其益阴化瘀，并能引败血下行，共为佐药。炙甘草调和诸药为使药。纵观全方，化瘀而生新，使瘀血化，新血生，正所谓"血瘀可化之，则所以生之，产后多用"（《血证论》），故名"生化"。

【应用】

1. 用方指征：本方为妇女产后常用方剂。临床以产后恶露不行，小腹冷痛为主要指征。

2. 临证加减：若恶露已行，腹痛不甚者，可减去桃仁；若瘀块留滞，腹痛甚者，可加蒲黄，五灵脂、益母草、延胡索等以祛瘀止痛；若小腹冷痛甚者，可加肉桂以温经散寒；若气滞明显者，加木香、香附、枳实、乌药等以理气止痛。

3. 现代应用：用于产后子宫复旧不良或宫缩疼痛、胎盘滞留、慢性子宫内膜炎等属产后血虚寒凝，瘀血内阻者。

4. 使用注意：本方应以产后血虚瘀滞偏寒者为宜，若产后血热而有瘀滞者，则非本方所宜若恶露过多、出血不止，甚则汗出气短神疲者，当属禁用。

【现代研究】①增强子宫平滑肌收缩。该方能显著增强在体、或离体子宫平滑肌收缩幅度和频率。②抗血栓。生化汤具有明显抑制体外血栓形成。明显降低冰水＋肾上腺素所致急性"血瘀"模型大鼠的全血黏度的作用，以及降低红细胞聚集指数的趋势，从而改善血液黏、浓、凝的病理状态。③对子宫组织形态影响。本方可使己烯雌酚所致子宫内膜增生的程度减轻，细胞数减少，复层排列渐趋消失，多数动物的内膜基本恢复正常，子宫壁层的充血水肿与黏膜下腺体分泌也基本消失，肌层的单纯性肥大渐趋消失，糖原含量接近正常。④抗炎、镇痛。对大鼠蛋清性足肿胀、巴豆油所致小鼠耳肿胀均有明显抑制作用；能明显抑制醋酸所致小鼠扭体反应。此外，该方还有促进造血作用。⑤毒理研究。按 1.23. 24.6g/kg 生化汤大鼠灌胃给药 14 日，表明生化汤对动物的生长发育、体重、肝功能、肾功能和血常规和对心、肝、脾、肺、肾、肾上腺、卵巢和子宫组织形态学均未发现有明显毒性损害。

桂枝茯苓丸
《金匮要略》

【组成】桂枝　茯苓　丹皮　桃仁去皮尖　芍药各等份(各9g)

【用法】炼蜜和丸，如兔屎大，每日食前服一丸，不知，加至三丸（现代用法：多用汤剂，水煎温服。中成药有桂枝茯苓丸、胶囊、颗粒等制剂）。

【功用】活血化瘀，缓消癥块。

【主治】瘀阻胞宫证。腹痛拒按，或漏下不止，血色紫黑晦暗，或妊娠始动不安等。

【方解】本方证为妇人素有癥块，瘀阻胞宫所致。妇人原有瘀血留结胞宫，冲任失调，胎元不固，致胎动不安；瘀阻胞宫，阻遏经脉，血溢脉外，故见腹痛拒按，漏下不止、血色紫黑晦暗。瘀血癥块不消，漏下不能止，势必影响胎元。但消散过猛，亦容易损胎，故治宜活血化瘀，缓消癥块。方中桂枝温通经脉而行瘀滞，为君药。茯苓渗湿健脾，消痰利水，扶助正气，为臣药；二者瘀痰并行，以助消癥。桃仁味苦甘平，活血破瘀，为化瘀消癥之要药；丹皮既能散血行瘀，又清退瘀久所化之热；芍药和血养血，缓急止痛，共为佐药。以蜜为丸，缓和诸药破泄之力，意在缓消，为使药。纵观全方，一则温通血脉与凉血散瘀并用，活血祛瘀与渗湿消痰并行，使瘀痰化而癥积消；二则活血化瘀与健脾扶正，缓消癥块而不伤正。如此使癥块得消，血行常道，则出血得止。

《妇人良方》以本方更名为夺命丸，用治妇人小产，子死腹中而见"胎上抢心，闷绝致死，冷汗自出，气促喘满者"。《济阴纲目》将本方改为汤剂，易名为催生汤，用于妇人临产见腹痛、腰痛而胞浆已下时，有催生之功。

【应用】

1. 用方指征：本方为治疗瘀阻胞宫，妊娠胎动不安，漏下不止的常用方剂。临床以少腹有癥块，下血色黑晦暗，腹痛拒按为主要指征。

2. 临证加减：若瘀血较甚，或癥块难消，可酌加丹参、川芎、三棱、莪术、海藻、昆布等以活血破瘀，软坚消癥；疼痛剧烈者，酌加玄胡、蒲黄、五灵脂、没药、乳香等

366

以活血止痛；出血多者，可加茜草、蒲黄、地榆等以活血止血；气滞者加香附、陈皮等以理气行滞。

3. 现代应用：用于子宫肌瘤、子宫内膜异位症、子宫内膜炎、卵巢囊肿、附件炎、慢性盆腔炎等属瘀血留滞者。

【现代研究】①改善血液流变性。该方能明显降低家兔全血还原比黏度（高切、低切）、全血比黏度（高切、低切）、血浆比黏度及纤维蛋白原浓度；能显著改善红细胞变形能力，抑制老龄大鼠及其在负荷胆固醇下红细胞变形能力的下降；对脑卒中易发性高血压自发性大鼠（SHRSP）给予本方，在抑制血压上升同时，红细胞变形能力也明显被改善。②抗血小板聚集。对胶原或 ADP 所引起的血小板聚集率有明显的抑制作用，且作用比阿司匹林强；能明显降低纤维蛋白原、纤维蛋白降解产物、凝血酶原时间、部分凝血酶时间、血小板及有纤维素沉着的肾小球百分率，并呈量效关系，而等量的单味药则无此作用，表明本药抗 DIC 效果是五味中药混合后而产生。③调节内分泌。本方具有催乳素释放激素（LHRH）类似物及弱抗雌激素特性。对于"激素型血瘀证"模型鼠的肾上腺萎缩，血中皮质激素水平降低及 ACTH 试验反应性降低等有一定改善作用，认为本药可能对垂体—肾上腺皮质有一定保护作用。④抗炎。能抑制组织胺、5-羟色胺等所致的毛细血管通透性增高，抑制甲醛、蛋清等所致大鼠足肿胀，抑制绵球肉芽组织增生。其次，该方具有明显的镇静催眠、镇痛及抗肿瘤作用。

【附方】

方　名	组　成	功　效	主　治
丹参饮 《时方歌括》	丹参　檀香　砂仁	活血祛瘀 行气止痛	血瘀气滞，心胃诸痛
失笑散 《和剂局方》	五灵脂　蒲黄	活血祛瘀 散结止痛	瘀血停滞。心腹痛，或产后恶露不行，或月经不调，少腹急痛
大黄䗪虫丸 《金匮要略》	大黄　䗪虫　水蛭 虻虫　蛴螬　干漆 桃仁　杏仁　黄芩 地黄　白芍　甘草	活血祛瘀 破结消癥	干血劳。症见腹部肿块、肌肤甲错、面色黯黑、潮热羸瘦、经闭不行
宫外孕方 《景岳全书》	Ⅰ号：丹参、赤芍、桃仁。Ⅱ号：丹参、赤芍、桃仁、三棱、莪术	活血祛瘀 消癥止痛	Ⅰ号方适用于宫外孕破裂不稳定型；Ⅱ号方适用于宫外孕未破损型及包块型

第二节　止　　血

止血剂适用于血液离经妄行而出现的吐血、衄血、咳血、便血、崩漏等各种出血证。组方配常以止血药如侧柏叶、小蓟、槐花、灶心土、艾叶为主，根据出血的病因、部位、病情的轻重缓急，选择配伍：①血热妄行者，配泻火凉血药，如栀子、大黄、牡丹皮、青黛等；②阳气虚弱不能摄血者，配温阳益气药，如白术、附子、阿胶等；③血虚者，配补血止血药，如地黄、当归、阿胶、白芍等；④兼瘀滞者，当配活血消瘀药，如丹皮、蒲黄、赤芍等；⑤上部出血者慎用升提药，可少佐引血下行之品，如牛膝、代赭石等；⑥下部出血慎用沉降药，可少佐升提之品，如黑芥穗、升麻、黄芪等。

十 灰 散
《十药神书》

【组成】大蓟　小蓟　荷叶　侧柏叶　茅根　茜根　山栀　大黄　牡丹皮　棕榈皮各等分(各9g)

【用法】上药各烧灰存性，研极细末，用纸包，碗盖于地上一夕，出火毒，用时先将白藕捣汁或萝卜汁磨京墨半碗，调服五钱，食后服下（现代用法：各药烧炭存性，为末，藕汁或萝卜汁磨京墨适量，调服9～15g；亦可作汤剂，水煎服，用量按原方比例酌定）。

【功效】凉血止血。

【主治】血热妄行证。呕血、吐血、咯血、嗽血、衄血，血色鲜红，来势急暴，舌红，脉数。

【方解】本方证为火热炽盛，迫血妄行所致。火性炎上，气火上冲，灼伤血络，离经妄行，故见吐血、咯血等上部出血，血色鲜红，来势急暴。治宜凉血止血。方中大蓟、小蓟性味甘凉，长于凉血止血，且能祛瘀，为君药。荷叶、白茅根甘苦寒入肺胃经，茜草、侧柏叶苦寒，均可凉血止血，棕榈皮苦涩性平，收涩止血，与君药相配，既能增强澄本清源之力，又有塞流止血之功，共为臣药。气盛火旺则迫血上溢，故用栀子、大黄清热泻火，挫其鸱张之势，导邪热从二便而去，使气火降而血止；丹皮配大黄凉血祛瘀，使血止而不留瘀，同为佐药。以藕汁或萝卜汁磨京墨调服，前者能清热凉血散瘀，后者可降气清热以助止血，京墨能收涩止血，皆属佐药之用。诸药炒炭存性，以助收敛止血之力。综观全方，凉血与清降并用，寓止血于清热泻火之中；收涩与化瘀兼顾，寄祛瘀于凉血止血之内。使血热清，气火降，则出血自止。实为一首急救止血方剂。

【应用】

1. 用方指征：本方为治疗血热妄行所致的各种上部出血证的常用方。临床以上部出血，血色鲜红，舌红脉数为主要指征。

2. 临证加减：本方原为成药散剂，要预先制备，除其火气，既可内服，也能外用。若气火上逆，血热较盛者，本方可改作汤剂使用，此时当重用大黄、栀子为主药，可酌加牛膝、代赭石等镇降之品，引血下行。

3. 现代应用：常用于上消化道出血、支气管扩张及肺结核咯血、鼻出血等属气火上逆者。

4. 使用注意：本方为急则治标之剂，血止之后，应审因图本，巩固疗效；对虚寒性出血则不宜使用。

【附方】

方　名	组　成	功　效	主　治
四生丸 《妇人良方》	生荷叶　生艾叶 生侧柏　生地黄	凉血止血	血热妄行。吐血、衄血，血色鲜红，口干咽燥，脉弦数有力
茜根散 《重订严氏济生方》	茜根　黄芩　阿胶 侧柏叶　生地 炙甘草	清热养阴 凉血止血	鼻衄不止，心神烦闷

【现代研究】①药理研究。十灰散生品、炭药均有促进血凝系统的止血、凝血作用，可缩短凝血酶原、凝血酶时间和血浆复钙时间，从而对内源性和外源性凝血系统发挥其促进作用，激活多种凝血因子，使凝血时间缩短。能促进血小板功能，使血小板数量增多，利于血小板形成血栓，加强其凝血作用，但炭药效果优于未制炭药材。②作用物质基础研究。该方成分中钙的含量很高，微量元素含量较高，并与高温制碳有关，鞣质含量为3.13%，同时止血成分中尚包含如茜草素、茜草苷等主要成分，这些成分在"炒炭存性"炮制过程中被不同程度地保存下来。所以以十灰散及其他炭药的止血成分广泛而复杂，止血机理也是多环节、多通道的。

咳　血　方
《丹溪心法》

【组成】青黛水飞(6g)　瓜蒌仁去油(9g)　海粉(9g)　山栀子炒黑(9g)　诃子(6g)

【用法】上为末，以蜜同姜汁为丸，噙化（现代用法：作汤剂，水煎服，用量按原方比例酌定）。

【功用】清肝宁肺，止咳止血。

【主治】肝火犯肺之咳血证。咳嗽痰稠带血，咯吐不爽，心烦易怒，胸胁作痛，咽干口苦，颊赤便秘，舌红苔黄，脉弦数。

【方解】本方证为肝火犯肺，灼伤肺络所致。肺为清肃之脏，木火刑金，则烁液为痰，清肃失司，故见咳嗽痰稠，咯吐不爽；损伤肺络，则见痰中带血；肝火内炽，疏泄失司，故心烦易怒，胸胁作痛，咽干口苦；颊赤便秘，舌红苔黄，脉弦数为火热炽盛之征。是证病位虽在肺，但病本则在肝，治当清肝泻火，使火清气降，肺金自宁。方选青黛咸寒，入肝、肺经，清肝泻火，凉血止血；山栀子苦寒，清热凉血，泻火除烦，炒黑可入血分而止血，两药合用，澄本清源，共为君药。火热灼津成痰，瓜蒌仁甘寒入肺，清热化痰，润肺止咳；海粉（海浮石）入肺经，清肺降火，软坚化痰，意在痰清咳止而血自宁，同为臣药。诃子苦涩性平，清降化痰，敛肺止咳，为佐药。纵观全方，意在治病求本，寓止血于清热泻火，化痰止咳之中，使木不刑金，火清气降，痰化咳止，肺复宣降，其血自止。

【应用】

1. 用方指征：本方主要用于肝火灼肺的咳血证。临床以咳痰带血，胸胁作痛，舌红苔黄，脉弦数为主要指征。

2. 临证加减：若咳血量多者，可酌加三七、白及、仙鹤草等止血药；阴伤重者，可酌加沙参、麦冬等清肺养阴；咳甚痰多，加贝母、天竺黄、枇杷叶等化痰止咳；因鼻为肺之窍，本方去海浮石、诃子，加丹皮、青蒿、白茅根，治疗鼻衄有良效。

3. 现代应用：常用于支气管扩张、肺结核等病的咳血属肝火犯肺者。

4. 使用注意：本方属寒凉降泄之剂，故肺肾阴虚及脾虚便溏者，不宜使用。

小 蓟 饮 子
《济生方》，录自《玉机微义》

【组成】生地黄 洗,四两(24g)　　小蓟 半两(15g)　　滑石 半两(12g)　　木通 半两(6g)　　蒲黄 半两(9g),炒　　藕节 半两(9g)　　淡竹叶 半两(6g)　　当归 酒浸,半两(6g)　　山栀子 半两(9g)　　炙甘草 半两(6g)

【用法】哎咀，每服四钱，水一盏半，煎至八分，去滓温服，食前服（现代用法：水煎服）。

【功用】凉血止血，利尿通淋。

【主治】下焦热结之血淋、尿血。尿中带血，小便频数，赤涩热痛，舌红，脉数等。

【方解】本方证为下焦瘀热，损伤膀胱血络，气化失司所致。膀胱瘀热，损伤血络，血随尿出，故尿中带血，其痛者为血淋，若不痛者为尿血；热蕴下焦，膀胱气化失司，故见小便频数，赤涩热痛；舌红脉数，均为热结之征。治当凉血止血，利尿通淋。方中小蓟甘凉入血分，功擅清热凉血止血，又可利尿通淋，为尿血、血淋之要药，为君药。生地黄甘寒，凉血止血，养阴清热；蒲黄、藕节助君药凉血止血，并能消瘀，使血止而无留瘀之虞，共为臣药。滑石、竹叶、木通清热利水通淋，栀子清泄三焦，导热从下而解，此皆为因势利导之用；当归养血和血，引血归经，与藕节、蒲黄相合可防诸药寒凉滞血留瘀之弊，共为佐药。甘草缓急止痛，和中调和诸药，为使药。纵观全方，止血之中寓以化瘀，止血而不留瘀；清利之中寓以养阴，利水而不伤正。

【应用】

1. 用方指征：本方是治疗血淋、尿血属实热证的常用方。临床以尿中带血，小便赤涩热痛，舌红，脉数为主要指征。

2. 临证加减：方中炙甘草亦可改用生甘草，以取其清热泻火之功；若石淋尿道刺痛者，可加金钱草、海金砂、琥珀、瞿麦、车前子等以通淋止痛；血尿较多，加丹皮、白茅根；若病症日久，气阴两虚者，去木通、滑石，加黄芪、太子参、阿胶等补气养阴。

3. 现代应用：常用于急性泌尿系感染泌、尿系结石以及肾小球肾炎等属下焦瘀热，蓄聚膀胱者。

4. 使用注意：本方药物多属性寒通利之品，若血淋、尿血日久兼寒或阴虚火动或气虚不摄者应慎用。

槐 花 散
《普济本事方》

【组成】槐花 炒(12g)　　柏叶 杵,焙(12g)　　荆芥 穗(6g)　　枳壳 麸炒(6g)各等份

【用法】上为细末，用清米饮调下二钱，空心食前服（现代用法：为细末，每服6g，开水或米汤调下；亦可作汤剂，水煎服，用量按原方比例酌定）。

【功效】清肠止血，疏风行气。

【主治】肠风、脏毒。便前出血，或便后出血，或粪中带血，以及痔疮出血，血色鲜红或晦暗，舌红苔黄脉数。

【方解】本方证为风热或湿热邪毒，壅遏肠道血分，损伤脉络所致。《成方便读》有："肠风者，下血新鲜，直出四射，皆由便前而来……脏毒者，下血瘀晦，无论便前便后皆然"。治宜清肠凉血为主，兼以疏风行气。方中槐花苦而微寒，善清大肠湿热，凉血止血，为君药。侧柏叶味苦微寒，清热止血，增强君药凉血止血之力，为臣药。荆芥穗温而不燥，辛散疏风，炒用入血分而止血；盖大肠气机被风热湿毒所遏，故用枳壳行气宽肠，以达"气调则血调"之目的，共为佐药。纵观全方，寓行气于止血之中，寄疏风于清肠之内，标本兼顾。凉血止血，清肠疏风，俟风热、湿热邪毒得清，肠腑气血条畅，则便血自止。

【运用】

1. 用方指征：本方为治疗肠风、脏毒下血的常用方。临床应用以便血，血色鲜红，舌红，脉数为主要指征。

2. 临证加减：若便血较多，可将荆芥炒炭，酌加黄芩炭、地榆炭、棕榈炭等加强止血之力；若大肠热甚，可加入黄连、黄芩等以清肠泄热；若脏毒下血紫暗，可加入苍术、茯苓等以祛湿毒；便血日久血虚，可加入熟地、当归等以养血和血。本方以陈皮易枳壳，加地榆、仙鹤草，名"痔疮止血丸"（《中药部颁标准》），用于痔疮出血，肠风下血，血色鲜红者；以槐角易槐花，加黄芩、栀子、地榆炭、地黄、白芍、椿皮，名"槐角地榆丸"（《中药部颁标准》），清热止血，消肿止痛，用于大便下血，大肠积热，痔疮肿痛。

3. 现代运用：本方常用于治疗痔疮、结肠炎、结肠肿瘤或其他大便下血属肠道风热或湿热，损伤脉络者。

4. 使用注意：方中药性寒凉，故只可暂用，不宜久服。便血日久属气虚或阴虚者，以及脾胃素虚者均不宜使用。

【附方】

方名	组成	功效	主治
槐角丸 《太平惠民和剂局方》	槐角　地榆　当归 防风　黄芩　枳壳	清肠凉血	治肠风、痔漏下血，伴里急后重，肛门痒痛者
凉血地黄汤 《脾胃论》	黄柏　知母　青皮 槐子　熟地　当归	清热燥湿 养血凉荣	湿热下注，肠澼下血

黄　土　汤
《金匮要略》

【组成】甘草　干地黄　白术　附子(炮)　阿胶　黄芩各三两(各9g)　灶心黄土半斤(60g)

【用法】上七味，以水八升，煮取三升，分温二服（现代用法：先将灶心土水煎过滤取汤，再煎余药。阿胶烊化冲服）。

【功效】温阳健脾，养血止血。

【主治】脾阳不足，脾不统血证。症见大便下血，先便后血，或吐血、衄血，及妇人崩漏，血色暗淡，四肢不温，面色萎黄，舌淡苔白，脉沉细无力者。

【方解】本方证为脾阳不足，统摄无权所致。脾主统血，若脾阳不足，不能统摄，血从上溢则吐血、衄血；血从下走则便血、崩漏。血色暗淡，四肢不温，面色萎黄，舌淡苔白，脉沉细无力等症，皆为中焦虚寒，阴血不足之象。治宜温阳健脾，养血止血。方中灶心黄土，辛温而涩，温中收敛而止血，为君药。白术、附子助君药温阳健脾，以复脾土统血之权，共为臣药。出血之人，阴血每亦亏耗，故以生地、阿胶滋阴润燥，养血止血，与术、附相合，滋而不腻；更配苦寒之黄芩，既有助于润燥止血，又能制约术、附过于温燥动血之弊，合为佐药。甘草健脾和中，调和诸药为使药。纵观全方，寒热并用，标本兼顾，刚柔相济，温阳而不伤阴，滋阴又不碍阳。故吴瑭称之为"甘苦合用，刚柔互济法"（《温病条辨》）。

【类方比较】黄土汤、归脾汤的比较。

比较		黄土汤	归脾汤
组成	相同	白术　甘草	
	不同	附子　干地黄　阿胶　黄芩　灶心黄	茯神　黄芪　龙眼肉（12g）　酸枣仁　人参　木香　当归　远志
功用	相同	益气健脾，养血止血	
	不同	温阳摄血，滋阴养血	重在补气健脾，兼能养心安神
主治	相同	脾不统血的失血证：吐血、衄血、便血、崩漏等	
	不同	脾阳不足之出血证：兼见血色暗淡，四肢不温，脉沉细无力等	心脾气血两虚证：心悸怔忡，健忘失眠，脉细弱等

【应用】

1. 用方指征：本方为治疗脾阳不足出血证的常用方。临床应用以血色暗淡，舌淡苔白，脉沉细无力为辨证要点。

2. 临证加减：出血多者，酌加三七、白及等以止血；气虚甚者，加人参、黄芪益气摄血；脾胃虚寒较甚者，可加炮姜炭、焦艾叶以温中止血；胃纳较差者，阿胶可改为阿胶珠，以减其滋腻之性；兼肝郁者，酌加柴胡、佛手、香附、郁金等。方中灶心黄土缺时，可以赤石脂代之。

3. 现代应用：用于消化道出血、功能性子宫出血等属脾阳不足者。

4. 使用注意：血热妄行的出血证不宜使用。

小　　结

本章共选常用主方11首，附方8首。按其功用分为活血祛瘀和止血两类。

1. 活血祛瘀：本类方剂具有通利血脉以祛除瘀血的作用，适用于血行不畅，或瘀血内结之证。其中桃核承气汤以破血下瘀、荡涤瘀热为主，主治血热互结的下焦蓄血证；血府逐瘀汤活血与行气同用，能活血化瘀，行气止痛，用治血瘀气滞，留于胸中之证；复元活血汤活血化瘀与疏肝通络并用，主治跌打损伤，瘀留胁下之证；补阳还五汤补气祛瘀，主治气虚血滞，脉络瘀阻所致的半身不遂；温经汤与生化汤均为妇科经产之剂，但温经汤温经散寒，养血行瘀，寓消与补之中，适用于治冲任虚寒，瘀阻血虚之少腹冷痛以及月经不调、宫寒不孕者；生化汤重在化瘀生新，是产后常用方。桂枝茯苓丸为活血祛瘀，缓消渐散之剂，为治疗瘀阻胞宫，妊娠胎动不安，及妇人素有癥块，瘀血阻滞胞宫诸证的常用方剂。

2. 止血：本类方剂具有止血作用，主治各种出血证。其中十灰散凉血止血，收敛清降兼可散瘀，主治血热妄行而致的各种上部失血，为常用急救止血的治标之方；咳血方长于清肝火、化痰热，主要用于肝火灼肺的咳血；小蓟饮子凉血止血与利水通淋并用，主治下焦瘀热互结之血淋、尿血之证；黄土汤具有温阳益气摄血的代表方，以温阳补脾之中兼可补血止血，适用于脾阳不足，脾不统血的各种出血证，尤多用治便血与崩漏。

【复习思考题】

1. 活血祛瘀法与止血法各适用于那些病证？应注意些什么？

2. 活血祛瘀剂中常用配伍行气或补益药，止血剂中常用祛瘀药，为什么？

3. 血府逐瘀汤与复元活血汤的主治与组方意义有何不同？

4. 黄土汤中为何配用生地、阿胶、黄芩？

5. 试述归脾汤与黄土汤的药物组成及主治意义。

第十二章 治 风 剂

以辛散祛风或息风止痉药为主组成，具有疏散外风或平息内风的作用，适用于风病的方剂统称治风剂。

风病即因风而引起的疾病，其病情比较复杂，包括范围较广，但就其病因而论，可分为外风和内风两大类。外风证系指外来风邪侵袭人体，留于肌表、头面、肌肉、经络、筋骨、关节等部位所致的病证。其他如风邪毒气，从皮肤破损处侵入人体而致的破伤风，亦属外风的范围。因"风善行而数变"，故外风为病，常变化多端，多表现为头痛，恶风，肌肤瘙痒，关节屈伸不利，肢体麻木，筋骨挛痛，或口眼㖞斜，甚则角弓反张等。内风证是指脏腑功能失调所产生的风病，其病机有热盛动风、肝阳化风、阴虚风动及血虚生风之不同。常表现为眩晕，震颤，四肢抽搐，足废不用，语言謇涩，或猝然昏倒，不省人事，口眼㖞斜，半身不遂等。故治风之法，也当分内外，外风宜疏散，内风宜平息。因此将治风剂分为疏散外风和平息内风两类。

使用治风剂应注意以下几个方面：①辨清内风和外风之不同。风病有内、外之不同，治法亦截然不同，故须分清内外，以正确选用疏散外风或平息内风之剂。②外风与内风之间亦可相互影响，故还需辨明外风是否引动内风，内风是否兼感外风，如有兼挟，则须分清主次轻重，内外兼治。③辨清病情之寒热虚实及病邪之兼挟，而分别配以温、清、补、泻等法；若挟瘀，挟痰者，还应与祛痰，活血祛瘀之法配合使用。④辛散祛风药性多温燥，易伤津液，且易助火，故对于津液不足或阴虚或阳亢有热均应慎用。必要时，亦可少佐养阴生津之品。

第一节 疏 散 外 风

疏散外风剂适用于外风所致的诸病。因"风善行而数变"，故外风为病，常变化多端，范围广泛。外风袭表可见表证，治宜发汗解表，其方剂已列在解表剂中论述。本节所治外风主要指风邪外袭，留于头面、肌肉、经络、筋骨、关节等部位所致的病证。如：上犯清阳，症见头痛、眩晕；郁于肌腠之间，症见风疹、湿疹；中于经络，症见半身不遂，口眼㖞斜；着于肌肉、筋骨、关节，症见肢体麻木不仁，关节疼痛，屈伸不利；风毒侵入破损处，症见破伤风等。又因"风为百病之长"，寒、湿、燥、热等邪多依附风邪而侵入人体，故其证型又有风寒、风热、风湿之不同。故而，本类方剂的组方配伍常以荆芥、防风、白芷、羌活等疏散外风药为主，选择配伍：①祛风除湿药，如苍术、川乌、草乌、秦艽、独活等；②祛风化痰、通络止痉药，如天南星、白附子、僵蚕、全蝎、地龙、蝉衣等；③养血活血药，如川芎、当归、赤芍、白芍、乳香、没药等；④兼里热者，配清热药，如石膏、知母、生地等；⑤兼寒者，配温经散寒药，如附子、细辛、干姜、麻黄、桂枝、肉桂等。代表方如川芎茶调散、消风散、大秦艽汤等。

川芎茶调散

《太平惠民和剂局方》

【组成】薄荷叶 不见火,八两(240g)　　川芎　荆芥 去梗,各四两(各120g)　　细辛 去芦,一两(30g)　　防风 去芦,一两半(45g)　　白芷　羌活　甘草 炙,各二两(各60g)

【用法】上为细末,每服二钱（6g）,食后茶清调下（现代用法：共为细末,每次6g,每日2次,饭后清茶调服；亦可作汤剂,用量按原方比例酌减）。

【功用】疏风止痛。

【主治】风邪头痛。症见偏正头痛或巅顶作痛,目眩鼻塞,或恶风发热,舌苔薄白,脉浮。

【方解】本方所治疗头痛为风袭头目,清阳不展所致。风为阳邪,头为诸阳之会,清空之府。所谓"伤于风者上先受之",即风邪外袭,循经上犯头目,阻碍清阳之气,故见头痛,目眩；风邪侵袭,肺气不利,故见鼻塞；风邪束表,故恶风发热,舌苔薄白,脉浮；若风邪稽留不去,久病入络,则头痛日久不愈,其痛或偏或正,休止无时,即为"头风"。治宜疏散风邪以止头痛。方中川芎辛温,血中之气药,辛温发散以祛风,调理气血而止痛,善治少阳、厥阴经头痛（巅顶或两侧头痛）,并为治"诸经头痛之要药",为君药。薄荷、荆芥质轻上行,助君药疏散风邪,清利头目；其中,薄荷用量较大,取其辛凉,清风阳之热,并佐制风药之温燥；共为臣药。李东垣谓："头痛须用川芎,如不愈加各引经药,太阳羌活,阳明白芷"（《本草纲目》卷14）。故用羌活善治太阳经头痛（后头连项痛）,白芷善治阳明经头痛（前额、眉棱骨痛）,细辛善治少阴经头痛（脑痛连齿）,且三药合防风可疏散上部风邪,散寒止痛,是治疗外感风邪所致的各部位头痛的常用药组,同为佐药,增强君、臣药疏风止痛的功效。炙甘草益气和中,调和诸药,为使药。服时以清茶调下,取其苦寒清降之性,上可清利头目,又可监制风药过于温燥和升散,使升中有降。纵观全方,一则以辛散上行,善于祛风止痛之品为主,正体现"头痛必用风药者,以巅顶之上惟风药可到也"（《医方集解》）。二则温中有凉,升中有降,温而不燥。

【应用】

1. 用方指征：本方为主治外感风邪头痛的常用方。以头痛,鼻塞,脉浮为主要指征。

2. 临证加减：风寒较重者,去薄荷,加吴茱萸、苏叶、生姜以散风寒；风热头痛者,去羌活、细辛、白芷,加蔓荆子、菊花、蝉蜕以散风热；风湿头痛者加苍术、藁本祛风除湿；头痛久而不愈者,加全蝎、僵蚕、桃仁、红花等活血通络。

3. 现代应用：常用于感冒、流行性感冒、偏头痛、神经性头痛、慢性鼻炎、鼻窦炎等所致的头痛属风邪为患者。对某些脑外伤后遗症等所引起的头痛者亦可选本方加减。

4. 使用注意：气虚,血虚,或肝肾阴虚、肝阳上亢、肝风内动所致头痛禁用。

【附方】

方 名	组 成	功 效	主 治
菊花茶调散 《丹溪心法附余》	菊花　川芎　荆芥 细辛　甘草　防风 白芷　薄荷　羌活 僵蚕　蝉蜕	疏风止痛 清利头目	风热上扰头目。症见偏正头痛，或巅顶痛，头晕目眩

此方是在川芎茶调散的基础上加菊花、僵蚕、蝉蜕而成，其疏散风热，清利头目之力更强，擅长于头痛、眩晕而偏于风热者。

【实验研究】①解热。具有较强的解热作用，而且其袋泡剂强于煎剂。②镇痛。对醋酸法和热板法所致的小鼠疼痛均有较好的镇痛作用；与戊巴比妥钠等具有显著的协同作用。③抗炎。能降低毛细血管通透性，对急性炎症早期阶段有显著抑制作用。④保护神经。本方及其有效活性成分 EGCG、川芎嗪都具有神经保护作用，能对抗 MPTP 诱导的 DA 神经元损伤。

消 风 散
《外科正宗》

【组成】荆芥　防风　牛蒡子　蝉蜕　苍术　苦参　知母　石膏　当归　生地　胡麻各一钱(各6g)　生甘草　木通各五分(各3g)

【用法】水二盅，煎至八分，食远服（现代用法：水煎服）。

【功用】疏风除湿，清热养血。

【主治】风疹、湿疹。症见皮肤瘙痒，疹出色红，或遍身云片斑点，抓破后渗出津水，苔白或黄，脉浮数。

【方解】本方所治之风疹、湿疹，为风湿或风热之邪，侵淫血脉，内不得疏泄，外不得透达，郁于肌肤腠理之间所致。痒自风来，兼挟有湿热浸淫，则风湿热邪内郁腠理，故见皮肤瘙痒，疹出色红，抓破有津水渗出等。止痒必先疏风，治宜疏风止痒为主，以清热除湿为辅。方中以荆芥、防风、牛子、蝉衣等辛散之品，宣发腠理，疏风止痒，共为君药。风邪与湿热相搏，故以苍术散风燥湿，苦参清热燥湿，木通渗利湿热，三药配伍除湿清热，俱为臣药，助君药祛除郁于肌腠之邪。风热皆为阳邪，易伤阴血；疏风、利湿之品亦可伤阴；更有邪搏于肌肤，气血运行不畅；故佐以石膏、知母清热泻火生津；当归、生地、胡麻仁养血活血，滋阴润燥，更体现"治风先治血，血行风自灭"之法。生甘草泻火解毒，调和诸药，为使药。纵观全方，一则上疏下渗，使风湿上下分消；二则内清外透，使热毒内外分消；三则以疏风为主，兼顾除湿、清热、养血，四法兼具，标本兼顾，邪去正安。

【应用】

1. 用方指征：本方为治疗风疹、湿疹的常用方。对风、湿、热、燥等所致的皮肤瘙痒性疾病均可运用。临床以皮肤瘙痒，疹出色红，舌苔白或黄，脉浮数有力为主要指征。

2. 临证加减：风热甚者，加银花、连翘疏风清热；红疹痒而不透者加升麻、桔梗、牛蒡子透发邪气；湿热甚者，加地肤子、车前子利湿；抓后发红灼热者，加丹皮、赤芍、紫草凉血清热；抓破后流脓水，加白藓皮、苡仁、茵陈清热祛湿；瘙痒明显者，加僵蚕、连翘、牛蒡子、刺蒺藜疏风止痒；顽固日久不愈者，加丹参、红花、皂角刺养血活血。

3. 现代应用：急性荨麻疹、湿疹、过敏性皮炎、稻田性皮炎、神经性皮炎、药物性皮炎等属风湿热为患者可选用本方加减。

4. 使用注意：服药期间，禁忌辛辣、鱼腥、厚味、浓茶、烟酒等。

【实验研究】①抗变态反应。消风散及其方中不同药味的配伍具有拮抗组织胺、慢反应物质等过敏介质的释放，并可稳定肥大细胞膜，抑制其脱颗粒。以消风散原方组、疏风药组和疏风＋祛湿组作用最强。②抗炎作用。消风散颗粒能有效抑制 TXA2 合成增多，降低 TXB2/6 - K - PGF1α 比值，使其浓度趋于平衡，以回复机体内环境的稳定，并可通过提高急性炎症皮肤组织灌洗液 SOD - 1 活性，阻止活性氧的产生。

大 秦 艽 汤
《素问·病机气宜保命集》

【组成】秦艽三两(90g) 甘草二两(60g) 川芎二两(60g) 当归二两(60g) 白芍药二两(60g) 细辛半两(15g) 川羌活 防风 黄芩各一两(各30g) 石膏二两(60g) 吴白芷一两(30g) 白术一两(30g) 生地黄一两(30g) 熟地黄一两(30g) 白茯苓一两(30g) 川独活二两(60g)

【用法】上十六味，锉。每服一两（30g），水煎，去滓，温服（现代用法：上药用量按比例酌减，水煎，温服，不拘时候）。

【功用】疏风清热，养血活血。

【主治】风邪初中经络证。症见口眼喝斜，手足不能运动，舌强不能言语，或恶寒发热，苔薄白，脉浮。

【方解】本方证为风邪阻络，气血闭阻所致。多因正气亏虚，络脉空虚，风邪乘虚入中，致气血痹阻，络脉不通，故见口眼喝斜；"血弱不能养筋"（《素问·病机气宜保命集》），正虚络阻，筋脉失养，故见手足不能运动，舌强不能言语；恶寒发热，苔薄白，脉浮乃风邪外袭，营卫不和的表证。治疗应外以疏风清热，祛邪通络为主，内以养血活血，扶正为辅。方中秦艽疏风通络，为君药。羌活、防风、白芷、细辛、独活等辛温之品，能祛风散邪，与君药相伍，驱散一身之风，共为臣药。证本营血不足，络脉空虚，加之风药多燥，易伤阴血，故佐以当归、白芍药、熟地、川芎养血活血通络，既补不足之营血，通痹阻之气血，又制风药之温燥，并寓"治风先治血，血行风自灭"之意。茯苓、白术、甘草益气健脾，培补后天，以生化气血，扶助正气以驱邪外出；风阳化热，故又佐以黄芩、石膏、生地清热养阴生津。甘草调和诸药，为使药。纵观全方，以祛风通络为主，兼以养血、活血、益气、清热，疏中有养，邪正兼顾，标本兼治。

【应用】

1. 用方指征：本方为风邪初中经络之轻症而设，《医方集解》称之为"六经中风轻者之通剂也"。以口眼喝斜，舌强不语，手足不能运动，微恶风，发热，苔薄白，脉浮为主要指征。

2. 临证加减：无内热者，可去黄芩、石膏、生地；兼心下痞者，加枳实破气散结；

遇天阴，可加生姜辛散寒气；口眼㖞斜者，可合用牵正散或以蜈蚣、威灵仙、川乌、草乌等外敷；挟痰者，加白附子、胆南星、全蝎等祛除风痰。

3. 现代应用：颜面神经麻痹，脑血管痉挛，缺血性脑卒中等属风邪初中经络者可选用本方加减。对风湿性关节炎、类风湿性关节炎而致的语言謇涩，半身不遂等亦可酌情加减应用。

4. 使用注意：若属内风所致语言謇涩，半身不遂等，不宜使用。

【附方】

方名	组成	功效	主治
牵正散 《杨氏家藏方》	白附子　全蝎 僵蚕	祛风化痰， 通络止痉	风痰阻于头面经络，症见：面瘫，口眼㖞斜

此方与大秦艽汤均有祛风通络之功，都可治疗风邪入中经络。但牵正散中以白附子长于祛头面之风，且燥湿化痰；全蝎祛风止痉，善于通络；僵蚕息内风，散外风，且可化痰，三药相配，药少而力专。更以热酒调下，宣通气血，引药入络，直达病所。功专于祛风化痰，通络止痉，使已㖞斜之口眼牵至正常，故名"牵正散"。是治疗中风，无论内风、外风所致面瘫，口眼㖞斜之常用方。方中白附子、全蝎均有毒，用量当慎之。

【实验研究】①抗炎。可通过降低大鼠脾及胸腺重量指数，发挥免疫抑制作用；降低致炎因子的含量来抑制炎症发展，同时，通过减少血中 VEGF 的含量来抑制血管增生和血管翳形成；具有降低 AA 大鼠关节肿胀度和减轻关节炎症的作用。②镇痛。采用小鼠醋酸扭体法和热板法表明本方加减有镇痛作用。③解热。对 2,4 - 二硝基苯酚所致大鼠发热有降温作用。④改善微循环。可降低大鼠全血黏度、血浆黏度、红细胞压积等，从多方面纠正血流变学异常。

第二节　平息内风

平息内风剂适用于内风所致的诸病。内风多因脏腑功能失调所致，尤其与肝关系密切，正如《素问·至真要大论》所言："诸风掉眩，皆属于肝"。其临床表现也因其发病机理之不同而各异。如邪热亢盛，热极生风，症见高热不退，四肢抽搐等；肝阳偏亢，肝风内动，症见眩晕，面红如醉，头部热痛，甚至猝然昏倒，不省人事，半身不遂等；温病后期，阴虚生风，虚风内动，症见手足蠕动，震颤，筋脉挛急等。因此，此类方剂的组方配伍常以羚羊角、钩藤、石决明、天麻、龟板、鳖甲、牡蛎等平肝潜阳息风药为主，根据病机之不同选择配伍：①清热泻火药，如菊花、知母、茵陈、川楝子等；②滋阴养血药，如生地、白芍、阿胶、天冬等；③化痰药，如竹茹、贝母、胆南星、石菖蒲等；④宁心安神药，如茯神、酸枣仁、五味子、柏子仁、夜交藤等。代表方如羚角钩藤汤、镇肝熄风汤、大定风珠、地黄饮子等。

羚角钩藤汤
《通俗伤寒论》

【组成】羚角片_{先煎,钱半(4.5g)}　　霜桑叶_{二钱(6g)}　　京川贝_{去心,四钱(12g)}　　鲜生地_{五钱(15g)}　　双钩

藤后入,三钱(9g)　滁菊花_{三钱(9g)}　茯神木_{三钱(9g)}　生白芍_{三钱(9g)}　生甘草_{八分(2.4g)}　淡竹茹_{鲜刮,五}
_{钱(15g),与羚羊角先煎代水}

【用法】水煎服。

【功用】凉肝息风，增液舒筋。

【主治】肝热生风证。症见高热不退，烦闷躁扰，手足抽搐，发为痉厥，甚则神昏，舌绛而干，或舌焦起刺，脉弦数。

【方解】本方证为邪热传入厥阴，肝经热甚，热极动风所致。邪热亢盛，故见高热不退；热扰心神，故见烦闷躁扰，甚则神昏；热极生风，风火相煽，加之热灼阴伤，筋脉失养，故见手足抽搐，甚则发为痉厥，舌绛而干，脉弦数。治宜清热凉肝，息风止痉为主，辅以养阴增液舒筋。方中羚羊角咸寒，入肝、心经，善清肝经之热，且能平肝息风；钩藤苦微寒，清热平肝，息风止痉，两药为清热凉肝，息风止痉的常用药组，共为君药。桑叶、菊花辛凉疏泄，清热平肝息风，助君药加强凉肝息风之效，为臣药。热极生风，风助火势，易于伤阴耗液，故以白芍配生甘草酸甘化阴，两药合鲜生地滋阴增液，柔肝舒筋，兼可凉血清热，增强君、臣药凉肝息风解痉之力；邪热盛，炼液为痰，故用竹茹、贝母以清热化痰；热扰心神，配以茯神宁心安神，以上诸药皆为佐药。生甘草调和诸药，兼为使药。纵观全方，以凉肝息风为主，配以滋阴、化痰、安神，攻补兼施，热去阴复，痰消风息，是为凉肝息风法的代表方剂。

【应用】

1. 用方指征：本方为治疗肝经热盛，热极动风证的代表方。以高热烦躁，手足抽搐，舌绛而干，脉弦数为主要指征。

2. 临证加减：血热毒甚者，酌加水牛角、丹皮、栀子等清热凉血解毒；邪热内陷心包，神志昏迷者，配合安宫牛黄丸、紫雪等清热开窍；腑实便秘者，加大黄通腑泻热；津伤较甚者，可配麦冬、玄参等滋阴养液。

3. 现代应用：流行性乙型脑炎、流行性脑脊髓膜炎等急性传染病及高血压病，妊娠子痫等属于肝经热盛动风证者可选用本方加减。

4. 使用注意：热病后期，阴液大亏，虚风内动者，不宜使用。

镇肝息风汤
《医学衷中参西录》

【组成】怀牛膝_{一两(30g)}　生赭石_{轧细,一两(30g)}　生龙骨_{捣碎,五钱(15g)}　生牡蛎_{捣碎,五钱(15g)}　生龟板_{捣碎,五钱(15g)}　生杭芍_{五钱(15g)}　玄参_{五钱(15g)}　天冬_{五钱(15g)}　川楝子_{捣碎,二钱(6g)}　生麦芽_{二钱(6g)}　茵陈_{二钱(6g)}　甘草_{钱半(4.5g)}

【用法】水煎服。

【功用】镇肝息风，滋阴潜阳。

【主治】类中风。症见头目眩晕，目胀耳鸣，面色如醉，脑中热疼，心中烦热；或时常噫气，或肢体渐觉不利，口角渐形㖞斜；甚或眩晕颠仆，不省人事，移时苏醒，或醒后不能复原，脉弦长有力。

【方解】本方所治类中风为肝肾阴亏，肝阳上亢，肝风内动，气血逆乱，并走于上所致。肝为风木之脏，体阴而用阳。肝肾阴亏，肝阳偏亢，甚则肝阳化风，风阳上扰清窍，故见头目眩晕，目胀耳鸣，脑中热疼，心中烦热，面色如醉，脉弦长有力。肝风上扰，胃气随之上逆，故见时常噫气；若肝阳上升太过，则肝气随之上逆，血随气逆，并走于上，轻者阻塞经络，可见肢体渐觉不利，口角渐形㖞斜；重者蒙闭清窍，中及脏腑，可见眩晕颠仆，昏不知人，移时始醒等，即《素问·调经论》所言："血之于气，并走于上，则为大厥，厥则暴死，气复反则生，不反则死。"治宜以镇肝潜阳息风为主，兼以滋补肝肾之阴。方中重用怀牛膝滋补肝肾，引血下行，折其亢阳，《本草经疏》谓其"走而能补，性善下行"，为君药。用代赭石质重下行，降气镇逆，平肝潜阳；龙骨、牡蛎潜阳降逆息风；龟板、白芍滋阴潜阳，共为臣药，玄参、天冬滋阴清热，合龟板、白芍壮水涵木，使阴液得补，肝阳得潜，肝风得息，为佐助药。肝为将军之官，性喜条达而恶抑郁，若单用重镇滋润之品，易影响其条达之性，不利于肝阳的平降，故又用茵陈、川楝子、生麦芽清热以泻肝阳之有余，疏肝以条达肝气，利肝阳之平降，均为佐药。甘草调和诸药，并与麦芽配伍和胃调中，防金石类药物碍胃之弊，为佐使药。纵观全方，一则重用重镇潜阳药，配以滋阴药，标本兼顾，重在治标；二则镇肝柔肝疏肝，顺应肝木之性。是为镇肝息风法的代表方剂。

【应用】

1. 用方指征：本方为治疗肝肾阴亏，肝阳上亢，气血逆乱所致类中风的常用方。无论在中风前，中风时，或中风后均可使用。临床以头目眩晕，面色如醉，脑中热疼，脉弦长有力为主要指征。

2. 临证加减：心中烦热甚者，加石膏、栀子以清热除烦；痰阻，舌苔黄腻者，加胆南星、竹茹、枳壳以清热理气化痰；头脑热痛较剧，眼胀痛者，加夏枯草、钩藤、菊花以清利头目；肝肾阴虚较甚，尺脉重按无力者，加熟地、山萸肉以补养肝肾；便溏者，减代赭石，加山药以健脾止泻。

3. 现代应用：高血压、脑血管意外、癫痫小发作、癔病性眩晕、血管神经性头痛等属肝肾阴亏，肝阳亢盛证者可选用本方加减。

4. 使用注意：本方药皆生用，清热镇肝作用更强。气虚血瘀之中风，则不宜使用本方。

【附方】

方名	组成	功效	主治
天麻钩藤饮《中医内科杂病证治新义》	天麻 钩藤 石决明 川牛膝 黄芩 栀子 益母草 桑寄生 杜仲 夜交藤 朱茯神	平肝息风 清热活血 补益肝肾	肝阳偏亢，肝风上扰证。症见：头痛，眩晕，失眠多梦，或口苦面红，舌红，苔黄，脉弦数

本方与镇肝熄风汤均可平肝息风，但镇肝息风汤重用重镇潜阳药，配以滋阴药，其镇潜之力较强；天麻钩藤饮镇潜之力较弱，而长于清热平肝，宁心安神。

大定风珠

《温病条辨》

【组成】生白芍 六钱(18g)　阿胶 三钱(9g)　生龟板 四钱(12g)　干地黄 六钱(18g)　麻仁 二钱(6g)

五

味子二钱(6g)　　生牡蛎四钱(12g)　　麦冬连心,六钱(18g)　　炙甘草四钱(12g)　　鸡子黄生,二枚(2个)　　鳖甲生,四钱(12g)

【用法】水八杯，煮取三杯，去滓，再入鸡子黄，搅令相得，分三次服（现代用法：水煎，去渣，入阿胶烊化，再入鸡子黄，搅匀，分3次温服）。

【功用】滋阴息风。

【主治】阴虚动风证。症见温病后期，手足瘛疭，形瘦神倦，舌绛少苔，脉气虚弱，有时时欲脱之势者。

【方解】本方证为温病迁延日久，邪热灼伤真阴，或因误汗、妄攻，重伤阴液所致。真阴大亏，不能涵养肝木，虚风内动，故见手足瘛疭；病至后期，气阴损而欲竭，故见形瘦神倦，脉气虚弱，有时时欲脱之势。此时为邪热已去八九，真阴仅存一二；且有阴竭阳脱之危势，故治宜味厚滋补之品，以填补欲竭之真阴，潜阳息风，挽救重危之病势。方中鸡子黄、阿胶皆为血肉有情之品，滋补真阴以息风，为君药。重用生白芍、生地、麦冬滋阴柔肝，滋水涵木；生龟板、生鳖甲、生牡蛎咸寒，介类镇潜之品，育阴潜阳，共为臣药，助君药填补亏耗之真阴，潜纳欲脱之真阳，而平息虚风。麻仁质润多脂，养阴润燥；五味子味酸善收，养阴敛阴，为佐药。生甘草甘温和中，与白芍、五味子配伍酸甘化阴，并可调和诸药，为佐使药。纵观全方，以大队滋阴养阴敛阴药为主，配以潜阳之品，重在救阴治本，寓息风于滋养之中。是滋阴息风法的代表方剂。

本方系由加减复脉汤（炙甘草、干地黄、生白芍、麦冬、阿胶、麻仁）加鸡子黄、五味子、鳖甲、牡蛎、龟板等组成，从而由滋阴润燥之剂衍化为滋阴息风之方，治疗温病日久，邪热灼伤真阴，虚风内动者。

【应用】

1．用方指征：本方为治疗温病后期，真阴大亏，虚风内动的常用方。以手足瘛疭，神倦脉虚，舌绛苔少为主要指征。

2．临证加减：气虚喘者，加人参补气定喘；自汗者，加龙骨、人参、浮小麦益气收敛止汗；心悸者，加茯神、人参、浮小麦宁心定悸。

3．现代应用：常用于流行性乙型脑炎、流行性脑脊髓膜炎等急性传染病后期真阴耗伤，虚风内动者；佝偻病、甲亢、维生素D缺乏症、神经性震颤等属于阴虚风动证者也可用本方加减。

4．使用注意：若阴液虽虚而邪热尤盛者，非本方所宜。即如《温病条辨》所言："壮热尚盛者，不得用定风珠。"

【附方】

方　名	组　成	功　效	主　治
三甲复脉汤 《温病条辨》	炙甘草　干地黄 生白芍　麦冬 阿胶　麻仁 生牡蛎　生鳖甲 生龟板	滋阴复脉 潜阳息风	温病邪热久羁下焦。症见：热深厥甚，心中憺憺大动，甚则心中痛，舌绛少苔，脉细促

方 名	组 成	功 效	主 治
阿胶鸡子黄汤《通俗伤寒论》	陈阿胶　生白芍　石决明　双钩藤　大生地　炙甘草　生牡蛎　络石藤　茯神木　鸡子黄	滋阴养血柔肝息风	邪热久羁，阴血不足，虚风内动证。症见：筋脉拘急，手足瘈疭，心烦不寐或头目眩晕，舌绛少苔，脉细数

二方与大定风珠均可滋阴息风，但大定风珠滋阴息风之力最强，兼可收敛气阴，尤适用于脉气虚弱，有时时欲脱之势者；三甲复脉汤滋阴息风之力次之，尤适用于脉细促，心中憺憺大动者；阿胶鸡子黄汤滋阴息风之力更弱，长于凉肝安神，尤适用于脉细数而神志不安者。

【类方比较】羚角钩藤汤、镇肝熄风汤与大定风珠的比较。

比较 ＼ 方剂		羚角钩藤汤	镇肝熄风汤	大定风珠
组成	相同	白芍　生甘草		
	不同	羚羊角　钩藤　桑叶　菊花　竹茹　贝母　茯神　生地	牛膝　代赭石　龙骨　牡蛎　麦芽　龟版　玄参　天冬　茵陈　川楝子	鸡子黄　阿胶　五味子　生地　生鳖甲　麻仁　生龟板　麦冬　生牡蛎
功用	相同	息风止痉		
	不同	重在清热，凉肝以息风，清热息风之力强	镇肝、滋阴潜阳以息风，重在平降肝阳，重镇降逆，引血下行	滋阴柔肝以息风，重在滋阴以潜阳
主治	相同	肝风内动证		
	不同	热盛动风证之证，常见于温热病极期，以抽搐伴见高热、神昏、舌绛而干、脉数为主	肝肾阴虚，肝阳上亢，阳亢化风之证，以头目眩晕、脑部胀痛、面色如醉、心中烦热、脉弦长有力为主症，甚或口眼㖞斜、半身不遂、语言不利等	邪热伤阴，筋脉失于濡养之虚风内动证。常见于温热病后期。以手足蠕动，伴见神疲脉弱，舌绛苔少，有时时欲脱之势为主症

地 黄 饮 子

《圣济总录》

【组成】熟干地黄焙(12g)　巴戟天去心　山茱萸炒　石斛去根　肉苁蓉酒浸，切，焙　附子炮裂，去皮、脐　五味子炒　官桂去粗皮　白茯苓去黑皮　麦门冬去心，焙　菖蒲　远志去心，各半两(各15g)

【用法】上为粗末，每服三钱匕（9～15g），水一盏，加生姜三片，大枣二枚，擘破，同煎七分，去滓，食前温服（现代用法：加姜、枣，水煎服）。

【功用】滋肾阴，补肾阳，开窍化痰。

【主治】下元虚衰，痰浊上泛之暗痱。症见舌强不能言，足废不能用，口干不欲饮，足冷面赤，脉沉细弱。

【方解】本方证为下元虚衰，阴阳两虚，虚阳上浮，痰浊闭窍所致。肾主骨，下元虚衰，筋骨失去元阴之濡养和元阳之温煦，故见肢体萎软无力，足废不能用，脉沉细弱，即"痱"；足少阴肾脉上系舌本，肾虚则精气不能上承，加之肾阳不足，水泛为痰，痰浊随浮越之虚阳上泛，堵塞窍道，故见舌强不能言，口干不欲饮，即"喑"。治宜补养下元，摄纳浮阳为主，配以开窍化痰。方中熟地黄、山茱萸补肾填精，肉苁蓉、巴戟天温壮肾阳，四药配伍，阴阳并补以养下元，共为君药。配伍大辛大热之附子、肉桂，温养下元，摄纳浮阳，引火归元；石斛、麦冬、五味子滋阴敛液，壮水以制火，均为臣药，加强君药滋肾阴，补肾阳，摄浮阳之力。佐以石菖蒲、远志、茯苓开窍化痰，交通心肾。生姜、大枣和中调药，为使药。纵观全方，一则补阴与补阳并重，阴阳并补，标本兼治，以治本为主；二则补养下元与化痰开窍同用，上下并治，以治下为主。

【应用】

1. 用方指征：本方为治疗肾虚暗痱的常用方。临床以舌强不能言，足废不能用为主要指征。

2. 临证加减：痰阻窍道者，加少许薄荷清轻上行而疏郁，名地黄饮子（《黄帝素问宣明论方》）；肾虚之痱而无暗者，去石菖蒲、远志等宣通开窍之品；偏阴虚而痰盛者，去附子、肉桂，加川贝母、竹沥、胆南星等清热化痰；兼气虚者，加黄芪、人参益气。

3. 现代应用：高血压病晚期、脑动脉硬化、中风后遗症、脊髓炎等慢性疾病属下元阴阳两虚者可选用本方加减。

4. 使用注意：本方偏于温补，对气火上升，肝阳偏亢者，不宜使用。

【实验研究】①抗衰老。能明显提高抗氧化能力，并有抗自由基损伤、抗衰老及延长寿命等功效。②增强记忆。通过抑制细胞凋亡来改善记忆功能，防止单胺类神经递质的减少，从而起到防治老年性痴呆的作用。③改善神经内分泌的调节。能明显促进下丘脑正中隆突与垂体门脉直接有关的血循环，使肾上腺皮质有较为明显的增殖和类固醇类激素有较为明显的释放，提示地黄饮子有可能是通过其"滋肾阴、补肾阳"的功用，激发了下丘脑—垂体—肾上腺轴的功能。

小　　结

治风剂共选常用正方 7 首，附方 5 首。按其功效不同，分为疏散外风和平息内风两类。

1. 疏散外风：川芎茶调散、消风散、大秦艽汤均有疏散外风的作用，适用于外风留于头面、肌肉、经络、筋骨、关节等病。其中川芎茶调散疏风止痛，适用于风袭头目，清阳不展所致偏正头痛或巅顶头痛等。消风散擅于疏风除湿，清热养血，适用于风湿或风热之邪，郁于肌肤腠理之间所致风疹、湿疹。大秦艽汤擅于疏风清热，养血活血，适用于风邪初中经络之轻症。

2. 平息内风：羚角钩藤汤、镇肝熄风汤、大定风珠、地黄饮子均有平肝息风的作用，适用于脏腑功能失调所致内风。其中，羚角钩藤汤重在凉肝息风，适用于肝经热甚，热极动风所致高热烦躁，手足抽搐等症。镇肝熄风汤重在镇肝息风，滋阴潜阳，适用于肝肾阴亏，肝阳上亢，肝风内动，气血逆乱，并走于上所致类中风。大定风珠重在滋阴息风，适用于真阴大亏，虚风内动所致手足瘈疭，神倦脉虚等症。地黄饮子重在滋肾阴，补肾阳，开窍化痰，适用于下元阴阳两虚，虚阳上浮，痰浊闭窍所致喑痱。

【复习思考题】

1. 试述治风剂的概念、适用范围、分类及应用注意事项。

2. 川芎茶调散主治何证？功效及药物组成如何？该方用清茶调服的意义是什么？

3. 消风散由哪几类药物配伍组成，试述其功效和主治证是什么？

4. 羚角钩藤汤、镇肝熄风汤、大定风珠分别体现哪种治法？其适应于何种病证？有何不同？

5. 试述地黄饮子的组方配伍特点及其功效、主治证。

第十三章 治 燥 剂

以轻宣辛散或甘凉滋润药为主组成，具有轻宣外燥或滋阴润燥等作用，适用于治疗燥证的方剂统称治燥剂。系根据《素问·至真要大论》"燥淫于内，治以苦温，佐以甘辛，以苦下之"以及"燥者濡之"、"燥者润之"的原则确立的。

燥证分为外燥、内燥两类。外燥指感受秋令燥邪所致之病证。初秋伴暑热之余气，多见温燥，深秋临近冬之寒气，常见凉燥，故外燥有凉燥、温燥之分。内燥是属于脏腑津亏液耗所致之病证，脏腑有肺、胃、肾、大肠之分，病位有上、中、下之别，然上燥者多责之于肺，中燥者多责之于胃，下燥者多责之于肾。在治法上，"燥者濡之"，但燥性有异，治法有别，外燥宜轻宣，内燥宜滋润，因此将治燥剂分为轻宣外燥和滋阴润燥两大类。

使用治燥剂应注意以下几个方面：①明确辨证。燥证首先要辨明外燥和内燥，外燥又要辨清温燥和凉燥，内燥要辨别累及脏腑，分清上燥、中燥、下燥。②详辨兼证。内燥、外燥相互兼夹，相互影响。如外感温燥，除发热、头痛等表证外，兼有咽干鼻燥、咳嗽少痰等上燥证，治当轻宣燥热兼以凉润肺金；咽喉燥痛、干咳少痰或痰中带血等上燥证，治宜滋阴润肺，金水相生。③合理配伍。燥邪最易化热，伤津耗气，可辨证配伍甘寒清热或益气生津之品；慎用辛香耗津、苦寒燥烈之品。④顾及体质。治燥剂多甘凉滋润，易滞脾胃，故脾虚、湿盛者忌用。

第一节 轻 宣 外 燥

轻宣外燥剂适用于外感凉燥或温燥之证。凉燥犯肺，肺气不宣，津液不布，聚而为痰，症见头痛恶寒，咳嗽痰稀，鼻塞咽干，舌苔薄白。温燥袭肺，肺失清肃，卫气被郁，症见头痛身热，干咳少痰，或气逆而喘，口渴鼻燥，舌边尖红，苔薄白而燥。外燥总宜轻宣，组方配伍常以轻宣温润药如杏仁、苏叶等，或轻宣润肺药如桑叶、杏仁、沙参等为主，选择配伍：①宣降肺气药，如桔梗、前胡、紫菀、百部等；②行气化痰药，如橘红、茯苓、半夏、贝母等；③养阴润肺药，如麦冬、百合、梨皮、阿胶等；④温燥配清泄肺热药，如栀子皮、石膏、知母、黄芩等。代表方如杏苏散、清燥救肺汤、桑杏汤。

杏 苏 散
《温病条辨》

【组成】苏叶(9g)　杏仁(9g)　半夏(9g)　茯苓(9g)　橘皮(6g)　前胡(9g)　苦桔梗(6g)　枳壳(6g)　甘草(3g)　生姜(3片)　大枣(3枚)（原书未注用量、用法）

【用法】水煎温服。

【功用】轻宣凉燥，理肺化痰。

385

【主治】外感凉燥证。症见头微痛，恶寒无汗，咳嗽痰稀，鼻塞咽干，苔白，脉弦。

【方解】本方治凉燥外袭，肺气失宣之证。凉燥外袭，伤及皮毛，卫气不利，故头微痛，恶寒无汗。凉燥袭肺，肺气失宣，津液不布，聚而为痰，故咳嗽痰稀；凉燥束肺，肺气不利，窍系不通，故鼻塞咽干。凉燥兼具痰湿，故脉弦苔白。治当轻宣凉燥，宣肺化痰。方中苏叶辛温不燥，解肌发表，宣发肺气，使凉燥之邪从表而解；杏仁苦温而润，肃降肺气，润燥止咳，二者相须相使，共为君药。前胡疏风透邪，降气化痰，助苏叶轻宣疏表，合杏仁化痰止咳；桔梗、枳壳升降相依，助杏仁、苏叶宣降肺气，化痰止咳，共为臣药。半夏、茯苓、橘皮燥湿化痰，健脾行气；生姜、大枣调和营卫，通行津液，共为佐药。甘草调和诸药，合桔梗宣肺利咽，兼佐使之用。诸药合用，苦温甘辛并用，发表宣化同施，外解凉燥，内消痰饮，燥去痰消，肺气调和，诸证自除。

【应用】

1. 用方指征：本方为治疗凉燥证的代表之方。临床以恶寒无汗，咳嗽稀痰，咽干，苔白，脉弦为主要指征。

2. 临证加减：若无汗，脉弦甚或紧，加羌活以解表发汗；汗后咳不止，苏梗易苏叶以降肺气；头痛较甚或兼眉棱骨痛者，酌加防风、川芎、白芷以祛风止痛。

3. 现代应用：流行性感冒，慢性支气管炎、肺气肿等属外感凉燥，肺气不宣，痰湿内阻者可选用本方加减。

4. 使用注意：本方苦温甘辛，素体阴虚者慎用。

【现代研究】①发汗解热。杏苏散中苏叶有解热作用，生姜可促进发汗，全方具有很好的发汗解热作用。②祛痰镇咳。杏苏散通过抑制呼吸中枢，缓解支气管平滑肌痉挛，促进痰浊的排除，达到止咳平喘的作用。③促进消化。杏苏散可促进消化液分泌，增强胃肠蠕动节律和收缩力，抑制肠内异常发酵，排除肠道积气，增进消化机能。

清燥救肺汤

《医门法律》

【组成】桑叶 经霜者,去枝、梗,净叶,三钱(9g)　　石膏 煅,二钱五分(8g)　　甘草 一钱(3g)　　人参 七分(2g)　　胡麻仁 炒,研,一钱(3g)　　真阿胶 八分(3g)　　麦门冬 去心,一钱二分(4g)　　杏仁 泡,去皮尖,炒黄,七分(2g)　　枇杷叶 刷去毛,蜜涂、炙黄,一片(3g)

【用法】水一碗，煎六分，频频二三次，滚热服（现代用法：水煎汤去渣，阿胶烊化兑入，热服）。

【功用】清燥润肺，养阴益气。

【主治】温燥伤肺，气阴两伤证。症见头痛身热，干咳无痰，气逆而喘，咽喉干燥，鼻燥口渴，胸胁满痛，舌干少苔，脉虚大而数。

【方解】本方治温燥伤肺，气阴两伤之证。温燥袭肺，束及皮毛，故头痛身热。燥热灼肺，气阴两伤，清肃失常，润降失司，故干咳无痰，气逆而喘，咽喉干燥，口渴鼻燥。肺气不降，气机失常，故胸胁满痛。治当清燥润肺，养阴益气。方中重用质轻凉散之桑叶为君药，清宣肺燥，透泄外出。石膏辛甘而寒，清泄肺热；麦冬甘寒，养阴润肺，共为臣药。石膏虽沉，麦冬滋腻，但二者量小于桑叶，故既不碍其轻宣，又无妨其外散。君臣相伍，清宣相依，润散相合，共成清宣润肺的佳配。杏仁、枇杷叶肃降肺气，止咳平喘；人参益胃津，养肺气；麻仁、阿胶养阴润肺，共为佐药。甘草调和诸药，合人参补益脾胃，培土生金，兼为佐使药。诸药合用，宣散并用，清润兼施，气阴双补，肺燥得润，肺热得清，肺气得降，诸症自除。

【应用】

1. 用方指征：本方为治燥热伤肺重证之常用方。临床以身热，干咳少痰，气逆而喘，舌红少苔，脉虚大而数为主要指征。

2. 临证加减：若痰多或黄稠难咯者，加川贝、瓜蒌润燥化痰；燥热甚者，加生地、沙参清热润燥；若热盛伤血者，加羚羊角、侧柏叶、白茅根等清热凉血。

3. 现代应用：肺炎、支气管哮喘、急慢性支气管炎、肺气肿、肺癌等属燥热壅肺，气阴两伤者可选用本方加减。

4. 使用注意：本方所选药物寒凉滋腻，脾胃虚弱者慎用。

【附方】

方 名	组 成	功 效	主 治
桑杏汤 《温病条辨》	桑叶 杏仁 沙参 象贝 栀皮 梨皮	清宣温燥 润肺止咳	外感温燥证。症见身热不甚，口渴，干咳无痰或痰少而粘，咽干鼻燥，舌红苔薄白而干，脉浮数而右脉大

此方与清燥救肺汤均主治温燥犯肺，但有感邪深浅、病证轻重之别。清燥救肺汤证感邪较重，为燥热伤肺，气阴两伤之证，治以清宣润肺，养阴益气，清热之力较强。本方证感邪较轻，为邪犯肺卫，肺津受灼之轻证，治以清宣温燥，润肺止咳。

【现代研究】①补血润燥。阿胶能明显升高血红蛋白和红细胞，使清燥救肺汤具有补血润燥作用。②镇咳祛痰。清燥救肺汤中甘草、枇杷叶有明显的祛痰止咳作用。

第二节 滋 阴 润 燥

滋阴润燥剂适用于脏腑津液耗伤的内燥证。其证或由汗吐下后重伤津液，或由久病精血大虚，或由感受温邪化燥伤阴所致。症见干咳少痰，咽干鼻燥，呕逆食少，口中燥渴，消渴，便秘等。内燥治当滋阴润燥，组方规律常以甘寒滋润，养阴增液药如生地、玄参、麦冬等为主，适当配伍：①清热泻火药，如石膏、知母、黄芩等；②清燥润肺药，如百合、沙参等；③生津养胃药，如玉竹、石斛等；④益气养阴药，如人参等。代表方如养阴清肺汤、麦门冬汤、百合固金汤、增液汤等。

养阴清肺汤
《重楼玉钥》

【组成】大生地 二钱(12g)　麦冬 一钱二分(9g)　生甘草 五分(3g)　玄参 钱半(9g)　贝母 八分,去心(5g)　丹皮 八分(5g)　薄荷 五分(3g)　炒白芍 八分(5g)

【用法】水煎服，每日服1剂，重证可以日服2剂。

【功用】养阴清肺，解毒利咽。

387

【主治】白喉。症见喉间起白如腐，不易拭去，咽喉肿痛，初起或发热或不发热，鼻干唇燥，或咳或不咳，呼吸有声，似喘非喘，舌红，脉数。

【方解】本方治素体肺肾阴虚，复感疫毒时邪所致之白喉。素体不足，肺肾阴虚，虚火上炎，复感燥热疫毒时邪，邪气经口鼻而入，灼伤津液，腐蚀喉膜，故出现发热，鼻干唇燥，咽喉肿痛，起白如腐，不易拭去；肺失清润肃降，故见或咳或不咳，呼吸有声，似喘非喘；舌红，脉数均为阴亏虚热之象。治当养阴清肺，解毒利咽。方中重用生地甘润性寒，养阴清热，为君药。玄参养阴生津，泻火解毒；麦冬养阴清肺，共为臣药。丹皮清热凉血，活血消肿；白芍敛阴养血；贝母清热润肺，化痰散结；薄荷少许，辛凉透散，疏表利咽共为佐药。生甘草泻火解毒，调和诸药，为使药。诸药相合，肺肾得滋，阴液得补，疫毒得解，咽喉得利，白喉自愈。

【应用】

1. 用方指征：本方为治白喉之常用方。临床以喉间起白如腐，不易拭去，咽喉肿痛，鼻干唇燥，脉数为主要指征。

2. 临证加减：若阴虚甚者，加熟地以滋补肾阴；热毒甚者，加银花、连翘、板蓝根等清热解毒；咳嗽甚者，加杏仁、桔梗止咳嗽化痰；燥甚者，加天冬、鲜石斛养阴润燥。

3. 现代应用：常用于白喉；急性扁桃体炎、急性咽喉炎、鼻咽癌等属阴虚燥热者可选用本方加减。

【现代研究】①抗菌杀菌。养阴清肺汤对白喉杆菌有较高的抑菌和杀菌能力，对白喉杆菌在体外也有很高的"中和"作用，既破坏毒素的毒性，也破坏毒素的抗原性。其中抗菌力较强的药物为生地、丹皮、甘草；而中和毒性能力较强的有玄参、麦冬、贝母；白芍在两方面作用均较明显；而薄荷在两方面作用均较差。抗菌力量与"中和"毒素力量似乎是两种独立性能。从原方中减去任何一味药，其抗菌作用都比原方为低，而"中和"毒性能力，则没有明显影响。②抗炎。③镇咳。④免疫保护。

麦 门 冬 汤

《金匮要略》

【组成】麦门冬七升(70g)　半夏一升(10g)　人参三两(9g)　甘草二两(6g)　粳米三合(6g)
大枣十二枚(4枚)

【用法】上六味，以水一斗二升，煮取六升，温服一升，日三夜一服（现代用法：水煎服）。

【功用】清养肺胃，降逆下气。

【主治】虚热肺痿。症见咳嗽气喘，咽喉不利，咯痰不爽，或咳唾涎沫，口干咽燥，手足心热，舌红少苔，脉虚数。

【方解】本方治肺胃阴虚，气火上逆所致之肺痿。病虽在肺，其源在胃，盖土为金母，胃主津液，其津不足，则母亏及子，肺阴亦虚，成肺胃两虚之证。肺阴亏虚，肃降失职，则咳逆上气；肺失宣降，水道不调，津液不布，聚津成痰，阴虚火旺，炼津成痰，痰随气逆，则咳唾涎沫，日久不止，重伤肺津，终致肺痿。故肺痿病位在肺，其源在胃。肺胃阴伤，津不上承，则口干咽燥；虚热内扰，则手足心热。舌红少苔、脉虚数

388

为阴虚内热之象。治当清养肺胃，降逆下气。方中重用麦门冬甘寒质润，养阴生津以补肺胃之阴液，清热滋液以退肺胃之虚火，为君药。人参益气生津为臣药。佐以甘草、粳米、大枣直入中焦，益气养胃，合人参益胃生津，培土生金，胃津充盛，汲润于肺，体现了"虚则补母"的治疗法则。用少量半夏降逆下气，化痰祛涎，以复肺胃和降之性，亦为佐药。麦冬7倍于半夏相配，相反相成，半夏得麦冬则温而不燥，麦冬得半夏则滋而不腻。甘草润肺利咽，调和诸药，为使药。诸药相合，肺胃阴液同补，甘润辛燥并用，滋而不腻，燥不伤津，充分体现了"培土生金"之法。

【应用】

1. 用方指征：本方为治疗肺痿的主方。临床以咳唾涎沫，短气喘促，舌干红少苔，脉虚数为主要指征。

2. 临证加减：若津伤甚者，可加沙参、玉竹以养阴液；若胃阴不足，胃中隐痛者，可加白芍、阿胶以益胃止痛。

3. 现代应用：本方常用于慢性支气管炎、支气管扩张、慢性咽喉炎、矽肺、肺结核等属肺胃阴虚，气火上逆者。胃及十二指肠溃疡、慢性萎缩性胃炎、妊娠呕吐等属胃阴不足，气逆呕吐者亦可选用本方加减。

4. 使用注意：肺痿有虚寒和虚热之别，本方适于虚热所致者，虚寒者禁用。

【现代研究】①镇咳。麦门冬汤不仅能显著抑制由机械性或化学性刺激引起的咳嗽，且对 ACE 抑制剂副作用所致的咳嗽也有很好的疗效，其与对肺内缓激肽和速激肽的抑制作用有关。麦门冬汤不仅能拮抗咳嗽反射触发部位速激肽受体（NK_1 和 NK_2）水平，还能抑制速激肽的生成、游离和分解等变化，其镇咳作用正是通过对速激肽的调控而起作用的。②促进呼吸道净化。麦门冬汤不仅能增加纤毛运动频率，有利于气管黏液纤毛输送系统功能障碍的改善，还能通过抑制人中性细胞弹性蛋白酶（HEA）所致的黏蛋白分泌过多以及降低气道表面液体（ASF）流动性，来提高气管黏膜纤毛转运速率（MCTV）。③抗氧化。麦门冬汤可直接清除生物体所产生的活性氧并呈一定的量效关系；此外，该方还具有降血糖作用。

百合固金汤
《慎斋遗书》

【组成】百合一钱半(12g)　熟地　生地　当归身各三钱(各9g)　白芍(6g)　甘草各一钱(3g)　桔梗(6g)　玄参各八分(3g)　贝母(6g)　麦冬各一钱半(9g)

【用法】水煎服。

【功用】滋养肺肾，止咳化痰。

【主治】肺肾阴亏，虚火上炎证。症见咳嗽气喘，痰中带血，咽喉燥痛，头晕目眩，午后潮热，舌红少苔，脉细数。

【方解】本方治肺肾阴亏，虚火上炎证。肺肾阴虚，虚火内扰，肺失清肃，故咳嗽气喘；虚火上炎，煎灼津液，则咽喉燥痛、午后潮热，甚者灼伤肺络，则痰中带血。治当滋养肺肾，止咳化痰。方中百合甘苦微寒，滋阴清热，润肺止咳；生地清热凉血止血、熟地滋肾壮水养血，三药相合，润肺滋肾，共为君药。麦冬甘寒，协百合滋阴清热，润肺止咳；玄参咸寒，助二地滋阴壮水，清虚火，利咽喉，共为臣药。当归善治咳逆上气，合白芍以养血和血；贝母清热润肺，化痰止咳，皆为佐药；桔梗宣肺利咽，化痰散结，并载药上行；生甘草清热泻火，调和诸药，共为佐使药。诸药合用，滋肾保肺，金水并调，标本兼顾，阴血得充，虚火得灭，痰化咳止，诸症自除。

【应用】

1. 用方指征：本方为治疗肺肾阴亏，虚火上炎而致咳嗽痰血证的常用之方。临床以咳嗽，咽喉燥痛，舌红少苔，脉细数为主要指征。

2. 临证加减：若痰多色黄者，加胆南星、黄芩、瓜蒌皮以清肺化痰；咳喘甚者，加杏仁、五味子、款冬花以止咳平喘；咳血重者，去桔梗，或加白芨、白茅根、仙鹤草增强止血之功。

3. 现代应用：肺结核、慢性支气管炎、支气管扩张咯血、慢性咽喉炎、自发性气胸等属肺肾阴虚，虚火上炎者可选用本方加减。

4. 使用注意：本方甘寒滋腻，脾虚便溏，饮食减少者慎用或忌用。

【现代研究】现代研究表明，百合固金汤对大白鼠蛋清性足肿胀、醋酸致小白鼠腹腔毛细血管通透性增高、CMC钠溶液引起大白鼠白细胞游走反应均有明显的抑制作用，说明百合固金汤有显著的抗炎、镇咳、化痰作用。

增 液 汤
《温病条辨》

【组成】玄参_一两(30g)　麦冬连心,八钱(24g)　细生地八钱(24g)

【用法】水八杯，煮取三杯，口干则与饮令尽。不便，再作服（现代用法：水煎服）。

【功用】增液润燥。

【主治】阳明温病，津亏便秘证。症见大便秘结，口渴，舌干红，脉细数或沉而无力者。

【方解】本方治阳明温病，肠燥津亏之便秘证。热病耗损津液，阴液亏涸，不能濡润大肠，"无水舟停"，则大便秘结；津液亏乏，不能上承，则口渴；舌干红，脉细数为阴虚内热之象；脉沉而无力者，主里虚之候。《温病条辨》载："水不足以行舟，而结粪不下者"，当增水行舟。方中重用玄参，苦咸而凉，壮水制火，滋肾阴以润肠燥，为君药。麦冬甘寒，能补能润，滋肺养胃以润肠燥；生地甘苦而寒，清热养阴，壮水生津，共为臣药。三药相合，咸寒苦甘，相依同施，养阴增液，增水行舟，肠燥得润、大便得下，诸症自愈。

【应用】

1. 用方指征：本方为治疗津亏肠燥所致大便秘结之常用方，亦为治疗多种内伤阴虚液亏证的基础方。临床以便秘，口渴，舌干红，脉细数或沉而无力为主要指征。

2. 临证加减：若口唇干燥甚，可加沙参、石斛、玉竹以滋阴润燥津亏燥热甚，服增液汤后大便还不下者，可择加生大黄、芒硝以清热泻下，软坚润燥。

3. 现代应用：温热病津亏肠燥便秘、习惯性便秘、肛裂、慢性咽喉炎、复发性口腔溃疡、糖尿病、皮肤干燥综合征、慢性牙周炎等证属阴津不足者可选用本方加减。

4. 使用注意：本方通便用量宜大；阳明热结者不用本方。

【现代研究】①增强免疫。增液汤能对抗接受大剂量环磷酰胺小鼠的外周血液白细胞的减少，对"阴虚"动物模型核酸合成具有双向调节作用。②抗炎。增液汤注射剂对蛋清引起大鼠关节肿及巴豆油涂小鼠耳壳皮肤刺激引起的炎症均有非常显著抗炎作用，且单味生地水煎剂对甲醛引起的大鼠关节肿亦有明显抗炎作用。③抗缺氧。增液汤能延长小鼠常压耐缺氧存活时间，单味麦冬注射液亦能提高皮下注射异丙肾上腺素的小鼠在低压缺氧条件下的存活数。④改变血液流变学。增液汤能显著抑制模型家兔全血黏度的增加和血小板数的减少，降低血小板聚集率，使缩短的 PT 延长，抑制体外血栓的形成，提高组织纤溶酶原激活物（t - PA）含量，减少纤溶酶原激活抑制物（PAI）含量。

小　　结

治燥剂共选常用正方 6 首，附方 1 首。按功用不同分为轻宣外燥和滋阴润燥两大类。

1. 轻宣外燥：适用于外燥证。其中杏苏散轻宣凉燥，理肺化痰，用于外感凉燥证。以恶寒无汗，咳嗽稀痰，咽干，苔白，脉弦，为用方指征。清燥救肺汤清燥润肺，用于温燥燥热壅肺，气阴两伤之重证，以身热干咳，气逆而喘，脉虚大而数为用方指征。

2. 滋阴润燥：适用于内燥证。其中养阴清肺汤兼能疏散解毒而利咽，为治疗白喉的代表方。麦门冬汤润肺益胃，降逆下气，主治虚热肺痿，以咳唾涎沫，短气喘促，舌干红少苔，脉虚数为使用指征。临床也可用于治疗胃阴不足，胃气上逆之证。百合固金汤滋肾保肺，止咳化痰，为治疗肺肾阴亏，虚火上炎而致咳嗽咯血证的常用方剂。以咳嗽，咽喉燥痛，舌红少苔，脉细数为用方指征。增液汤增液润燥，以补药之体作泻药之用，主治阳明温病，津液耗伤，液涸肠燥而致的大便秘结，以便秘，口渴，舌干红，脉细数或沉而无力为用方指征。由于本方养阴增液力量较强，故临床也多用于治疗内伤阴液亏虚诸证。

【复习思考题】
1. 试述治燥剂的概念、功用及使用注意事项。
2. 试述清燥救肺汤的组成、功效及主治。
3. 杏苏散的组成、功效、主治及临床用方指征是什么？
4. 比较麦门冬汤、百合固金汤在组成、功效、主治方面的异同。

第十四章 祛 湿 剂

以祛湿药为主组成，具有化湿利水，通淋泄浊等作用，适用于水湿为病的方剂，统称为祛湿剂。属八法中"消"法。

水湿为病，有外湿与内湿之分。外湿者，多由于久居湿地，冒雨涉水，汗出沾衣等，致外在湿邪侵袭人体，常伤及肌表、经络，见恶寒发热，头胀身重，肢节酸痛或面目浮肿等。内湿者，多因恣食生冷、酒醴肥甘，或饥饱失常，致脾运失职，湿从内生，聚而为患，常伤及脏腑，见胸脘痞闷，呕恶泄利，黄疸，水肿，淋浊，痿痹等。内湿与外湿虽有不同，但肌表与脏腑表里相关，外湿可以内传脏腑，内湿亦可外溢肌肤，故内湿与外湿又常相兼并见。

湿邪为病，常与风、寒、暑、热等其他病邪相结合，也可因体质的强弱，有寒化、热化之不同，所犯部位也有表里上下之别，病情较为复杂，因此，治疗方法也多种多样。大抵湿邪在上在外者，可表散微汗以解之；在内在下者，可芳香苦燥以化之，或甘淡渗下以利之；湿从寒化者，宜温化水湿；湿从热化，宜清热祛湿；体虚湿盛者，宜祛湿与扶正兼顾；水湿壅盛，形气俱实者，可攻下以逐之。其中，攻逐水饮之剂已在泻下剂中论述。因此，本章祛湿剂分为燥湿和胃、清热祛湿、利水渗湿、温化水湿、祛风胜湿等五类。

使用祛湿剂应注意以下几个方面：①联系脏腑，辨证施治。人身之中，主水在肾，制水在脾，调水在肺。因此，在辨明水湿病证部位，明确表里上下、何脏何腑之后，还须注意结合健脾、温肾、宣降肺气等法。②湿性重浊黏腻，容易阻碍气机，故本类方剂常配伍理气药，以求"气化则湿化"。③祛湿剂多由芳香温燥或甘淡渗利之药组成，易耗伤阴津，故对素体阴虚津亏，病后体弱，以及孕妇水肿者，均应慎用。

第一节 燥 湿 和 胃

燥湿和胃剂适用于湿浊内阻，脾胃失和证。症见脘腹痞满，呕吐泄泻，嗳气吞酸，食少体倦等。组方配伍常以苍术、藿香、白豆蔻等苦温燥湿与芳香化湿药为主，选择配伍：①理气药，如厚朴、陈皮、大腹皮、桔梗等；②益气健脾药，如白术、茯苓、人参、甘草等；③和胃降逆药，如半夏、生姜、砂仁等；④淡渗利湿药，如茯苓、薏苡仁、泽泻等。代表方如平胃散、藿香正气散等。

平 胃 散
《简要济众方》

【组成】苍术去黑皮,捣为粗末,炒黄色,四两(120g)　厚朴去粗皮,涂生姜汁,炙令香熟,三两(90g)　陈皮洗令净,焙干,二两(60g)　甘草炙黄,一两(30g)

【用法】上为散，每服二钱（6g），以水一盏，入姜二片，干枣两枚，同煎至七分，去姜、枣，带热服，空心食前，入盐一捻，沸汤点服亦得（现代用法：共为细末，每服6g，姜、枣煎汤送服；或作汤剂，水煎服，用量按原方比例酌减）。

【功用】燥湿运脾，行气和胃。

【主治】湿滞脾胃证。症见脘腹胀满，不思饮食，恶心呕吐，嗳气吞酸，肢体沉重，怠惰嗜卧，常多自利，舌苔厚腻而白，脉缓。

【方解】本方证为湿滞中焦，脾胃升降失司所致。脾主运化，性喜燥恶湿，湿邪滞于中焦，则气机阻滞，故见脘腹胀满。脾胃升降失常，故见常多自利，恶心呕吐，嗳气吞酸；脾失健运，故见不思饮食；湿为阴邪，其性重浊黏腻，故见肢体沉重，怠惰嗜卧，舌苔厚腻而白，脉缓等。治宜苦温燥湿，兼以行气化湿，运脾和胃。方中苍术苦温辛燥，善燥湿运脾，使湿去而脾运有权，脾健则湿邪得化，为君药。湿邪阻碍气机，根据"气化则湿化"的治则，配伍辛苦温之厚朴，长于行气除满，且以芳香苦燥之性兼以祛湿，为臣药，加强燥湿运脾，行气化湿之力。佐以陈皮理气和胃，芳香醒脾，助苍术、厚朴之力。使以甘草调和诸药，且与煎加的姜枣相合，益气健脾以化湿；生姜兼可辛散水气，和胃降逆。纵观全方，燥湿运脾之品与理气除满之品相配，运脾除湿，理气化湿，湿去则脾胃自和。

【应用】

1. 用方指征：本方为治疗湿滞脾胃证的基础方。临床以脘腹胀满，舌苔厚腻为主要指征。

2. 临证加减：脘腹胀甚者，加木香、砂仁理气行滞；兼食积者，加麦芽、神曲消食和胃；兼寒象者，加干姜、草豆蔻温化寒湿；兼热象者，加黄芩、黄连、蒲公英清热泻火。

3. 现代应用：慢性胃炎、消化道功能紊乱、胃神经官能证、胃及十二指肠溃疡等属湿滞脾胃证者可选用本方加减。

4. 使用注意：阴虚气滞、脾胃虚弱者不宜使用。

【附方】

方 名	组 成		功 效	主 治
不换金正气散《易简方》	藿香　厚朴　苍术 陈皮　半夏　甘草 生姜		解表化湿 和胃止呕	湿浊中阻，兼有表寒证。症见：呕吐腹胀，恶寒发热，或霍乱吐泻，或水土不服，舌苔白腻等
柴平汤《景岳全书》	柴胡　黄芩　人参 半夏　甘草　陈皮 苍术　厚朴　生姜 大枣		和解少阳 祛湿和胃	湿疟。症见：一身尽疼，手足沉重，寒多热少，脉濡

此二方与平胃散均可燥湿和胃，但平胃散长于燥湿行气运脾；不换金正气散长于燥湿和胃止呕，兼可解表；柴平汤长于燥湿化痰和胃，兼可和解少阳。

【实验研究】①提高胃组织抗损伤能力。可提高湿困脾胃证低下的免疫功能，提高自由基清除能力，从而改善胃组织消化吸收功能。②保护胃黏膜。能有效提高胃肠道激素血清胃泌素（GAS）含量，以营养、保护胃黏膜的生理功能，使处于低下或紊乱的消化功能恢复正常。③双向调节水液代谢。能抑制湿阻中焦证大鼠过高浓度 ADH 的合成和释放，有保钾排钠作用，对机体的水代谢起着双向调节作用。

藿香正气散

《太平惠民和剂局方》

【组成】大腹皮　白芷　紫苏　茯苓_{去皮,各一两(30g)}　半夏曲　白术　陈皮_{去白}　厚朴_{去粗皮,姜汁炙}　苦桔梗_{各二两(各60g)}　藿香_{去土,三两(90g)}　甘草_{炙,二两半(75g)}

【用法】上为细末，每服二钱（6g），水一盏，姜三片，枣一枚，同煎至七分，热服，如欲出汗，衣被盖，再煎并服（现代用法：为散剂，每服 9g，生姜、大枣煎汤送服；或作汤剂，加生姜、大枣，水煎服，用量按原方比例酌定）。

【功用】解表化湿，理气和中。

【主治】外感风寒，内伤湿滞证。症见恶寒发热，头痛，恶心呕吐，肠鸣泄泻，胸膈满闷，脘腹疼痛，苔白腻；以及山岚瘴疟等。

【方解】本方证为湿滞脾胃，复感风寒，脾胃升降失和所致。外感风寒，卫阳郁遏，故见恶寒发热，头痛等；内伤湿滞，湿浊中阻，脾胃升降失常，故见恶心呕吐，肠鸣泄泻；中焦气机不畅，故见胸膈满闷，脘腹疼痛。治疗外宜辛温散寒解表，内宜理气化湿和中。方中重用藿香，以其辛温之性散在表之风寒，取其芳香之气化在里之湿浊，且辟秽和中，升清降浊，为治疗霍乱吐泻之要药，为君药。臣以苏叶、白芷辛温发散解表，助藿香解表，兼可芳香化湿；半夏、陈皮燥湿和胃，降逆止呕；厚朴、大腹皮行气化湿，畅中除满，令气化则湿化，四药助藿香化湿；佐以茯苓、白术健脾运湿，和中止泻，复脾胃之运化；更用桔梗宣肺布津，既益于解表，又利于化湿；煎加生姜、大枣调和营卫，并与甘草和中健脾，甘草兼为使药，调和诸药。纵观全方，一则表里双解，以化湿解表；二则升清降浊，以理脾和胃；三则扶正祛邪，标本兼顾。

【应用】

1. 用方指征：本方为治疗外感风寒，内伤湿滞证的常用方；对于四时寒湿感冒，尤其暑月感寒伤湿，脾胃失和者最宜；山岚瘴疟，水土不服者，亦可采用本方治疗。临床以恶寒发热，呕吐泄泻，舌苔白腻为主要指征。

2. 临证加减：风寒表证较重者，加荆芥、防风、香薷解表化湿；中焦湿浊较重者，将白术改为苍术，加佩兰以芳香化浊；食少纳呆明显者，加神曲、麦芽以健胃消食；气滞明显者，加木香、延胡索以行气止痛。

3. 现代应用：胃肠型感冒，急性胃肠炎属湿滞脾胃，外感风寒者可选用本方加减。

4. 使用注意：湿热霍乱之上吐下泻者，不宜使用本方。

394

【附方】

方 名	组 成	功 效	主 治
六和汤 《太平惠民和剂局方》	缩砂仁　半夏 杏仁　人参　炙甘草 赤茯苓　藿香叶 白扁豆　木瓜 香薷　厚朴　生姜 大枣	祛暑化湿 健脾和胃	湿伤脾胃，暑湿外袭证。症见：霍乱吐泻，倦怠嗜卧，胸膈痞满，舌苔白滑等

此方与藿香正气散均可解表化湿，理气和中，但藿香正气散长于解表散寒，用于湿滞脾胃，复感风寒者；六和汤长于祛暑除湿，用于湿滞脾胃，复感暑湿者。

【实验研究】①解痉作用。能抑制家兔离体十二指肠平滑肌的自发收缩，显著解除对水杨酸毒扁豆碱和氯化钡所引起的离体平滑肌的紧张收缩。②镇吐、镇痛作用。能增加胃肠道的吸收功能。③提高免疫力。本方能提高小鼠的细胞免疫，对Ⅰ型变态反应具有预防和治疗作用。

【类方比较】平胃散与藿香正气散的比较。

比较　方剂		平胃散	藿香正气散
组成	相同	厚朴　陈皮　甘草　生姜　大枣	
	不同	苍术	藿香　半夏　苏叶　白芷　茯苓 白术　大腹皮　桔梗
功用	相同	燥湿健脾，理气和胃	
	不同	燥湿运脾，药少力专，为燥湿和胃之基础方	兼可解表辟秽，化湿理气和中之力强
主治	相同	湿滞脾胃证。症见脘腹痞满，不思饮食，呕吐恶心，泄泻下利，肢体沉重，怠惰嗜卧，舌苔白腻，脉缓	
	不同	适用于湿滞脾胃证之基本症	适用于湿滞脾胃兼外感风寒者，症见恶寒发热，头痛，且呕吐泄泻较重者

第二节　清热祛湿

清热祛湿剂适用于湿热外感，或湿热内盛，或湿热下注所致的湿温、黄疸、霍乱、热淋、痢疾、泄泻、痿痹等。组方配伍常以茵陈、滑石、薏苡仁等清热利湿药，或黄连、黄柏、黄芩等清热燥湿药为主，选择配伍：①理气药，如厚朴、杏仁、大腹皮等；②淡渗利湿药，如茯苓、泽泻、车前子、薏苡仁、猪苓等；③湿热阻遏中焦者，配芳化湿浊药，如白豆蔻、藿香、石菖蒲、木瓜等；④热重于湿者，配清热解毒药，如大黄、山栀子、黄连等；⑤湿热下注者，配利水通淋药，如木通、通草、萹蓄、瞿麦、金钱草等；⑥痹证，配祛风除湿药，如羌活、防风、防己、木瓜等。代表方如茵陈蒿汤、八正散、三仁汤、甘露消毒丹、二妙散等。

茵 陈 蒿 汤
《伤寒论》

【组成】茵陈六两(18g)　栀子十四枚(12g)　大黄去皮,二两(6g)

【用法】上三味，以水一斗二升，先煮茵陈，减六升，内二味，煮取三升，去滓，分三服（现代用法：水煎服）。

【功用】清热，利湿，退黄。

【主治】湿热黄疸。症见一身面目俱黄，黄色鲜明，恶心呕吐，腹微满，口中渴，大便不爽或秘结，小便短赤，舌红苔黄腻，脉沉数或滑数有力。

【方解】黄疸有阴、阳之分，阳黄责之湿热，阴黄责之寒湿。《伤寒论》用本方治疗瘀热发黄，《金匮要略》用其治疗谷疸。因此，本方所治黄疸为湿热壅滞脾胃，熏蒸肝胆所致。邪热入里，与脾湿相合，湿热壅滞中焦，气机不畅，故见腹微满，恶心呕吐，口中渴，大便不爽或秘结，小便短赤；热不得外越，湿不得下泄，湿热交蒸，熏蒸肝胆，胆汁外溢，故见一身面目俱黄，黄色鲜明；舌红苔黄腻，脉沉数或滑数有力为湿热内蕴之征。治宜清热，利湿，退黄。方中重用茵陈为君药，其味苦性微寒，善清热祛湿退黄，为治黄疸之主药。臣以苦寒之栀子，清热泻火，通利三焦，导湿热下行从小便出。佐以苦寒之大黄，泻热逐瘀通便，导瘀热从大便而下。三药合用，苦以燥湿，寒以清热，且能通利二便，前后分消湿热，黄疸自退。

【应用】

1. 用方指征：本方为治疗湿热阳黄的常用方。临床以一身面目俱黄，黄色鲜明，苔黄腻为主要指征。

2. 临证加减：黄疸明显者，重用茵陈，加金钱草、郁金等退黄；湿重于热者，加茯苓、泽泻、猪苓等利水渗湿；热重于湿者，加黄柏、龙胆草等清热祛湿；胁痛、脘腹胀满者，加郁金、枳实、川楝子疏肝行气止痛；往来寒热，头痛，口苦者，加柴胡、黄芩疏泄少阳；便秘者，重用大黄，加枳实通腑泄热。

3. 现代应用：急性黄疸型肝炎、胆囊炎、胆石症、钩端螺旋体病等引起的黄疸属湿热内蕴者可选用本方加减。

【附方】

方　名	组　成	功　效	主　治
茵陈四逆汤 《伤寒微旨论》	茵陈　干姜　附子 甘草	温里助阳 利湿退黄	阴黄。症见：黄色晦暗，皮肤冷，伴恶寒，手足不温，身体沉重，神倦食少，口不渴或渴喜热饮，大便稀溏，舌淡苔白，脉紧细或沉细无力
栀子柏皮汤 《伤寒论》	栀子　炙甘草 黄柏	清热利湿	黄疸，热重于湿证。症见：身热，发黄，心烦懊恼，口渴，苔黄

此二方与茵陈蒿汤均有祛湿退黄之功，但茵陈蒿汤清热利湿并重，用于湿热俱盛之黄疸；栀子柏皮汤清热之力大于利湿，用于热重于湿之黄疸；而茵陈四逆汤温阳利湿，用于寒湿内阻之阴黄。

【实验研究】①退黄作用。茵陈蒿汤能明显地引起胆囊收缩，具有利胆作用，可使胆汁排泄增加，并能降低胆总管 Oddi's 括约肌张力；能使血清胆汁酸、胆脂质含量发生改变，促进胆红素代谢。②保肝作用。具有抗肝细胞损害，抑制肝细胞凋亡，抑制星状细胞活化及胶原合成等作用。③全方三味药有协同作用，明显强于各单味药。此外还具有解热、抗炎、抗菌作用。

八 正 散
《太平惠民和剂局方》

【组成】车前子　瞿麦　萹蓄　滑石　山栀子仁　甘草炙　木通　大黄面裹煨，去面，切，焙，各一斤（各500g）

【用法】上为散，每服二钱（6g），水一盏，入灯心，煎至七分，去滓，温服，食后临卧。小儿量力少少与之（现代用法：为散剂，每服 6～10g，灯心煎汤送服；亦可作汤剂，加灯心，水煎服，用量根据病情酌定）。

【功用】清热泻火，利水通淋。

【主治】湿热淋证。症见尿频尿急，溺时涩痛，淋沥不畅，尿色浑赤，甚则癃闭不通，小腹急满，口燥咽干，舌苔黄腻，脉滑数。

【方解】本方证为膀胱湿热，气化不利所致。膀胱"受藏津液，气化能出"，因湿热下注，蕴结膀胱，气化失司，水道不利，故见尿频尿急，溺时涩痛，淋沥不畅，甚则癃闭不通，小腹胀满。湿热蕴蒸，故见尿色浑赤，口燥咽干，舌苔黄腻，脉滑数。治宜清热泻火，利水通淋。方中木通苦寒，上清心火，下利湿热；滑石甘寒，善滑利窍道，清热渗湿，利水通淋，两药配伍清热利湿，使湿热之邪从小便而去，为君药。萹蓄、瞿麦、车前子清热泻火，利水通淋，为臣药。山栀子清泄三焦湿热；大黄荡涤邪热；灯心草清热除烦，三药合用可导湿热下行，共为佐药。甘草缓急止痛，调和诸药，为使药。纵观全方，泻火与利水同用，渗利与通腑并行，使湿热之邪由二便分消，诸症自愈。

【应用】

1. 用方指征：本方为治疗湿热淋证的常用方。临床以尿频，尿急，尿痛，舌苔黄腻，脉数为主要指征。

2. 临证加减：血尿者，加小蓟、生地黄、白茅根清热凉血；尿有砂石涩痛者，加金钱草、海金砂、鸡内金化石通淋；尿液混浊如膏者，加萆薢、益智仁、石菖蒲分清化浊；腰痛者，加川断、桑寄生、杜仲强壮腰脊。

3. 现代应用：膀胱炎、尿道炎、急性前列腺炎、泌尿系结石、肾盂肾炎等属湿热下注者可选用本方加减。

【附方】

方 名	组成	功效	主治
五淋散 《太平惠民和剂局方》	赤茯苓　当归 生甘草　赤芍药 山栀仁	清热凉血 利水通淋	湿热血淋。症见：尿如豆汁， 溺时涩痛，或溲如有砂石，脐 腹急痛

此方与八正散均有清热泻火，利水通淋之功，但八正散重在利水通淋而泻火，用于治疗热淋；五淋散重在清热凉血，用于治疗血淋。

【实验研究】①防治尿路感染。八正散在体外和体内均能抑制尿道致病性大肠杆菌的菌毛表达和对尿道上皮细胞的黏附，有效地治疗和预防尿道致病性大肠杆菌引起的尿路感染，但本方无抑菌作用。经八正散处理后，P菌毛（尿道致病性大肠杆菌黏附的物质基础）表达受抑制，但转种后的子代，菌毛表达又恢复正常，提示使用八正散治疗急性尿路感染必须达到足够的疗程，或同时使用有效的抗生素类药物，才能彻底治愈。②利尿。八正散具有显著的利尿作用，并能预防和排出结石。

【类方比较】八正散与小蓟饮子的比较。

比较＼方剂		八正散	小蓟饮子
组成	相同	滑石　木通　栀子　炙甘草	
	不同	萹蓄　瞿麦　车前子　大黄 灯心草	生地　小蓟　藕节　蒲黄　竹叶 当归
功用	相同	清热泻火，利水通淋	
	不同	功专清热泻火，利水通淋	利水通淋之力较弱，但擅长于凉血 止血，清热泻火
主治	相同	膀胱湿热，气化不利之证，症见：尿频尿急，赤涩热痛，舌红，脉数	
	不同	病偏气分，伴见湿热内蕴之口燥咽 干之症，少见热伤血络之尿血	病偏血分，伴见热伤血络之尿血， 血色鲜红之症

三 仁 汤
《温病条辨》

【组成】杏仁_五钱(15g)　飞滑石_六钱(18g)　白通草_二钱(6g)　白蔻仁_二钱(6g)　竹叶_二钱(6g)　厚朴_二钱(6g)　生薏苡仁_六钱(18g)　半夏_五钱(15g)

【用法】甘澜水八碗，煮取三碗，每服一碗，日三服（现代用法：水煎服）。

【功用】宣畅气机，清利湿热。

【主治】湿温初起或暑温夹湿之湿重于热证。症见头痛恶寒，身重疼痛，肢体倦怠，面色淡黄，午后身热，胸闷不饥，苔白不渴，脉弦细而濡。

【方解】本方证为湿温初起，邪在气分，湿重热轻，气机不畅所致。湿温多由于外感湿温或暑湿之邪，或水湿内停，又感外邪，内外相引所导致，即《温热经纬》所言："太阴内伤，湿饮停聚，客邪再致，内外相引，故病湿热。"湿阻卫阳，阳为湿遏，故见头痛恶寒，身重疼痛；湿阻气机，故见肢体倦怠，胸闷不饥；湿遏热伏，故见午后身热，其热不扬。对于此证的治疗，《温病条辨》曾示三点告诫：一曰，不可见其头痛恶寒，以为伤寒而汗之，汗伤心阳，则神昏耳聋，甚则目瞑不欲言；二曰，不可见其中满不饥，以为停滞而下之，下之则洞泄；三曰，不可见其午后身热，以为阴虚而用柔药润之，湿为胶滞阴邪，再加柔润阴药，两阴相合，遂有锢结而不解之势。故治疗应采用芳香苦辛，轻宣淡渗之品，宣畅三焦气机，清利湿热。方中杏仁宜利上焦肺气，宣在上之湿；白蔻仁芳香苦辛，畅中行气，化在中之湿；薏苡仁甘淡性寒，清热利湿，利在下之湿，三仁合用，宣上畅中渗下以祛湿，使"湿去热孤"，共为君药。滑石、通草、竹叶甘寒淡渗，助薏苡仁清热利湿，为臣药。半夏、厚朴行气化湿，畅中除满，为佐药。纵观全方，一则以祛湿为主，清热为辅；二则宣畅三焦，分消湿热，正体现了叶天士所提出的"分消上下之势"之治湿大法。

【应用】

1. 用方指征：本方为治疗湿温初起或暑温夹湿，邪在气分，湿重于热证的常用方。临床以恶寒头痛，午后身热，身重疼痛，苔白不渴为主要指征。

2. 临证加减：见头痛身重，恶寒等表证较重者，加藿香、香薷、豆豉等解表化湿；身热汗出，小便黄赤，热重于湿者，加黄芩、栀子、茵陈以清热祛湿；寒热往来者，加青蒿、草果等和解化湿。

3. 现代应用：肠伤寒、胃肠炎、肾盂肾炎及关节炎等属湿重于热者可选用本方加减。

4. 使用注意：舌苔黄腻，热重于湿者，不宜使用。

【附方】

方名	组成	功效	主治
藿朴夏苓汤 引《医原》	藿香 半夏 赤苓 杏仁 生苡仁 白蔻仁 通草 猪苓 淡豆豉 泽泻 厚朴	解表化湿	湿温初起。症见：身热恶寒，肢体倦怠，胸闷口腻，舌苔薄白，脉濡缓
黄芩滑石汤 《温病条辨》	黄芩 滑石 茯苓皮 大腹皮 白蔻仁 通草 猪苓	清热利湿	湿温邪在中焦。症见：发热身痛，汗出热解，继而复热，渴不多饮，或不渴，舌苔淡黄而滑，脉缓

二方与三仁汤均可化气利湿，治疗湿温。但三仁汤化气利湿，兼可清热，适用于湿温初起，湿重于热证；藿朴夏苓汤化气利湿，兼可轻疏解表，适用于湿温初起，表证较明显者；黄芩滑石汤利湿与清热并重，适用于湿温蕴结中焦，湿热并重证。

【实验研究】利尿作用。该方能显著增加 ANP 含量和尿 Na^+、尿量的排泄。通过升高"湿证"时低于正常的渗透压，进而增加 ANP 的合成和释放，从而对抗 ADH 和醛固酮的作用；同时由于初始和继发的渗透压升高效应，可促进间隙中潴留水液向血管内移动，改善细胞外液量分布，纠正"湿证"时的低渗水钠潴留。

甘露消毒丹

《医效秘传》

【组成】飞滑石 +五两(450g)　淡黄芩 +两(300g)　绵茵陈 +一两(330g)　石菖蒲 六两(180g)　川贝母 木通 各五两(各150g)　藿香　连翘　白蔻仁　薄荷　射干 各四两(各120g)

【用法】生晒研末，每服三钱（9g），开水调下，或神曲糊丸，如弹子大，开水化服亦可（现代用法：作散剂，每服 6～9g；或作丸剂，每服 9～12g；或作汤剂，水煎服，用量按原方比例酌定）。

【功用】利湿化浊，清热解毒。

【主治】湿温时疫，邪在气分，湿热并重证。症见发热倦怠，胸闷腹胀，肢酸咽痛，身目发黄，颐肿口渴，泄泻淋浊，小便短赤，舌苔白或厚腻或干黄，脉濡数或滑数。

【方解】本方主治湿温时疫，邪在气分，湿热并重之证。湿热交蒸，故见发热倦怠，肢酸，身目发黄；湿阻气机，故见胸闷腹胀；湿热下注，故见泄泻淋浊，小便短赤；热毒上壅，故见咽痛，颐肿口渴；舌苔白或厚腻或干黄，脉濡数或滑数，为湿热稽留气分之征。治宜利湿化浊，清热解毒。方中重用滑石、茵陈、黄芩为君药，其中滑石清热利湿而解暑，茵陈清热利湿而退黄，黄芩清热燥湿而解毒，三药合用，清热利湿并重，两擅其功。石菖蒲、藿香、白豆蔻芳香化湿，醒脾和中，令气化则湿化；木通清利湿热，导湿热由小便而去，俱为臣药，增强君药的清热利湿之力。热毒上壅，故佐以射干、川贝母、薄荷、连翘解毒利咽，散结消肿。纵观全方，清热解毒与淡渗利湿并用，兼以芳香行气，解毒利咽，使湿热疫毒上下分消，内外宣通。

【应用】

1. 用方指征：本方为治疗湿温时疫，湿热并重之证的常用方；本方也是夏令暑湿季节的常用方，王士雄誉之为"治湿温时疫之主方"。以发热，肢酸，口渴，小便短赤，或咽痛，身目发黄，苔白腻或微黄为主要指征。

2. 临证加减：黄疸明显者，加栀子、大黄清泄湿热；咽颐肿甚者，加板蓝根、山豆根等解毒消肿利咽。

3. 现代应用：肠伤寒、急性胃肠炎、黄疸型肝炎、胆囊炎等属湿热并重者可选用本方加减。

4. 使用注意：若湿热入营分，谵语舌绛者，非本方所宜。

【实验研究】①抗炎。抑制蛋清所致大鼠的足肿胀，抑制二甲苯致小鼠耳郭肿胀，减轻因炎性物质刺激导致的炎性渗出。②抗病毒。甘露消毒丹全方、清热利湿解毒组（残Ⅱ方）、芳香化浊组（残Ⅰ方）及在全方基础上加入大青叶、板蓝根加味方（甘加方）的水煎液，均能抑制柯萨奇病毒在培养细胞内的复制，并能预防柯萨奇病毒的感染，很可能与该方提高了细胞免疫作用有关。此外甘露消毒丹对急性肝衰竭的治疗有保护作用。

二 妙 散

《丹溪心法》

【组成】黄柏_炒 苍术_{米泔水浸,炒(各15g)}（原著本方无用量）

【用法】上二味为末，沸汤，入姜汁调服（现代用法：为散剂，各等分，每次服3~5g，或为丸剂，亦可作汤剂，水煎服）。

【功用】清热燥湿。

【主治】湿热下注证。症见筋骨疼痛，或足膝红肿疼痛，或两足痿软，或带下色黄黏稠量多，或下部湿疮等，小便短赤，舌苔黄腻。

【方解】本方为治疗湿热下注证的基础方。湿热流于下肢，痹阻经脉，故见筋骨疼痛，或足膝红肿疼痛；湿热着于下肢，筋脉弛缓，故见两足痿软；湿热下注于带脉、前阴，故见带下色黄黏稠量多，或下部湿疮；小便短赤，舌苔黄腻是为湿热内蕴之征。治宜清热燥湿。方中黄柏味苦性寒，且有沉降之性，长于清下焦湿热，为君药。湿自脾来，苍术辛温苦燥，长于燥湿健脾，杜生湿之源，为臣药。姜汁调服，可辛散水湿以助药力。纵观全方，清热燥湿并用，药性趋下，以祛下注之湿热，而诸症自除。

【应用】

1. 用方指征：本方为治疗湿热下注所致痿证、痹证、脚气、带下、湿疮等的基础方。以小便短赤，舌苔黄腻为主要指征。

2. 临证加减：湿热痿证者，加豨莶草、木瓜、萆薢等祛湿热，强筋骨；湿热脚气者，加苡仁、木瓜、槟榔等利湿降浊；下部湿疮者，加赤小豆、土茯苓等清湿热，解疮毒。

3. 现代应用：关节炎、阴囊湿疹、阴道炎等属湿热下注证者可选用本方加减。

4. 使用注意：本方清热燥湿之力强，适用于湿热俱重之证。湿重热轻者，不宜使用。

【附方】

方 名	组 成	功 效	主 治
三妙丸 《医学正传》	黄柏 苍术 川牛膝	清热燥湿	湿热下注之痿痹。症见：两脚麻木或肿痛，或如火烙之热，萎软无力
四妙丸 《成方便读》	黄柏 苍术 牛膝 薏苡仁	清热利湿 舒筋壮骨	湿热痿证。症见：两足麻木，萎软，肿痛

三妙丸系二妙散加牛膝而成，以牛膝补肝肾，强筋骨，引药下行之功，专治下焦湿热之两脚麻木，萎软无力；三妙丸又加薏苡仁，衍化成四妙丸，苡仁可渗湿舒筋，主治湿热下注之痿证。

第三节 利水渗湿

利水渗湿剂适用于水湿壅盛之癃闭、淋浊、水肿、泄泻等。组方配伍常以茯苓、泽泻、猪苓等甘淡利水药为主，选择配伍：①健脾益气药，如白术、黄芪、甘草、大枣等；②理气行水药，如大腹皮、陈皮、桑白皮等；③辛散水气药，如桂枝、生姜、防己、麻黄等。代表方如五苓散、猪苓汤、防己黄芪汤等。

五 苓 散
《伤寒论》

【组成】猪苓_{去皮，十八铢(9g)}　泽泻_{一两六铢(15g)}　白术_{十八铢(9g)}　茯苓_{十八铢(9g)}　桂枝_{去皮，半两(6g)}

【用法】捣为散，以白饮和服方寸匕，日三服，多饮暖水，汗出愈，如法将息（现代用法：为散剂，每服6~10g；或为汤剂，水煎服，多饮热水，取微汗，用量按原方比例酌定）。

【功用】利水渗湿，温阳化气。

【主治】蓄水证。症见小便不利，头痛发热，烦渴欲饮，甚至水入即吐，苔白，脉浮。亦可治痰饮，症见脐下动悸，头眩吐涎沫；或短气而咳；及水湿内停所致水肿、泄泻、霍乱等。

【方解】本方证为水湿内盛，膀胱气化不利所致。《伤寒论》中用本方治疗太阳表邪未解，内传太阳之腑，致膀胱气化不利，遂成太阳经腑同病，水蓄下焦之蓄水证。故以膀胱气化失司之小便不利为主症；表气不和，故见头痛发热，脉浮；水蓄于内，津液不布，故见烦渴欲饮；饮水加重蓄积，水无去路，故见愈饮愈渴，甚至水入即吐，而成"水逆证"；津不能布，停而为饮，为痰。水饮外溢，故见水肿；水停下焦，水气内动，故见脐下动悸；下注肠间，故见泄泻；痰饮上泛，阻闭清阳，故见头眩吐涎沫；上凌心肺，故见短气而咳。治宜渗湿利小便为主，兼以温阳化气，解表。方中重用甘淡寒之泽泻，直达膀胱，渗湿利水，为君药。茯苓、猪苓甘淡渗利，助君药增强利水渗湿之力，共为臣药。佐以白术甘温，燥湿健脾，合茯苓助脾运以化湿。《素问·灵兰秘典论》记载："膀胱者，州都之官，津液藏焉，气化则能出矣。"故配伍桂枝辛甘温，外散风寒以解表，内温阳化气以利水，亦为佐药。服后多饮暖水，可助汗以祛表邪。纵观全方，甘淡渗湿利水为主，兼可温阳化气行水，是温阳化气行水法的代表方剂。

【应用】

1. 用方指征：本方为治疗水湿内停，或兼表证的常用方。临床以小便不利，舌苔白，脉浮或缓为主要指征。

2. 临证加减：水肿兼表证者，合用越婢汤解表行水；泄泻偏于热者，去桂枝，加车前子、木瓜利水清热；短气而咳喘者，加陈皮、半夏、桑白皮理气化痰；水气壅盛者，合用五皮散。

3. 现代应用：现代常用于急慢性肾炎、心源性水肿、肝硬化腹水以及急性肠炎、尿潴留、脑积水等属水湿内盛者。

4. 使用注意：湿热者忌用。

【附方】

方　名	组　成	功　效	主　治
茵陈五苓散 《金匮要略》	茵陈蒿　猪苓 泽泻　白术　茯苓 桂枝	利湿退黄	湿热黄疸，湿重于热，小便不利者
胃苓汤 《世医得效方》	苍术　厚朴　陈皮 炙甘草　猪苓 泽泻　白术　茯苓 桂枝　生姜　大枣	祛湿和胃 行气利水	夏秋之间，脾胃伤冷，水谷不分，泄泻不止，及水肿、腹胀、小便不利者

此二方均是五苓散加味而成，都有利水渗湿之功。其中，茵陈五苓散兼可清热退黄，适用于湿热黄疸，湿多热少者；胃苓汤兼可行气和胃，适用于水湿内盛之泄泻、水肿、小便不利等。

【实验研究】①调节水、电解质代谢。该方能广泛地参与水、电解质、脂肪、糖及蛋白质等方面代谢，能提高渗透压的调定点，而且利尿的同时不破坏水、电解质的平衡。②拆方研究发现，按仲景原有用量比例用药，利尿作用最强。

猪　苓　汤
《伤寒论》

【组成】猪苓_{去皮}　茯苓　泽泻　阿胶　滑石_{碎,各一两}（各10g）

【用法】以水四升，先煮四味，取二升，去滓，内阿胶烊消，温服七合，日三服（现代用法：水煎服，阿胶分两次烊化）。

【功用】利水，养阴，清热。

【主治】水热互结证。症见小便不利，发热，口渴欲饮，或心烦不寐，或咳嗽，呕恶，下利，舌红苔白或微黄，脉细数。

【方解】本方证为水热互结，热灼阴伤所致。《伤寒论》中本方证系伤寒之邪内传入里，化而为热，与水相搏，遂成为水热互结之势。水热互结，气化失司，故见小便不利；热伤阴津，虚热内扰，故见发热，口渴欲饮，或心烦不寐，舌红苔白或微黄，脉细数；水逆于肺，肺失宣降，故见咳嗽；水停于胃，胃气上逆，故见呕恶；水渗于肠，故见下利。治宜利水养阴清热。方中以甘淡猪苓，入肾、膀胱经，专以淡渗利水，为君药。以泽泻、茯苓，助猪苓利水渗湿，且泽泻寒凉可泄热，茯苓健脾可运化水湿，为臣药。滑石为甘寒之品，清热利水；阿胶滋阴润燥，既可补已伤之阴，又可防渗利之品伤阴，为佐药。纵观全方，利水渗湿与清热养阴并用，利水而不伤阴，滋阴而不敛邪，是**清热育阴利水法**的代表方。

【应用】

1. 用方指征：本方为治疗水热互结而兼阴伤之证的常用方。以小便不利、口渴、身热、舌红、脉细数为主要指征。

2. 临证加减：热淋者，加栀子、车前子清热利水通淋；血淋、尿血者，加白茅根、小蓟、大蓟凉血止血。

3. 现代应用：泌尿系感染、肾炎、产后尿潴留等属于水热互结而兼阴伤者可选用本方加减。

4. 使用注意：若内热盛，阴津大亏者忌用。如《伤寒论》所言："阳明病，汗出多而渴者，不可与猪苓汤，以汗多胃中燥，猪苓汤复利其小便故也"。

【实验研究】①保护肾功能。能有效地抑制系膜细胞增生，降低血肌酐、尿素氮，减轻血尿和蛋白尿症状，减缓肾功能的损害。②抑菌作用。加味猪苓汤对大肠杆菌和变形杆菌具有较强的抑菌作用。③双向调节作用。即对正常动物不仅无利尿作用，相反有减少的现象，而对受到庆大霉素损害的动物，其利尿作用得以显示。

【类方比较】五苓散与猪苓汤的比较。

比较	方剂	五苓散	猪苓汤
组成	相同	茯苓 猪苓 泽泻	
	不同	桂枝 白术	阿胶 滑石
功用	相同	利水渗湿	
	不同	温阳化气	清热养阴
主治	相同	水湿内停证，症见小便不利，口渴，身热，泄泻	
	不同	表邪不解入里与水相搏的蓄水证，表现为外有表证，内有水停之象，伴见头痛微热，苔白，脉浮	水热互结证，伴见阴伤，见发热，口渴欲饮，心烦不寐，舌红苔白或微黄，脉细数

防己黄芪汤

《金匮要略》

【组成】防己 一两(12g)　黄芪 去芦,一两一分(15g)　甘草 炒,半两(6g)　白术 七钱半(9g)

【用法】上锉麻豆大，每服五钱匕（15g），生姜四片，大枣一枚，水盏半，煎八分，去滓温服，良久再服，服后当如虫行皮中，以腰以下如冰，后坐被中，又以一被绕腰以下，温令微汗，瘥（现代用法：作汤剂，加生姜、大枣，水煎服，用量按原方比例酌定）。

【功用】益气祛风，健脾利水。

【主治】表虚不固之风水或风湿。症见汗出恶风，身体重着，小便不利，舌淡苔白，脉浮。

【方解】本方证为表虚不固，风水郁表所致。风湿之邪乘虚侵入，水湿停于肌肤，故见身体重着；表虚不固，营阴外泄，故见汗出恶风，舌淡苔白，脉浮；水湿内停，气化不利，故见小便不利。邪气在表，法当汗解，然汗之必伤阳气，更加重表虚，故治宜扶正益气与解表祛湿并行。方中防己祛风除湿，利水消肿，黄芪益气固表，行水消肿，两者配伍，祛邪而不伤表，固表而不留邪，是益气行水消肿之药对，共为君药。臣以白术健脾益气除湿，既助黄芪益气固表之力，又助防己祛湿行水之功。甘草、生姜、大枣培土和中，以助运化水湿，且姜枣又可调和营卫而解表，生姜辛散水气，甘草调和诸药，合为佐使。纵观全方，祛风与除湿健脾并用，扶正与祛邪兼顾，为标本兼治之剂。

404

【应用】

1. 用方指征：本方为治疗风水、风湿属表虚证的常用方。以汗出恶风，小便不利，苔白脉浮为主要指征。

2. 临证加减：腹满胀痛者，加陈皮、枳壳等行气止痛；寒甚者，加细辛温经散寒；冲气上逆者，加桂枝平冲降逆；喘者，加麻黄解表宣肺平喘；水湿重者，加茯苓、泽泻等利水消肿。

3. 现代应用：急、慢性肾小球肾炎、心源性水肿、风湿性关节炎等属表虚湿盛者可选用本方加减。

4. 使用注意：若水湿壅盛，汗不出者，非本方所宜。

【附方】

方 名	组 成	功 效	主 治
防己茯苓汤《金匮要略》	防己 黄芪 桂枝 茯苓 甘草	益气温阳利水	皮水。症见：四肢浮肿，水气在皮肤中，四肢聂聂动者

此方与防己黄芪汤均可固表行水。但防己黄芪汤长于补益卫气而行水；防己茯苓汤长于温补卫阳而利水。

【实验研究】①抗炎。防己黄芪汤提取物中生物活性成分可抑制巨噬细胞对抗原的摄入，从而影响抗原信息的处理和免疫细胞记忆的产生，并能抑制抗原结合细胞增生和促进体内糖皮质激素离解，以增强其效用，抑制炎症介质的释放。②调整免疫。能在兴奋垂体—肾上腺皮质轴的同时，显著增强 T 细胞的免疫监督作用。此外，现代药理研究表明，其还具有镇痛、利尿、降血脂、抗凝血、抗动脉硬化、减肥、抗辐射、抗急性肾功能损伤等作用。

第四节　温化水湿

温化水湿剂适用于阳虚不能化水和湿从寒化所致的痰饮、水肿等。组方配伍常以附子、干姜、桂枝等温阳药和茯苓、泽泻、车前子等利湿药为主，选择配伍：①健脾益气药，如白术、黄芪、甘草、大枣等；②理气行水药，如大腹皮、厚朴、木香等；③兼痰饮者，配燥湿化痰药，如陈皮、半夏等。代表方如苓桂术甘汤、真武汤、实脾散等。

苓桂术甘汤
《金匮要略》

【组成】茯苓四两(12g)　桂枝去皮,三两(9g)　白术二两(6g)　甘草炙,二两(6g)

【用法】上四味，以水六升，煮取三升，去滓，分温三服（现代用法：水煎服）。

【功用】温阳化饮，健脾利湿。

【主治】中阳不足之痰饮。症见胸胁支满，头晕目眩，心悸，短气而咳，舌苔白滑，脉弦滑。

【方解】本方所治痰饮证为中阳不足，湿聚成饮，饮停心下所致。脾居中焦，主运化水液。若脾阳不足，健运失职，湿滞为痰，为饮，并随气升降，无处不到。饮停胸胁，故见胸胁支满；停于中焦，清阳不升故见头晕目眩；痰饮上凌心肺，故见心悸，短气而咳。《金匮要略》云："病痰饮者，当以温药和之。"故治宜温阳化饮，健脾利湿。方中重用甘淡性平之茯苓，健脾渗湿而化痰饮，为君药。桂枝辛甘温，温阳化饮，平冲降逆，与茯苓相合为温化渗利之药对，为臣药。白术燥湿健脾，与茯苓相伍为健脾祛湿之药对，使脾气健运，湿去则痰自消，为佐药。甘草味甘性温，合桂枝可辛甘化阳，以助温阳之力；合茯苓、白术可益气和中，培土制水；兼可调和诸药，为佐使药。纵观全方，温而不燥，利而不峻，标本兼顾，为治疗痰饮之和剂。

此方服后，当小便增多，此为饮从小便而去之征，故原方用法之后提出"小便当利"，即《金匮要略》中"夫短气有微饮，当从小便去之"之意。

【应用】

1. 用方指征：本方为治疗中阳不足之痰饮的常用方。临床以胸胁支满，头眩心悸，苔白滑为主要指征。

2. 临证加减：咳嗽痰多者，加半夏、陈皮燥湿化痰；湿盛泄泻者，合用平胃散；心下痞者，加枳实、生姜行气散水；脾气虚者，加党参、黄芪等益气健脾。

3. 现代应用：慢性支气管炎、支气管哮喘、心源性水肿、美尼尔氏综合征、神经官能症等属饮停中焦者可选用本方加减。

4. 使用注意：咳痰黏稠，饮邪化热者，禁用本方。

【附方】

方名	组成	功效	主治
肾着汤 《金匮要略》	甘草 干姜 茯苓 白术	温脾胜湿	寒湿下侵之肾着。症见：腰部冷痛沉重，但饮食如故，口不渴，小便不利，舌淡苔白，脉沉迟或沉缓

本方与苓桂术甘汤均有温阳健脾之功效。但苓桂术甘汤以化水饮为主，主治中阳不足，饮停心下之痰饮；肾着汤以祛寒湿为主，主治寒湿下侵之肾着。

【实验研究】①强心。可增加冠脉流量，降低冠脉阻力，增加心脏的灌注压，改善心肌的供血状况；并可明显减慢心率，降低心肌耗氧量，增加心肌的供氧。②降脂。可抑制胆固醇、甘油三酯合成，促进胆固醇的排泄，影响血脂的分布、运转与清除，抑制外源性脂类吸收等作用；并可有效地纠正由于高脂血症引起的血液黏稠度增高，纤维蛋白原增高，红细胞刚性指数、变形能力及聚集指数异常等情况，对血液流变性有良好的改善作用。③双向调节免疫功能。

真 武 汤

《伤寒论》

【组成】茯苓三两(9g)　芍药三两(9g)　白术二两(6g)　生姜切，三两(9g)　附子炮，去皮，破八片，一枚(9g)

【用法】以水八升，煮取三升，去滓，温服七合，日三服（现代用法：水煎服）。

【功用】温阳利水。

【主治】阳虚水泛证。症见小便不利，四肢沉重疼痛，腹痛下利；或太阳病汗出不解，发热，头眩心悸，身𥆧动，振振欲擗地；或肢体浮肿，或咳，或呕，苔白不渴，脉沉细。

【方解】本方证为脾肾阳虚，水湿内停所致。肾阳为一身阳气之根本，主水之脏。肾阳虚不能化气行水，脾阳虚不能运化水液，致水湿内停，气化不利，故见小便不利，四肢沉重疼痛；水溢肌肤，故见肢体浮肿；水气上逆，故见咳嗽或呕吐；水注肠间，故见腹痛下利；水气凌心，清阳不升，故见头眩心悸；太阳病过汗伤阳耗阴，温煦濡养失职，故见身𥆧动，振振欲擗地；苔白不渴，脉沉细，为阳虚水停之征。治宜温脾肾以助阳，利小便而祛水邪。方中大辛大热之炮附子，温肾暖脾，化气行水，温运水湿，为君药。辅以甘淡平之茯苓，健脾渗湿利水，使水湿由小便而走；以甘苦温之白术，健脾燥湿，共为臣药。佐以辛温之生姜，既助附子温阳散寒，辛散水气，又助茯苓、白术温运水湿；又佐以酸敛之白芍，一可利小便以行水气，正如《本经》言其能"利小便"，《名医别录》称其"去水气，利膀胱"；二可柔肝缓急止腹痛；三可敛阴舒筋以解身𥆧动；四可防止附、术等燥热伤阴，以利久服缓治。纵观全方，一则温散利结合，温中有散，利中有化；二则温阳而不亢，护阴不敛邪，使阴阳调和；三则温阳以治本，利水以治标，标本兼顾。

【应用】

1. 用方指征：本方为治疗脾肾阳虚，水气内停的常用方。以小便不利，肢体沉重或浮肿，苔白，脉沉为主要指征。

2. 临证加减：咳者，可加五味子、干姜、细辛温肺化饮；腹泻较重者，去白芍，加干姜温中散寒；呕者，去附子，倍用生姜，加半夏、吴茱萸温胃止呕；顽固性皮肤湿疹，合用麻黄连翘赤小豆汤。

3. 现代应用：现代常用于治疗慢性肾炎、心源性水肿、慢性肝病水肿、甲状腺功能低下、慢性支气管炎、慢性肠炎、肠结核、美尼尔氏综合征等属脾肾阳虚，水湿内停者。

【附方】

方　名	组　成	功　效	主　治
附子汤《伤寒论》	附子　茯苓　人参　白术　芍药	温经助阳祛寒化湿	寒湿内侵，身体骨节疼痛，恶寒，肢冷，苔白滑，脉沉微

本方为真武汤倍用附子、白术，加人参，去生姜而成，长于祛寒湿，主治寒湿所致的痹证；而真武汤长于温阳利水，主治脾肾阳虚，水湿内停证。

【实验研究】①利尿。真武汤能调整肾阳虚模型大鼠的渗透压的调定点，使利尿的同时而不破坏水、电解质的平衡。②改善肾功能。以腺嘌呤喂饲大白鼠建立肾毒性肾功能衰竭实验动物模型，并同时设立温脾汤组及空白对照组进行研究发现：该方对改善实验动物的摄食量、增加尿量、降低 BUN、Scr，调节电解质和氨基酸代谢平衡方面皆有明显作用，其疗效均优于温脾汤组。③调节下丘脑—垂体—肾上腺皮质轴。可促进糖皮质激素分泌，改善自由基代谢水平，降低阳虚小鼠血清 MDA 水平，增加红细胞 SOD 活性，提高免疫等。④强心。改善缺血心肌的血氧供应，降低血液黏稠度等。

实 脾 散
《重订严氏济生方》

【组成】厚朴_{去皮,姜制,炒} 白术 木瓜_{去瓤} 木香_{不见火} 草果仁 大腹子 附子_{炮,去皮,脐}
白茯苓_{去皮} 干姜_{炮,各一两(各30g)} 甘草_{炙,半两(15g)}

【用法】上哎咀，每服四钱（12g），水一盏半，生姜五片，枣子一枚，煎至七分，去滓，温服（现代用法：加生姜、大枣，水煎服，用量按原方比例酌减）。

【功用】温阳健脾，行气利水。

【主治】脾肾阳虚，水气内停之阴水。症见身半以下肿甚，手足不温，口中不渴，胸腹胀满，小便不利，大便溏薄，舌苔白腻，脉沉弦迟。

【方解】本方所治水肿为脾肾阳虚，阳不化水，水气内停所致。水停下趋，故见水肿身半以下甚；阳气虚弱，温煦失职，故手足不温，口中不渴，大便溏薄；湿阻气滞，故胸腹胀满，小便不利；舌苔白腻，脉沉弦迟为阳虚水停之征。治宜温阳健脾，兼以行气利水。方中附子善温肾助阳，化气行水，干姜善温补脾阳，助运制水，两药合用，温补脾肾，扶阳抑阴，为君药。茯苓、白术健脾渗湿燥湿，同为臣药。木瓜芳香醒脾以化湿；木香、厚朴、槟榔、草果行气化湿，并使气化则湿化，为佐药。以生姜皮温散水气，又与甘草、大枣相合益脾和中，培土制水，并可调和诸药，为使药。纵观全方，一则脾肾同治，重在温脾；二则温阳行气并用，令气行湿化；三则温阳以治本，利水以治标，标本兼顾。

【应用】

1. 用方指征：本方为治疗脾肾阳虚阴水的常用方。以浮肿，腰以下肿甚，胸腹胀满，舌淡苔腻，脉沉迟为主要指征。

2. 临证加减：小便不利，水肿甚者，可加猪苓、泽泻、车前子等利水消肿；气虚甚者，加人参、黄芪等益气健脾；大便秘结者，加牵牛子以通利大便；腹水者，加木通、泽泻、郁金、陈皮、党参等。

3. 现代应用：慢性肾小球肾炎、心源性水肿、肝硬化腹水等属阴水者可选用本方加减。

【类方比较】实脾散与真武汤的比较。

<table>
<tr><td colspan="2">比较　方剂</td><td>实脾散</td><td>真武汤</td></tr>
<tr><td rowspan="2">组成</td><td>相同</td><td colspan="2">附子　白术　生姜　茯苓</td></tr>
<tr><td>不同</td><td>干姜　木瓜　厚朴　木香　大腹子
草果　甘草　大枣</td><td>芍药</td></tr>
<tr><td rowspan="2">功用</td><td>相同</td><td colspan="2">温阳利水</td></tr>
<tr><td>不同</td><td>重在温脾阳，兼行气化滞</td><td>重在温肾阳，兼敛阴缓急</td></tr>
<tr><td rowspan="2">主治</td><td>相同</td><td colspan="2">阳虚水停证，症见水肿，小便不利，泄泻，舌苔白腻，脉沉</td></tr>
<tr><td>不同</td><td>脾阳虚甚，水停气滞者，兼见脘腹胀满，食少便溏</td><td>肾阳虚甚，兼腹痛者，兼见头眩心悸，身瞤动</td></tr>
</table>

第五节 祛 风 胜 湿

祛风胜湿剂适用于风湿在表所致的头痛身重，或风湿侵袭，痹阻经络所致的腰膝顽麻痛痹等。组方配伍常以麻黄、桂枝、紫苏、羌活等辛温解表药为主，选择配伍：①活血通络药，如川芎、红花、地龙等；②补气养血药，如人参、白术、当归等；③温阳祛寒药，如附子、干姜、肉桂、细辛等；④补益肝肾药，如熟地、桑寄生、杜仲、牛膝等。代表方如独活寄生汤等。

独活寄生汤
《备急千金要方》

【组成】独活三两(9g)　桑寄生　杜仲　牛膝　细辛　秦艽　茯苓　肉桂心　防风　川芎　人参　甘草　当归　芍药　干地黄 各二两(各6g)

【用法】上药咬咀，以水一斗，煮取三升，分三服，温身勿冷也（现代用法：水煎服）。

【功用】祛风湿，止痹痛，益肝肾，补气血。

【主治】痹证日久，肝肾两亏，气血不足证。症见腰膝疼痛、萎软，肢节屈伸不利或麻木不仁，畏寒喜暖，心悸气短，舌淡苔白，脉细弱。

【方解】本方证为风寒湿久羁，损伤肝肾，耗伤气血所致。风寒湿之邪乘虚客于腰膝筋骨，致筋脉气血痹阻，筋骨失养，故见腰膝疼痛，肢节屈伸不利或麻木不仁，即为痹证。诚如《素问·痹论》所言："痹在骨则重，在脉则血凝而不流，在于筋则屈不伸，在于肉则不仁。"腰为肾之府，膝为筋之会，而肝主筋。痹证日久不愈，必内而损及脏腑、气血，致肝肾亏虚，气血不足，故兼见腰膝萎软，心悸气短，舌淡苔白，脉细弱；阴寒之邪损伤阳气，故见畏寒喜暖。治宜扶正与祛邪兼顾，祛风湿，止痹痛，益肝肾，补气血。方中重用独活，辛苦微温，善祛下焦风寒湿，蠲痹止痛，为君药。防风、秦艽祛风除湿，肉桂心通行血脉，细辛祛寒止痛，四药与君药相合增强祛风寒湿邪，通络止痛之力，共为臣药。桑寄生、牛膝、杜仲补益肝肾，强壮筋骨，兼可祛除风湿；当归、芍药、地黄、川芎养血和血，并可制诸药之燥性；人参、茯苓、炙甘草补脾益气，资后天以助生化气血，以上诸药俱为佐药。甘草兼可调和诸药，为使药。纵观全方，以祛风寒湿药为主，辅以补肝肾，益气血之品，扶正与祛邪兼顾，使祛邪不伤正，扶正不留邪。

【应用】

1. 用方指征：本方为治疗风寒湿痹证日久，致正虚邪实之证的常用方剂。以腰膝冷痛，肢节屈伸不利，心悸气短，舌淡苔白，脉细数为主要指征。

2. 临证加减：发病之初，正虚不甚者，去人参、当归、白芍、生地等扶正之品；疼痛明显者，加地龙、青风藤、地鳖虫搜风通络止痛；关节肿大者，加苡仁、防己等利湿消肿；肢体麻木者，加天麻、白附子祛风通络；寒盛者，加附子、干姜等温阳散寒。

3. 现代应用：慢性关节炎、类风湿性关节炎、腰肌劳损、骨质增生症、坐骨神经痛等属痹证日久，肝肾亏虚，气血不足证者可选用本方加减。

4. 使用注意：湿热痹证禁用。

【实验研究】镇痛、抗炎作用。明显抑制佐剂性关节炎大鼠原发性和继发性足跖肿胀，抑制毛细血管通透性增加，减轻小鼠耳郭肿胀度，减少小鼠扭体反应次数及福尔马林致痛试验的第二时相的疼痛强度。

小　　结

祛湿剂共选常用正方 17 首，附方 14 首。按其功效不同，分为燥湿和胃、清热祛湿、利水渗湿、温化水湿、祛风胜湿五类。

1. 燥湿和胃：平胃散、藿香正气散均有燥湿和胃的作用，适用于湿浊内阻，脾胃失和证。其中平胃散为燥湿运脾，行气和胃的基础方，适用于湿滞中焦，脾胃升降失司所致的多种病证。藿香正气散长于解表化湿，理气和中，适用于湿滞脾胃，复感风寒，脾胃升降失和所致呕吐泄泻等症。

2. 清热祛湿：茵陈蒿汤、八正散、三仁汤、甘露消毒丹、二妙散均有清热祛湿作用，适用于湿热所致的多种病证。其中茵陈蒿汤长于清热利湿退黄，适用于湿热壅滞脾胃，熏蒸肝胆所致阳黄。八正散长于清热泻火，利水通淋，适用于膀胱湿热，气化不利所致淋证。三仁汤长于宣畅气机，清利湿热，适用于湿温初起或暑温夹湿之湿重热轻证。甘露消毒丹长于利湿化浊，清热解毒，适用于湿温时疫，湿热并重之证。二妙散则清热燥湿，是治疗湿热下注证的基础方。

3. 利水渗湿：五苓散、猪苓汤、防己黄芪汤均有利水渗湿作用，适用于水湿壅盛所致的多种病证。其中五苓散长于利水渗湿，温阳化气，适用于水湿内盛，膀胱气化不利所致蓄水证。猪苓汤长于利水养阴清热，适用于水热互结而兼阴伤证。防己黄芪汤长于益气祛风，健脾利水，适用于表虚不固，风水郁表所致风水或风湿。

4. 温化水湿：苓桂术甘汤、真武汤、实脾散均有温化水湿的作用，适用于阳虚不能化水和湿从寒化所致的痰饮、水肿等。其中苓桂术甘汤重在温阳化饮，健脾利湿，适用于中阳不足之痰饮。真武汤重在温阳利水，适用于脾肾阳虚，肾阳虚甚，水湿内停而兼腹痛者。实脾散重在温阳健脾，行气利水，适用于脾肾阳虚，脾阳虚甚，水停气滞者。

5. 祛风胜湿：独活寄生汤长于祛风湿，止痹痛，益肝肾，补气血，适用于风寒湿久羁，损伤肝肾，耗伤气血所致痹证。

【复习思考题】

1. 祛湿剂在组方配伍中常配理气药的道理何在？试举例说明。
2. 试述藿香正气散的组方配伍特点、功效及主治证。
3. 试述三仁汤的组方配伍特点、功效及临床应用。
4. 试比较五苓散与猪苓汤两方在药物组成、功效及主治方面的异同。
5. 试比较真武汤与实脾散两方在药物组成、功效及主治方面的异同。
6. 试比较八正散与小蓟饮子两方在药物组成、功效及主治方面的异同。
7. 试述独活寄生汤的组方配伍特点、功效及主治证。

第十五章 祛 痰 剂

凡以祛痰药为主组成，具有消除痰涎作用，治疗各种痰病的方剂，统称为祛痰剂。属"八法"中的"消法"。

痰之为病，无处不到，胸膈肠胃，经络四肢，皆可有之，有痰生百病，痰生怪病之说。临床常见咳嗽喘促、眩晕呕吐、癫狂惊痫以及痰核瘰疬等。痰之与湿，湿聚成痰，脾为生湿之源，生痰之本；痰之与饮，稠厚为痰，清稀为饮，饮为寒邪，而痰有湿痰、热痰、燥痰、风痰等不同。因此，本章按方剂的功用相应地将祛痰剂分为燥湿化痰、清热化痰、润燥化痰、化痰熄风4类。

治痰，不仅要消除已生之痰，而且要杜绝生痰之本。"五脏之病虽俱能生痰，然无不由乎脾肾。盖脾主湿，湿动则为痰，肾主水，水泛亦为痰，故痰之化，无不在脾，而痰之本无不在肾。"（《景岳全书》）故治痰剂中常配伍健脾祛湿药，有时亦配补肾之品，以图治本；又因痰随气而升降，气滞则痰聚，气顺则痰消，故祛痰剂中又常配伍理气药，正如庞安常所说"善治痰者，不治痰而治气，气顺则一身之津液亦随气而顺矣"。痰病极为复杂，临床表现复杂多样，治法亦各不相同。

使用祛痰剂应注意以下几个方面：①辨明痰病的性质。即分清寒痰、热痰、燥痰、湿痰、风痰等的不同。②注意有无咳血倾向。祛痰剂多为温燥之品，有咳血倾向者，不宜使用燥烈之剂，以免引起大量出血。

第一节 燥 湿 化 痰

燥湿化痰剂，适用于湿痰证，症见痰多易咯、胸脘痞闷、呕恶眩晕、肢体困重、舌苔白腻或白滑、脉缓或滑等。组方配伍常以燥湿化痰药，如半夏、南星等为主，选择配伍：①健脾祛湿药，如白术、茯苓；②理气药，如陈皮、枳实。代表方如二陈汤、温胆汤、半夏白术天麻汤等。

二 陈 汤
《太平惠民和剂局方》

【组成】半夏汤洗七次　橘红各五两（各15g）　白茯苓三两（9g）　甘草炙，一两半（4.5g）

【用法】上药㕮咀，每服四钱（12g），用水一盏，生姜七片，乌梅一个，同煎六分，去滓，热服，不拘时候（现代用法：加生姜3片，乌梅1个，水煎服）。

【功用】燥湿化痰，理气和中。

【主治】湿痰证。咳嗽痰多，色白易咯，胸膈痞闷，恶心呕吐，肢体倦怠，或头眩心悸，舌苔白滑或腻，脉滑。

【方解】本方证多因脾失健运，湿聚成痰所致。痰病无处不到，湿痰为病，犯肺致肺失宣降，则咳嗽而痰多色白；停胃令胃失和降，则恶心呕吐；阻于胸膈，气机不畅，

411

则胸脘痞闷；流注肌肉，则肢体倦怠；阻遏清阳，则头目眩晕；痰浊凌心，则为心悸；舌苔白滑或腻，脉滑均为痰湿之象。治宜燥湿化痰，理气和中。故以半夏为君，取其辛温性燥，既燥湿化痰，降逆和胃，又散结消痞。橘红为臣，辛苦而温，助半夏燥湿化痰，又可理气行滞，令气顺痰消。脾为生湿生痰之源，故佐以茯苓健脾渗湿，使湿去脾运，痰无由生。煎加生姜为佐，既助半夏、橘红行气消痰、和胃止呕之力，又制半夏之毒。用乌梅少许，酸敛肺气，与半夏、生姜相伍，散中有收，使祛痰而不伤正。使以炙甘草，调和药性兼益肺和中。诸药相合，以燥湿化痰为主，行气健脾为辅，标本兼顾，寓收于散，为治湿痰之主方。方中半夏、橘红以陈久者良，辛温而无燥烈之弊，故方以"二陈"为名。

【应用】

1. 用方指征：本方为燥湿化痰之基础方。临床以咳嗽痰多易咯或脘痞呕恶、苔白腻、脉滑为主要指征。

2. 临证加减：以本方随证加减可用于多种痰证。热痰，可加黄芩、胆星等，以清热化痰；寒痰，可加干姜、细辛等，以温化寒痰；风痰眩晕，可加天麻、僵蚕等，以熄风化痰；食痰，可加莱菔子、麦芽等，以消食化痰；治痰流经络之瘰疬、痰核，可加海藻、昆布、牡蛎等。

3. 现代应用：用于慢性支气管炎、慢性胃炎、神经性呕吐等属痰湿者。

4. 使用注意：本方性燥，故燥痰与阴虚、血虚之人慎用。

【附方】

方 名	组 成	功 效	主 治
导痰汤《济生方》	半夏 天南星 橘红 枳实 赤茯苓 甘草 生姜	燥湿祛痰，行气开郁	痰厥证。症见头目眩晕，或痰饮壅盛，胸膈痞塞，胁肋胀痛，头痛吐逆，喘急痰嗽，涕唾稠粘，坐卧不安等，舌苔厚腻，脉滑
涤痰汤《证治准绳》	南星 半夏 枳实 茯苓 橘红 石菖蒲 人参 竹茹 甘草 生姜	涤痰开窍	中风痰迷心窍，舌强不能言

此二方均由二陈汤化裁而成，均有燥湿化痰之功。但导痰汤祛痰行气力著；涤痰汤较导痰汤又多开窍扶正之功。

【现代研究】①祛痰、止咳、平喘。以二陈汤为主化裁成"祛痰降气汤"，具有明显的祛痰、镇咳、平喘作用，并呈量效关系。②抗炎。醇沉液、煎液经腹腔注射给药，有极显著的抗炎作用；口服给药，醇沉液无抗炎作用，水煎液有抗炎趋势，但无统计学意义。③保护消化系统。本方能抑制胃液分泌，降低胃液酸度。④降血脂，抗动脉硬化。

温 胆 汤
《三因极一病证方论》

【组成】半夏_{汤洗七次} 竹茹 枳实_{麸炒去瓤,各二两（各60g）} 橘皮_{去白,三两（90g）} 甘草_{炙,一两（30g）}
白茯苓_{一两半（45g）}

【用法】上锉为散，每服四大钱（12g），水一盏半，姜五片，枣一个，煎七分，去滓，食前服（现代用法：加生姜、大枣，水煎服，用量按原方比例酌减）。

【功用】理气化痰，清胆和胃。

【主治】胆胃不和，痰热内扰证。胆怯易惊，虚烦不宁，失眠多梦，眩晕呕恶或癫痫，苔白腻，脉弦滑。

【方解】本方证为胆郁气滞，痰浊内扰，胆胃不和所致。胆属木，为清净之府，若寒热有偏或七情所伤，则胆郁气滞，进而影响脾胃运化，痰湿由生。胆主决断，痰浊内扰，则胆怯易惊，虚烦不宁，失眠多梦；胆胃不和，胃失和降，则呕吐呃逆；痰蒙清窍，则可为眩晕，甚或癫痫。治宜理气化痰，清胆和胃。方中以半夏燥湿化痰、降逆和胃，为君药。臣以竹茹清热化痰，除烦止呕。"竹茹为少阳腑热之药，古方疗胆热多用竹茹，而后人无知其为胆药者"（《本草思辨录》卷四）。治痰当理气，气顺则痰消，故佐以枳实、橘皮理气化痰，使气顺则痰自消；以茯苓健脾渗湿，治生痰之本。使以甘草，益脾和中，调和诸药。煎加姜、枣，和脾胃而兼制半夏之毒。诸药相合，痰浊得化，胆热得清，胃气和降。名为温胆汤，实为清胆和胃之剂。

【应用】

1. 用方指征：本方为治疗胆胃不和，痰热内扰证的常用方。以心烦不寐，眩悸呕恶，苔白腻微黄、脉弦滑或略数为主要指征。

2. 临证加减：心烦失眠者，常加黄连（为黄连温胆汤）以清热除烦；惊悸者，可加生龙骨、生牡蛎等以重镇定惊；癫痫抽搐，可加胆南星、钩藤、全蝎以息风止痉。

3. 现代应用：用于神经官能症、急慢性胃炎、梅尼埃病、妊娠呕吐、更年期综合征等属痰热内扰兼胆胃不和者。

【现代研究】①止呕。温胆汤合剂（加黄连、薄荷、西洋参等）能对抗多种原因引起的呕吐。②镇静。加味温胆汤（加酸枣仁、远志、人参等）对中枢神经系统有明显的抑制作用。③抗应激性溃疡。本方对应激性胃溃疡，口服及腹腔给药均有明显的抑制作用，作用与药量呈线性关系。腹腔给药后可明显抑制胃液的分泌，并对游离酸度和总酸度亦有明显的抑制作用。

第二节 清 热 化 痰

清热化痰剂，适用于热痰证，症见咳嗽痰黄、黏稠难咯，舌红苔黄腻，脉滑数以及由痰热所致的胸痛、眩晕、惊痫等。组方配伍常以清热化痰药，如瓜蒌、胆南星等为主，选择配伍理气药，如陈皮、枳实。代表方如清气化痰丸等。

413

清气化痰丸

《医方考》

【组成】陈皮_{去白}　杏仁_{去皮尖}　枳实_{麸炒}　黄芩_{酒炒}　瓜蒌仁_{去油}　茯苓_{各一两(各30g)}　胆南星　制半夏_{各一两半(各45g)}

【用法】姜汁为小丸，每服二至三钱（6～9g），温水送下（现代用法：亦可作汤剂，水煎服）。

【功用】清热化痰，理气止咳。

【主治】痰热咳嗽。痰稠色黄，咯之不爽，胸膈痞闷，甚则气急呕恶，舌质红，苔黄腻，脉滑数。

【方解】本方证为痰热壅肺，痰阻气滞所致。火热犯肺，灼津为痰，痰热互结，阻碍气机，故见咳嗽痰稠色黄，胸膈不快，气急呕恶等。舌质红，苔黄腻，脉滑数均为痰热之征。治宜清热化痰，理气止咳。《医方集解》云："气有余则为火，液有余则为痰，故治痰者必先降其火，治火者必顺其气也"。方中胆南星，苦凉，瓜蒌仁甘寒，均长于清热化痰，瓜蒌仁又能润肠通便，导痰热从大便而下，共为君药。又以半夏化痰，黄芩清热，以助胆南星之力，共为臣药。治痰降火当须利气，故佐以枳实、陈皮行气化痰，消痞除满。脾为生痰之源，肺为贮痰之器，故又佐茯苓健脾渗湿，杏仁降利肺气。诸药相合，化痰与清热、理气并用，使热清火降，气顺痰消，则诸症自除。

【应用】

1. 用方指征：本方为治痰热咳嗽的常用方。临床以咳嗽痰稠色黄、胸膈痞闷，舌红苔黄腻，脉滑数为主要指征。

2. 临证加减：若身热口渴者，可加石膏、知母以清热生津；痰多气急者，可加鱼腥草、桑白皮以清泻肺热；若热结便秘者，可加大黄、芒硝，以通腑泄热。

3. 现代应用：用于急性肺炎、支气管炎等属痰热蕴肺者。

第三节　润　燥　化　痰

润燥化痰剂，适用于燥痰证，症见咳嗽甚或呛咳，咯痰不爽，或痰黏成块，或痰中带血，口鼻干燥，舌干少津等。组方配伍常以润燥化痰药如贝母、瓜蒌等为主，选择配伍：①生津润燥药，如天花粉；②宣肺利气药，如桔梗。代表方如贝母瓜蒌散等。

贝母瓜蒌散

《医学心悟》

【组成】贝母_{一钱五分(4.5g)}　瓜蒌_{一钱(3g)}　花粉　茯苓　橘红　桔梗_{各八分(各2.5g)}

【用法】水煎服。

【功用】润肺清热，理气化痰。

【主治】燥痰咳嗽。咳嗽痰少，咯痰不爽，涩而难出，咽干口燥，苔白而干。

【方解】本方证为肺热炼液为痰所致，如《成方便读》所言"燥痰者，由于火灼肺金，津液被灼为痰"。燥痰在肺，肺失清肃，则咳嗽；热灼津伤，气道干涩，故痰黏难咯，涩而难出。苔白而干为燥热之象。治当清润肺燥，理气化痰。方中以贝母润肺清热，化痰止咳；瓜蒌润肺清热，理气化痰，二药相须，润肺清热化痰之力甚，共为君药。以天花粉润燥生津，清降肺热，以助君之力，为臣药；橘红理气化痰，茯苓健脾渗湿，桔梗宣利肺气，此治痰配伍通则，共为佐药。全方润肺清热，理气化痰，使润肺不助湿，化痰不伤津，燥痰之证自除。

【应用】

1．用方指征：本方为润燥化痰的常用方。临床以咯痰难出，咽干口燥，苔白而干为主要指征。

2．临证加减：如兼风邪，可加桑叶、杏仁等宣肺散邪；燥热甚，咽喉燥痛明显者，可加麦冬、元参等清燥润肺；痰中带血者，可加阿胶、白芨等养阴润肺止血，并去橘红之温燥。

3．现代应用：用于肺结核、肺炎等属燥痰者。

4．使用注意：对于肺肾阴虚燥咳及温燥伤肺者，则非所宜。

【类方比较】贝母瓜蒌散与清燥救肺汤比较。

比较	方剂	贝母瓜蒌散	清燥救肺汤
组成	相同	炙甘草	
	不同	贝母　瓜蒌　天花粉　茯苓　橘红　桔梗	桑叶　石膏　麦冬　人参　阿胶　胡麻仁　杏仁　枇杷叶
功用	相同	润肺清热	
	不同	重在润燥化痰	宣燥并益气养阴
主治	相同	燥咳：干咳少痰，痰黏难咯	
	不同	燥痰咳嗽：咽喉干燥，苔白而干	温燥伤肺，气阴两伤证：身热，气逆而喘，舌红少苔，脉虚大而数

第四节　化痰息风

化痰息风剂，适用于内风挟痰证，症见眩晕头痛，胸闷呕恶或发癫痫，甚则昏厥，不省人事，舌苔白腻，脉弦滑等。组方配伍常以化痰药与平肝息风药如半夏、天麻等为主，选择配伍健脾祛湿药，如茯苓、白术。代表方如半夏白术天麻汤等。

半夏白术天麻汤
《医学心悟》

【组成】半夏一钱五分(4.5g)　　天麻　茯苓　橘红各一钱(各3g)　　白术三钱(9g)　　甘草五分(1.5g)

【用法】生姜一片，大枣二枚，水煎服。

【功用】燥湿化痰，平肝息风。

【主治】风痰上扰证。眩晕头痛，胸闷呕恶，舌苔白腻，脉弦滑。

【方解】本方证多因脾湿生痰，痰阻清阳，加之肝风内动，肝风挟痰上扰清窍所致。《素问·至真要大论》云："诸风掉眩，皆属于肝。"风主动摇，肝风内起，则头眩物摇。再加痰浊上犯，浊阴上逆，阻遏清阳，故眩晕之甚，则自觉天旋地转，遂作呕吐恶逆。内有痰浊，则舌苔白腻；脉来弦滑，风痰之象。治宜化痰熄风之法。方中半夏燥湿化痰，降逆止呕；天麻平肝息风，而止眩晕，两药相伍，共成化痰息风之效，为治风痰眩晕头痛之要药。李东垣在《脾胃论》中说："足太阴痰厥头痛，非半夏不能疗；眼黑头眩，风虚内作，非天麻不能除。"故以此两味共为君药。重用白术为臣，健脾燥湿，治生痰之本。《本经疏证》云："白术治眩，非治眩也，治痰饮与水耳。"与半夏、天麻配伍，祛湿化痰，止眩之功更佳。佐以茯苓健脾渗湿，增白术健脾祛湿之效；橘红理气化痰，使气顺痰消。使以甘草调药和中，煎加姜枣以调和脾胃。纵观全方，化痰息风以治标，健脾祛湿以治本，风痰并治，标本兼顾。

本方亦系二陈汤加味而成，在原方燥湿化痰的基础上，加入健脾燥湿之白术，平肝息风之天麻，而组成化痰息风之剂。

【应用】

1. 用方指征：本方为治风痰眩晕的常用方。临床以眩晕甚，呕恶，苔白腻，脉弦滑为主要指征。

2. 临证加减：若湿痰偏盛，苔白滑者，可加桂枝、泽泻以化饮利湿；肝阳偏亢者，可加钩藤、生龙骨、生牡蛎等以潜阳熄风。

3. 现代应用：用于耳源性眩晕、神经性眩晕等属风痰上扰者。

4. 使用注意：对于阴虚阳亢、气血不足所致之眩晕，不宜应用。

【现代研究】①中枢抑制。本方具有镇静、抗惊厥和镇痛作用。②降压、扩张血管。本方有显著的降压作用，并有强心和改善心功能作用，能降低外周血管和冠状血管阻力，增加冠脉和脑血流量。

小　结

祛痰剂共选正方5首。按其功用分为燥湿化痰、清热化痰、润燥化痰、化痰息风4类。

1. 燥湿化痰：二陈汤具有燥湿化痰、理气和中之功，为治痰之基础方，主治湿痰诸证，随证加减用治多种痰证；温胆汤能理气化痰，清胆和胃，适用于痰热内扰、胆胃不和的虚烦不眠、呕吐恶逆，以及惊恐癫痫等证。

2. 清热化痰：清气化痰丸能清热化痰、理气止咳，主治痰热内结之咳嗽痰稠色黄之证。

3. 润燥化痰：贝母瓜蒌散具有润肺化痰之功，主治肺有燥痰所致的咳嗽痰稠，咯之不爽、涩而难出、咽干口燥之证。

4. 化痰息风：半夏白术天麻汤燥湿化痰与平肝息风并用，善治风痰上扰的眩晕呕恶。

【复习思考题】

1. 祛痰剂为何常配伍健脾、理气药？

2. 试述二陈汤的组方原理，方中为何用乌梅？用于其他痰证常如何加减？

3. 试述温胆汤的主治证候、用方主要指征，临证如何加减化裁？

4. 贝母瓜蒌散与清燥救肺汤的适应证有何不同？

5. 半夏白术天麻汤适用于何证？用方指征如何？

第十六章 消 导 剂

以消导药为主组成，具有消食导滞、消痞化积等作用，适用于积滞痞块的方剂，统称消导剂。属于"八法"中"消法"。

凡由气、血、痰、食、水、虫等有形之邪壅滞之证，如癥瘕、痞块、瘰疬、痰核、食积、虫积以及痈疽初起等均可应用消法。但具体还须辨证论治，若癥瘕、痞块则消痞化积；瘰疬、痰核则化痰软坚散结；饮食积滞则消食导滞；虫积则驱虫；痈疽初起则消痈散疽。本章专论消食导滞一类方剂，其余详见理气、理血、祛痰、驱虫等各章。

消导剂的组成是以消食药，如山楂、神曲、麦芽、鸡内金等为主，酌情配伍：①理气药，如陈皮、枳实、木香等；②利湿化痰药，如泽泻、茯苓、半夏等；③健脾益气药，如白术、人参等；④清热药，如连翘、黄连等；⑤泻下药，如大黄、牵牛子等。

使用消导剂应注意以下几个方面：①明辨寒热，详审虚实，顾及兼证。②中病即止，不宜久服。脾胃素虚，或积滞日久，耗伤正气者，须配伍扶正健脾之药，消补兼施。

保 和 丸
《丹溪心法》

【组成】山楂六两(180g)　神曲二两(60g)　莱菔子一两(30g)　半夏三两(90g)　陈皮一两(30g)　茯苓三两(90g)　连翘一两(30g)

【用法】上为末，炊饼为丸，如梧桐子大，每服七八十丸（9g），食远白汤下（现代用法：共研末，水泛为丸，每服6～9g，温开水送下。亦可水煎汤剂服，用量按原方比例酌定）。

【功用】消食和胃。

【主治】食积内停证。症见脘腹痞闷或胀痛，嗳腐吞酸，厌食呕逆，大便泄泻，苔黄厚腻，脉滑。

【方解】本方治饮食不节或暴饮暴食所致食积内停，气机受阻，胃失和降之证。由于饮食过度，食积内停，气机不畅，胃失和降，故见胸脘痞闷或胀痛，嗳腐吞酸，厌食呕逆，大便稀溏；食积日久，生湿化热，故见苔黄厚腻。治宜消食和胃，清热化湿。方中重用山楂，消一切饮食积滞，尤其善消肉食油腻之积，为君药。神曲消食健脾，善化酒食陈腐之积；莱菔子消食下气，长于消谷面之积，共为臣药。三药相合，各种饮食积滞皆可消散。由于食积易于碍气、生湿、化热，故佐以半夏、陈皮理气化滞，和胃止呕；茯苓健脾除湿；使以连翘清热散结。诸药合用，食积得消，胃气得和，湿热得去，诸症自除。

【应用】

1. 用方指征：本方为治一切食积的常用之方。以脘腹胀满、嗳腐厌食、舌苔厚腻、脉滑为主要指征。

418

2. 临证加减：若积甚便秘，酌加大黄、槟榔；气滞较甚，可加枳实、厚朴；食积化热甚者，可加黄芩、黄连；兼脾虚者，加白术，名"大安丸"（《医方集解》）。

3. 现代应用：本方常用于急慢性胃肠炎、消化不良、婴幼儿腹泻等属食积内停者。

4. 使用注意：攻伐之剂，中病即止，不宜久服。

【现代研究】①促进消化。保和丸可提高胃蛋白酶活性，增加胰液和胰蛋白酶分泌量，促进消化。②调节胃肠功能。保和丸可抑制小鼠胃排空和家兔十二指肠自发性活动，拮抗乙酰胆碱、氯化钡、组织胺所致家兔和豚鼠离体回肠痉挛性收缩。③抗溃疡。保和丸能减少胃酸分泌量和总酸排出量，促进损伤黏膜修复，有较好的抗溃疡作用

健 脾 丸
《证治准绳》

【组成】白术炒，二两半(75g)　木香(另研)　黄连(酒炒)　甘草各七钱半(22.5g)　白茯苓二两(60g)　人参一两五钱(45g)　神曲炒　陈皮　砂仁　麦芽炒　山楂取肉　山药　肉豆蔻煨纸包去油，各一两(各30g)

【用法】上为细末，蒸饼为丸，如绿豆大，每服五十丸，空心服，一日二次，陈米汤下（现代用法：共研细末，水泛小丸，每服6～9g，温开水送下，每日2次。亦可作汤剂，水煎服，用量按原方比例酌减）。

【功用】健脾和胃，消食止泻。

【主治】脾胃虚弱，食积内停证。症见食少难消，脘腹痞胀，大便溏薄，神疲乏力，苔腻微黄，脉虚弱。

【方解】本方治脾胃虚弱所致饮食停滞，食积化热之证。脾胃虚弱，运化失常，则食少难消，大便溏薄；后天乏力，气血生化无源，则神疲乏力，脉虚弱；食积内停，气机不畅，生湿化热，则脘腹痞胀，苔腻微黄。治宜健脾消食，清热止泻。方中重用白术、茯苓为君，健脾渗湿止泻。山楂、神曲、麦芽消食导滞；人参、山药益气健脾，共为臣药。木香、砂仁、陈皮理气和胃，醒脾化湿，既除脘腹痞闷，又防补益碍滞；肉豆蔻涩肠止泻；黄连清热燥湿，皆为佐药。甘草补中益气，调和诸药，为佐使之用。诸药合用，脾虚得健，食积得消，胃气得和，泄泻得止，诸症自除。

【应用】

1. 用方指征：本方为治脾虚食滞之常用方。以脘腹痞满、食少难消、大便溏薄，苔腻微黄、脉虚弱为主要指征。

2. 临证加减：湿甚者加车前子、泽泻等利水渗湿；脾胃虚寒者去黄连，加干姜等以温中散寒。

3. 现代应用：本方常用于慢性胃肠炎、长期消化不良等属脾食滞者。

【附方】

方名	组成	功效	主治
资生丸 《先醒斋医学广笔记》	白术　人参 薏苡仁　白茯苓 山楂肉　橘红 川黄连　白豆蔻仁 泽泻　桔梗 藿香叶　甘草炙 白扁豆　莲肉 怀山药　芡实 麦芽	健脾开胃 消食止泻	妊娠三月，阳明脉衰，或胎元不固者；又治脾虚失运，不思饮食，呕吐泄泻，小儿疰夏者

本方与健脾丸均可健脾消食，但健脾丸益气健脾，消食行气，消补兼施，补而不滞，消不伤正；本方健脾和胃，消食止泻，补运并进，调中养胃，兼可保胎。

【类方比较】保和丸与健脾丸比较。

比较	方剂	保和丸	健脾丸
组成	相同	神曲　山楂　陈皮　茯苓	
	不同	莱菔子　半夏　连翘	白术　木香　黄连　甘草　人参 砂仁　山药　肉豆蔻　麦芽
功用	相同	消食和胃，理气化湿	
	不同	专于消食和中，以消为主	兼可健脾益气，除湿止泻
主治	相同	食积内停：脘腹痞胀，食少，呕吐，便溏等	
	不同	暴饮暴食，食积初期：腹胀厌食，嗳腐吞酸，苔黄腻，脉滑	脾虚停食：食少难消，倦怠乏力，苔腻微黄，脉虚弱

【现代研究】现代研究表明，健脾丸能明显增强大鼠胃蛋白晦活性；能抑制利血平引起的小鼠小肠推进功能充进；能改善大黄所致脾虚小鼠的脾虚症状，呈现出明显的止泻作用；能明显延长小鼠游泳时间；能明显增强可的松致免疫功能低下小鼠腹腔巨噬细胞的吞噬功能。

枳实导滞丸
《内外伤辨惑论》

【组成】大黄一两(30g)　枳实麸炒　神曲炒,各五钱(各15g)　茯苓　黄芩　黄连　白术各三钱(各9g)　泽泻二钱(6g)

【用法】上为细末，汤浸蒸饼为丸，如梧桐子大，每服五十丸至七十丸，温水送下，量虚实加减服之（现代用法：水泛小丸，每服6~9g，温开水送下，每日2次；也可作汤剂，水煎温服，用量按原方比例酌减）。

【功用】消导化积，清热祛湿。

【主治】湿热食积，内阻肠胃证。症见脘腹胀痛，下痢泄泻，或大便秘结，小便短赤，舌苔黄，脉沉有力。

【方解】本方治湿热食滞，内阻肠胃之证。积滞内停，气机不畅，故脘腹胀满疼痛；食积不消，湿热蕴结，故大便泄泻，甚或下痢；若热壅气阻，腑气不通，则大便秘结。治宜消积导滞，清热祛湿。方中以大黄攻积泻热，使积热之邪从大便而解，为君药。枳实行气消积而除脘腹胀满，为臣药。黄连、黄芩清热燥湿，厚肠止痢；茯苓、泽泻利水渗湿止泻；白术健脾燥湿，使攻积而不伤正；神曲消食化湿，使食消而胃气和，共为佐药。诸药相合，食积得消，湿热得清，诸症自除。

本方治饮食不节或暴饮暴食所致食积内停，气机受阻，胃失和降之证。由于饮食过度，食积内停，气机不畅，胃失和降，故见胸脘痞闷或胀痛，嗳腐吞酸，厌食呕逆，大便稀溏；食积日久，生湿化热，故见苔黄厚腻。治宜消食和胃，清热化湿。方中重用山楂，消一切饮食积滞，尤其善消肉食油腻之积，为君药。神曲消食健脾，善化酒食陈腐之积；莱菔子消食下气，长于消谷面之积，共为臣药。三药相合，各种饮食积滞皆可消散。由于食积易于碍气、生湿、化热，故佐以半夏、陈皮理气化滞，和胃止呕；茯苓健脾除湿；使以连翘清热散结。诸药合用，食积得消，胃气得和，湿热得去，诸症自除。

【应用】

1. 用方指征：本方为治湿热食滞内阻之常用方。临床以脘腹胀满、嗳腐厌食、舌苔厚腻、脉滑为主要指征。

2. 临证加减：腹胀气滞甚者，加木香、槟榔等行气导滞。

3. 现代应用：本方可用于腹部手术后腹胀不减，肝硬化腹水等属湿热食积内阻者。

4. 使用注意：本方用治泄泻、下痢者，属"通因通用"之法。泄痢而无积滞者，不可妄投。

【现代研究】①促进消化。枳实导滞丸能促进消化液分泌，催化淀粉、蔗糖、蛋白质、脂肪等的消化。②促进胃肠运动。枳实导滞丸能对抗阿托品所致胃肠运动抑制，加强小肠推进。

小　　结

消导剂共选常用正方3首，附方1首。

保和丸为消导积滞之通剂，适用于一切积滞内停而正气未伤者；健脾丸消补兼施，以补脾为主，兼消食止泻，适用于脾虚食滞，食少难消，腹胀泄泻者；枳实导滞丸则以行气攻积为主，兼清利湿热，适用于食积湿热内阻肠胃的脘腹胀满，大便不调等症。

【复习思考题】

1. 试论消法与下法的异同？

2. 分析保和丸与健脾丸在主治、功用、组成方面的异同点？

第十七章 驱 虫 剂

以驱虫药为主组成，具有驱虫、止痛、消积等作用，适用于人体寄生虫病的方剂统称驱虫剂。

驱虫剂适用于蛔虫、蛲虫、钩虫、绦虫等人体消化道寄生虫。其成因多由湿热内蕴，或饮食不洁，误食虫卵所致。其临床表现多为脐腹作痛，时发时止，痛而能食，面色萎黄，或青或白，或生虫斑，或嘈杂呕吐清水，舌苔剥落，脉象乍大乍小等。如迁延日久，可呈现肌肉消瘦，肚腹胀大，青筋暴露之疳积证。此外，随着寄生虫种类不同，临床呈现各自特异性症状：唇内有红白点，是蛔虫的见症；肛门作痒者，是蛲虫的独有特点；便下白色节片者，是绦虫的特征；嗜食异物，面色萎黄，虚肿者，则为钩虫的见症。

驱虫剂的组成是以驱虫或杀虫药，如乌梅、槟榔、使君子等为主，酌情配伍：①清热药，如黄连、黄柏等；②温里药，如干姜、附子等；③消导药，如神曲、麦芽等；④益气补血，健脾化湿药，如人参、当归、白术、茯苓等；⑤缓泻通腑药，如芦荟等。

使用驱虫剂应注意以下几个方面：①明辨虫种，针锋相对。②空腹服用，忌食油腻。③攻伐之品，老弱慎用。④药后护理，调理脾胃。

乌 梅 丸
《伤寒论》

【组成】乌梅三百枚(480g)　细辛六两(180g)　蜀椒炒四两(120g)　黄柏六两(180g)　黄连十六两(500g)
附子炮，六两(180g)　干姜十两(300g)　桂枝六两(180g)　人参六两(180g)　当归四两(120g)

【用法】上十味，异捣筛，合治之。以苦酒渍乌梅一宿，去核，蒸之五斗米下，饭熟，捣成泥，和药令相得，内臼中，与蜜杵两千下，丸如梧桐子大，每服十丸，食前以饮送下，日三服，稍加至二十丸。禁生冷、滑物、臭食等（现代用法：乌梅用50%醋浸一宿，去核打烂，和余药打匀，烘干或晒干，研成细末，加蜜制丸，每服9g，一日2~3次，空腹温开水送下。亦可作汤剂，用量按原方比例酌定。）

【功用】安蛔止痛。

【主治】蛔厥证。症见脘腹阵痛，烦闷呕吐，时发时止，得食即吐，常自吐蛔，手足厥冷。兼治久痢、久泻。

【方解】本方治肠寒胃热之蛔厥证。蛔虫寄生肠中，"遇寒则动，得温则安"，性喜钻窜上扰。患者素有蛔虫，机体胃热肠寒，亦即上热下寒，不利于蛔虫生存，故扰动不安，逆行窜入胃中或胆腑，阻塞胆道，则见腹痛、烦闷、呕吐，甚则吐蛔；蛔虫起伏无时，动则腹痛呕吐，伏则安然无恙，故腹痛呕吐，时发时止；此外，痛甚则阴阳之气不相顺接，故四肢厥冷，发为蛔厥重证。治宜安蛔止痛。柯琴云"蛔得酸则静，得辛则伏，得苦则下"，故方中重用乌梅味酸安蛔，制其扰动以止痛，为君药。蜀椒、细辛味辛性温，伏蛔温脏；黄连、黄柏味苦性寒，下蛔清热；附子、干姜、桂枝温脏祛寒，共为臣药。蛔虫积于脏腑，久则气血两亏，故用人参、当归益气补血，扶助正气，温脏安蛔，均为佐药。诸药合用，炼蜜为丸，汇酸苦辛甘于一方之中，寒热并用，以调肠寒胃热；酸苦辛兼施，以安蛔下蛔；标本兼顾，共奏温脏安蛔，扶正祛邪之功。

久泻久痢则脾胃虚寒，肠滑失禁，气血不足，湿热壅滞，呈寒热虚实错杂之证，本方酸收涩肠、温阳补虚、清热燥湿，切中病机，故屡奏效。

【应用】

1. 用方指征：本方为治蛔厥证的常用方，以脐腹疼痛，时发时止，常自吐蛔，甚或手足厥逆为主要指征。

2. 临证加减：若无热象，可去黄连、黄柏；若无寒象，可去干姜、附子；若体不虚，可去人参、当归；若呕吐甚者，可酌加吴茱萸、半夏以和胃降逆止呕；大便不通者，可加大黄、槟榔以泻下通便；腹痛甚者，可加木香、川楝子以行气止痛。本方以安蛔为主，临症时可酌加使君子、苦楝根皮、榧子、槟榔等，以增驱蛔之功。

3. 现代应用：本方常用于胆道蛔虫症、慢性胃肠炎、慢性痢疾等属寒热错杂，气血虚弱者。

4. 使用注意：蛔虫扰动之时，不宜驱虫，以免激惹蛔虫，窜入窍道或缠结成团，先宜用本方安蛔，再行驱虫。驱虫之后，如仍腹痛者，为余虫未尽，亦宜安蛔，不宜连续驱虫。

【附方】

方名	组成	功效	主治
理中安蛔汤《万病回春》	人参　白术　茯苓　川椒　乌梅　干姜	温中安蛔	中焦虚寒蛔扰证。症见便溏溲清，腹痛肠鸣，下蛔吐蛔，四肢不温，舌苔薄白，脉虚缓者
连梅安蛔汤《通俗伤寒论》	胡黄连　川椒　白雷丸　乌梅肉　生川柏　尖槟榔	清热安蛔	肝胃热盛蛔动证。症见虫积腹痛，不欲饮食，食则吐蛔，甚或烦躁、厥逆、面赤、口燥、舌红、身热、脉数者

此二方与乌梅丸均可安蛔止痛，但乌梅丸寒热并用，酸苦辛并进，邪正兼顾，既能安蛔止痛，又能温脏补虚，适于寒热错杂之蛔厥重证；理中安蛔汤以温中寒、扶中阳为主，兼可安蛔上痛，适于中阳不足，脾胃虚寒之蛔扰证；连梅安蛔汤清胃泄肝，兼可驱蛔，适于肝胃热盛之蛔动证。

【现代研究】①促进胆囊收缩和胆汁排泄。乌梅汤加强胆囊收缩，促进胆汁排出，防止胆道感染，减少蛔虫卵在胆道的宿留。②麻醉蛔虫。乌梅丸可使蛔虫活动迟钝、静止、呈濒死状态，使其失去吸附肠壁的能力。③促进胆汁分泌。乌梅丸能作用于肝脏，降低胆汁的 pH 值，促进胆汁分泌。④扩张奥狄氏括约肌。乌梅丸对奥狄氏括约肌有显著的弛缓和扩张作用。

小　　结

驱虫剂共选主方 1 首，附方 2 首。乌梅丸长于温脏补虚，清热安蛔，寒热并用，消补兼施，适用于寒热错杂的蛔厥证及久泻久痢之证。

【复习思考题】

1. 试述乌梅丸为何既可治疗蛔厥证，又可治久泻久痢？

第十八章 涌 吐 剂

以涌吐药为主组成，具有涌吐痰涎、宿食、毒物等作用，适用于痰涎、食积、误食毒物等证的方剂统称涌吐剂。系根据《素问·至真要大论》"其高者，因而越之"的原则确立的。属八法中"吐"法。

涌吐剂主要是通过呕吐使停留在咽喉、胸膈、胃脘的痰涎、宿食、毒物从口而出。食滞胃脘，胸脘胀满者，通过呕吐可直接祛除宿食；误食毒物，且时间间隔不长者，毒物尚留胃中，可用吐法排出毒物，故涌吐剂常用于治疗宿食停滞胃脘，毒物尚留胃中。中风、癫狂、喉痹等证，属痰涎壅盛，阻塞咽喉，呼吸急迫者，呕吐能通关豁痰，排出痰涎，可使病情好转，故涌吐剂还用于中风、癫狂、喉痹之痰涎壅塞、干霍乱吐泻不得等，病情急迫而又急需吐出之证。

使用涌吐剂应注意以下几个方面：①中病即止。涌吐剂作用迅猛，易伤胃气，宜中病即止；年老体弱、孕妇、产后者慎用。②随机施法。若药后不吐者，可用手指或翎毛探喉，或多饮开水以助涌吐；若药后吐不止者，可服用姜汁或者冷粥、冷开水以止吐。③药后护理。服涌吐药后，应避风寒，以防吐后体虚感受外邪；同时要注意调理胃气，糜粥自养，忌食油腻、不易消化之物，以免重伤胃气。

瓜 蒂 散
《伤寒论》

【组成】瓜蒂熬黄，一分(100g)　赤小豆一分(100g)

【用法】上二味，分别捣筛，为散已，合治之。取一钱匕，以香豉一合（9g），用热汤七合，煮作稀糜，去滓。取汁合散，温，顿服之。不吐者，少少加，得快吐乃止（现代用法：将二药研细末和匀，每服1~3g，用香豉9g煎汤送服。如不吐，可用洁净翎毛探喉致吐，若仍不吐，可再服一次）。

【功用】涌吐痰涎宿食。

【主治】痰涎宿食，壅滞胸脘证。胸中痞硬，烦懊不安，欲吐不出，气上冲咽喉不得息，寸脉微浮。

【方解】本方治痰涎壅塞胸中，或宿食停于上脘之证。痰涎宿食，壅塞胸脘，气机不通，故胸中痞硬，烦懊不安，上冲欲吐。《素问·至真要大论》有云："其高者，因而越之"，故治当因势利导，以酸苦涌泄之品引而越之。方中瓜蒂味苦，其性涌泄，善于涌吐痰涎宿食，为君药。赤小豆酸平，能去湿而除烦满，为臣药。君臣相配，酸苦涌泄，相须相益，倍增催吐之力。以淡豆豉煎汤者，一取其轻清宣泄之性宣胸中邪气，利于涌吐；二借其谷气顾护胃气，使快吐而不伤脾胃，为佐使药。三药相合，涌吐痰食，宣越邪气，使壅滞于胸脘之痰食得以排出，则诸症自除。

【应用】

1. 用方指征：本方为涌吐之首方。临床以胸中痞硬，欲吐不出，气上冲咽喉不得

425

息，或误食毒物尚留胃中者为主要指征。

2. 临证加减：本方去淡豆豉，加栀子，亦名瓜蒂散（《温病条辨》）。主治太阴温病、痰涎壅盛，心烦不安、胸中痞塞、欲呕等属于痰热壅塞上焦者。

3. 现代应用：本方常用于食物（或药物）中毒，急性胃扩张、精神分裂症等属于痰涎宿食壅滞胸脘者。

4. 使用注意：方中瓜蒂苦寒有毒，易伤胃气，体虚者慎用；若宿食已离胃入肠，或痰涎不在胸膈，也应禁用。服瓜蒂散后吐不止者，可服麝香 0.03 ~ 0.06g，或丁香 0.3 ~ 0.6g 解之。

【附方】

方 名	组 成	功 效	主 治
盐汤探吐方 《备急千金要方》	食盐	涌吐宿食	宿食滞胃。症见脘腹胀痛不舒；或干霍乱，欲吐不得吐，欲泻不得泻；或误食毒物，尚停留在胃者
参芦饮 《丹溪心法》	人参芦	涌吐痰涎	虚弱之人，痰涎或宿食壅塞上焦。症见胸膈满闷，温温欲吐，脉象虚弱者

此二方与瓜蒂散均具涌吐之功，但瓜蒂散涌吐痰涎宿食，范围广，力量强；盐汤探吐方专以涌吐宿食；参芦饮既可涌吐痰涎，又可扶助正气。

【现代研究】现代研究表明，瓜蒂的主要成分是甜瓜素，其能刺激胃黏膜的感觉神经，反射性兴奋呕吐中枢，引起呕吐。

小　　结

涌吐剂共选常用主方1首，附方2首。瓜蒂散为涌吐法的代表方，适用于痰涎、宿食壅塞胸中，停于上脘者；盐汤探吐方适用于宿食滞胃或误食毒物仍在胃中者；参芦饮适用于虚弱之人，痰涎或宿食壅塞上焦。

【复习思考题】

1. 涌吐剂的适应证是什么？使用涌吐剂有哪些注意事项？
2. 瓜蒂散立法依据是什么？

附　录

方 剂 歌 诀

一、解表剂

（一）辛温解表

1. 麻黄汤

麻黄汤中杏桂甘，发汗定喘表实安，
大青龙汤兼治烦，再加姜枣石膏全。

2. 桂枝汤

桂枝汤治太阳风，芍药甘草姜枣同，
解肌发表调营卫，表虚有汗见奇功。

3. 九味羌活汤

九味羌活配防风，细辛苍芷与川芎，
黄芩生地同甘草，临证加减在变通。

4. 小青龙汤

小青龙汤最有功，风寒束表饮停胸，
细辛半夏甘和味，姜桂麻黄芍药同。

5. 止嗽散

止嗽紫菀百部前，甘桔陈皮荆芥煎，
止咳化痰兼疏表，外感咳嗽服之安。

（二）辛凉解表

1. 桑菊饮

桑菊饮中桔杏翘，芦根甘草薄荷饶，
清疏肺卫轻宣剂，风温咳嗽服之消。

2. 银翘散

银翘散主上焦疴，竹叶荆牛豉薄荷，
甘桔芦根凉解法，辛凉平剂用时多。

3. 麻黄杏仁甘草石膏汤

麻杏甘石法辛凉，四药组合有专长，
麻石相配清宣剂，肺热咳嗽喘皆宜。

4. 柴葛解肌汤

陶氏柴葛解肌汤，邪在三阳热势张，
羌芷膏芩白芍甘，桔梗生姜大枣衔。

（三）扶正解表

1. 败毒散

人参败毒草苓芎，羌独柴前枳桔同，

瘟疫伤寒噤口痢，祛邪扶正有奇功。

2. 麻黄附子细辛汤

麻黄附子细辛汤，发表温经两法彰；
苦非表里相兼治，少阴发热曷能康

二、泻下剂

（一）寒下

1. 大承气汤

大承气汤用硝黄，配伍枳朴泻力强，
痞满燥实四症见，峻下热结第一方，
去硝名曰小承气，便硬痞满轻下良，
调胃承气硝黄草，便秘口渴缓下尝。

2. 大黄牡丹汤

金匮大黄牡丹汤，芒硝桃仁瓜子襄，
肠痈初起右腹痛，拒按苔黄脉数康。

（二）温下

温脾汤

温脾附子与大黄，干姜硝归参草当，
寒热并行治寒积，脐腹绞结痛非常。

（三）润下

麻子仁丸

麻子仁丸治脾约，大黄杏芍与枳朴，
胃热津枯便难解，润肠通便功效高。

（四）逐水

十枣汤

十枣逐水效堪夸，大戟甘遂与芫花，
悬饮内停胸胁痛，大腹肿满用无差。

（五）攻补兼施

1. 黄龙汤

黄龙黄硝枳朴方，参归甘桔枣生姜，
阳明腑实气血虚，攻补兼施效力强。

2. 增液承气汤

增液承气玄麦地，硝黄加入五药齐，
热结阴亏大便秘，增水行舟通腑剂。

三、和解剂

（一）和解少阳

1. 小柴胡汤

小柴胡汤和解功，半夏人参甘草从，
更加黄芩生姜枣，少阳为病此方宗。

2. 蒿芩清胆汤

蒿芩清胆碧玉需，陈夏茯苓枳竹茹，
热重寒轻痰挟湿，胸痞呕恶总能除。

（二）调和肝脾

1. 四逆散

四逆散非四逆汤，柴甘枳芍共煎尝，
热邪内郁成阳厥，疏理肝脾效可彰。

2. 逍遥散

逍遥散用当归芍，柴苓术草加姜薄；
更有丹栀逍遥散，调经解郁清热着。

3. 痛泻要方

痛泻要方用陈皮，术芍防风共成剂，
肠鸣泄泻腹又痛，治在泻肝与实脾

（三）调和胃肠

半夏泻心汤

半夏泻心配芩连，干姜人参草枣全，
辛开苦降除痞满，寒热错杂痞证蠲。

（四）表里双解

1. 大柴胡汤

大柴胡汤用大黄，枳实芩夏白芍将，
煎加姜枣表兼里，妙法内攻并外攘。

2. 防风通圣散

防风通圣荆麻薄，芩连膏栀硝黄石，
甘桔芎归芍白术，解表泄热表里除

3. 葛根黄芩黄连汤

葛根黄芩黄连汤，再加甘草共煎尝；
邪陷阳明成热利，清里解表保安康。

四、清热剂

（一）清气分热

1. 白虎汤

白虎重用石膏君，知母草粳四般行，
热盛津伤口大渴，清热生津此方灵。

2. 竹叶石膏汤

仲景竹叶石膏汤，草粳参夏麦冬镶，
阳明暑热及温病，余热未清气津伤。

（二）清营凉血

1. 清营汤

清营汤治热传营，犀角生地麦玄参，
银翘竹连丹参炖，解毒透热护阴宏。

2. 犀角地黄汤

犀角地黄芍药丹，血热妄行吐衄斑，
蓄血谵狂舌质绛，凉血散瘀病可痊。

（三）清热解毒

1. 黄连解毒汤

黄连解毒栀柏芩，三焦火毒热盛行，
大热烦躁兼错语，吐衄斑黄疔疮灵。

2. 凉膈散

凉膈连翘山栀芩，薄竹硝黄甘草行，
泻火通便清上下，胸膈热聚燥实平。

3. 普济消毒饮

普济消毒芩连根，马勃牛子麻元参，
甘桔荷蚕翘柴皮，疏风清热治头瘟。

4. 仙方活命饮

仙方活命君银花，防芷归陈穿山甲，
贝母花粉兼乳没，草芍皂刺酒煎佳。

（四）清脏腑热

1. 导赤散

导赤生地与木通，草梢竹叶四味同，
口糜淋痛心烦热，清心利水两相能。

2. 龙胆泻肝汤

龙胆泻肝栀芩柴，车前生地泽泻偕，
木通甘草当归合，肝经湿热亦可排。

3. 左金丸

左金丸为丹溪方，胁痛吞酸口苦尝，
六份黄连一份萸，肝火犯胃此方宜。

4. 苇茎汤

苇茎汤系千金方，瓜仁薏苡桃仁镶，
肺痈痰热兼脓血，清肺化痰排脓瘀。

5. 泻白散

泻白桑皮地骨皮，甘草粳米四般齐，
清泻肺热平喘咳，肺有伏火咳喘急。

6. 清胃散

清散用升麻连，生地丹皮当归全，
胃凉血治牙痛，口疮口臭及牙宣。

7. 芍药汤

芍药汤中归芩连，香槟肉桂大黄衔，
清热燥湿调气血，里急腹痛便血安。

8. 白头翁汤

白头翁汤治热痢，黄连黄柏秦皮济，
清热解毒兼凉血，热毒赤痢服之宜。

（五）清热祛暑

1. 六一散

六一散用滑石草，清暑利湿功效好，
小便不利烦渴泻，暑湿湿热皆可疗。

2. 清暑益气汤

清暑益气洋参翠，荷梗麦斛竹叶配，
知母黄连草粳米，暑伤气阴此方为。

（六）清虚热

1. 青蒿鳖甲汤

青蒿鳖甲地知丹，余热未清阴液煎，
夜热早凉退无汗，养阴透热此方安。

2. 当归六黄汤

当归六黄生熟地，芩连柏芪相为须，
滋阴泻火兼固表，阴虚有火盗汗为。

五、温里剂

（一）温中祛寒

1. 理中丸

理中丸中君干姜，参术炙草温中阳，
呕利腹痛阴寒盛，中焦虚寒此方良。

2. 小建中汤

小建中本桂枝汤，倍用芍药加饴糖，
温中补虚缓里急，虚劳腹痛服之康。

3. 吴茱萸汤

吴茱萸汤参枣姜，暖肝温胃降逆方，
阳明寒呕少阴利，厥阴头痛亦堪尝。

（二）回阳救逆

四逆汤

四逆汤用附草姜，四肢厥冷急煎尝，
脉微吐利阴寒盛，回阳救逆第一方。

（三）温经散寒

1. 当归四逆汤

当归四逆芍桂枝，细辛草枣木通施，
血虚受寒四末冷，温经散寒通脉知。

2. 阳和汤

阳和汤方治阴疽，鹿角胶和熟地需，
生草麻黄姜芥桂，温阳补血寒痰祛。

六、补益剂

（一）补气

1. 四君子汤

四君子汤中和义，参术茯苓甘草比，
脾胃气虚最相宜，补气健脾基础剂。

2. 参苓白术散

参苓白术扁豆陈，山药甘莲砂薏仁，
桔梗上浮兼保肺，枣汤调服益脾神。

3. 补中益气汤

补中益气参芪术，炙草升柴归陈助，
清阳下陷能升举，气虚发热甘温除。

4. 生脉散

生脉麦味与人参，保肺清心治暑淫，
气少汗多兼口渴，病危脉绝急煎斟。

5. 玉屏风散

玉屏风散少而精，芪术防风三味成，
表虚自汗易感冒，固表止汗效最灵。

6. 完带汤

完带汤中二术陈，参草车前和苡仁，
柴芍淮山黑芥穗，化湿止带此方能。

（二）补血

1. 四物汤

四物熟地归芍芎，补血调血此方宗，
营血虚滞诸多证，加减运用贵变通。

2. 当归补血汤

当归补血君黄芪，芪归用量五比一，
补气生血代表剂，血虚发热此方宜。

3. 归脾汤

归脾汤用术参芪，归草茯神远志齐，
酸枣木香龙眼肉，煎加姜枣益心脾。

4. 炙甘草汤

炙甘草汤参桂姜，麦冬生地麻仁镶，
阿胶大枣酒煎汤，结代心悸肺痿疗。

（三）补阴

1. 六味地黄丸

六味地黄丸，滋阴补肾先，
地八山山四，茯丹泽泻三。

2. 大补阴丸

大补阴丸知柏黄，龟板脊髓蜜成方，
咳嗽咯血骨蒸热，阴虚火旺制亢阳。

3. 一贯煎

一贯煎中生地黄，沙参归杞麦冬藏，
少佐川楝疏肝气，阴虚胁痛此方良。

（四）补阳

肾气丸

金匮肾气治肾虚，熟地淮药及山萸，
丹皮苓泽加桂附，水中生火在温煦。

七、固涩剂

（一）固表止汗

牡蛎散

牡蛎散内用黄芪，浮麦麻根合用宜，
卫虚自汗或盗汗，固表收敛见效奇。

（二）涩肠固脱

1. 真人养脏汤

真人养脏木香诃，当归肉蔻罂粟壳，
术芍桂参共甘草，脱肛久痢服之好。

2. 四神丸

四神故纸吴茱萸，肉蔻五味四般齐，
大枣百枚姜八两，五更肾泻火衰宜。

（三）涩精止遗

1. 金锁固精丸

金锁固精芡莲须，沙苑龙骨与牡蛎。
莲粉糊丸盐汤下，补肾涩精止遗滑。

2. 桑螵蛸散

桑螵蛸散龟龙参，菖蒲远志归茯神，
遗尿滑精神恍惚，补肾宁心健忘寻。

（四）固崩止带

1. 固冲汤

固冲汤中芪术龙，牡蛎海蛸五倍同，

山萸棕炭芍茜草，益气止血崩漏好。

2. 固经丸

固经丸方用龟板，黄芩芍药香附连。
黄柏椿皮酒丸服，漏下崩中色黑含。

3. 易黄汤

易黄白果与芡实，山药黄柏加车前，
能治带下黏稠秽．补肾清热又祛湿。

八、安神剂

（一）重镇安神

1. 朱砂安神丸

朱砂安神有黄连，当归生地甘草全，
惊悸失眠心烦乱，镇心安神服之安。

2. 磁朱丸

磁朱明目镇潜阳，神曲加入谷气昌，
内障耳鸣均能治，亦治癫痫效果良。

（二）滋养安神

1. 酸枣仁汤

酸枣仁汤安神方，川芎知草茯苓襄，
养血除烦清虚热，服后安然入梦乡。

2. 天王补心丹

心虚火扰补心丹，心悸遗忘入睡难，
归地二冬酸柏远，三参苓桔朱味丸。

3. 甘麦大枣汤

金匮甘麦大枣汤，妇人脏躁喜悲伤，
精神恍惚常欲哭，养心安神效力彰。

九、开窍剂

（一）凉开

1. 安宫牛黄丸

安宫牛黄开窍方，芩连栀郁朱雄黄，
牛角珍珠冰麝箔，热闭心包功效良。

2. 紫雪

紫雪羚牛朱朴硝，硝磁寒水滑石膏，
丁沉木麝升玄草，不用黄金法亦超。

3. 至宝丹

至宝朱砂麝息香，雄黄牛角与牛黄，
金银二箔兼龙脑，再入琥珀玳瑁良。

（二）温开

苏合香丸

苏合香丸麝息香，木丁朱乳荜檀襄，
牛冰术沉诃香附，中恶急救莫彷徨。

十、理气剂

（一）行气

1. 越鞠丸

越鞠丸治六郁证，气血痰火湿食成，
香附苍芎加栀曲，行气解郁闷痛平。

2. 瓜蒌薤白白酒汤

瓜蒌薤白白酒汤，通阳行气祛痰方，
胸中满痛甚彻背，加入半夏力更强。

3. 半夏厚朴汤

半夏厚朴与紫苏，茯苓生姜共煎服，
痰气互结梅核气，行气化痰郁结除。

4. 金铃子散

金铃子散止痛方，元胡酒调效更强，
疏肝泄热行气血，心腹胁肋痛无恙。

5. 天台乌药散

天台乌药木茴香，青皮良姜与槟榔，
川楝要用巴豆炒，气滞寒疝酒调尝。

6. 暖肝煎

暖肝煎中茴香桂，乌药沉香枸杞归，
苓姜散寒又行气，暖肝温肾疝痛没。

（二）降气

1. 苏子降气汤

苏子降气半夏归，前胡厚朴草肉桂，
上实下虚痰喘用，降逆化痰温肾亏。

2. 定喘汤

定喘麻黄与白果，款冬半夏杏苏合，
黄芩甘草桑白皮，痰热哮喘外寒得。

3. 旋覆代赭汤

仲景旋覆代赭汤，人参半夏草枣姜，
噫气不除心下痞，降逆化痰胃虚尝。

十一、理血剂

（一）活血祛瘀

1. 桃核承气汤

桃核承气五般施，甘草硝黄并桂枝，
瘀热互结小腹胀，如狂蓄血功最奇。

2. 血府逐瘀汤

血府当归生地桃，红花甘草壳赤芍，
柴胡芎桔牛膝等，血化下行不作劳。

3. 复元活血汤

复元活血汤柴胡，花粉当归山甲俱，
桃仁红花大黄草，损伤瘀血酒煎去

4. 补阳还五汤

补阳还五赤芍芎，归尾通经佐地龙；
四两黄芪为主药，血中瘀滞用桃红

5. 温经汤

温经汤用吴萸芎，归芍丹桂姜夏冬，
参草益脾胶养血，调经重在暖胞宫。

6. 生化汤

生化汤为产后方，归芎桃草酒炮姜，
消瘀活血不伤正，温经止痛效亦彰。

7. 桂枝茯苓丸

金匮桂枝茯苓丸，桃仁芍药和牡丹，
等分为末蜜炼丸，缓消癥块胎可安。

（二）止血

1. 十灰散

十灰散用十般灰，柏茅茜荷丹棕煨，
二蓟栀黄各炒黑，上部出血势能摧。

2. 咳血方

咳血方中诃子收，瓜蒌海粉山栀投，
青黛蜜丸口嗑化，咳嗽痰血服之瘳。

3. 小蓟饮子

小蓟饮子藕蒲黄，木通滑石生地襄，
归草黑栀淡竹叶，血淋热结服之良。

4. 槐花散

槐花散用治肠风，侧柏荆芥枳壳充，
为末等分米饮下，宽肠凉血逐风功。

5. 黄土汤

黄土汤用芩地黄，术附阿胶甘草尝，
便后下血有独功，提蛔崩中效益上。

十二、治风剂

（一）疏散外风

1. 川芎茶调散

川芎茶调有荆防，辛芷薄荷甘草羌，
目昏鼻塞风攻上，偏正头痛悉能康。

2. 消风散

消风散内用荆防，蝉蜕胡麻苦参藏，
知膏归草蒡通地，风疹湿疹服之康。

3. 大秦艽汤

大秦艽汤用羌防，芎芷辛芩二地黄，
石膏归芍苓甘术，疏散风邪可通尝。

（二）平息内风

1. 羚角钩藤汤

俞氏羚角钩藤汤，桑叶菊花鲜地黄，
芍草茯神川贝茹，凉肝增液定风方。

2. 镇肝熄风汤

张氏镇肝熄风汤，龙牡龟牛治亢阳，
代赭天冬元芍草，痰多加用胆星好，
茵陈川楝麦芽襄，尺脉虚浮萸地匡，
加入石膏清里热，便溏龟赭易脂良。

3. 大定风珠

大定风珠鸡子黄，阿胶白芍味草尝
生地麦冬桃仁配，三甲熄风是妙方。

4. 地黄饮子

地黄饮子山茱斛，麦味菖蒲远志茯，
苁蓉桂附巴戟天，少入薄荷姜枣服。

十三、治燥剂

（一）轻宣外燥

1. 杏苏散

杏苏散内枳桔前，夏橘苓草姜枣研，
轻宣温润治凉燥，咳止痰化病自痊。

2. 清燥救肺汤

清燥救肺桑麦膏 杏杷参胶麻仁草，
清燥润肺养气阴，温燥伤肺重证好。

（二）滋阴润燥

1. 养阴清肺汤

养阴清肺生地妙，玄麦丹芍贝薄草，

解毒利咽治白喉，素体肺肾阴虚熬。

2. 麦门冬汤

麦门冬汤用人参，枣草粳米半夏存，
肺痿咳逆因虚火，润肺益胃此方珍。

3. 百合固金汤

百合固金二地黄，麦冬玄参归芍藏，
贝母桔梗甘草配，喘咳痰血肺络伤。

4. 增液汤

增液玄参生地冬，肠燥津枯便不通，
补药之体作泻用，若不重用难为功。

十四、祛湿剂

（一）燥湿和胃

1. 平胃散

平胃散用厚陈皮，苍术甘草姜枣齐，
燥湿运脾除湿满，调胃和中此方宜。

2. 藿香正气散

藿香正气苏腹皮，甘桔陈苓术朴齐，
半夏白芷加姜枣，解表化湿功效好。

（二）清热祛湿

1. 茵陈蒿汤

茵陈蒿汤治阳黄，配上栀子和大黄，
湿热可从二便去，利湿退黄功效著。

2. 八正散

八正木通与车前，萹蓄大黄滑石研，
草梢瞿麦兼栀子，煎加灯草痛淋蠲。

3. 三仁汤

三仁杏蔻薏苡仁，夏朴通草竹叶存，
加入滑石渗湿热，身重胸闷湿温清。

4. 甘露消毒丹

甘露消毒蔻藿香，茵陈滑石木通菖，
芩翘贝母射干薄，湿温时疫用此方。

5. 二妙散

二妙散中苍柏兼，若云三妙牛膝添，
再加薏苡则四妙，湿热下注痿痹痊。

（三）利水渗湿

1. 五苓散

五苓散治水湿停，外有表证也能行，
二苓白泽加桂枝，小便通利水湿行。

2. 猪苓汤

猪苓汤里有茯苓，泽泻滑石阿胶行，

水热互结溲不利，养阴清热水自平。

3. 防己黄芪汤

金匮防己黄芪汤，白术甘草枣生姜，

汗出恶风兼身重，气虚湿盛服之康。

（四）温化水湿

1. 苓桂术甘汤

苓桂术甘痰饮剂，健脾利湿温阳气，

胸胁肢满心悸眩，祛除痰饮病自愈。

2. 真武汤

温阳利水真武汤，茯苓术芍附生姜，

悸眩瞤惕心下悸，水去阳复得健康。

3. 实脾散

实脾苓术与木瓜，甘草木香大腹加，

草果姜附兼厚朴，虚寒阴水效甚夸。

（五）祛风渗湿

独活寄生汤

独活寄生芁防辛，芎归地芍桂苓均，

杜仲牛膝人参草，冷风顽痹屈能伸。

十五、祛痰剂

（一）燥湿化痰

1. 二陈汤

二陈汤用半夏陈，苓草梅姜一并存；

燥湿化痰兼理气，湿痰为患此方珍。

2. 温胆汤

温胆汤中苓半草，枳竹陈皮加姜枣，

虚烦不眠证多端，此系胆郁痰内扰。

（二）清热化痰

清气化痰丸

清气化痰胆星蒌，夏芩杏陈枳实投，

茯苓姜汁糊丸服，气顺火清痰自除。

（三）润燥化痰

贝母瓜蒌散

贝母瓜蒌花粉研，橘红桔梗茯苓添，

燥痰咽干涩难出，润燥化痰病自安。

（四）化痰熄风

半夏白术天麻汤

半夏白术天麻汤，苓草橘红枣生姜，

眩晕头痛风痰证，热盛阴亏切莫尝。

十六、消导剂

1. 保和丸

保和神曲与山楂，苓夏陈翘菔子加，

消食化滞和胃气，方中亦可用麦芽。

2. 健脾丸

健脾参草术苓陈，肉蔻香连合砂仁，

楂肉淮山曲麦炒，脾虚食停最相宜。

3. 枳实导滞丸

枳实导滞用大黄，芩连曲术泽苓装，

蒸饼糊丸量虚实，湿热积滞皆消失。

十七、驱虫剂

乌梅丸

乌梅丸味苦辛酸，连柏辛椒姜桂蠋，

参归附子虚寒治，温脏安蛔法可传。

十八、涌吐剂

瓜蒂散

瓜蒂散用赤豆研，豆豉煎汁送下安，

痰涎宿食填上脘，逐邪宣壅服之先。

中药药名拼音索引

438

方剂名称拼音索引